Ulrich Kutschera

Der Corona-Wahn

Ulrich Kutschera

Der Corona-Wahn

Schluss mit Virus-Angst, Ekel-Masken und Impf-Manie

Mit 60 Abbildungen

Originalausgabe

Tredition Verlag,
Hamburg 2022

Umschlagbilder:

Cover: Bildcollage Test-Kit, Ekel-Maske & Injektionsspritze mit Corona-Teufelsfratze, Original von U. Kutschera, 2022

Rückseite: Portrait von E.T.A. Hoffmann. Aquarell des Kunstmalers Alfred Kutschera (1928–2004) aus dem Jahr 1983 (Musik- CD zum Buch)

Originalausgabe

Lesewarnung: Der Text enthält schockierende Fakten zur Coronaviren-Problematik und dem grausamen Tod von E.T.A. Hoffmann (Brenneisen-Tortur).

Bibliografische Information der Deutschen Nationalbibliothek: Die Deutsche Nationalbibliothek verzeichnet diese Publikation in der Deutschen Nationalbibliografie; detaillierte bibliografische Daten sind im Internet über dnb.dnb.de abrufbar.

79104 Freiburg i. Br., Germany
www.evolutionsbiologen.de

Verlag und Druck:

Tredition GmbH
Halenreie 40-44,
22359 Hamburg

tredition®

Vorwort

Am 16. Februar 2020 veröffentlichte die *Frankfurter Allgemeine Sonntagszeitung* einen Artikel, der zum Verständnis der „Corona-Pandemie“ von grundlegender Bedeutung ist, aber weitgehend ignoriert wurde. Unter der Schlagzeile „Die Krankheit X hat einen Namen“ berichtete ein Journalist über ein 2018 in Genf/Schweiz veranstaltetes Meeting der *Weltgesundheitsorganisation* (WHO). Dort wurde eine Top-8-Liste der gefährlichsten viralen Infektionskrankheiten erstellt, unter anderem Ebola, Krim-Kongofieber und SARS-Atemwegsleiden; als letzte Nummer listeten die WHO-Experten eine mysteriöse „Krankheit X“. Man müsse schon jetzt, d.h. Febr. 2018, mit Maßnahmen gegen diese „Disease X“ beginnen und somit Testverfahren plus Impfstoffe in Vorbereitung haben, empfahlen die WHO-Fachleute.

Etwa zwei Jahre später wurde diese *Vorhersage* dann zum Realwelt-Szenario. Nachdem die Seuchenbehörden in Wuhan-China Ende Dezember 2019 das gehäufte Auftreten einer neuartigen Lungenentzündung festgestellt hatten, wurden drakonische Maßnahmen zur Eindämmung dieser viralen Seuche ergriffen. Am 31. Januar 2020 wurde dieser neuen Atemwegserkrankung von der WHO der Name „Covid-19“ gegeben, und die Erreger konnte identifiziert werden (SARS-CoV-2-Viren).

In China hielt diese politische *Agenda der Angst*, verbunden mit dem zeitweisen Einsperren von Teilen der Bevölkerung in ihre Wohnungen („Lockdowns“), bis Mitte 2022 an.

Auch in anderen Ländern der Welt breitete sich die virale „Krankheit X“ aus, sodass zwei Jahre lang, von März 2020 bis Anfang April 2022, z.B. in Deutschland, ein „Ausnahmezustand“ herrschte, wie ich ihn noch nie erlebt habe: Masken- und Test-Zwang, Impf-Nötigung, Schulschließungen, Einschränkung der Grundrechte der Bürger usw.

Die Frage, ob diese Seuchenschutz-Maßnahmen einen positiven Nutzen für die Bevölkerung gebracht haben, wurde u.a. von der im Mai 2020 gegründeten Gesellschaft der *Mediziner und Wissenschaftler für Gesundheit, Freiheit und Demokratie e.V.* (MWGFD) und dem seit Januar 2021 bestehenden *Netzwerk Kritischer Richter und Staatsanwälte n. e.V.* (KRiStA) untersucht. Die dort von Experten gezogenen Schlussfolgerungen wurden, in groben Zügen, im Rahmen der am 1. Juli 2022 veröffentlichten *Evaluation der Rechtsgrundlagen und Maßnahmen der Pandemiepolitik – Bericht des Sachverständigenausschusses* bestätigt. In dieser, vom *Bundesgesundheitsministerium-Berlin* veröffentlichten Studie steht auf Seite 9 der folgende Satz: „Die … Beurteilung der Wirksamkeit staatlicher Maßnahmen zur Eindämmung und Bekämpfung von Pandemien ist eine zentrale Aufgabe der pandemiebegleitenden (Evaluations)-Forschung. Sie ermöglicht die demokratische Kontrolle staatlichen Handelns und trägt somit zur Legimitation von Maßnahmen bei". Da dieses offizielle, kritische „Gutachten des Sachverständigenrates" unter Verweis auf eine mangelhafte Datengrundlage zu keinen eindeutigen Ergebnissen geführt hat, erlaube ich mir, meine eigenen „pandemiebegleitenden Analysen" in diesem Buch vorzustellen – der Text füllt jene großen Lücken, die im „Sachverständigen-Gutachten" zu schließen sind. Ich habe wenig bekannte Daten und Fakten zur Coronaviren-Problematik ausgewertet und allgemeinverständlich dargestellt.

Seit Mai 2022 hat sich in Europa und den USA die „Corona-Situation" vorübergehend entspannt. Exakt zu diesem Zeitpunkt wurde von einem der großen Profiteure der Corona-Impfagenda, dem US-Unternehmer Bill Gates, ein Buch publiziert, in welchem eine neue virale Erkrankung vorhersagt wird, in gewisser Weise die „Krankheit Y", und noch schärfere Maßnahmen als bisher gefordert werden; dies führt zu den Inhalten der vorliegenden Abhandlung.

In meinem Buch *Klimawandel im Notstandsland. Biologische Realitäten widerlegen Politische Utopien* (2020), das nach Zensur im April 2021 in einer erweiterten 2. Auflage erschienen ist, und im Nachfolgetitel *Strafsache Sexualbiologie. Darwinische Wahrheiten zu Ehe und Kindeswohl vor Gericht* (2021; 2. A. 2022) bin ich auf die aus Wuhan/China stammenden Corona-Viren eingegangen. Mit dem vorliegenden Text, der Themen aus den Vorgängerwerken aufgreift, soll diese „Corona-Buchtrilogie" vervollständigt werden. Als Experte zur „Physiologie (Proteomanalytik), Mikroben- und Evolutions-Lehre, einschließlich der Humanbiologie" und Autor von Fachbeiträgen zur Coronaviren-Forschung, bringe ich genügend Expertise mit, um sachkundig zu informieren. So wurde ich z.B. am 13. Juni 2022 per Einschreiben aus Wuhan/China zum Mit-Herausgeber (Editorial Board Member) des internationalen Fachjournals *Microorganisms* ernannt, mit den Themen „Viren- und Bakterien-Forschung".

Im Buchtext wird dargelegt, was Viren sind, wie sie entdeckt wurden, welche Effekte sie auf verschiedene Lebewesen haben (negative wie positive), woher die Corona (SARS-CoV-2)-Viren stammen, was die (toxischen) Spike-Proteine bewirken und welche Varianten nach den Prinzipien der Darwin'schen Evolution bisher entstanden sind. Schwerpunkte sind Fakten zu den „Corona-Tests", den „Inzidenzwerten", die Frage nach der positiven wie negativen Wirkung von „Masken", den Auswirkungen der „Lockdowns" und zur so genannter „Impfung" mit mRNA-Vakzinen, die von Kritikern als „Gen-Therapeutika mit erheblichen Nebenwirkungen" bezeichnet werden. In diesem Kontext werden u.a. die Phänomene „V-Aids", Herzmuskelerkrankungen und Post-Vac-Todesfälle kritisch diskutiert. In Kapitel 10 (Epilog) habe ich ein Konzept zur „Biologischen Viren-Infektions-Abwehr" (Bio-Virab) dargestellt, welches eine Angst-freie, rationale Seuchenbekämpfung ohne Testen, mikrobiell verunreinigte „Ekel-Masken" und genetische „Impfstoffe" ermöglicht.

Im Gegensatz zu den anderen „Corona-Büchern" wurden die in der Fachliteratur (z.B. *Nature* und *Science*) dargestellten Masken-, Testen- und „Impfen"-*befürwortenden* Argumente aufgegriffen und kritisch hinterfragt. Es ging mir darum, ein möglichst objektives Bild von der „Corona-Sachlage" zu erstellen, ganz im Sinne der oben erwähnten staatlich beauftragten „Evaluation"– es handelt sich somit um eine Pro-versus-Contra-Betrachtung, mit klaren Schlussfolgerungen, die im Buchtitel zum Ausdruck kommen (Fachbegriffe, s. Glossar).

Seit meiner Jugend bin ich ein Verehrer der Werke des Schriftstellers, Komponisten, Malers und Juristen E.T.A. Hoffmann (1776–1822). Dieser Freidenker hat sich, als Richter im Preußischen Obrigkeitsstaat, *gegen* die Meinungsdiktatur und *für* eine unabhängige Justiz eingesetzt. Das Buch wurde am 200. Todestag von Hoffmann (25.6.2022) in einer Vorab-Version fertig gestellt. Es ist dem Andenken an diesen Universalgenius gewidmet, dessen Leben und Sterben im Kontext der „Corona-Problematik" beschrieben wurde.

Freiburg i.Br., im September 2022 U. Kutschera

Inhalt

1. Agenda der Angst: Maulkörbe, Grundrechte, die WHO und eine „Pandemie" ohne Übersterblichkeit

Am 3. Mai 2022 erschien ein Buch des amerikanischen Unternehmers und Klima- bzw. Gesundheits-Aktivisten William („Bill") Gates III (geb. 1955), das sofort ins Deutsche übersetzt worden ist: *How to Prevent the Next Pandemic (Wie wir die nächste Pandemie verhindern)* (Gates 2022). In diesem Text führt der Autor Thesen fort, die er bereits in seinem Vorgängerwerk *How to Avoid a Climate Disaster (Wie wir die Klima-Katastrophe verhindern)* angesprochen hatte (Gates 2021), die wie folgt zusammengefasst werden können. Eine im Februar 2018 von der *Weltgesundheitsorganisation* (WHO) als „Krankheit X" bezeichnete, damals *vorhergesagte* Lungenerkrankung „Covid-19", populär „Corona" genannt, soll sich zu einer „Pandemie" ausgeweitet und weltweit etwa 6 Millionen Menschenleben gekostet haben (Stand Mai 2022). Abbildung 1.1 veranschaulicht diesen Sachverhalt in einem historischen Kontext, wobei die evolutionär tief in uns verankerte Angst vor Krankheiten schematisch beigefügt wurde. Als das Buch erschien (Gates 2022), war in Deutschland und anderen Europäischen Ländern (sowie in den USA) diese ab Februar/März 2020 als „Corona-Seuche" deklarierte „Pest-Epidemie des 21. Jahrhunderts" über die evolutionäre Herausbildung einer relativ harmlosen Viren-Variante (Omikron) weitgehend abgeschlossen. Ein anderes *beängstigendes* Thema, der völkerrechtswidrige Krieg des russischen Machthabers Wladimir Putin (geb. 1952) gegen die Ukraine, Einmarsch am 24. Februar 2022, dominierte die Mainstream-Medien.

Gates (2022) vertritt die Ansicht, dass es bald eine zweite, Covid-19-ähnliche *globale Seuche* geben wird, die dann, als Nachfolge-„Pandemie", verheerende Folgen für die Weltgesundheit, den Wohlstand und das soziale Miteinander haben soll. Nur durch eine Zusammenarbeit der WHO, der Regierungen aller Nationen, der Pharma-Industrie (neue Impfstoffe, Testverfahren, Maskenherstellung) könne, unter Einbezug ausgewählter Wissenschaftler, eine neue „Corona-Nachfolge-Pandemie" verhindert werden, so Gates (2022). Im Prinzip fordert der Gesundheits-

Unternehmer eine Fortführung und Intensivierung der „Corona-Maßnahmen 2020 bis 22“, da eine virale Nachfolge-Seuche so sicher sei wie das „Amen in der Kirche“. Alle Atemwegserkrankungen, auch die saisonale Grippe, sollten über diese „Agenda“ eliminiert werden, fordert Gates (2022). Diese Agenda wird im vorliegenden Buch analysiert und inhaltlich zerlegt bzw. ad absurdum geführt.

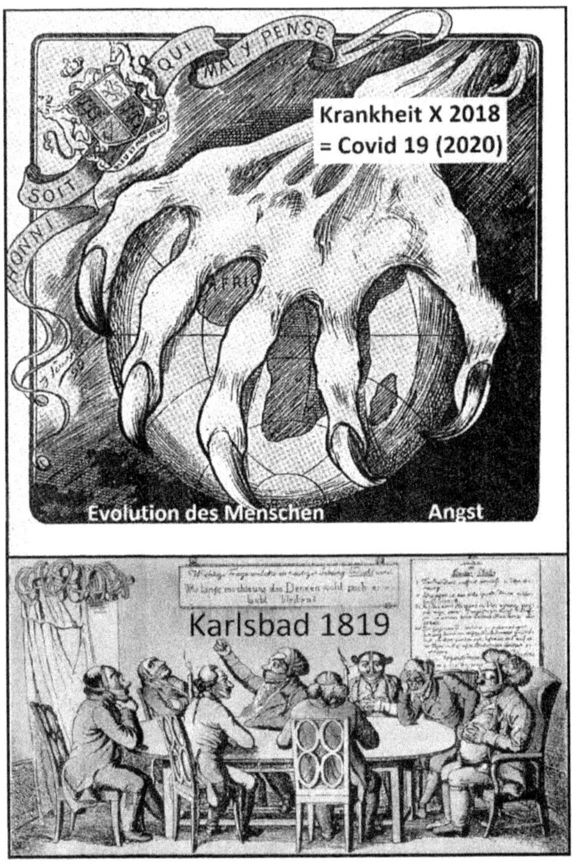

Abb. 1.1: Veranschaulichung der Welt-umgreifenden, evolutionär verankerten Coronaviren-Angst, die Ende 2019 aus Wuhan-China über offene Grenzen kommend Deutschland erreichte, ausgehend von der 2018 vorhergesehenen „Krankheit X“ (oben). Unterdrückung der Meinungsfreiheit durch staatliche Verordnung von Maulkörben infolge der „Karlsbader Beschlüsse“, Preußen-Westeuropa 1819 (unten) (nach historischen Vorlagen).

Sinnvoll oder nutzlos? Kompetente Kritiker versus Elite-Naturwissenschaft

Die „Corona-Maßnahmen 2020 bis 2021" wurden von Kritikern als unakzeptabler Eingriff der Politik in die freie Wissenschaft, die Grundrechte der Bürger und das Wohl von Kindern sowie alter Menschen bewertet und als weitgehend wirkungslos betrachtet.

Von S. Bhakdi bis W. Wodarg. Vier Beispiele sollen das verdeutlichen. Die Biomediziner Reiss und Bhakdi (2020, 2021) sprechen vom *Corona-Fehlalarm*, obwohl doch weltweit Millionen „Corona-Tote" zu beklagen seien; Arzt Frank (2021) schreibt in seinem Buch *Der Staatsvirus*, dass die Vernunft im Lockdown, d.h. mit den „Corona-Aktivitäten" der Regierungen, gestorben sei. Der Mediziner Pürner (2021) argumentiert in *Diagnose Panikdemie*, dass unser Gesundheitssystem krank sei, sodass nicht die Gefährlichkeit des Virus, sondern Probleme im System der Bewältigung der Krise behoben werden müssten. Der Facharzt und ehemalige Gesundheitspolitiker Wodarg (2021) geht noch einen Schritt weiter. In seinem Buch *Falsche Pandemien* behauptet er, die „Pandemie" sei ein Putsch von oben, gesteuert von der Impf-Mafia und Technokratie-Eliten. Diese harschen Kritiken stehen weitgehend im Widerspruch zu Thesen, die wir in etablierten Fachzeitschriften nachlesen können.

Elite-Zeitschriften als Verbreiter der Unvernunft? Die Aussagen der oben zitierten Autoren werden begründet und sind nachvollziehbar. Andererseits wird in zahlreichen Beiträgen in den weltweit führenden Fachjournalen *Nature* und *Science* die eingangs zitierte Gates'sche Agenda der „gefährlichen, weltweit wütenden Corona-Seuche", von der *Johns Hopkins University* in einem Corona/Covid-19-Dashboard mit schauerlichen roten Todeszahl-Punkten illustriert, *im Prinzip* befürwortet. Sind die seit dem 19. Jahrhundert führenden Journale *Nature* und *Science* einem irrationalen Corona-Kult verfallen? Die oben zitierten Corona-Agenda-Kritiker haben den Sachstand 2020-21 dargelegt, konnten sich somit nicht mit den „Zwei-Jahres-Covid-Bilanzen-2022" in *Nature* und *Science* beschäftigen, wo im Grunde ein Appell zum weiteren Testen, Vermummen und Impfen dargeboten wurde – mit nur sehr verhaltener Kritik an diesen Maßnahmen zur Seuchenbekämpfung.

Pro und Contra. Ich habe mich in diesem Buch mit den Thesen der seriösen Naturwissenschaften auseinandergesetzt und werde beide Positionen, diejenige kompetenter Kritiker und das *Credo* der großen beiden Fachjournale, gegenüberstellen. Nur so kann das „Corona-Puzzle“ gelöst werden, rein Fakten-basiert und ergebnisoffen-ideologiefrei. Das Resultat meiner Analysen geht aus dem Buchtitel hervor. In diesem einführenden Kapitel wird, ausgehend von Charles Darwins klassischen Einsichten zur Evolution menschlicher Emotionen, das notwendige Basiswissen vermittelt.

Darwinische Emotionen: Angst-Zorn-Ekel als evolutionäres Erbe des Menschen

Die Hauptthemen dieses Buchs, „German Angst, Masken-Test-Impf-Manie, Bekämpfung der unabhängig-freien Wissenschaften im Kontext der Coronaviren-Problematik 2019 bis 2022 mit Verweis auf den Russland-Ukraine-Krieg ab Februar 2022“, möchte ich mit der bereits eingangs erwähnten Doppel-Grafik veranschaulichen. Zum einen soll, einfach-anschaulich, die in jedem Menschen evolutionär verankerte Furcht vor Krankheitserregern, Hungersnöten, Unfällen usw. versinnbildlicht werden. In Verbindung damit steht die Angst vor dem Verlust der Freiheit, die dem Menschen als unveräußerliches Recht zusteht, einschließlich jenem auf freie Meinungsäußerung. Die Ursachen dieser Ängste werden wir weiter unten im Kontext mit Darwins evolutionsbiologischen Analysen kennen lernen.

Im Jahr 1819 wurde im Zusammenhang mit den „Karlsbader Beschlüssen“ eine imposante „Maulkorb-Zeichnung“ publiziert, die zu der zweihundert Jahre später verlaufenen, globalen „Corona-Pandemie“ „wie die Faust aufs Auge“ passt (Abb. 1.1). Details folgen weiter unten.

Vorab eine allgemeine Information. Das Wort „Corona“ steht seit 1925 für eine Biermarke aus Mexiko (Logo: Krone), welche z.B. in Kalifornien beliebt und auch von mir dort gelegentlich maßvoll im Stanford-Kollegenkreis konsumiert worden ist. Erst Anfang 2020 wurde das besetzte Wort im Sinne von „Krönchen-Viren“ neu „beinhaltet“ und popularisiert. Die zweifache Bedeutung des C-Wortes ist in Abbildung 1.2 veranschaulicht. Wir werden in diesem Buch erfahren, dass Alkohol-Missbrauch mehr Menschenleben zerstört als die „Corona-Viren“. „Corona“ kann somit auch als Symbol für maßlos-gesundheits-schädigenden Bier- und anderen berauschenden Getränke-Konsum gedeutet werden.

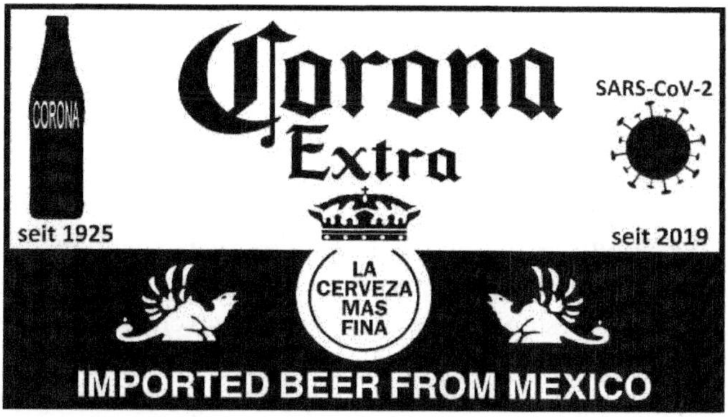

Abb. 1.2: Zwei Gesundheits-Gefährder mit demselben Namen: Logo der mexikanischen Biermarke „Corona", welche bei bestimmten Personen zu Alkoholkonsum-Exzessen führt, und SARS-CoV-2-Viren, die entsprechend vorbelastete, immunschwache Personen massiv schädigen können (Verursachung der Lungenerkrankung Covid-19). (Bildarchiv des Autors).

Konsens und Karlsbader Maulkorb 2020. Unsere Urangst vor Freiheitsverlust ist nicht unbegründet. Warum? Einmalig in der neueren Geschichte der Mikro- und Humanbiologe bzw. Biomedizin vereinbarten die deutschen „Corona-Politiker 2020" einen angeblichen „wissenschaftlichen Konsens" darüber, was als richtig und falsch zu gelten habe – ohne, dass unabhängige Experten mit ausgewiesener Qualifikation gefragt worden sind.

Diese *Freidenker* wurden mit einem „Karlsbader Maulkorb 1819" versehen und, sobald sie diesen abstreiften, oft mit massiven Maßnahmen bedroht, bis hin zu Berufsverboten. Da ich es ab 2015 gewagt habe, die *Gender-(d.h. Frau-gleich-Mann)-Ideologie* öffentlich zu kritisieren und die evolutionär herausgebildete Zweigeschlechtlichkeit (Sexual-Dimorphismus) zu verteidigen, kann ich aus eigener Erfahrung berichten, was es bedeutet, in die „Räder der neudeutschen Justiz" zu gelangen. Nur durch unbeugsame Verteidigung unwiderlegbarer Fakten gelang es mir mit einem exzellenten Anwalt nach nahezu 5 Jahren Rechtsstreitereien, einen nicht mehr anfechtbaren Freispruch vor dem Oberlandgericht Frankfurt zu erzielen (s. das Buch *Strafsache Sexualbiologie*, Kutschera 2021).

Zurück zur Corona-Problematik. Ähnlich wie in einer religiösen Sekte üblich wurden 2020/22 nur gewisse, dem herrschenden Glaubens-Dogma unterworfene Ansichten zugelassen; wer anders argumentierte, wurde als abtrünniger Ketzer behandelt. Die *Corona-Religion* hatte ihre Priester und Verkünder, so als gäbe es plötzlich keine ergebnisoffene, unabhängige Naturforschung mehr – von der Mikroben-Kunde über die Kinderpsychologie bis hin zur Geriatrie (Lehre vom alternden Menschen) und Evolutionsbiologie wurde alles, was nicht in das gewollte Schema passt, zur Tabuzone erklärt. Nachfolgend sind allgemeine Grundlagen zum Verständnis der in jedem Menschen evolutionär verankerten Angst vor Übeln aller Art dargestellt.

Der Bio-Philosoph Aristoteles: Angst als Mittel der Politik. Bereits in den beiden Vorgängertiteln *Klimawandel im Notstandsland* und *Strafsache Sexualbiologie* (Kutschera 2020, 2021; 2. Auflagen 2021, 2022) bin ich ausführlich auf die Schriften des griechischen Bio-Philosophen Aristoteles (384–322 v. Chr.) eingegangen und habe dort auch den Ursprung der Angst im Kontext der Humanevolution dargestellt. Aristoteles, der Urvater der Biologie, hat sich als Begründer der *Politologik*, d.h. ein Prinzip zur Lenkung eines Staates zum Wohle der dort lebenden Menschen, einen Namen gemacht. Dort hat er u.a. vor dem unkontrollierten Zustrom von Personengruppen aus anderen Kulturkreisen gewarnt; darin sah er eine Gefahr für das stabile soziale Gefüge der Bevölkerung. Weiterhin kommt Aristoteles der Verdienst zu, die damals in Griechenland verbreitete *Päderastie*, vollzogen durch entsprechend veranlagte Männer, als Problem erkannt und scharf kritisiert zu haben. Aristoteles war somit einer der ersten „Anwälte der Kinder“ und soll daher auch in unserem „Corona-Kontext“, der das Kindeswohl im Zentrum des Interesses trägt, erwähnt werden.

Angst als Motiv für die Politik. Der griechische Denker gilt als Begründer der „Angst-Psychologie“. So erkannte er z.B., dass Mensch und Tier bei Gefahr ein Angstgefühl erfasst, welches eine Flucht- oder Widerstandsreaktion herbeiführt. Angst dient somit dem Überleben. In einem Abschnitt seiner *Rhetorik* befasst sich Aristoteles mit der gesellschaftlichen Relevanz der natürlichen Angst des Menschen. Er argumentierte, dass die Angst (griech. *phobos*) jene Kraft sei, die gewisse Personen zu Beratungen zusammenführt. Gegner, die sich feindselig gegenüberstehen, können durch eine gemeinsame Angst, verursacht durch einen Feind, vereinigt werden. Außerdem entdeckte Aristoteles, dass fernliegende Gefahren weniger Angst einflößen als nahestehende Feinde.

Kurz gesagt: Nach Aristoteles ist die Angst die Mutter aller Politik, und das Lachen soll gut für die Gesundheit sein (Allen 1955). Die allgemein bekannte „German Angst" unterscheidet sich aber deutlich von jener natürlichen Variante, wie sie z.B. bei typischen Kaliforniern zu beobachten ist. Meiner persönlichen Einschätzung nach müssen viele Deutsche durch eine manchmal ans Wahnhafte grenzende, krankmachende *Angststörung* charakterisiert werden. In diesem bedenklichen Zustand setzt der Verstand aus und die derart verängstigten Menschen reagieren emotional, aber kaum noch rational. Sie werden damit zur leicht lenkbaren Masse für gewisse Panik-Politiker, die mit Erfolg ihr Handwerk ausüben.

Die sechs evolutionär verankerten Darwinischen Emotionen. Anfang 2022, als ich die Endversionen der vorliegenden Texte zu verfassen begann, wurde der „150. Geburtstag" der 6. und letzten Auflage von Darwins „Artenbuch" (*The Origin of Species*) gefeiert. Im November desselben Jahres publizierte Darwin sein Buch *The Expression of the Emotions in Man and Animals* (*Der Ausdruck der Gemütsbewegungen bei Menschen und Tieren*). In *Tatsache Evolution* und dem Lehrbuch *Evolutionsbiologie* (Kutschera 2009, 2015) sowie in zwei Fachartikeln (Kutschera und Khanna 2022 a, b) bin ich auf diese Werke, aus heutiger Sicht betrachtet, eingegangen. Nachfolgend sind die hier relevanten Punkte zusammengefasst.

Die in der Erstauflage dargelegten Fakten zur Begründung der Abstammung der Arten aus urtümlichen Vorfahren (Darwin 1859) hat der Autor massiv ausgebaut und vom „Prinzip der Evolution" gesprochen, dass anerkannt sei (Darwin 1872 a). Nach Weiterführung dieser Gedanken in seinem Werk zur *Abstammung des Menschen* (*The Descent of Man,* Darwin 1871) kommt der britische Biologe im „Emotionenbuch" auf sechs Gemütszustände des Menschen und der Tiere zu sprechen, die ich hier wie folgt frei übersetzte:

1. Fear (Angst),
2. Anger (Zorn),
3. Disgust (Ekel),
4. Surprise (Schock),

5. Happiness (Glücksgefühl),
6. Sadness (Trauer) (s. Abbildung 1.5, S. 40)

Darwin (1872 b) zieht nach ausführlicher Beschreibung zahlreicher Beobachtungen die Schlussfolgerung, dass diese Gemütszustände bereits bei Tieren (z.B. Schimpansen) ausgeprägt sind, bei Menschen aller geographischen Varietäten vorkommen (Human Races: d.h. Afrikaner, Asiaten, Kaukasier, Ozeanier, Amerikanische Indianer) und daher als angeborene, evolutionär verankerte Emotionen zu interpretieren sind. Darüber hinaus waren für den Verhaltensbiologen und Psychologen Darwin (1872 b) diese Befunde ein weiterer Beleg für die gemeinsame Abstammung aller Menschen aus afrikanischen Vorfahren. Im Prinzip hatte Darwin mit diesen Thesen Recht, insbesondere die *Angst* ist in der Tat tief in der Psyche des Menschen verankert: Heute ist bekannt, dass verschiedene, natürliche Ängste, z.B. vor Schlangen, Spinnen, menschlichen Feinden oder Krankheitserregern (in faulem Fleisch, eiternden Wunden) einen Überlebensvorteil gebracht haben. Nur wer sich fürchtete und Feinde wie auch ansteckende Krankheiten vermied, konnte bestehen und sich fortpflanzen. Angst ist somit grundsätzlich etwas Gutes und Natur-Gegebenes, aber sie sollte nicht in übertriebener Form (Panik) oder der in der deutschen, übersteigerten Version auftreten, sonst wirkt sie kontraproduktiv.

Im nächsten Abschnitt werden wir am Beispiel des Juristen und Universalkünstlers E.T.A. Hoffmann erfahren, worin die 1776 formulierten *Freiheitsrechte* des Menschen bestehen, um dann die desolate Situation 2022 bezüglich der Freiheit zur *unzensierten Meinungsäußerung* bewerten zu können.

Freiheitskämpfer E.T.A. Hoffmann und die Grundrechte 1776 – bis heute?

Seit meinem 18. Lebensjahr lese-höre-betrachte-analysiere ich die Werke des Schriftstellers, Komponisten, Kunstmalers und Juristen Ernst Theodor Wilhelm (ab 1805 Amadeus) Hoffmann (1776–1822) (Abb. 1.3), der vor 200 Jahren gestorben ist. Dieser außergewöhnliche Mann, dessen Nachnahme im Englischen „Hoff-man" lautet, kam in Königsberg-Ostpreußen zur Welt und studierte Jura. Nach bestandenem Examen war er zunächst an Gerichten in Glogau, Berlin, Posen, Plock und Warschau tätig, bis er durch Einmarsch der Franzosen 1806 stellungslos wurde. Während der „Befreiungskriege“ arbeitete Hoffmann sieben Jahre lang als Künstler (Musiklehrer, Orchester-Dirigent, Theater-Komponist, Maler-Karikaturist) in Bamberg und Dresden-Leipzig, um dann ab 1814 bis zu seinem Tod am 25. Juni 1822 als Jurist bzw. Richter in Berlin tätig zu sein. Seiner Ehe mit einer Polin entstammte eine Tochter, die im Alter von zwei Jahren verstarb. Meiner Ansicht nach war Hoffmann ein *Universal-Genie*, da er auf den Gebieten der Kunst, Pädagogik, Psychologie und Verhaltensbiologie des Menschen Grundlegendes geleistet hat. Insbesondere die *Angst* des Menschen spielt in seinen genialen Erzählungen und Romanen eine zentrale Rolle (Abb. 1.3).

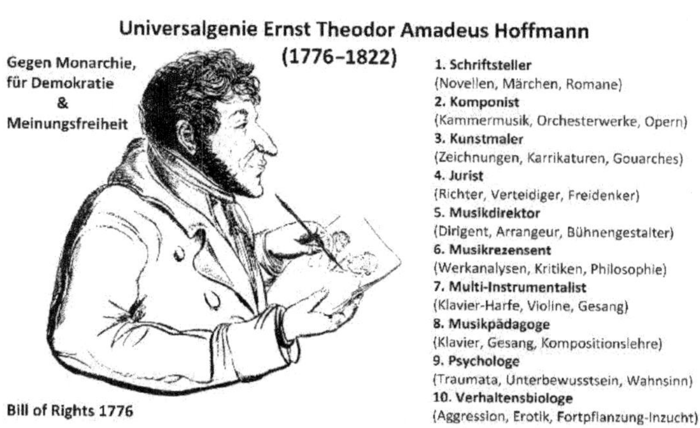

Abb. 1.3: Der Jurist-Freiheitskämpfer, Künstler, Autor und Psychologe E.T.A. Hoffmann (1776–1822) und seine zehn Arbeitsgebiete, die bei ihm bis zur universellen Genialität ausgereift waren. Hoffmann hat als Richter für die Meinungsfreiheit sowie gegen staatliche Willkür gekämpft und wurde dafür per Disziplinarverfahren mit Drohung einer Versetzung bzw. Entlassung bestraft (Bildarchiv des Autors).

Karlsbader Maulkorb-Beschlüsse. Hoffmanns 1816 erschienener Roman *Die Elixiere des Teufels* hatte mich damals derart beeindruckt, dass ich diesen großartigen Psycho-Thriller und verhaltensbiologischen Mega-Essay mehrfach gelesen habe. Der Berliner „Gespenster- Hoffmann“

war auch ein bedeutender Komponist, der u.a. Singspiele (*Die Maske*, 1799), originelle Kammermusik (*Harfenquintett*, 1805), großartige Kirchen-Werke (*Miserere für Soli, Chor und Orchester in b-moll*, 1809) sowie mehrstündige, Abend-füllende Opern (*Aurora*, 1812, *Undine*, 1814) hervorgebracht hat. Auch seine bildschaffenden Werke (Gemälde, Karikaturen), darunter viele *Selbstbildnisse*, sind beachtenswert, und als Richter in Berlin (Kammergerichts-Rath) hat sich der eigensinnige Selbstdenker für die *Meinungsfreiheit* eingesetzt. Diese selbstlose Verteidigung von Recht und Ordnung, gerichtet gegen die *Karlsbader Maulkorb-Beschlüsse* (Abb. 1.1) des übergriffigen Preußischen Obrigkeitsstaat, hat dem Beamten Hoffmann Anfang 1822 ein *Disziplinarverfahren* eingebracht, das er, bereits auf dem Sterbebett liegend, durch ein originelles Verteidigungs-Schreiben zu entkräfteten versuchte. Das Universalgenie starb am 25. Juni 1822, vereinsamt und verarmt, in Berlin nach langer, schwerer Krankheit (Schemmel 2020). Hoffmanns Tod durch Querschnittslähmung und Brenneisen-Tortur wird in Kapitel 7 („Sterben müssen wir alle") im Zusammenhang mit den „Corona-Impfopfern" dargelegt.

Persönliche Anmerkung. Als studierter Nebenfach-Musikwissenschaftler und Klavierspieler habe ich zum 200. Todestag dieses bedeutenden Mannes ein *Requiem for E.T.A. Hoffmann – Grand Suite for Piano and Synthetic Orchestra in d-minor* komponiert und eingespielt (s. Anhang 3: Kompositionen von U. K.); dort sind, zur Dokumentation meiner E.T.A. Hoffmann-Verehrung, auch meine Compact Discs (CDs) 1 bis 4 erwähnt. Zwei frühe Kompositionen der 1980er Jahre, Titel *Cyrillus* und *Nathanael*, habe ich damals nach Hoffmanns Helden in den *Elixieren des Teufels* bzw. dem *Sandmann* benannt.

Ein weiterer Grund, warum Hoffmann mit der „Coronaviren-Problematik-2020/22" in Verbindung gebracht werden sollte ist der *Zufall*, dass er *1776* zur Welt kam: In diesem Jahr wurden in den USA die Grundrechte, wie sie als Basis aller demokratischen Rechtsstaatlichkeit eigentlich bis heute zu gelten haben, formuliert.

Die unveräußerlichen Grundrechte. Am 12. Juni 1776, d.h. nur wenige Monate nach E.T.A. Hoffmanns Geburt, wurde die erste moderne Grundrechte-Erklärung der Menschheit niedergeschrieben. Die Abschnitte 1 bis 12 dieser *Virginia Bill of Rights* sind bezüglich der Lebenserfahrungen des politisch geächteten „Richterleins" Hoffmann, bis *heute*, von grundlegender Bedeutung. Diese Grundrechte-1776 lauten, in gekürzter Form, wie folgt:

1. Alle Menschen sind von Natur aus in gleicher Weise frei und unabhängig und besitzen bestimmte angeborene Rechte, ... d.h. den Genuss des Lebens und der Freiheit, die Mittel zum Erwerb und Besitz von Eigentum und das Erstreben und Erlangen von Glück und Sicherheit;
2. Alle Macht ruht im Volke ... die Beamten sind nur seine Bevollmächtigten und Diener, und ihm jederzeit verantwortlich;
3. Die Regierung ist oder sollte zum allgemeinen Wohle, zum Schutz und zur Sicherheit des Volkes ... eingesetzt sein; die beste Regierung ist diejenige, welche imstande ist, den höchsten Grad von Glück und Sicherheit hervorzubringen, und die am wirksamsten gegen die Gefahr schlechter Verwaltung gesichert ist...;
4. Kein Mensch oder keine Gruppe von Menschen ist zu ausschließlichen und besonderen Vorteilen und Vorrechten seitens des Staates berechtigt;
5. Die gesetzgebende und die ausführende Gewalt des Staates sollen von der richterlichen getrennt und unterschieden sein;
6. Die Wahlen der Abgeordneten, die als Volksvertreter in der Versammlung dienen, sollen frei sein...
8. Bei allen schweren oder kriminellen Anklagen hat jedermann ein Recht, Grund und Art seiner Anklage zu erfahren, den Anklägern und Zeugen gegenübergestellt zu werden, Entlastungszeugen herbeizurufen und ... eine rasche Untersuchung ... zu verlangen; auch kann er nicht gezwungen werden, gegen sich selbst auszusagen ... niemand kann seiner Freiheit beraubt werden, außer durch Landesgesetz oder ... Urteil...
12. Die Freiheit der Presse ist eines der stärksten Bollwerke der (gesellschaftlichen) Freiheit.

Grundrechte sind nicht verhandelbar. Diese 1776 erlassene Erklärung war eine Vision, wie eine demokratisch-liberale Gesellschaft der Zukunft auszusehen hat. Natürliche Rechte, die nicht veräußerlich sind, waren das (unversehrte) Leben des Menschen, die Freiheit, das Eigentum, das Streben nach Glück, verbunden mit der staatlichen Gewaltenteilung (Legislative, Exekutive, Judikative), der Pressefreiheit und fairen Gerichtsverfahren mit der Benennung und Anhörung von Entlastungszeugen.

Wir hatten bereits erfahren, dass die Presse- und Meinungsfreiheit im Rahmen der 1819 erlassenen Karlsbader Beschlüsse massiv eingeschränkt wurde (Abb. 1.1), und 200 Jahre später, mit dem Eintreffen der über offene Grenzen importierten Wuhan-Coronaviren, spielte sich Dasselbe erneut ab (Maulkorb-Erlass zum angeblichen Schutz der Kinder und erwachsener Bürger, gleichgeschaltete Presse, Aufhebung von Grundrechten im Rahmen einer herbeigetesteten Pandemie usw.).

Es sei allerdings erwähnt, dass diese Grundrechte während der 1960er bis Anfang der1990er-Jahre im damals demokratisch regierten Deutschland einigermaßen eingehalten wurden. Die *Bill of Rights* des Jahres 1776 ist einer der Gründe, warum ich in diesem Fachbuch die Themen „Corona und E.T.A. Hoffmann“ in Kombination behandele.

Zurück ins Jahr 2022. Wir hatten oben über die „German Angst“ gesprochen, die seit einigen Jahrzehnten immer krassere Züge annimmt und, zumindest meiner Ansicht nach, hierzulande oft das Klima der zwischenmenschlichen Aktivitäten, vom Einkaufen im Supermarkt bis zur Busfahrt, vergiftet. Die Frage, warum der typische (hässliche) Deutsche des 21. Jahrhunderts nicht nur durch schlechte Laune und Oberlehrermanieren, sondern auch durch diese spezifische Form einer überzogenen Ängstlichkeit gekennzeichnet ist, kann hier nicht im Detail diskutiert werden. Die naturwidrig-übertriebene *German Angst* ist eine Ursache des „Corona-Wahns“, dessen Ursprung nachfolgend vorgestellt wird.

Plan oder Zufall? Vermutete Krankheit X-2018 und die Coronavirus-disease 2019

Nachfolgend soll an das Thema der *Einleitung* dieses Kapitels angeknüpft werden. Am 6./7. Februar 2018 veranstaltete die *World Health Organization* (Weltgesundheitsorganisation, WHO) in Genf, Schweiz eine Tagung mit dem Titel „Annual Review of diseases priorized under the Research and Development Blueprint (Jahresrückblick von Krankheiten, die als Forschungs- und Entwicklungsblaupause gelistet werden sollten)“. Dort wurde eine bereits zuvor verabschiedete „Top-7-Liste“ mit Forschungsbedarf für „Krim-Kongo-Fieber, Ebola, Lassa-Fieber, Middle East Respiratory Syndrome Coronavirus (MERS-CoV), plus Severe Acute Respiratory Syndrome (SARS)“ sowie drei weniger bekannte Krankheiten erstellt.

Dieser Siebener-Liste, mit MERS-CoV und SARS (d.h. Middle East Respiratory Syndrome, d.h. Mittlerer Osten-Atemwegs-Syndrom-Coronavirus und Severe Acute Respiratory Syndrome, d.h. Schweres akutes Atemwegs-Syndrom) als Doppel-Nummer, wurde am Ende eine *Disease X* (d.h. Krankheit X) beigefügt (WHO-R&D Blueprint 2018). Als *Syndrom* bezeichnet man das kombinierte Vorkommen bestimmter, charakteristischer Symptome (Anzeichen) einer Krankheit.

Zur Erinnerung. Bereits 2017 wurde im Fachjournal *Virus Evolution* eine umfassende Forschungsarbeit publiziert, in welcher die Autoren wie folgt argumentierten (Anthony 2017): In den Jahren 2002/2003 trat in Guangdong/Südchina die virale Krankheit SARS-CoV hervor, die 27 Länder erfasste und ca. 8100 Menschen infizierte (774 Todesfälle). Dies wurde zur ersten „Globalen Pandemie des 21. Jahrhunderts" erklärt. Es folgte 2012 im Mittleren Osten die MERS-CoV-„Pandemie", wieder hervorgerufen durch Coronaviren, mit 1782 bestätigten Fällen und ca. 650 Toten. In beiden Fällen wurden Fledermäuse als Quelle der für Menschen gefährlichen Coronaviren erkannt, sodass dann in einem *Nature*-Beitrag die folgende Botschaft verbreitet wurde:

„Fledermäuse sind eine globale Quelle für tödliche Coronaviren".

Im selben Artikel wurde vor einem zeitnahen Coronaviren-Übertragungsszenario gewarnt, und das mit Verweis auf die Ereignisse 2002/2003 und 2012 (Maxmen 2017).

WHO-Krankheit X-2018. Berichte zu dem oben beschriebenen „Genf-Meeting Februar 2018" kursierten Anfang 2020 in einigen deutschen Medien, aber der Zusammenhang mit „Corona" kam dort nicht klar zum Ausdruck.

Diese zukünftig zu erwartende, bereits in der „WHO-Coronaviren-Liste 2018" aufgenommene „Seuche X" wurde als besonderes Bedrohungs-Szenario aufgebaut: Die ganze Welt müsse von Februar 2018 an auf „die globale Gesundheits-Katastrophe" vorbereitet sein, und daher solle man rasch verschiedene Impfstoffe, Testverfahren und andere medizinische Maßnahmen *vorbereiten*. Ende Dezember 2019 war es dann soweit: Die 2018 *vorhergesehene* bzw. *erwartete*, im Kontext von zwei zuvor bereits bekannten Coronaviren-Atemwegserkrankungen diskutierte Seuche X brach aus, nicht in Afrika oder Europa, sondern in Wuhan-China. Das hier zitierte Dokument „WHO-R & D Blueprint 2018" (s.

Literaturliste) sollte von jedem Skeptiker meiner Aussagen gelesen werden; es ist im *Internet* frei zugänglich.

Vorhergesagte Seuche X bekommt einen Namen. Am 30. Januar 2020 rief die WHO dann, mit der „Krankheit X“ gleich „Coronaviren-Atemwegsleiden“, einen internationalen Gesundheitsnotstand aus. Nachdem dann weltweit bald etwa 50 000 X-Krankheits-„Fälle“ beschrieben und schätzungsweise 1000 Menschen an bzw. mit der Krankheit X gestorben waren, wurde am 30.1. 2020 dem X ein Name gegeben: CO.VI.D-19, d.h. Corona-Virus-disease 2019, d.h. Coronavirus-Krankheit-2019, nachfolgend Covid-19 genannt.

Von da an wurde in zahlreichen Ländern eine *Agenda der Angst* vor der Atemwegserkrankung Covid-19 betrieben, die insbesondere in Deutschland bald hysterische Züge annahm. In nachfolgenden Kapiteln wird immer wieder diese *German Ur-Angst* im Kontext von Test-, Maulkorb- und Impf-Zwängen thematisiert. Keineswegs möchte ich die Gefährlichkeit von Covid-19 bei immungeschwächten, alten oder vorerkrankten Menschen kleinreden – Covid-19 kann, wie eine Grippe-Epidemie, d.h. virale Influenza, schlimme Leiden verbeiführen und selbstverständlich auch tödlich verlaufen!

Die Frage, ob hinter der Covid-19-„Pandemie“ ein 2018 geschmiedeter Plan der WHO steht oder ob das alles ein biologisches Zufallsereignis war, möge der Leser für sich beantworten (s. auch den „Event 201“, eine am 18. Oktober 2019 in New York-USA, vom *Johns Hopkins Center for Health Security*, dem *World Economic Forum* und der *Bill & Melinda Gates Foundation* veranstaltete Panik-Übung, auf Grundlage einer fiktiven Coronaviren-Seuche). Meine Aufgabe ist es, in diesem Fachbuch die biomedizinischen Fakten und Belege in einem historischen Kontext zusammen zu tragen – schonungslos und ergebnisoffen.

Krönchenviren gibt es wirklich. Um es vorab zu sagen: Das Wort „Coronaviren“ wurde 1968 geprägt (s. Kapitel 2); es steht für „Viruspartikel mit einer an die Corona der Sonne erinnernden Struktur“, und „Corona“ bedeutet „Krone“– der Bezug zur Mexikanischen Biermarke verdeutlicht das (Abb. 1.2). Wir können somit von den „Krönchen-Viren“ sprechen, aber damit soll keinerlei Beschönigung dieser von Tieren auf den Menschen (zoonotisch) übertragenen, aggressiven Krankheitserreger erfolgen (zum Ursprung und der evolutionären Abwandlung der ersten Wuhan-C-Viren, s. Kapitel 9).

Diese neuartigen, sich stetig via Evolutionsprozesse verändernden „Wuhan-Viren“ können insbesondere bei über 65 Jahre alten, vorerkrankten Personen ganz massive Gesundheitsprobleme hervorrufen, die unter Umständen einen qualvollen Erstickungs-Tod herbeiführen. Es liegt mir fern, durch ironische Bemerkungen, die den Text auflockern sollen, die Schwere einer Covid-19-Erkrankung zu bezweifeln; ich wünsche nicht meinem schlimmsten Feind, ernsthaft an „Corona“ zu erkranken!

Zur Terminologie. Die erstmals Ende Dezember 2019 in Wuhan/China beobachteten und isolierten Krankheitserreger wurde zunächst als „Coronavirus 2019-nCoV“ bezeichnet. Im Februar 2020 wurden die „Krankmacher“ offiziell in „Severe Acute Respiratory Syndrome Coronavirus-2 (SARS-CoV-2)“ umbenannt, auf Deutsch: „Ernsthaft-akute Atemwegs-Symptome verursachende Krönchen-Viren“. Die Virus-Urform 2019-2020 repräsentiert der *Wild-Typ* dieser Erreger, die sich stetig durch Evolutionsprozesse ändern und den Menschen als „Fehlwirt“ befallen, d.h. kontaminieren, anstecken bzw. infizieren können. Alle weitere SARS-CoV-2-Varianten (Alpha, Beta, Delta, ab Nov. 2021 Omikron) sind aus diesem inzwischen erloschenen, umgewandelten Wildtyp hervorgegangen. Die von diesen Coronaviren verursachte Infektionskrankheit, primär die Lunge erfassend, wird als „Coronavirus Disease 2019“, abgekürzt „Covid-19“, bezeichnet. Bei der „Coronavirus-Krankheit 2019“ handelt es sich im Prinzip um eine schwere, potentiell tödliche Grippe, die aber, anders als die saisonale *Influenza*, über die Lunge hinaus andere Organe, wie auch das Geschmacksempfinden, beeinträchtigen und schädigen kann.

Massenveranstaltungen in geschlossenen Räumen. Über aus dem Ausland zugereiste, mit diesen Wuhan-Erregern angesteckte bzw. der Lungenkrankheit Covid-19 belastete *Menschen* gelangten diese neuartigen Coronaviren im Januar 2020 nach Deutschland, wo dann Ende Februar vom *Robert Koch Institut* (RKI, Berlin) insgesamt „50 bestätigte Infektionen“ gemeldet worden sind. Virus-Übertragungen fanden fast ausnahmslos bei winterlichen Massenveranstaltungen in geschlossenen Räumen statt. Besonders bei trockener Zimmerluft können Influenza- und Coronaviren nach Einatmung via Tröpfchen-Flug in das durch Trockenheit vorgeschädigte Gewebe der Atemorgane eindringen. In Abbildung 1.4 ist eine derartige, auch für Übertragung anderer humanpathogener Viren „günstige“ Situation aus den 1950er Jahren dargestellt. Die

Menschen haben dennoch bis heute überlebt, obwohl es schwere viraler Infektionskrankheiten gab, die epidemische Züge zeigten (Kapitel 4 und 8).

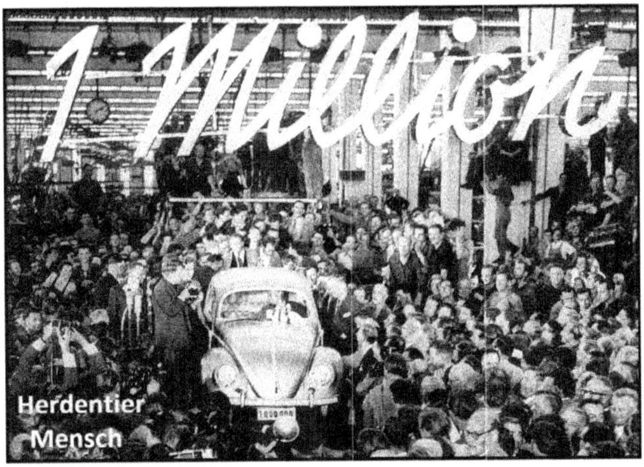

Abb. 1.4: Deutsches Nachkriegs-Wirtschaftswunder am Beispiel der Volkswagen (VW)-Produktion. Dieser Erfolg war ohne Maskenzwang und Ausgehverbote, trotz regelmäßig eintretender verheerender Grippewellen, möglich, da es damals noch ein gutes Bildungssystem und eine freie-ergebnisoffene Wissenschaft gab (nach einer historischen Vorlage, 1955).

Chronologie der Covid-19-Sterbefälle und Angst-Propaganda

In diesem Zusammenhang sind die folgenden Fakten von Bedeutung. Am 9. März 2020 starben in Deutschland zwei Personen, eine 89-jährige Frau sowie ein 78 Jahre alter Mann mit ernsten Vorerkrankungen (Herzprobleme, Diabetes) an einer Lungenentzündung. Bei beiden Patienten konnte eine „Corona-Infektion" nachgewiesen werden, stand damals in der Presse (*Bild.de* usw.).

An oder Mit? Das ist die Frage! Mit diesen beiden ersten tragischen Todesfällen soll eine grundlegende Problematik der gesamten „Corona-Krise" aufgezeigt werden, die in Kapitel 8 noch vertiefend behandelt wird: Sind die beiden Senioren *an* oder *mit* der offensichtlich nachgewiesenen Coronaviren-Infektion gestorben?

Noch zwei Jahre später wurde diese Frage bei über 100 000 gemeldeten „Todesfällen im Zusammenhang mit Corona" diskutiert. Nach Angaben der *Bild-Zeitung*, 17.1.2022, starben bis zu 29% aller „Corona-Toten" nicht „ausschließlich an Corona". Nahezu 90% aller Verstorbenen waren über 70 Jahre alte, mehr oder weniger vorerkrankte Personen. Kinder und Jugendliche bis 18 Jahre machen weniger als 0,01% der Covid-19-Verstorbenen aus. Das Durchschnittsalter aller deutschen „Corona-Toten" lag 2021 bei 83 Jahren und somit deutlich über dem mittleren Sterbealter der deutschen Allgemeinbevölkerung (Durchschnitt etwa 79 Jahre; ca. 76 bzw. 82 Jahre für Männer und Frauen; Daten aus *Statista.com*). Diese Fakten sind von grundlegender Bedeutung: Sie belegen, dass Covid-19 fast ausschließlich eine „Alten-Vorerkrankten-Krankheit" ist. Junge Menschen sind kaum betroffen, wie wir noch ausführlich erfahren werden.

German Corona-Angst-Papier. Am 1. April 2020 wurde, nach Verkündigung einer „Epidemischen Lage von nationaler Tragweite", von der damaligen Bundesregierung ein „Strategie-Papier" zu den „erwarteten Covid-19-Todesfällen" veröffentlicht. Darin hat man, von sogenannten Experten verfasst, ein typisch deutsches Angst-Schock-Szenario entworfen mit überfüllten Krankenhäusern, erstickenden Corona-Leidenden, Chaos im gesamten Gesundheitssystem, usw. Die deutschen Bedenkenträger sind von einer Millionen Todesfälle *für 2020* ausgegangen, alles verursacht durch die Killer-Seuche Covid-19. Nichts davon ist eingetreten, die reale Zahl der an-mit „Corona (abgekürzt: C)"-Verstorbenen lag im ersten Jahr bei ca. 34 000 Fällen; real wohl eher bei deutlich unter 20 000 Verstorbenen. Krankenhaus-Überlastungen gab es, bundesweit betrachtet, bis Mitte 2022 keine; eine Übersterblichkeit konnte, wie unten dargelegt, 2020 nicht festgestellt werden. Zur Unterstützung der Panik-Agenda wurden Bilder aus Bergamo-Italien gezeigt, wo angeblich Massensterbe-Ereignisse im Zusammenhang mit „Corona" stattgefunden haben sollen, die sich später als *Fake News* herausstellten.

So berichtete z.B. die Zeitung *Portal Il Tempo.it* am 21. Oktober 2021, dass von den offiziellen ca. 130 000 italienischen „Corona-Toten" nur 3783 Menschen ohne Vorerkrankungen an Covid-19 gestorben sind; die verbleibenden ca. 97% vor dem Ableben positiv getesteten „C-Patienten" starben vermutlich an ihren Co-Morbiditäten, wie Krebs, Diabetes usw.; Durchschnittsalter ca. 82 Jahre (Kritik an dieser Aussage, s.

ISDS 2021). Wir werden das „An- oder Mit-Problem" noch vertiefend diskutieren.

Die dreiste deutsche *Angst-Propaganda* führte zu zahlreichen Kollateralschäden, insbesondere bei Kindern bzw. Jugendlichen (Depressionen und Lebens-Angst, Isolationshaft durch Schul-Schließungen mit Computer-Sucht, erhöhte Suizid-Raten; vermehrte häusliche Gewalt bei Lockdowns, verursacht durch verzweifelt-aggressive Eltern usw.). Alte Menschen wurden in ihren Senioren-Anlagen isoliert und mussten, ohne familiären Beistand durch ihre Kinder, alleine sterben! Daher wollen wir systematisch ergründen, was denn eine „Pandemie" in der Realität ist und warum die durchaus ernste „Coronaviren-Problematik" mit einem interdisziplinären Ansatz hätte behoben werden können.

Pandemien sind virale oder bakterielle Seuchen, die das ganze Volk erfassen

Der Begriff „Pandemie" hat in der Biologie eine klare Bedeutung: Er leitet sich vom griechischen Wort „Pandemia" (das ganze Volk) ab und steht für „eine todbringende Seuche, die wesentliche Teile der Population (Bevölkerung) erfasst". So gab es z.B. im Spätmittelalter in Europa eine durch Bakterien herbeigeführte Pest-Pandemie, bei welcher innerhalb eines Jahrzehnts etwa die Hälfte der Bevölkerung gestorben ist – die Infection Fatality Rate (Todesrate nach Infektion) lag somit bei etwa 50%. Würde in dem in Abbildung 1.4 dargestellten Bevölkerungsquerschnitt kurzzeitig, Seuchen-bedingt, jeder Zweite sterben und daher eine „Ausdünnung" der Population von minus 50% erfolgen, so würde der biologische Begriff „Pandemie" hier zutreffen. Bei lokalen Seuchen sprechen wir von „Epidemien"; das sind im Prinzip kleinere „Mini-Pandemien", die nur eine begrenzte geographische Region betreffen, z.B. eine Stadt oder einen Landkreis. Die „Spanische Grippe 1918/1920" erfüllt ebenfalls dieses Kriterium.

WHO-„Pandemie" ohne Definition. Nachdem am 11. März 2020 weltweit, d.h. in 114 Ländern der Erde, mehr als 118 000 „Corona-Fälle" mit 4291 Toten (mit oder an Corona verstorben?) verzeichnet waren, verkündete der Generaldirektor der *World Health Organization* (WHO, Weltgesundheitsorganisation), dass Covid 19 „als Pandemie charakterisiert werden kann (... can be characterized as a pandemic)". Dieser Politiker hatte jedoch *nicht* gesagt, dass es eine Pandemie im eigentlichen Sinne gibt; die „Corona-Problematik“ kann aber, als *Gleichnis*, mit dem „P-Wort“ umschrieben werden.

Dennoch hat sich dieser Horror-Begriff „Corona-Pandemie“ wie ein Lauffeuer verbreitet, insbesondere im Angst-geplagten Deutschland mit den vielen besorgten, schlecht gelaunten „Bedenkenträgern“. Zur Frage bezüglich einer WHO-Definition des „Pandemie-Begriffs“ hat Doshi (2011) einen Beitrag im *Bulletin* der WHO publiziert, der hier kurz vorgestellt werden soll.

Seit 2003 war auf der WHO-Homepage die folgende Definition veröffentlicht: „Eine Grippe-Pandemie setzt ein, sobald eine neue Influenza-Virenvariante auftritt gegen welche die menschliche Population keine Immunität besitzt, und dann weltweit mehrere gleichzeitig verlaufende Epidemien erfolgen, bei welchen enorme Todes- und Krankenzahlen zu verzeichnen sind“. Mit der WHO-Auslobung der „Schweinegrippe 2009“ wurde diese ursprüngliche Begriffsbestimmung ganz einfach „kastriert“. Die H1N1-Influenza-Virenverbreitung („Schweinegrippe“) war der Wendepunkt – der Zusatz „bei welchen enorme Todes- und Krankheitszahlen zu verzeichnen sind“ wurde gestrichen. Damit konnte jeder beliebige Viren-Ausbruch (ohne Nennung von Kranken- und Sterbezahlen) als „Pandemie“ gedeutet werden. Gemäß dieser schwammigen Definition gab es dann bis damals (Darwin-Jahr 2009) vier große Virus-„Pandemien“:

1.) 1918-20 (H1N1)-Spanische Grippe (weltweit ca. 50 bis 100 Millionen Tote, Weltbevölkerung damals ca. 1,8 Milliarden Menschen);
2.) 1957-59 (H2N2)-Asiatische Grippe (weltweit ca. 1 bis 2 Millionen Tote, Weltbev. ca. 2,9 Milliarden Menschen);
3.) 1968-70 (H3N2)-Hongkong-Grippe (weltweit ca. 1 bis 4 Millionen Tote, Weltbev. ca. 3,5 Milliarden Menschen);
4.) 2009 (H1N1) Schweinegrippe (weltweit ca. 0,15 bis 0,57 Millionen Tote, Weltbev. ca. 6,8 Milliarden Menschen).
5.) 2020-22 (SARS-CoV-2) Covid-19-Corona-Grippe (weltweit bis Mitte 2022 ca. 6 Millionen Tote, Weltbev. ca. 8 Milliarden Menschen) (Ioannidis 2022).

Wie noch ausführlich dargelegt, starben bei den 4 Vorgänger-Pandemien in 10% bis 50% aller Fälle Kinder und Jugendliche unter 20 Jahren; bei

Covid-19 war das nicht so – hier traf es fast nur alte und vorerkrankte Menschen (s. Kapitel 10).

Diese Zahlen zeigen, dass die fünf „WHO-Pandemien", von derselben Organisation als „mild bis ernsthaft-außergewöhnlich" klassifiziert, völlig verschiedene Ausmaße hatten. Dennoch wird derselbe, nicht sauber definierte „P-Begriff" verwendet, welcher in der Biologie klar umschrieben ist (s. oben).

Mit diesem unakzeptablen Trick, ein zentrales Wort nicht klar zu definieren, wird seit Jahren die Bevölkerung in die Irre geführt. Auf diese Art und Weise wurde aus einem biologischen Wort ein *politischer Kampfbegriff*, der ohne realen Inhalt und konkrete Bedeutung verwendet wird – mit negativen Folgen für die Bevölkerung!

Pandemie ohne gestiegene Sterbefallzahlen und Atemwegserkrankungen?

Nach diesem Rückblick soll die Situation 2020/2022 diskutiert werden. Zwei Jahre nach dem Ausloben der „WHO-C-Pandemie", d.h. im März 2022, waren von den ca. 8000 Millionen Menschen, die damals weltweit lebten, ca. 6 Millionen „im Zusammenhang mit Covid-19" gestorben (ca. 0,06 %); in Deutschland waren es, bei ca. 83 Millionen Bewohnern, etwa 120.000 sogenannte „an- und mit-Corona-Sterbefälle". Eine simple Rechnung zeigt, dass dies, weltweit bzw. auf Deutschland bezogen, weniger als 0,1 Prozent der Bevölkerung ausmachte. Anders formuliert: Über 99,9% der Gesamt-Population hatte diese „Massensterben-verursachende Coronaviren-Seuche" unbeschadet überlebt – abgesehen vom umstrittenen Symptom „Long Covid".

Pandemie bei 99,9% Überlebensrate? Glücklicherweise war die 2018 in Genf vorhergesehene „Krankheit X" trotz schlimmer Folgen für bestimmte Menschen nicht so verheerend wie vorhergesagt. Betrachten wir die „Volkswagen-Menschengruppe" in Abbildung 1.4, so müssten wir das abgebildete *Homo sapiens*-Kollektiv auf über 1000 Personen erweitern, d.h. mal zehn nehmen, um dann dort maximal einen Todesfall feststellen zu können (1/1000). So tragisch jeder einzelne „Corona-Verstorbene" ist – von einer „Corona-Pandemie" bzw. „Epidemischer Lage von nationaler Tragweite" zu sprechen, ist schlicht und einfach realitätsfremd.

Im Buch *Klimawandel im Notstandsland* (Kutschera 2020) wurde bereits unter Verweis auf entsprechende Quellen dargelegt, dass es im ersten Corona-Jahr 2020 (ohne Impfung) in Deutschland keine „Übersterblichkeit" gab, d.h. es sind nicht mehr Todesfälle gemeldet worden als 2019 und in früheren Jahren.

Übersterblichkeits-Dogma vs. Realität. Bei ca. 99,9% Survival Rate kann nicht von einer biologischen „Pandemia" gesprochen werden; das wurde inzwischen sechs-Mal unabhängig voneinander bestätigt.

1. Fachjournal-Beitrag. Wie die Autoren Kowall et al. (2021) in *Plos One* darlegen, gab es in Deutschland im Jahr 2020 – trotz etwa 34 000 sogenannter „Todesfälle im Zusammenhang mit Corona" – keine erhöhten Gesamt-Sterbezahlen unter Berücksichtigung der Alterung der Gesellschaft (eigentlich „Unterjüngung", da zu wenige Kinder geboren werden).
2. Rohdaten-Analyse. Diese Schlussfolgerung wurde am 27. August 2021 von einem „Erbsenzähler", d.h. dem Informatiker M. Barz, bestätigt. In seinem *YouTube*-Video „Pandemie in den Rohdaten" konnte der kluge Mann ebenso wenig eine „Corona-Übersterblichkeit 2020" ausfindig machen, wie die oben genannten Autoren in ihrer *PLoS One*-Studie (Barz 2021). Das wissenschaftlich einwandfreie Video wurde am 31. August 2021 bei *YouTube* gelöscht – ein Armutszeugnis für die *Meinungsfreiheit* in Deutschland, die leider immer mehr zu einer betreuten Gedanken-Diktatur der Gleichgeschalteten verkommt.
3. Im sogenannten *Codag-Bericht* der TU München konnte die von Kowall et al. (2021) und Bartz (2021) gezogene Schlussfolgerung wie folgt bestätigt werden: „Für das gesamte Jahr 2020 gab es in keiner Altersgruppe eine Übersterblichkeit" (Kauermann 2022).
4. Covid-19 ist eine mit der saisonalen Grippe symptomatisch eng verwandte Atemwegserkrankung. Das vom *Robert Koch Institut* (RKI) seit 2011 betriebene Projekt „GrippeWeb" ergründet und belegt die in Deutschland kursierenden akuten Atemwegserkrankungen per Umfragen. Die Werte (in Prozent) wurden seit 2017/2018 bis 2021/2022 erfasst und liegen für die Winter-Monate (KW 27 bis 51/ und 1 bis 25) im Bereich zwischen ca. 2% und 9% Erkrankten. Die publizierten GrippeWeb (2022)-Daten zeigen Spitzenwerte von 8% bis 9% für die Grippesaison 2017/2018, erhöhte Zahlen für 2018/2019 und 2019/2020, aber geringe Atemwegserkrankungen für das „Corona-

Jahr 2020/21 (bis max. 4%). Auch die bis März 2022 verfügbaren Prozentwerte liegen im Normalbereich. Fazit: Eine „Atemwegs-Corona-Pandemie 2020/21“ konnte bei „RKI-Grippe-Web“ nicht festgestellt werden.

5. Krankenstand 2020-2021. Da ich viele Jahre lang bei der *Techniker-Krankenkasse* (TK) gesund und zufrieden versichert war, soll zur Ergänzung des oben Gesagten der Bericht „Trotz Corona: 2021 niedrigster Krankenstand seit acht Jahren“ erwähnt werden (Ramcke 2022). Wie die Autorin darlegt, gab es in der Population der ca. 5,5 Millionen TK-Versicherten weder 2020 noch 2021 eine erhöhte Zahl an Krankschreibungen, wie man sie bei einer „Pandemie“ erwarten würde. Bedauerlicherweise nahmen aber die Krankmeldungen wegen „Psychischer Diagnosen“ während der beiden C-Jahre zu.
6. Intensivbetten-Belegung 2020 bis Mitte 2022. Die Behauptung bzw. Befürchtung, dass es in Folge der „C-Pandemie“ zu einer Überlastung des deutschen Gesundheitssystems und einer Überbelegung der Intensivstationen kommen würde, hat sich nicht bestätigt. Wie Nyländer (2022) darlegt, lag die Quote der Intensivbetten-Covid-19-Patienten bei ca. 2%, und Krankenhauskapazitäten wurden während der „Epidemischen Lage von nationaler Tragweite“ abgebaut. So dramatisch eine Covid-19-Erkrankung für den Einzelnen sein kann: Eine Überlastung des Gesundheitssystems gab es nicht.

Fazit: Eine Horror-„Pandemie 2020-2021“ lässt sich, biomedizinisch-epidemiologisch, nicht feststellen. Wir werden im Detail darlegen, dass das Ausbleiben einer Realwelt „C-Pandemie“ in den sechs oben erwähnten, mit Quellen versehenen Datensätzen wahrscheinlich *nicht* auf die vermutlich gut gemeinten Maßnahmen der Bundesregierung zurückführbar ist, wie es, politisch korrekt, immer wieder behauptet wird.

Das Impf-Paradoxon. Es soll erwähnt werden, dass es seit Beginn der sogenannten „Corona-Impfungen“ (Dezember 2020), die ich nach Blaylock (2021) und Seneff et al. (2022) als „Gen-Therapie“ bezeichnen möchte, eine messbare Übersterblichkeit gegeben hat (Zeitraum Anfang 2021 bis Februar 2022). Vor der Verfügbarkeit sog. „Corona-Vakzine“ (2020) gab es jedoch *keine* Übersterblichkeit; nach Beginn der mit enormer, aggressiver Staats-Propaganda bis März 2022 betriebenen Massen-„Impf-Manie“ sind mehr Menschen gestorben als zuvor (insbesondere Ende 2021). Dieses *Impf-Paradoxon* werden wir in den Kapiteln 6, 8 und 10 darlegen und analysieren.

Kampfbegriff „Pandemie“ – ohne Übersterblichkeit? Eine „Pandemie“ im realbiologischen Sinne hat es, bei über 99,9% Corona-Seuchen-Überlebensrate, weder 2020, noch 2021-2022 in Deutschland u.a. europäischen Ländern gegeben; bedauernswerte Covid-19-Todesfälle, vornehmlich bei alten und vorerkrankten Menschen, gab es aber sehr wohl. Ich werde daher in diesem Buch das Unwort „C-Pandemie“ meiden und von der „Coronaviren-Problematik“ sprechen.

Zwischen 2020 und Anfang 2022 ist, gemäß der allgemein verfügbaren Bevölkerungs-Statistiken, die „World Population“ wie zuvor um etwa plus 0,1% angewachsen; die sogenannte „C-Pandemie“ hat sich somit nicht messbar auf die Zunahme der globalen Gesamt-Menschenzahl ausgewirkt.

Fünf Säulen des Corona-Wahns. In verschiedenen Mainstream-Medien konnte man seit Mitte 2021 immer wieder lesen, dass es „eine aktuelle Pandemie, ohne mehr Todesfälle als vor der Pandemie“ gäbe. Wie in Kapitel 3 ausführlich dargelegt, sind derartige Aussagen im Zusammenhang des Fachbegriffs „Wahn“ zu diskutieren. Ich möchte hier, *vorab*, die 5 tragenden Säulen des „Corona-Wahns“ vorstellen, die in späteren Abschnitten noch ausführlich diskutiert werden. Es sind bzw. waren dies

1. die permanente *Angst*-Propaganda,
2. die *Masken*-Pflicht,
3. das *Testen* symptomlos gesunder Menschen mit Berechnung sog. *Inzidenzwerte*,
4. die Schul- und Geschäfte-Schließungen, mit sozialer Isolation und Bewegungseinschränkung, *Lockdown* genannt, und
5. die aggressive *Impf*-Nötigung.

Begriffe, wie „3-G-Regel“, d.h. Geimpfte, Genesene und Getestete dürfen dieses und jenes tun, aber die über 99% *Gesunden* müssen draußen bleiben, wenn sie nicht geimpft, genesen oder getestet sind, sind ebenfalls nur noch als „völlig abwegig“ zu bewerten. Ich möchte aber betonen, dass vernünftige, Wissenschafts-basierte Vorkehrungen zur Eindämmung der Verbreitung von Grippe- und Coronaviren angebracht sind, wie z.B. das Untersagen von Massenveranstaltungen in geschlossenen Räumen während der Wintermonate. Hierbei kann eine real infizierte bzw. erkrankte Person, über heftige Husten- oder Schnupfen-Anfälle, viele Mitmenschen anstecken. Derartige „Superspreader-Events“ sollten unbedingt vermieden werden!

Denken unerwünscht? Die obigen Darlegungen zum „Pandemie-Begriff“ zeigen, dass in Deutschland (und anderswo) seit einigen Jahren bezüglich naturwissenschaftlichem Wissen und logischem Denkvermögen große Defizite zu verzeichnen sind. Wie kann es sein, dass in sämtlichen Mainstream-Medien, von der *Bild-Zeitung* bis zur *Frankfurter Allgemeinen*, permanent von einer „Corona-Pandemie“ berichtet wird, wo doch 2020-2021 bis Mitte 2022 glücklicherweise weniger als 0,1 % (vermutlich eher 0,01%) der Weltbevölkerung dieser „Tod-bringenden Seuche aus China“ erlegen ist? Über 99,9% der Menschen haben diese „C-Seuchenjahre“, hinsichtlich einer möglichen Lungenerkrankung Covid-19, meist schadlos überlebt!

Visueller Corona-Kult: Faschingsnarren und Henkersknechte tragen Gesichtsmaske

In diesem Abschnitt soll das sichtbare Symbol des „Corona-Wahns“, die „Maske“ – eigentlich eine „Mund-Nasen-Bedeckung“ – im Lichte historischer Fakten betrachtet werden.

Begriffsverwechslungen. Am 24. Januar 2022 (zufälligerweise 200 Jahre nach E.T.A. Hoffmanns letztem, 46. Geburtstag) habe ich in einer deutschen Großstadt u.a. fünf Hinweisschilder gesehen, mit den folgenden Aufschriften:

1. „Betreten nur mit Mund-Nasen-Maske“
2. „Maskenpflicht: Bitte tragen Sie einen Mund-Nasen-Schutz“
3. „Zutritt nur mit medizinischen Masken (z.B. OP- oder FFP2-Masken)“
4. „Bei uns gilt: Maskenpflicht!“ (abgebildet: eine OP-M-N-Bedeckung)
5. „Bitte tragen Sie eine Maske“ (abgebildet: eine OP-M-N-Bedeckung)

In der bereits vorgestellten Abbildung 1.1 sind seriöse Herren aus dem Jahr 1819 dargestellt, denen ein „Sprech-Maulkorb“ verpasst worden ist

– diese „Maske“, genauer: Mund-Nasen-Bedeckung (bzw. M.-N.-„Schutz“), war als Symbol der *Unterdrückung freier Meinungsäußerungen* gedacht. Auch heute sprechen Kritiker der „Corona-Maßnahmen“ vom „Maulkorb“, und diese Interpretation ist, in Anbetracht der weitgehend nutzlosen „M.-N.-Schutzvorrichtungen“, bei massiven Nachteilen für die Zwangsmaskierten, gerechtfertigt (s. Kapitel 5).

Zur Klarstellung: *Masken* sind das gesamte Gesicht abdeckende Holz- oder Stoff-Gebilde, die einen spezifischen Zweck erfüllen. Während der Faschingszeit (bzw. dem Kölner Karneval) dienen sie den Narren zur Verkleidung, meist als teuflisch-dämonische Fratze religiösem Brauchtum folgend. Sie sollen beim Betrachter ein Schaudern, Erschrecken, Angst oder Panik auslösen. Hässliche Masken sind die Regel, schöne Gesichtsverdeckungen eher selten.

Henkersknechte mit Maske. Bis ins 19 Jahrhundert hinein war es noch üblich, dass der „teuflische“ Henker (Scharfrichter), ein Mann ohne innerartliche Tötungshemmung im Dienste der Strafverfolgungsbehörden, beim Umbringen seines Opfers (z.B. durch Köpfen oder Erhängen) eine Gesichtsmaske trug. Als Grund für diese Henkersmaske wird Selbstschutz vor den Beschimpfungen oder Bedrohungen des Todeskandidaten angenommen. Diese echten „Masken“ waren somit mit negativen Attributen wie „Verängstigen, Teufel, Töten, Quälen“ verbunden – und somit meist mit leidvollen menschlichen Erfahrungen assoziiert.

Mit den als „Mund-und-Nasen (M-N)-Schutz“ bezeichneten, der Krankenhaushygiene entstammenden, weichen Stoff- und Festmaterial-„Masken“ haben die Gesamt-Gesichtsverdeckungen nichts zu tun (Abb. 1.5) und auch die in der Anästhesie verwendete „Schimmelbusch-Maske“ erfüllt einen spezifischen Zweck, der in Kapitel 7 dargestellt ist. Die fünf oben zitierten „Verbots-Schilder“ belegen, dass der Begriff „Maske“ seit Mitte 2020 als Synonym für eine M-N-Bedeckung verwendet wird – ein weiterer Beleg für den geistigen Niedergang in diesem Bereich des gesellschaftlichen Lebens. Ich möchte anmerken, dass im Freiland das Tragen von M-N-Bedeckungen nutzlos ist (Kutschera 2020) und auch in Innenräumen, bei guter Lüftung, dieses sichtbare Symbol des „C-Wahns“ weitgehend weggelassen werden kann (s. Kapitel 5). Vor diesem Wissenshintergrund „schaudert“ es mich, seit Mitte 2020 so viele „maskentragender Personen“ unter freiem Himmel (oder auch alleine im Auto fahrend) permanent mit ansehen zu müssen. Ist es die politisch geschürte Angst vor den C-Viren oder gesellschaftliche Anpassung? Man könnte es für eine Massenpsychose halten!

Atemluft als Lebensgrundlage. In Abbildung 1.5 sind die bereits vorgestellten sechs menschlichen Emotionen aufgelistet, die wiederum im Kontext der Tatsache zu sehen sind, dass Menschen und andere Säugetiere Frischluft-Lebewesen sind – wird einem die „Luft zum Atmen“ abgedreht bzw. genommen, so bekommt der Großsäuger Erstickungsanfälle und gerät in berechtigte Angst bzw. Panik: Ohne Luft-Sauerstoff kein Leben! Im nächsten Abschnitt ist im Zusammenhang mit der „Maskerade“ die Problematik der Entwicklung neuartiger „Corona-Impfstoffe“ dargelegt.

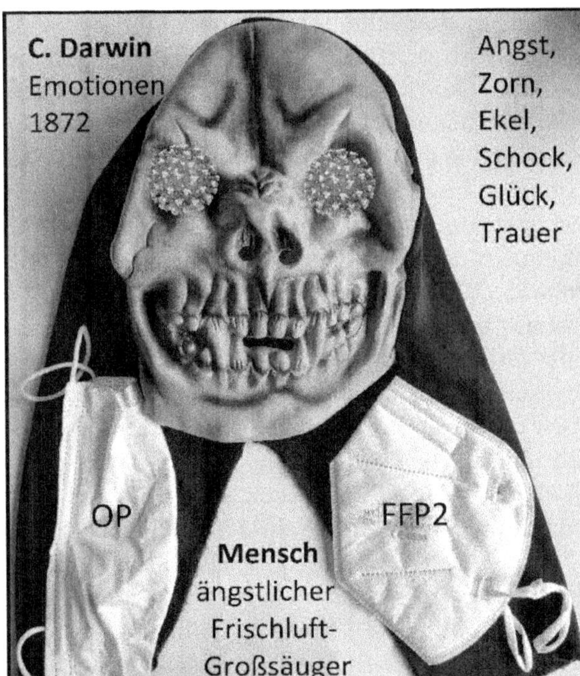

Abb. 1.5: Corona-Karnevalsmaske, die das ganze Gesicht abdeckt, und zwei Mund-Nasen-Verhüllungen. Die rechts abgebildete FFP2-„Maske“ ist nur nach ärztlicher Einweisung zugelassen, das linke Fundstück repräsentiert eine chirurgische OP-„Maske“ für den klinischen Gebrauch. Die sechs Darwin'schen Emotionen sind beigefügt und der Mensch als evolvierter Frischluft-Großsäuger charakterisiert (Originalaufnahme 2022).

Donald Trump vs. Biden-Harris: Ursprung der Corona-Impf-Gentherapie

Am 12. November 2020 waren auf der Titelseite der „Wochenzeitung für Politik, Wirtschaft, Wissen und Kultur“, *Die Zeit*, zwei nebeneinander platzierte Schlagzeilen zu lesen, die in unserem Zusammenhang relevant sind: „Hoffnung. Was Kamala Harris und Joe Biden ausmacht, was Deutschland und Europa von ihnen erwarten. Was von Donald Trump bleibt. Und was jetzt aus Fox News wird“. Kleiner gedruckt daneben stand die folgende zweite „gute“ Nachricht: „Die Wende. Ein Impfstoff ist zum Greifen nah – der Anfang vom Ende der (Corona)-Pandemie“.

Die Haupt-Newsmeldung war mit sympathischen Portraits von Frau Harris und Herrn Biden geschmückt, während in der Nebenschlagzeile ein kleines Glasgefäß mit der Aufschrift „BNT 162-01/Probanden Protokoll“ zu sehen war. Diese seither in den Medien abgebildeten kleinen „Impfdosen-Fläschchen“ erinnern mich an jene Miniatur-Glasbehälter, die E.T.A. Hoffmann in seinem 1816er Roman *Die Elixiere des Teufels* eindrucksvoll beschrieben hat (s. das „Lebenselixier ATP“, erläutert in Kutschera 2019).

Masken-Irrsinn Made in USA. Bezüglich der oben genannten Hauptschlagzeile, ein Loblied auf Biden-Harris, können wir die folgende Zwischenbilanz ziehen. Im Januar 2022 war die Popularität dieser beiden US-Präsidenten in Chef- und Stellvertreter-Position – weil sie regelmäßig als politisch korrekte Freiland-„Masken“-Träger daherkamen – auf ein Minimum abgesunken (nur ca. 30% Zustimmung!). So tief stand nicht einmal Amtsvorgänger Donald Trump, der meiner Ansicht nach gewisse persönlich-menschliche „Defizite“ zeigt (obwohl er eine positive Bilanz als 45. US-Präsident vorweisen kann). Auch der vorhergesagte Niedergang von *Fox News* trat nicht ein – das Gegenteil war der Fall, es ergab sich ein Popularitäts-Zuwachs als Resultat der Biden-Harris-Wahl. In der ersten Jahreshälfte 2022 waren die USA, infolge politischer Fehlentscheidungen der „Demokratischen“ Harris-Biden-Regierung dem Chaos nahe (u.a. strenge „Corona-Maßnahmen“, mit Masken- und angedrohtem Impfzwang für US-Bürger, ungeschützte Grenzen und unkontrollierte Zuwanderung ohne C-Test, Entmachtung der Polizei, geöffnete Gefängnisse usw.) – Ausnahmen: die „Republikanisch“ regierten US-Bundesstaaten Texas und Florida.

Da ich seit April 2021 als Projektwissenschaftler in Stanford/Kalifornien tätig bin, liegt mir der Niedergang meines Gast- und Arbeitslandes besonders nahe. Anfang 2022 gingen Bilder durch die Presse, in welchen der senile US-Präsident Biden an einem Sturm-umtosten Strand mit „Maske“ abgebildet ist – die „Angst“ des damals im 80. Lebensjahr stehenden, mehrfach geimpften Frontmannes der Vereinigten Staaten stand ihm im (verdeckten) Gesicht. Vizepräsidentin Harris trieb den *Maskenkult* noch weiter, in dem sie ihren Partner, ebenfalls im Freiland mit „Maulkorb“ versehen, bei übergezogenem Mundschutz demonstrativ auf den umhüllten „Mund“ küsste! Wir werden in Kapitel 2 (Was ist Wahnsinn?) auf derartige Verhaltensbeobachtungen zurückkommen.

Gen-basierte Vakzine. Die oben erwähnte zweite *Zeit*-Schlagzeile vom 12.11.2020 kann inhaltlich folgendermaßen zusammenfasst werden: Wir feiern die Entwicklung neuartiger „mRNA-Impfstoffe“, damit sich der damit behandelte, genetisch manipulierte Körper seine Abwehrstoffe selbst herstellen kann.

Mit diesen Zeilen setzte Ende Dezember 2020 eine *Impf-Manie* ein, die in einem übersteigerten Glücksgefühl (Wer möchte zuerst seinen „Kleinen Gratis-Pieks“ bekommen?), maßloser Freude der „Gestochenen“ und der damit verbundenen Gefahr, sich selbst und andere zu schädigen, einherging. Dieser Sachverhalt soll kurz kommentiert werden.

Das Verfahren wurde im Prinzip Ende der 1980er Jahre u.a. von dem US-Biomediziner Robert Malone entwickelt. Dieser Pionier der „genetischen Impfstoffe“ hat sich aber seit 2021 von seinen eigenen Ideen der 1990er-Jahre distanziert. Die Grundlagen dieser Methoden zur genetischen Manipulation des menschlichen Körpers via dem Einspritzen von „mRNA-Vakzinen“ sind in Kapitel 6 dargestellt.

Trotz der Warnung des „Erfinders“ R. Melone schwören die linksgrünen „Demokraten“ Biden und Harris auf die neuartige Gentherapie am Menschen, wie auch viele Mainstream-Politiker in Deutschland, die an dieselbe Heilslehre für ihr Volk glauben oder zumindest so tun. Kritische Stimmen kompetenter Fachleute waren unerwünscht bzw. wurden ignoriert oder unterdrückt, so z.B. Reiss und Bhakdi (2020, 2021) – so funktioniert eine wahre „Demokratie 2022“, die wir wohl eher als „Maulkorb-Meinungsmonokultur“ kennzeichnen sollten (s. Abb. 1.1). Es sei hier nochmal an die 1776 veröffentlichten Grundrechte erinnert, welche 2022 leider missachtet worden sind. Im nächsten Abschnitt wird dieses Thema, die Abschaffung von Meinungsvielfalt und offenen Dialogen, in größerem Zusammenhang dargestellt.

Unvernunft 2011 bis 2022: The Big Five im Kontext der Corona-Problematik

Wir hatten dargelegt, dass der „Corona-Wahn“ auf den fünf Komponenten „Angst-Macherei, Masken tragen, Testen gesunder Personen, soziale Isolation via Lockdowns und Impf-Nötigung“ basiert. Nach Gates (2021, 2022) sollen diese „erfolgreichen Maßnahmen“ ausgebaut und in Erwartung einer „Krankheit Y“, die dann einen schlagkräftigen Namen bekommen wird, zum „Wohle des Volkes“ umgesetzt werden.

Abwendung von Logik und Sachverstand. Nachfolgend sind politische Entscheidungen für Deutschland rekapituliert, die im Zeitraum 2011 bis Anfang 2022 getroffen und umgesetzt worden sind. Dieses Jahrzehnt war in der Tat eine „Wendezeit“ – die Abkehr von unabhängiger, ergebnisoffener Wissenschaft und von Logik-Verstand, wie ich es aus meiner Jugendzeit kenne, hin zu einer gefühlsbetonten politischen Weltverbesserer-Ideologie.

Diese Betrachtung führt mich zur Feststellung, dass es nur wenige deutsche Begriffe gibt, die in der englischen Sprache Fuß gefasst haben. Neben den Worten „Kindergarten, Doppelgänger, Blitzkrieg und Schadenfreude“ ist es die bereits vorgestellte „German Angst“, die eine zentrale Antriebskraft des „Corona-Wahnsystems“ darstellt. Die folgenden vier Ereignisse haben in gewisser Weise die politisch motivierte „C-Pandemia-2020“ geistig vorbereitet. Zur Verdeutlichung ist diese, auf Grundlage der „German Angst“ gut funktionierende „Agenda des Schreckens“ in Abbildung 1.6 anschaulich zusammengefasst:

The Big Five Fehlentscheidungen, die u.a. im Sammelband von Plickert (2021) aus verschiedenen Blickwinkeln kritisch beleuchtet worden sind.

Atomausstieg 2011 und Windrad-Ära 2022. Im Februar-März 2011 arbeitete ich als „Visiting Professor“ in Stanford-Kalifornien, um mit meinen US-Kollegen die zwittrigen Ringelwürmer der „Bucht von San Francisco (Bay Area)“ zu ergründen sowie Studien zur Steroidhormon-Wirkung bei Reiskeimlingen durchzuführen. Als sich am 11. März 2011 das Atomreaktor-Unglück im Kernkraftwerk von Fukushima (Japan) ereignete, liefen alle US-Newsticker „heiß"– auf sämtlichen Channels waren Bilder dieser Nuklear-Katastrophe zu sehen, der Horror-Eindruck war überwältigend. Das japanische Kernkraftwerk war, fahrlässigerweise, in einem *Erdbebengebiet* gebaut und infolge eines Tsunamis beschädigt worden; von einem „Reaktor-Unfall" war nicht die Rede! Noch heute habe ich *positiv* in Erinnerung, dass die Japaner weder Mitleid noch finanzielle Unterstützung aus dem Ausland wollten. Man würde sich schon selbst helfen, lautete die Botschaft aus dem asiatischen Unfall-Land. Auch die „Coronaviren-Seuche" managten die Japaner eigenständig-vernunftgeleitet. Anfang Januar 2022 lag die sog. „7-Tage-Inzidenz" (Beschreibung, s. Kapitel 3) bei nur 3,8 Personen pro 100 000 Einwohner, so dass dort nahezu alle C-Maßnahmen eingestellt werden konnten.

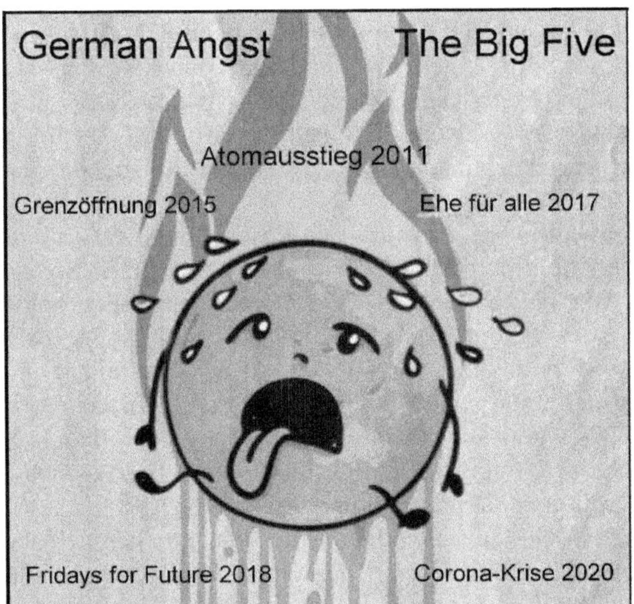

Abb. 1.6: Der befürchtete Erdhitzetod als Symbol der typischen *German Angst*. Die seit 2011 bis 2022 voranschreitenden fünf Problemgebiete können als Abfolge irrationaler Entscheidungen interpretiert werden („The Big Five"). Unabhängige Experten wurden in der Regel nicht angehört, sondern ausgegrenzt und als unmoralische Genossen gekennzeichnet (nach einer Covergrafik in E & W-09, 2021).

Das Reaktorunglück 2011 wurde durch ein Erdbeben eingeleitet und führte zur Abschaltung aller sechs Reaktorblöcke dieses japanischen Kernkraftwerks. Weltweit wurde über den Vorfall berichtet, aber kein Land zog für *sich selbst* Konsequenzen daraus (warum auch?), mit Ausnahme der Bundesrepublik Deutschland. Nur drei Tage nach „Fukushima" (14. März 2011) kündigte die damalige Bundeskanzlerin medienwirksam einen „Atomausstieg" für „ihr Land" an. Mit typischer „German Angst" im Gesicht, die in den USA belächelt wird, argumentierte die Kanzlerin, es werde „nukleare Folgen" für die ganze Welt geben (welche?). Die Frage, ob diese Angst echt oder gespielt war, möge der Leser entscheiden. Ich vermute, dass wohl eher „Angstmacherei" das Motiv war. Am 9. Juni 2011 wurde dann der „Deutsche Atomausstieg nach der Katastrophe von Fukushima" erklärt. Die Frage, warum die sichersten AKWs der Welt in einem nahezu erdbeben-freien Land abgeschaltet werden müssen, ist bis heute offen. Anfang 2022 war dann der 2011 dogmatisch festgelegte Zeitraum abgelaufen, und im Januar des „Hoffmann-200-Jahres" waren nur noch 3 von ehemals sechs aktiven AKWs in Betrieb. Diese Stromversorger sollen dann bis zum Jahresende 2022 ebenfalls stillgelegt werden. Die Frage, wie denn durch die geplanten neuen, Umwelt- und Gesundheits-schädigenden Windräder und Solaranlagen diese große Lücke in der Energieversorgung geschlossen werden soll, konnte niemand schlüssig beantworten. Durch Import von „Atomstrom" aus dem Ausland? Soweit mir bekannt, wurden keine unabhängigen Nuklearphysiker oder Kernchemiker zur Entscheidungsfindung herangezogen – naturwissenschaftlicher Sachverstand war kaum gefragt, und so ging es dann ab 2011 – im „Corona-Wahn-Schritt" – immer weiter. Hinzu kam ab Februar 2022 der Russland-Ukraine-Krieg, mit drohender Abschaltung der Gasversorgung aus entsprechenden Lieferstätten.

Rechtswidrige Grenzöffnung und Massenzuwanderung 2015. Die „German Angst" vor negativen Schlagzeilen im Ausland und einem „Fachkräftemangel" hat die damalige Bundeskanzlerin auch dazu bewogen, entgegen aller gesetzlichen Vorgaben, Mitte September 2015 die deutschen Grenzen faktisch aufzugeben, sodass bis heute nahezu zwei Millionen Personen illegal zuwandern konnten. Grundsätzlich ist eine *legale Einwanderung* qualifizierter Menschen ein Gewinn für jedes Land; ich selbst habe einen „tschechischen Migrationshintergrund". Auch echte Kriegs- und Bürgerkriegsflüchtlinge, insbesondere Frauen und Kindern, sollte vorübergehend Schutz gewährt werden (z.B. aus der Ukraine, seit Febr. 2022). Die massiven Probleme, die leider mit diesem meist männlichen „Zuwanderungs-Tsunami" aus vormodernen, bildungsfernen orientalisch-afrikanischen Gesellschaften herbeigeführt worden sind, habe ich in *Klimawandel im Notstandsland* beschrieben (Kutschera 2020), siehe auch die Beiträge im Sammelband Plickert (2021).

Ehe für alle und Gender-Ideologie. Aus der „German Angst" heraus, man könnte irgendjemanden „diskriminieren"– im Sinne einer „Herabwürdigung"– wurde am 28. Juni 2017 auf politischen Druck der *Links-Grünen* die „gleichgeschlechtliche (Homo)-Ehe" beschlossen und am 28. Juli 2017 im Bundesgesetzblatt verkündet. Das Recht verheirateter Mann-Mann bzw. Frau-Frau-Paare zur Adoption von Kindern folgte danach. Auch diese Entscheidung wurde ohne irgendeine fachliche Diskussion mit Biologen, Medizinern oder Psychologen durchgezogen, und das *Kindeswohl* war überhaupt nicht Gegenstand irgendwelcher Debatten. Diese Fehlbewertung der menschlichen Fortpflanzungsproblematik – wenn jeder jeden heiraten kann, ist die Ehe zwischen Mann und Frau, mit leiblichen Kindern, faktisch entwertet – habe ich in *Strafsache Sexualbiologie* ausführlich dargestellt und unter Verweis auf hunderte wissenschaftliche Studien bewertet (Kutschera 2021). Es sei erwähnt, dass die „Gender-Ideologie", von mir als „Frau-gleich-Mann-Dogmatik" bezeichnet, eine entscheidende Triebkraft hinter dieser naturwidrigen und Biologie-verachtenden Agenda darstellt. Mit diesen Sätzen soll keineswegs einer Herabwürdigung gleichgeschlechtlich veranlagter Menschen befürwortet werden! Neben der „German Angst" spielte hier aber auch ein Kulturkampf bzw. die „German Linientreue" eine Rolle.

Die alle gesellschaftlichen Bereiche erfassende „Mann-gleich-Frau-Ideologie" hatte bald auch die *Bundeswehr* erfasst, sodass diese Verteidigungs-Organisation den Charakter eines geschlechtergerechten „Damensport-Vereins" annahm. Nach der Völkerrechts-widrigen Invasion russischer Truppen in die Ukraine (24. Februar 2022) bemerkten gewisse Politiker, dass Deutschland nicht mehr verteidigungsfähig ist und beschlossen hektisch einen Wiederaufbau der Bundeswehr sowie Waffenlieferungen in die Ukraine zur weiteren Anfachung kriegerischer Handlungen. (Ich bin Kriegsdienstverweigerer und bevorzuge Verhandlungen der feindlichen Seiten zur Lösung von Konflikten, s. Kapitel 10.)

Hitzesommer 2018 und Fridays for Future. Der ungewöhnlich heiße Sommer 2018 – eigentlich waren es nur zwei Monate Backofen-Wärme – hat bei politischen Entscheidungsträgern derart für Psychostress gesorgt, dass die „German Angst" vor einem imaginären „Erdhitzetod" eine sozialpolitische Jugendbewegung gefördert hat.

Unter dem Label „Fridays for Future (FFF)" werden seit dem ersten „Klimastreik" am 15. März 2019 regelmäßig Großveranstaltungen durchgeführt, mit dem berechtigten Ziel, den Umweltschutz zu intensivieren. Unter dem Ignorieren grundlegender Erkenntnisse zur Physiologie der Organismen (Pflanzen assimilieren im Licht das lebenserhaltende Spurengas Kohlendioxid, CO_2, und werden derzeit durch menschengenachtes Extra-CO_2 gedüngt.) hat sich ein irrationaler *Klima-Kult* etabliert, der in dieser Form, als politische Agenda, unakzeptabel ist. Eine durchgehend kausale Beziehung zwischen dem Treibhausgas CO_2 und der mittleren Erdtemperatur ist nicht gegeben, und die *natürliche* Erderwärmung seit dem Ende der „kleinen Eiszeit" (um 1880) wird von diesen Aktivisten nicht zur Kenntnis genommen – ebenso wenig wie die Tatsache, dass Deutschland global gesehen für nur ca. 2% des Kohlendioxid-Ausstoßes verantwortlich ist.

So sehr die Sorge um eine lebenswerte Umwelt für zukünftige Generationen ernst genommen werden sollte – eine naturwissenschaftlich solide Faktenbasis unter Berücksichtigung der weltweiten Photosynthese (Global Greening) kann ich bei FFF nicht erkennen. Details zu dieser Problematik sind im Buch *Klimawandel im Notstandsland* dargestellt (Kutschera 2020).

Die FFF-Bewegung definierte sich Anfang März 2022 in eine „Agenda des Friedens" um und schloss sich den Anti-Kriegs-Protesten an, die aber leider, Angst-getrieben, wenig rational agieren (Slogan: „The last Generation").

Coronaviren-Import und Covid-Angst 2020. Vor dem Hintergrund der vier oben dargestellten, offensichtlichen, der Vernunft widersprechenden Fehlentscheidungen (Abb. 1.6)

– Abschaltung der solidesten AKWs der Welt, Windrad-Sonnenkollektor-Kult mit Stromimport von unsichereren Atomanlagen aus dem Ausland; gewünschte Erdgas-Lieferungen aus Kriegstreiber-Nation Russland, bei gleichzeitig öffentlicher Verachtung „der Russen";

- Illegale Öffnung der Grenze und Zulassung einer nie dagewesenen, unkontrollierten Massenzuwanderung junger Männer, meist ohne Pass und Herkunftsnachweis, die dann oft von Sozialhilfe leben;
- Faktische Entwertung der Vater-Mutter-Familie mit biologischen Nachkommen durch Gender-gerechte Gleichmacherei („Ehe für alle“); damit verbunden: Transwahn, pauschale Befürwortung von Abtreibungen usw.
- Finanzielle Förderung eines irrationalen, politisch motivierten Klima-Kults mit CO_2-Panik und Ignorieren der globalen Kohlendioxid-getriebenen Photosynthese und anderer naturwissenschaftlicher Fakten zur Sache,

sollte es niemanden wundern, dass die Corona-„Pandemie 2020-2022“ in ein Fiasko mit gravierend negativen Folgen für weite Bevölkerungskreise ausgeartet ist: Maskenzwang, Test-Manie, Lockdowns, Impfnötigung, permanenter Psychostress, Vereinzelung des Gruppenlebewesens Mensch, Kinder-Psychostress mit wachsenden Depressionen sowie steigenden Suizidraten, einsames Sterben alter Menschen in „Isolationshaft“ (Pflegeheim ohne Angehörigen-Besuch), Inzidenz-„Kult“, Impfen bzw. Gen-Therapie unter Ignorieren der potentiellen Nebenwirkungen usw.

Nature-Science-Paradoxon. Erstaunlicherweise haben die Top-Wissenschaftsjournale *Nature* und *Science* von Beginn an die C-Viren-Angstagenda, einschließlich der unkritischen Befürwortung der „Covid-Impfungen“, mitgemacht (s. oben). Dieses Problem wird in nachfolgenden Kapiteln aufgegriffen und im *Epilog* abschließend diskutiert.

Reale Probleme vernünftig-ideologiefrei lösen. Es sei aber hervorgehoben, dass die Atomkraft mit der ungelösten Endlagerungs-Frage, ein möglicher Mangel qualifizierter Arbeitskräfte, die Benachteiligung gleichgeschlechtlich veranlagter Personen, der mangelnde Schutz der Natur sowie mögliche, durch Coronaviren verursachte Erkrankungen (Covid-19-Patienten) *ernste* Probleme darstellen. Daher wären rationale Lösungsvorschläge notwendig. In allen fünf Fällen wurde aber seit 2011 die ergebnisoffene Wissenschaft „vor die Tür gesetzt“, Ideologien über Fakten gestellt und Kritiker mundtot gemacht – ganz im Stil einer *Meinungsdiktatur*. Wer den Atomausstieg, die Massenzuwanderung, die „Ehe für alle“, die Kohlendioxid-Angstmache-Bewegung oder gar die „todbringende 0,1 %-C-Pandemie“ hinterfragt, gilt seither mehr oder weniger als „Staatsfeind“. Da bleibt nur die Hoffnung auf die weitere

Ausbreitung der relativ harmlosen Coronaviren-Variante *Omikron* mit Durchseuchung und Erlangen der so genannten „Herden-Immunität“ der gesamten Bevölkerung!

Hiermit sind wir bei der Frage angelangt: Was sind mikrobielle Krankheitserreger, wie z.B. Viren, und wer hat diese gesundheitsgefährdenden Keime entdeckt sowie isoliert bzw. charakterisiert?

2. Welt der Mikroben: Die 68er Corona-Erkältungserreger, Affen-Pocken und Virenleugner

Biologen unterscheiden zwischen den sichtbaren Makroorganismen – vom Menschen bis zum Floh bzw. der Maispflanze bis zum Grünalgenfaden – und den Mikroorganismen. Diese, auch als „Mikroben" bezeichneten, nur mikroskopisch sichtbaren Kleinst-Lebewesen (Organismen) dominieren die Lebend-Biomasse der Erde. Sie sind für die Stoffkreisläufe in der Natur von großer Bedeutung und können, vereinfacht gesagt, in mehrere Gruppen untergliedert werden: Einzeller mit Kern (d.h. einzellige Eukaryoten) wie z.B. Boden-Amöben oder Miniatur-Algen sowie kernlose Mikroorganismen (Prokaryoten) wie z.B. verschiedene Bakterien. Viren werden als Mikroorganismen bezeichnet, obwohl sie definitionsgemäß keine Lebewesen sind. Sie interagieren aber mit solchen, da sie Zellen aller Art befallen und somit als Wirte nutzen. Damit virale Erkrankungen wie Covid-19 verstanden werden können, ist also eine Einführung in die Welt des mikroskopischen Lebens und der diesbezüglichen Wissenschaftsgeschichte sehr hilfreich.

Da man als Buchautor in der „Corona-Ära" seine Fachkompetenz belegen muss, damit nicht hochkarätige „Faktenchecker" daherkommen und den betreffenden Verfasser an den medialen „Pranger" stellen, folgen einige persönliche Anmerkungen: Meine ersten mikrobiologischen Publikationen sind 2001 erschienen und seither erforsche ich, u.a. mit US-Kollegen, die „Welt der Mikroben" (Bakterien sowie Myxomyceten). Daher kann ich diesbezüglich authentisch berichten. In Abbildung 2.1 ist ein Original-Dokument meiner laufenden Bakterien-Forschungen dargestellt. Die dort abgebildeten, vom Blattbereich einer Sonnenblumenpflanze per Abdrucktechnik auf einer sterilen Agarplatte wachsenden, etwa ein bis zwei Mikrometer langen Methylobakterien tragen auf ihrer Zelloberfläche kleine Auswüchse, „Warzen" genannt, über welche sie vernetzt sind und einen „Biofilm" bilden. Es handelt sich um Vertreter der von uns neuentdeckten und beschriebenen Mikroben-Art *Methylobacterium funariae* (Schauer und Kutschera 2011, 2013).

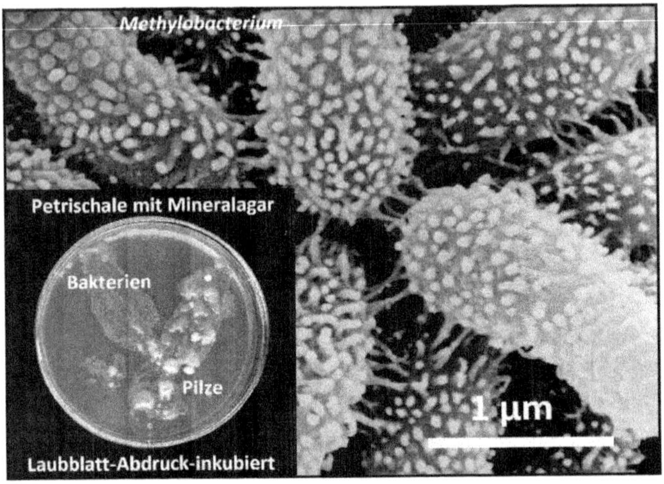

Abb. 2.1: Reale (isolierte-kultivierte) Bakterien und Pilze aus der Mikroben-Forschung des Autors. Die mikroskopische Original-Aufnahme zeigt die Oberflächen-Feinstruktur isolierter Methylobakterien, die über Auswüchse der Zell-Oberfläche miteinander vernetzt sind. Die punktartigen Oberflächenstrukturen haben in etwa die Größe von Viruspartikeln. Gensequenzen wurden aus Bakterienproben erstellt und in der *GenBank* deponiert (Original-Experimente von U. Kutschera, 2022).

Für die Viren-Problematik von Bedeutung ist der Befund, dass diese Zelloberflächen-Auswüchse in etwa die Größe von Viruspartikeln haben, welche Bakterien befallen. Diese Bakteriophagen sind somit Strukturen von etwa 100 Nanometer Durchmesser, die im Elektronenmikroskop sichtbar gemacht werden können. Weiterhin haben wir Mikroben-Isolate durch Gen (DNA)-Sequenzen charakterisiert und deren Evolution über Stammbaum-Analysen rekonstruiert (Hoppe und Kutschera 2022).

Nach diesen Zeugnis meiner fachlichen Kompetenz soll in diesem Kapitel die Geschichte der Mikrobiologie rekapituliert werden, wobei der deutsche Bakteriologe Robert Koch (1843 – 1910), dessen Name seit Anfang 2020 durch die Mainstream-Medien geistert (Robert-Koch-Institut, RKI), gewürdigt wird. Am Ende dieser Darlegungen werde ich einen bekannten „Virenleugner“ vorstellen und den medial-politisch geforderten und verbreiteten „Einheits-Corona-Gedankenbrei“ kommentieren. Wissenschaft lebt von verschiedenen Ansichten und Hypothesen, sonst wird sie zur Religion.

Große Mikroben-Forscher gegen den „wissenschaftlichen Konsens“ ihrer Zeit

In diesem Abschnitt soll die Entdeckungsgeschichte der Mikroben umrissen werden, wobei es leider notwendig sein wird, den seit 2020 in der deutschen Politik verkündeten „wissenschaftlichen Konsens“ in Sachen virale Krankheitserreger anzusprechen.

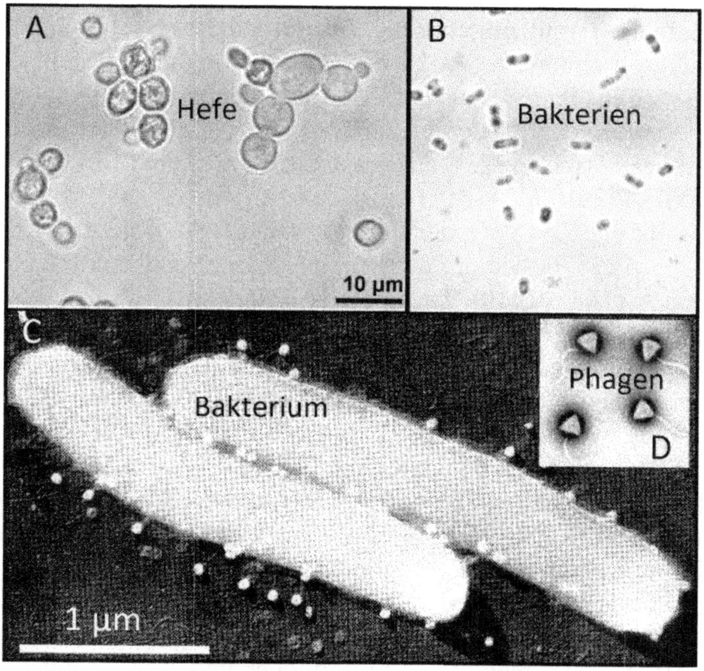

Abb. 2.2: Ausgewählte Mikroben, die für den Menschen von Bedeutung sind. Hefezellen (A), Methylobakterien (B), eine Bakterienzelle bei hoher Vergrößerung, mit Viren (C) und einzelnen Viruspartikeln (Bakteriophagen), die sich als Parasiten in infizierten Bakterienzellen vermehren und dabei diesen Wirt töten. Diese natürliche Bakterienbekämpfung ist von großer ökologischer Bedeutung (D) (nach Bildvorlagen von U. Kutschera, 2022).

Vielfalt der Mikroben. In Abbildung 2.2 sind einige Mikroorganismen dargestellt, wobei Hefezellen (d.h. einzellige Pilze), Bakterien und spezielle Viren, die bakterielle Wirtszellen befallen (Bakteriophagen), berücksichtigt wurden. Diese, auch kurz als „Phagen“ bezeichneten Bakterien-Viren halten die Zahl der sonst umso stetiger anwachsenden Bakterienzellen des Bodens, der Gewässer und der in unserem Körper in Schach. Sie sind somit als virale Bakterienkiller von großer Bedeutung und belegen, dass nicht alle Viren als krankmachende Schädlinge zu klassifizieren sind. Die sogenannte „Phagen-Therapie“ zur gezielten Zerstörung schädlicher Bakterien bei der Bekämpfung der Krankheit *Mukoviszidos*e ist ein Beispiel dafür, wie hilfreich bestimmte Viren für Menschen sein können.

Langlebigkeit und angeborene Immunstärke. Nachfolgend ist die Entdeckungsgeschichte der Mikroben (d. h. kernhaltige Einzeller, Bakterien sowie Viren) kurz dargestellt. Die fünf wichtigsten Erforscher dieser Kleinstlebewesen waren der niederländische Naturkundler Antoni van Leeuwenhoeck (1632–1723), der italienische Jesuit und Biologe Lazzaro Spallanzani (1729–1799), der französische Chemiker und Mikrobiologe Louis Pasteur (1822–1895), der Botaniker und Bakteriologe Ferdinand J. Kohn (1828–1898) sowie der deutsche Mediziner und Bakterienforscher Robert Koch (1843–1910). Diese Herren sind im Gruppenbild unserer Abbildung 2.3. dargestellt.

Wie die oben wiedergegebenen Lebensdaten zeigen, wurde der Urvater der Mikroben-Kunde, A. van Leeuwenhoek, 90 Jahre alt. Für die damalige Zeit war das außergewöhnlich. Seine Nachfolger starben im Alter von 70, 73, 70 und 67 Jahren und lebten daher im Durchschnitt 20 Jahre kürzer als ihr älterer Vordenker. Mit dieser Betrachtung kommen wir zu einem zentralen Punkt der „Coronaviren-Lehre“: Manche Menschen sind mit einem kräftigen Immunsystem und entsprechenden „Abwehrgenen“ ausgestattet, sodass sie auch widrige Umstände, wie z. B. virale bzw. bakterielle Seuchen, gesund und munter überstehen können. Andere Artgenossen reagieren empfindlicher und werden unter denselben Bedingungen krank.

A. van Leeuwenhoek zählte zu den immunologisch-genetisch optimal ausgestatteten Männern seiner Zeit, als die durchschnittliche Lebenserwartung bei etwa 30 Jahren lag. Von keinem der fünf dargestellten Helden der Mikrobiologie ist bekannt, dass sie einen „ungesunden Lebenswandel“ pflegten (heftiger Alkoholkonsum, Rauchen usw.). Daher können wir die Robustheit und Gesundheit des Ältesten der Fünfer-Gruppe vermutlich einer genetisch verankerten und somit angeborenen Immunstärke, mit „Pathogen-Abwehrvermögen“, zuschreiben (s. Kapitel 7 und 10 für weitere Darlegungen zu einem „gesunden Leben“).

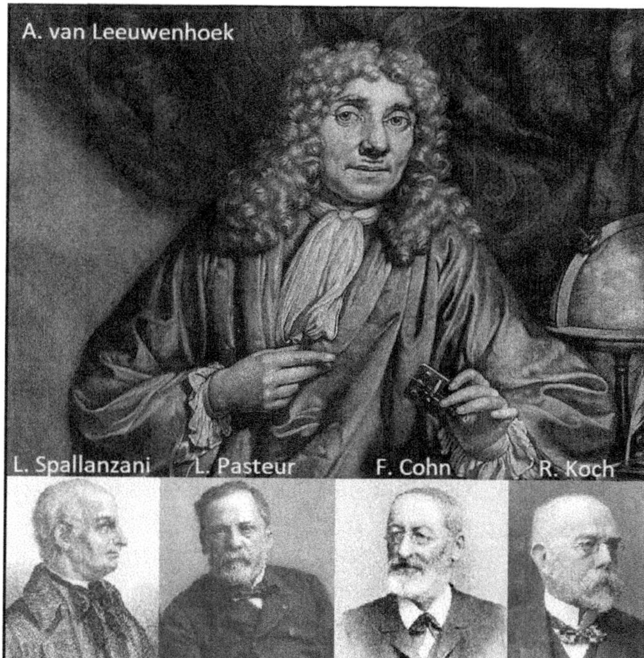

Abb. 2.3: Der niederländische Biologe Antoni van Leeuwenhoek (1632–1723), Urvater der Mikrobenforschung, und seine Nachfolger Lazzaro Spallanzani (1729–1799), Louis Pasteur (1822–1895), Ferdinand Kohn (1828–1898) und Robert Koch (1843–1910). Der Begründer der Mikrobenkunde lebte ca. 20 Jahre länger als seine jüngeren Kollegen (nach historischen Vorlagen).

E.T.A. Hoffmann und die Mikroben-Kunde. Es sollte erwähnt werden, dass sich die Top-Biologen bzw. Mediziner Erasmus und Charles Darwin, vorgestellt in Kapitel 9, nur wenig für diese Pioniere der Mikrobenkunde interessiert haben. Es war der Schriftsteller, Komponist, Kunstmaler und Jurist E.T.A. Hoffmann, der u.a. in seinen Erzählungen *Der Sandmann* (1816) und *Meister Floh* (1822) die Naturforscher van

Leeuwenhoek und Spallanzani portraitiert und damit einer breiten Öffentlichkeit bekannt gemacht hat (Kleßmann 1988, Schemmel 2020).

Die Big Five der Mikrobiologie. Was haben diese oben genannten fünf Herren, dargestellt in Abbildung 2.3., außergewöhnliches geleistet? Kurz gesagt, A. van Leeuwenhoek hat vor ca. 350 Jahren erstmals mit seinem Eigenbau-Mikroskop gewisse Mikroben gesehen und diese gezeichnet. Er gilt daher als *Urvater* der Mikrobiologie. L. Spallanzani hat, neben der Entdeckung bzw. Durchführung von künstlichen Befruchtungen bei Molchen und einem Hund, als Erster dokumentiert, dass Mikroben nicht aus „toter Materie" entstehen können. Diese Spallanzani'sche Entdeckung – Lebewesen entstehen aus Vorläuferformen – hat L. Pasteur dann später mit vielen, sehr geschickt angelegten Experimenten *definitiv* bewiesen. Damit untermauerte er die Theorie einer Krankheitsentstehung durch winzig kleine, unsichtbare „Keime", die heute als Bakterien und Viren bekannt sind. Pasteur hat außerdem das Prinzip des Impfens gegen Anthrax (bei Schafen, Kühen usw.) mit entdeckt und gilt daher als Wegbereiter der modernen Impfstoff-Entwicklung.

Die Pionierleistungen seines Vorgängers, Eduard Jenner (1749 – 1823), der die Pockenimpfung erfand und erprobte, hat Pasteur immer anerkannt. Ferdinand J. Kohn hat die damals bekannten Bakterienformen klassifiziert und in abgrenzbare Varietäten untergliedert.

Diese bedeutenden Forschungen wurden ab 1876 von Robert Koch weitergeführt und zur Reife gebracht. Dieser eigenwillige Preußische Biomediziner etablierte klare Regeln, die es erlauben, gewisse Mikroben als Krankheitserreger zu identifizieren. Koch entwickelte außerdem das Prinzip der künstlichen Infektion zur Erforschung von Anthrax bei Schafen und Kühen und identifizierte das „Tuberkel-Bazillus". Auf Weltreisen nach Ägypten und Indien entdeckte er die Cholera-Bakterien als Krankheitserreger. Seine oben erwähnten Regeln werden heute als „Koch'sche Postulate" bezeichnet. Das bereits erwähnte *Robert Koch Institut* (RKI)- Berlin wurde ihm zu Ehren benannt.

Querdenker waren einmal erwünscht. Die fünf Pioniere der Mikroben-Forschung waren, wie viele andere kreative Naturwissenschaftler, hochbegabte Querdenker, die gegen den Strom schwimmend eigene, innovative Konzepte entwickelten. Sie hatten es gewagt, den „wissenschaftlichen Konsens" ihrer Zeit zu hinterfragen und Neues zu entdecken. Während der „Corona-Ära 2020-2022" hätte man diese Querköpfe, dazu noch allesamt unbeliebte „weiße Männer", wohl ignoriert, diskreditiert, bedroht, mit Hausdurchsuchungen und Berufsverbot belegt, vielleicht auch mit Strafverfahren überzogen.

RKI und Koch'sche Tuberkulin-Selbsttäuschung. Insbesondere Robert Koch war ein bissig-eigenwilliger Exzentriker, der mit seiner „Erfindung“ einer wirkungslosen Medikation gegen Tuberkulose, dem „Tuberkulin“, um 1890 zunächst für Aufsehen, danach aber für einen handfesten Skandal gesorgt hat. Koch hatte vor, sein Präparat „Tuberkulin“ zu vermarkten, und bekam wegen dieser Bestrebungen ernsthaften Ärger mit der Verwaltung seiner Berliner Institution, welcher er als Direktor und Professor vorstand (Hygiene-Institut, später in RKI umbenannt). War Koch ein Betrüger, der mit der experimentellen Anwendung seines wirkungslosen „Tuberkulins“ kranke Menschen als „Versuchskaninchen“ missbrauchte? Nach Gradmann (2006) war das nicht der Fall; Koch unterlag mit der Entwicklung-Erprobung seines „Tuberkulins“ einer „Selbst-Täuschung“, d.h. er verrannte sich in eine wissenschaftliche „Tuberkulose-Hypothese“, die ihn in die Irre führte. Noch heute erkranken jährlich mehr als 10 Millionen Menschen an dem Lungenleiden Tuberkulose, und keine wirksame Therapie bzw. Impfung gegen diese bakterielle Seuche ist in Sicht (Dance 2022).

Der begnadete Mikroben-Forscher Koch ging früher als vorgesehen in den Ruhestand, da er den stetigen Ärger mit Kollegen und Mitarbeitern ausweichen wollte. Geehrt mit einem Nobelpreis starb er im Alter von 67 Jahren in Berlin. Trotz seines schwierig-streitsüchtigen Charakters wurde Koch als fachliche Autorität mit eigener, vom Mainstream abweichender Meinung geachtet.

Wie oben erwähnt, hätte es eine Forscherpersönlichkeit wie Koch während der „Corona-Ära 2020 bis 2022“ schwer gehabt; der gleichgeschaltete Mainstream hätte ihn vermutlich mit Ignoranz, wahrscheinlich Verachtung bestraft und seine eigenwilligen, vom Konsens abweichenden Forschungen als „Schwurbeleien“ diffamiert.

Früher war manches – nicht alles – besser. In der nicht immer guten alten Nachkriegsära, d.h. bis Ende der 1980er Jahre, war das noch anders. Naturwissenschaftler, auch die heute so verhassten Biologen, waren als wissenschaftliche Autoritäten gefragt, geschätzt und anerkannt. Diese Komponente des Anfang 2020 einsetzenden „Corona-Wahns“, d.h. eine Verachtung unabhängig denkender, kreativer Naturwissenschaftler, ist mir aus früheren Zeiten in dieser Form nicht bekannt und soll daher in diesem Text immer wieder thematisiert werden.

Viren als virtuelle oder reale intrazelluläre Parasiten und Zwischenstufen zum Leben

Wir haben mit der Beschreibung der Arbeiten von van Leeuwenhoek, Spallanzani, Pasteur, Kohn und Koch Einblicke in die Bakterienkunde (Bakteriologie) erlangt, aber wo sind die Viren? Alle bisher angesprochenen Kleinstlebewesen (s. Abb. 2.2 A, B) sind zu eigenständigem Leben in ihrer betreffenden Umwelt in der Lage, und daher durch einen Zell-Stoffwechsel gekennzeichnet.

Zell-Parasiten ohne Metabolismus. Viren sind hingegen Aggregate aus einer informationstragenden Erbgut-Sequenz (Ribonucleinsäure, RNA, oder Desoxyribonucleinsäure, DNA) und einer Proteinhülle. In meinem Lehrbuch *Evolutionsbiologie* (Kutschera 2015) bin ich ausführlich auf diese „Zwischenstufen zum Leben" eingegangen. Diese Nucleinsäure-Protein-Partikel (Virionen, dargestellt in Abbildung 2.2 C und D) besitzen keinen Stoffwechsel und sind somit keine eigenständigen Lebewesen, auch *Organismen* genannt. Sie benötigen eine Wirtszelle, um sich auf Kosten dieses Zell-Systems zu vermehren – in den meisten Fällen geht die Wirtszelle dabei zugrunde. Viren „leben sich in fremden Zellen aus"; sie sind somit „Zell-Parasiten" und daher in den meisten Fällen „Schädlinge" ihrer betreffenden Wirte.

Reale und virtuelle Viren. Ein entscheidender Punkt soll hier hervorgehoben werden, der in der gesamten „Corona-Debatte" unberücksichtigt geblieben ist: die Unterscheidung in reale und virtuelle Viren. Man kann Viren, als vermehrungsfähige Einheiten ohne Stoffwechsel (Metabolismus) mikroskopisch beobachten, indem man diese Mikroben isoliert und auf Wirtszellen, wie von Almeida und Tyrell (1967) beschrieben, kultiviert (Abb. 2.4). Diese *realen, kultivierbaren Viren* werden dann noch zusätzlich durch Isolation ihres Erbgutes, d.h. DNA oder RNA, charakterisiert. Virale Gensequenzen, d.h. informationstragende Nucleotid-Abfolgen, kennzeichnen die betreffende Virus-Population. *Virtuelle Viren* sind hingegen nicht kultivierte „Virus-Formen", die nur über ihre Gensequenzen bekannt sind. Sie existieren nur in Datenbanken, nicht jedoch als reale Kollektive vermehrungsfähiger Partikel.

Beispiel: Alle derzeit bekannten sieben Coronavirus-Stämme sind real nachgewiesene Virionen-Kollektive, da diese in Kulturen gehalten werden können (s. Abb. 2.4). Die wichtigsten Fledermaus-Coronaviren, d.h. das Isolat RaTG13 (zu 96,2 % mit SARS-CoV-2 verwandt), existieren nur als Gensequenz; sie sind somit virtuelle Einheiten der Mikrobiologie, jedoch keine real isolierte, beobachtbare Virus-Stämme (Li et al. 2022). Die in Abbildung 2.1 dargestellten Methylobakterien wurden isoliert, vermehrt, und außerdem durch DNA-Sequenzen charakterisiert (Schauer und Kutschera 2011, 2013). Sie sind daher *reale* und *virtuelle* Mikroben, welche als Kulturen und Gen-Sequenzen (GenBank-Einträge) hinterlegt sind.

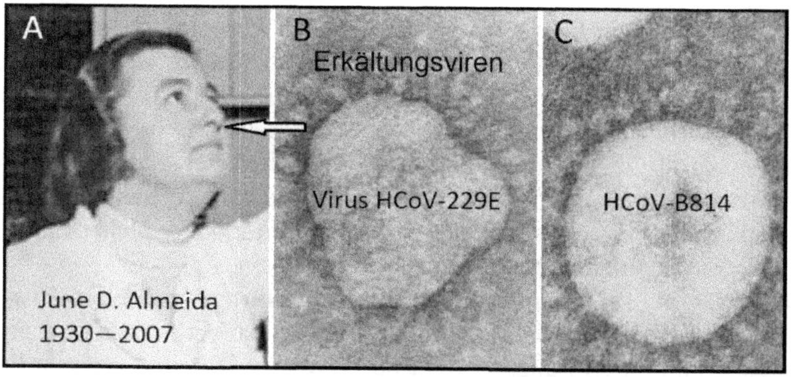

Abb. 2.4: Portrait der Entdeckerin der humanen Coronaviren, Frau June D. Almeida, mit Vireninfektionsweg (Pfeil) (A). Menschliche embryonale Organkulturen wurden mit isolierten Viren eines verschnupften Patienten beimpft und somit infiziert. Unter Einsatz der Elektronenmikroskopie konnten diese parasitischen Mikroben ohne Stoffwechsel, die heute als CoV-229E und -OC34 bezeichnet werden, sichtbar gemacht werden (B, C). (Nach Almeida, J.D. & Tyrrell, D.A. : J. Gen. Virol. 1, 175–178, 1967).

Impfstoff-Entwicklung ohne Viren-Kenntnis. Die Pioniere der Impfstoff-Forschung, Jenner und Pasteur, entwickelten Vakzine gegen virale Infektions-Erkrankungen (z.B. Pocken beim Menschen, Anthrax bei Nutztieren). Sie wussten aber nicht, dass es „Viren“ waren, deren Vermehrung im Wirtsorganismus unterbunden wird. Erst Jahrzehnte später konnten die ersten Viren identifiziert und untersucht werden.

Wie konnten Viren als eigenständige Vermehrungseinheiten isoliert werden?

Die Entdeckung der „Nucleinsäure-Protein-Partikel“ (d.h. infektiöse Virionen) wird unter anderem dem niederländischen Mikrobenforscher Martinus Bejerinck (1851–1931) zugeschrieben. Dieser vielseitige Biologe untersuchte über Jahre hinweg verschiedene Krankheiten bei Nutzpflanzen. Bei dieser Arbeit war die Mosaik-Krankheit bei Tabakpflanzen (und vielen anderen Gewächsen) einer seiner Forschungsschwerpunkte. Bei Befall grüner Organe kommt es zu mosaikartigen Löchern in der Spreite des Laubblattes. Welche Mikroben verursachen diese Zerstörung der Laubblätter? Nach vielen Versuchen konnten Bejerinck und andere Wissenschaftler zeigen, dass ein durch Bakterienfilter laufendes, flüssiges „Filtrat“ verantwortlich ist. Diese nicht-bakterielle Substanz wurde dann später als krankmachendes Agens identifiziert, welches Kleinst-Partikel, Viren genannt, enthält.

Ohne krank vs. gesund keine Virusforschung. In diesem Zusammenhang sei hervorgehoben, dass die Pioniere der Virusforschung exakt wussten, wann eine Pflanze *gesund* oder *krank* war: frische, grüne Blätter zeigen Vitalität und „Gesundsein“ an, löcherig-gelbe Blattorgane sind in ihrer Photosynthese-Leistung reduziert und zeigen kaum einen Zuwachs. Sie sind krank. Ohne diese Unterscheidung, auf die wir noch zu sprechen kommen werden, gäbe es keine Mikrobiologie und somit Erforschung von Bakterien und Viren, die für ihre Wirtsorganismen schädlich sind (Krankheitserreger bzw. Parasiten).

Virosen: Grippe, Pocken und co. Erst Ende der 1930er Jahre konnte unter Verwendung der damals neuen Transmissions-Elektronenmikroskopie gezeigt werden, dass diese Krankheitserreger, *Pathogene* genannt, Miniatur-Partikel sind, zusammengesetzt aus einer Nucleinsäure und der sie umschließenden Proteinhülle. Medizinische Studien ergaben dann bald, dass auch beim Menschen viele ansteckende Krankheiten durch real existierende Viren hervorgerufen werden. Zu diesen *Virosen* zählen beispielsweise die saisonale Grippe (Influenzaviren), Pocken (Pockenviren), Röteln (Togaviren), Hepatitis (Hepatitisviren), Herpes (Herpesviren) und die Immunschwächekrankheit Aids (HIV-Viren). Gegen die Pocken, mit historisch belegten Infektions-Todesraten von bis zu 20% (und höher) gibt es eine effiziente Impfung (Vakzination), die weltweit unzählige Sterbefälle verhindert hat. Die Pockenschutz-Vakzination ist *das* Paradebeispiel einer erprobten, weitgehend Nebenwirkungs-frei verlaufenden Massen-Impfung der Bevölkerung; damit wird das *Erkranken* an der viralen Seuche „die Pocken" unterbunden (Summers 2014).

Die Pocken-Viren stammen von Nagetieren; sie sind daher *zoonotisch* auf den Fehlwirt Mensch übertragen worden, und das vor mindestens 1400 Jahren. Zum Vergleich: Die oben mit „1/5" angegebene Pocken - Infektions-Sterblichkeit beträgt bei Coronaviren im Durchschnitt nur 0,2%, wobei vor der Infektion ansonsten gesunde Kinder so gut wie nie an Covid-19 sterben (s. die *Infection Fatality Rates* in Axfors und Ioannidis 2022, s. Kapitel 4).

Affenpocken und Homo-Lifestyle. Am 21. Mai 2022 berichtete *BR24* unter der Überschrift „WHO warnt vor beschleunigter Ausbreitung von Affenpocken", dass von dieser viralen Erkrankung „insbesondere homosexuelle Männer" betroffen seien, die oft zuvor nach Afrika gereist waren. Diese erstmals 1958 bei verschiedenen in Käfigen gehaltenen Asiatischen Affenarten (u.a. Rhesus Makake, *Macaca mulatta*) entdeckten Pocken kommen natürlicherweise (endemisch) nur in Westafrika und dem Kongo-Gebiet vor, wo sie ihren *natürlichen Wirt*, verschiedene afrikanische Regenwald-Nagetiere, besiedeln und vermutlich auch schädigen. Die Frage, wie diese Pocken die mit den Kuh- und Menschenpocken (Gattung *Variola*) eng verwandt sind, von ihren natürlichen Wirten, gewissen Nagetieren, auf Affen übertragen wurden, ist ungeklärt (Parker und Buller 2013).

Seit 1970 bekannt wurde, dass auch Menschen von den Affenpocken befallen werden können, hatten sich Berichte über diese afrikanische Seuche gehäuft. Da die Symptome relativ mild und nur immungeschwächte Personen ernsthaft gefährdet sind, außerdem eine Standard-Pockenschutz-Impfung weitgehend Immunität verschafft, bestand zunächst kein Grund für große Sorge. Das *European Centre for Disease Prevention and Control* berichtete allerdings am 19. Mai, dass die Affenpocken-Infektionen bevorzugt in den Kreisen homosexueller und bisexueller Männer kursieren würden (ECDC 2022). Am selben Tag meldete auch das RKI, dass gleichgeschlechtlich veranlagte Herren besonders gefährdet seien. Diese Verbreitung basiert auf dem „Homo-Lifestyle" und den von diesen Personen vollzogenen erotischen Handlungen, die ich im Vorgängertitel *Strafsache Sexualbiologie* dargelegt habe (Kutschera 2021). Obwohl die Affenpocken nur eine Randgruppe der Bevölkerung, ca. 1 bis 2 %, *verstärkt* betreffen könnten, wurde bereits im Mai 2022 medial und via WHO Panik vor einer „neuen Seuche (Pandemie?)“ geschürt. Diese „Monkeypox-Pandemia“ wurde nebenbei bemerkt bereits im November 2021 im Rahmen einer „Nuclear Threat Initiative (NTI)“, unter finanzieller Hilfe der „Gates-Foundation“, u.a. im Rahmen einer „Münchener Sicherheitskonferenz“ simuliert und somit „vorhergesehen“. Ob das Zufall oder Planung ist möge der Leser entscheiden (s. WHO- R & D Blueprint 2018, bezüglich der Coronaviren-Krankheit X-Frage).

Virusgene im Humangenom. Bevor wir auf die Entdeckungsgeschichte der Coronaviren zu sprechen kommen soll ein zentraler Sachverhalt in vereinfachter Form vorgestellt werden. Seit den 1930er Jahren streiten sich die Evolutionsbiologen bezüglich unserer Stammesentwicklung darüber, welche Auslesefaktoren von Bedeutung waren, als es noch einen realen „Struggle for Life“ (Daseinswettbewerb) in variablen Populationen auf den Hinterbeinen umherwandelnder, sprechender Primaten, d.h. der Spezies *Homo sapiens*, gab. Es gibt in der Biologie den *Konsens*, dass Evolution stattgefunden hat und andauert; die Antriebskräfte des Artenwandels werden aber seit Darwin (1859,1872 a, b) kontrovers debattiert. Ohne diesen *Dissens* wäre die Evolutionsforschung ein totes Dogmengebäude – ein Sachverhalt, den wir noch vertiefend diskutieren werden („Wissenschaftlicher Konsens in der Coronaviren-Frage“).

Auslesefaktoren während der Humanevolution. Seit Jahrzehnten mehren sich Hinweise, dass virale *Infektionskrankheiten*, wie schwere Grippe-Epidemien, als Selektionsfaktoren der Menschwerdung agiert haben, und mit der Entschlüsselung des Humangenoms im Jahr 2000 konnte diese These erhärtet werden. Wir wissen seither, dass unser Erbgut zu ca. 8 % aus viralen Sequenzen besteht, und diese Erblast aus der Vorzeit ist der Beleg, dass Menschen schon seit Urzeiten von Virus-Infekten befallen werden (Kojima et al. 2021). Aufgrund der variablen, von Mensch zu Mensch verschieden gut ausgeprägten natürlichen Immunität konnten gewisse Personen auch heftige Virus-Attacken überleben, während viele Artgenossen daran gestorben sind. So grausam es klingt: Infektionskrankheiten, viraler wie bakterieller Natur, gehören zum Menschsein. Bemühungen, diese „Geißeln des *Homo sapiens*“ (u.a. Tiere) zurück zu drängen, sind aber ebenso alt und weit verbreitet, sei es durch Gebete zum biblischen Gott oder Realwelt-Hygienemaßnahmen, wie z.B. das Isolieren erkrankter Personen. Die von Gates (2021, 2022) formulierte Vision, alle humanpathogenen Viren, einschließlich der Influenza-Erreger, zu entsorgen ist daher als naive Illusion eines biowissenschaftlichen Laien zu bewerten.

Coronaviren: Entdeckungsgeschichte der Erkältungs-Krönchenvirionen

Das Wort „Corona“ wurde 1925 geprägt und steht für eine Mexikanische Biermarke, die noch heute in Südamerika, Kalifornien usw. sehr beliebt ist. Als Symbol für das „Corona-Bier“ steht eine Krone, wie sie früher einmal zur Ehrung-Krönung der herrschenden Könige verwendet worden ist (s. Abb.1.2, S. 19). Spricht ein Politiker somit von „Corona“, so könnte er im Prinzip auch auf einen gesundheitsschädlichen, erhöhten Bierkonsum hinweisen, denn das „C-Wort“ ist seit langem diesbezüglich besetzt. Nachfolgend wollen wir uns auf die Mikrobiologie humanpathogener Viren beschränken, aber das „Corona-Bier“ im Hinterkopf behalten.

Erkältungs-Erreger-Forschung. Die Entdeckung der *Coronaviren* geht in die 1960er-Jahre zurück. Eine begabte schottische Biologin, Frau June D. Almeida (1930–2007), ergründete unter Einsatz von Zellkulturen, die mit Krankheitserregern beimpft wurden, die Vermehrung viraler Partikel. Im Elektronenmikroskop konnten die Biomediziner Almeida und Tyrrell (1967), tätig in der „Common Cold Research Unit – Medical Research Council (Erkältungs-Forschungseinheit des Medizinischen Untersuchungsamtes)“, erstmals Viruspartikel nachweisen, die eine Art „Krone“ um ihre Proteinhülle tragen. Abbildung 2.4 zeigt die „unmaskierte“ Frau Almeida mit zwei der von ihr entdeckten „Erkältungsviren“. Diese Entdeckungsgeschichte, dargestellt in der Publikation von Almeida und Tyrrell (1967), ist für das Verständnis der „Corona-Problematik“ von grundlegender Bedeutung.

Infektion in menschlichen Zellkulturen nachgewiesen. Die Biologin verwendete Gewebeproben aus dem Nasenepithel (Schleimhaut) und der Luftröhre abgetriebener menschlicher Embryonen, Alter ca. 14 bis 24 Wochen, und kultivierte diese *Homo sapiens*- Zellverbände in Glasgefäßen bei 33 Grad Celsius und 5 Prozent Kohlendioxid. Begründung: Im oberen Atemwegsbereich liegt die Temperatur etwas unter den ca. 37 Grad des gesunden menschlichen Organismus, und die Ausatemluft ist ca. 100-fach mit Kohlendioxid angereichert (4 bis 5 Vol. % CO_2; daher wachsen Pflanzen bei Zugabe menschlicher Ausatemluft rascher als unter Normalbedingungen von derzeit ca. 0.04 Vol. % CO_2 s. Kapitel 5). Nach Zugabe menschlicher Erkältungsviren, die mit Wattestäbchen bei verschnupften Patienten in der britischen „Atemwegs-Erkrankungs-Institution“ entnommen wurden, konnte innerhalb von 4 Tagen eine virale Infektion der *Homo sapiens*-Reagenzglas-Zellen beobachtet werden. In der Kontrolle, d.h. ohne Zugabe der Viren oder bei Haltung der Proben in der Kälte von 4 Grad Celsius, wo keine viralen Zellattacken stattfinden, wurden von der Biologin J.D. Almeida *keine* Viruspartikel im Nährmedium gefunden. Diese Pionierarbeit zeigt somit, wie man Infektionen im menschlichen Körper feststellen kann: durch Beimpfen von Zell- oder Gewebekulturen mit Viren-haltigen Proben und anschließender elektronenmikroskopischer Untersuchung der Präparate (infizierte Probe, und Minus-Kontrollen).

Später wurden dann die von J.D. Almeida entwickelten Embryo-Gewebekulturen durch leichter handhabbare Säugetier-Zellkulturen ersetzt, wobei sich die vom Nierengewebe der Grünen Meerkatze (Altweltaffen der Gattung *Chlorocebus*) abgeleiteten, kontinuierlichen *Vero-E6-Zellen* als Modellsystem etabliert haben. Die von Almeida und Tyrrell (1967) isolierten menschlichen Corona-Viren hatten Durchmesser von ca. 80 bis 120 Nanometer (nm); sie wurden als „Stämme 229E und B814“ bezeichnet und konnten von den bei Vögeln bekannten, ebenso gut untersuchten Atemwegserkrankungs-Viren nicht unterschieden werden. Die Frage, ob es sich bei diesen Erkältungs-Erregern um RNA- oder DNA-Viren handelt, wurde erst später geklärt.

Coronaviridae 1968. Ein Jahr darauf, am 16. November 1968, publizierte die Biologin J.A. Ameida gemeinsam mit sieben Kollegen einen Kurzbeitrag im Journal *Nature*. Unter dem Titel „Virology: Coronaviruses“ (Vol. 220, S. 650; 1986) wurde das Wort „Kronen- oder Kranz-Viren“ (Coronaviruses) geprägt. In Analogie zur Corona der Sonne (auch „Sonnenkorona“ genannt, gut sichtbar z.B. 1999 während der spektakulären Sonnenfinsternis) haben J.D. Almeida et al. (1968) diesen Term eingeführt, wobei die in Abbildung 2.4 B, C dargestellten Corona-Virenstämme 229E und B814 *explizit* als Beispiele genannt sind. Corona-Viren sind somit etwa 100 nm kleine RNA-Proteinpartikel, die beim Menschen, anderen Säugetieren und Vögeln Atemwegserkrankungen hervorrufen können (*Erkältungsviren*; etwa 35 % aller Viren, die eine „Standart“-Erkältung herbeiführen, sind Mitglieder der Coronaviridae, z.B. die genannten Stämme 229E und B814). Diese ca. 125 Nanometer (nm) kleinen Viren sind u.a. durch ein großes Genom (bis 30 000 Nucleotid-Basen) und eine relativ geringe Mutationsrate gekennzeichnet. Coronaviren können aber im Wirtsorganismus bei der Vermehrung rekombinieren, d.h. RNA-Abschnitte austauschen, und damit neue „Varianten" bilden, die wir als „Darwinische Rassen" bezeichnen („Sexy Killer-Viren", s. Kapitel 9).

Real existierende Wuhan-Coronaviren-2019: Zellkulturen als Existenzgrundlage

Anfang 2020 publizierten chinesische Mikrobiologen im *New England Journal of Medicine* eine sensationelle Forschungsarbeit: Die Isolation eines neuartigen Coronaviren-Stammes aus den oberen Atemwegen eines Patienten, der Ende 2019 in Wuhan-China an einer Lungenentzündung erkrankt war (Zhu et al. 2020).

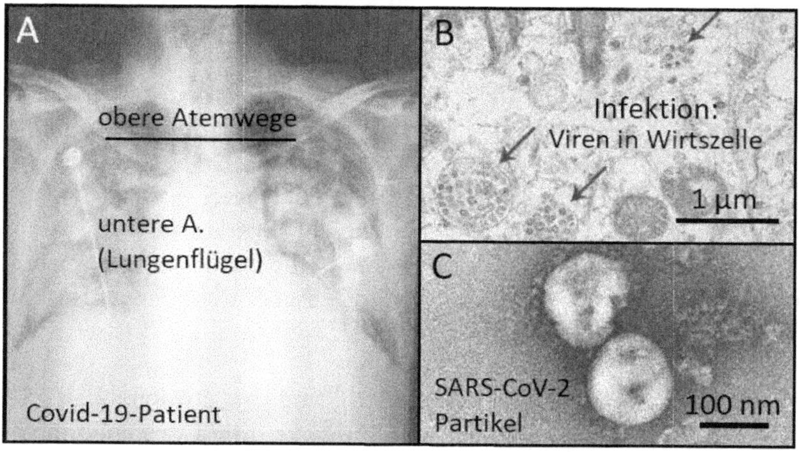

Abb. 2.5: Röntgenbild des Brustkorbs eines Menschen, mit Markierung der oberen und unteren Atemwege (A). Aus Atemwegs-Proben von Patienten (Lungenerkrankung, Wuhan, China, Dez. 2019) wurden neuartige Coronaviren isoliert und als 2019-nCoV bezeichnet, später umbenannt in SARS-CoV-2. Körper-Wirtszelle mit Viren (B) und zwei Viruspartikeln bei hoher Vergrößerung (C). (nach Zhu, N. et al.: N. Engl. J. Med. 382, 727–733; 2020).

Obere und untere Atemwege. In Abbildung 2.5 A ist die erkrankte Person in einer Röntgenaufnahme dargestellt, mit den isolierten, auf Zellkulturen bei 4 % CO_2 wachsenden Viruspartikeln. Zwei dieser Virionen, damals als „neue Coronaviren" (2019-nCoV) bezeichnet, sind ebenfalls abgebildet. In negativ-Proben, d.h. Säugerzellen ohne Viren-Zugabe, kam es zu keiner *Infektion*, d.h. dem Eindringen der Viruspartikel in Wirtszellen mit nachfolgender Zell-Zerstörung. Damit war der direkte Beweis erbracht, dass die Wuhan-Lungenentzündung durch neuartige Coronaviren, später als SARS-CoV-2 bezeichnet, verursacht wird. Coronaviren sind somit reale Protein-Nucleinsäure-Partikel, die bestimmte Zellen infizieren können und sich unter Zerstörung derselben vermehren (Infektionsnachweis). Hierbei bindet die „Corona" – d.h. die nach außen abstehenden Strahlen-(Spike)-Glycoproteine mit dem humanen Zellrezeptor, um dann den Eintritt in die Wirtszelle zu vollziehen (siehe das Virus-Schema in Abb. 2.6).

Da die meisten, den immungeschwächten Menschen befallende Coronaviren mit Viruspartikeln von Tieren, insbesondere Fledermäusen, nahe verwandt sind, gehen wir davon aus, dass auch die SARS-CoV-2-Coronaviren in allen abgeleiteten, evolvierten Varianten, von freilebenden Säugern (asiatische Fledermäuse?) abstammen und den *Fehlwirt* Mensch befallen (Abb. 2.6). Details zur Entdeckung und geschlechtsspezifischen, krankheitserregenden Wirkung der Corona-Viren wurden vom Autor in vier Fachartikeln dargestellt (Kutschera 2020 a, b, c; Jahme und Kutschera 2021). Die Tatsache, dass Frauen wegen ihres effizienteren Immunsystems diese Virus-Attacken besser „verkraften" als Männer (geringere weibliche Sterblichkeits-Rate) ist ebenfalls in den genannten Artikeln dargelegt. Die Evolution der Viren-Variante SARS-CoV-2-Wildtyp-Wuhan 2019 bis zur Omikron-Version-Mai 2022 (SARS-CoV-3?) ist in Kapitel 9 dargestellt.

Corona-Viren sind somit „Alt-1968er", und das im doppelten Sinne. Sie wurden exakt im Hippie-Jahr 1968 als „Familie Coronaviridae" beschrieben und werden seit 2020 von gewissen Vertretern der noch heute politisch aktiven „68er-Generation" als willkommene „Kultfiguren zur Freiheiten-Einschränkung" beworben bzw. als „Agenten der German Angst" gesellschaftspolitisch missbraucht. Dieses harte Urteil werde ich noch im Detail begründen.

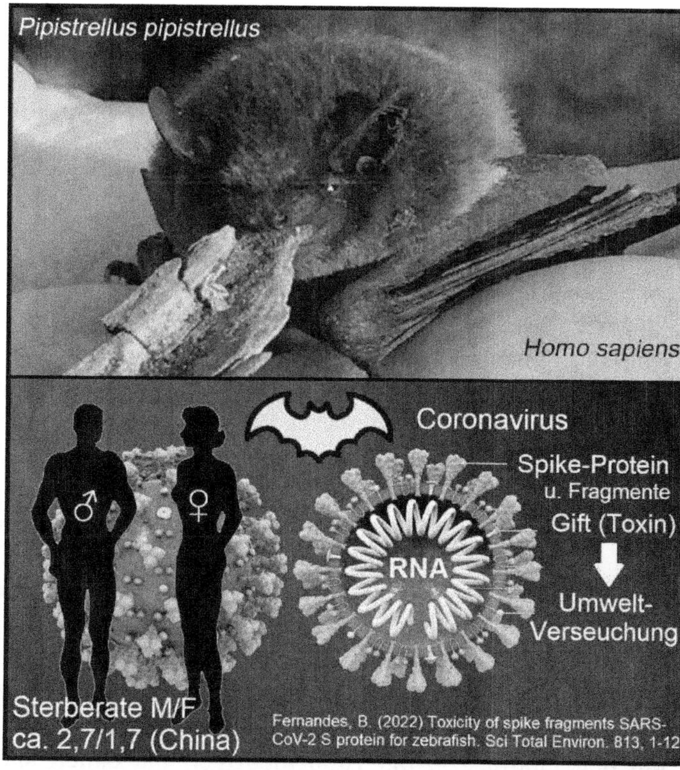

Abb. 2.6: Zwerg-Fledermaus, die sich bemüht, in den Finger des Autors zu beißen (oben) und Modell eines Coronavirus 2019-nCoV, Synonym SARS-CoV-2, mit Innenansicht (unten). Die toxischen, abstehenden Strahlen (Spike)-Glycoproteine verbinden sich mit den Wirtszellen und leiten den Infektionsprozess ein; im Tierversuch: Umweltgift (nach Kutschera, U.: Science 376/1260, E-Letter March 16,1–3; 2020).

Saisonale Winterviren. Mitte 2022 waren sieben Coronavirus-Typen bekannt, die für den Menschen als gefährliche „Atemwegs-Krankheiten-erregende" gelten:

1. Die *Erkältungs-Coronaviren*, CoV-229E, -OC 43, -NL63 und -HKU1;

2. Zwei *Severe Acute Respiratory Syndrome-Coronaviren* (Akute Atemwegs-Symptome hervorrufende C.-Viren), d.h. SARS-CoV, 2003 und MERS-CoV, 2012, sowie
3. Die im Dez. 2019 in *Wuhan/China* entdeckten *SARS-CoV-2-Viren*, zunächst als „2019-nCoV“ bezeichnet (Abb. 2.6), und giftige Stachel-Proteine (Spikes) aufweisend (Cheng et. al. 2020).

Alle diese humanpathologisch relevanten Coronaviren sind *saisonale Winterviren*, die in Europa und Nordamerika während der kalten Jahreszeit (ca. November bis März) über Tröpfcheninfektionen (bzw. Aerosole) von erkrankten Personen mit entsprechenden Krankheits-Symptomen (s. Kapitel 3) übertragen werden können. Wie bereits dargelegt (Kutschera 2020) halten sich die Menschen im Winter bevorzugt in geschlossenen Räumen mit relativ trockener Zimmerluft auf. Unter diesen unnatürlichen Umweltbedingungen sind die Schleimhäute der oberen Atemwege (s. Abb. 2.5 A) trocken und daher leicht für mikrobielle Krankheitserreger, z. B. Grippe- oder Corona-Viren, zu durchdringen. Die „Ansteckungsgefahr“ ist somit in schlecht gelüfteten, relativ trockenen Büroräumen hoch; durch Lüften und Befeuchtung der Atmosphäre, wie auch durch Tragen leicht sitzender OP-Mund-Nase-Bedeckungen zur Eigen-Atemluft-*Befeuchtung*, kann das Infektionsrisiko minimiert werden. Im Freiland, bei Wind und Luftturbulenzen, ist eine Tröpfchen-Infektion um den Faktor 100 bis 1000 niedriger und daher, statistisch betrachtet, vernachlässigbar gering (s. Kapitel 5).

Besorgniserregende Varianten – gegen den Konsens. Wie bereits oben gesagt: Die zuletzt genannten „Wuhan-Coronas“ wurden ab 2020 in Form verschiedener „besorgniserregender“ SARS-CoV-2-Varianten (d.h. Wildtyp 2019, Alpha 2020, bis Omikron 2021) von gewissen, inzwischen herangewachsenen „Alt-68ern“ in politischen Ämtern als „German Angst-Macher“ missbraucht. Angst hat noch nie als gutes Mittel zur Problembewältigung gedient, das lehrt uns die Geschichte! Nur mit ruhiger Logik, kühlem Verstand und ausgereiften, von unabhängigen Experten erarbeiteten Lösungsvorschlägen wären die real existierenden „Corona-Probleme“ lösbar gewesen. Genau das, eine offene Debatte unter Aufgabe des dogmatisch festgelegten „wissenschaftlichen Konsens“, wollten gewisse Politiker aber nicht.

Der „Corona-Wahn“ hat somit seinen Ursprung in jener politischen Bewegung, die – so originell manche 68er-Thesen auch waren – letztendlich den Bildungsniedergang, mit Verachtung der Darwinischen Evolution, eingeleitet hat. Exakt dieser ziellose Evolutionsprozess, der ignoriert bzw. geleugnet wird, hat aber den „Corona-Masken-Test- und Impf-Befürwortern“ einen Strich durch ihre Rechnung gemacht, wie wir noch im Detail erfahren werden (s. Kapitel 10).

Corona-Leugner: Virologe in *Virology* über Viren, die es nicht geben soll

Der Begriff „Viren-Leugner“ trat, soweit mir bekannt, erstmals am 28. Mai 2020 in einem veröffentlichten Artikel in der Medienlandschaft Deutschlands in Erscheinung: „Virenleugner und Verschwörungstheoretiker“ stand in einer Titelzeile auf *detektor.fm*, und im Text war zu lesen: „Virenleugner protestieren derzeit gegen die Corona-Maßnahmen. Wie gefährlich sind solche Menschen für die Gesellschaft?“

Seither kursiert das Wort „Corona-Leugner“, welches an „Holocaust-Leugner“ erinnert, und auch in der Nonsens-Variante „Klima-Leugner“ bekannt ist. Gemeint ist von den als *naiv* zu bezeichnenden Journalisten bzw. Mainstream-Politikern eine Gruppe kritischer Menschen, die nicht die Existenz von Viren an sich leugnen, sondern mit den „im (angeblichen) wissenschaftlichen Konsens“ getroffenen Maßnahmen zur Eindämmung der Ausbreitung dieser aus Wuhan-China importierten Krankheitserreger nicht einverstanden sind. Wer z.B. unter Verweis auf solide Experimental-Studien auf die weitgehende Wirkungslosigkeit sogenannter „Gesichtsmasken“ in der Praxis des Normalbürgers hinweist, gilt diesem Narrativ zufolge als „Corona-Leugner“, ebenso wie Personen, die zu Recht die sogenannten „Lockdown-Maßnahmen“ als unsinnig kennzeichnen (was korrekt ist, s. Kapitel 10). Dieser widersinnige Corona-„Neusprech“ ist ein Armutszeugnis für Deutschland; er soll nachfolgend vertiefend diskutiert werden, denn Viren-Verneiner gibt es wirklich!

Promovierter Biologe als Viren-Leugner. Anfang August 2021 führte ich, mit dem Philosophen Gunnar Kaiser (geb. 1976) als Moderator, ein Streitgespräch mit einem Biologen, der die Existenz von Viren leugnet. Die Diskussion wurde dann am 6.8.2021 auf *YouTube* in zensierter Form veröffentlicht (Titel: „Gibt es Viren? –Stefan Lanka vs. Ulrich Kutschera, Abb. 2.7). Zu Beginn meiner Ausführungen zeigte ich das in Abbildung 2.1 reproduzierte Bakterienbild und legte dann im Wesentlichen die in diesem Kapitel beschriebenen Befunde vor – Viren existieren real, sie wurden isoliert, kultiviert, genetisch charakterisiert (DNA- oder RNA-Sequenzen); Viren spielen nicht nur als Krankheitserreger, sondern auch in den Stoffkreisläufen der Erde, insbesondere als Bakterien-Vernichter (Bakteriophagen), eine große Rolle.

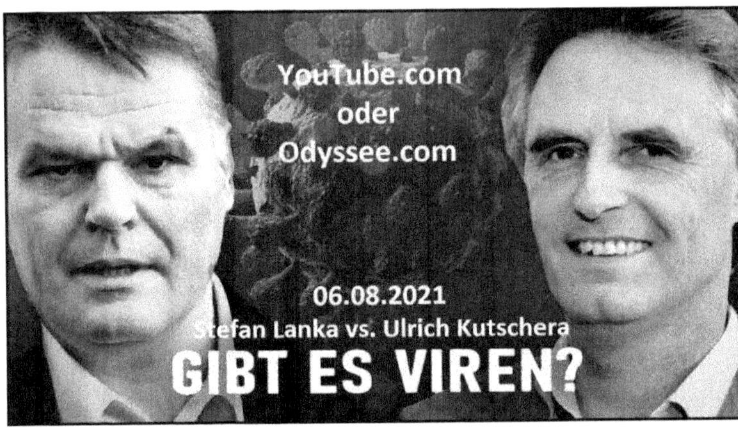

Abb. 2.7: Screenshot (Eingangsbild) der von Gunnar Kaiser moderierten Diskussion zum Thema „Gibt es Viren? – S. Lanka vs. U. Kutschera". Zensierte *You Tube*-Version vom 6.8.2021, damals ca. 44.700 Aufrufe.

Ich verwies auch auf viele Fachartikel und hob hervor, dass ein zusammenfassender Beitrag im *Annual Review of Virology* (Jahresbericht der Virologie), der bereits erwähnte Artikel von Summers (2014), empfehlenswert ist. Mein Gegenpart, der Biologe Stefan Lanka (geb. 1963) wies nahezu alle diese Belege zurück, indem er behauptete, „die Virologen" hätten ja gar keine *Minus-Kontrollen* in ihren Experimenten eingebaut. In den Abbildungen 2.4 und 2.5 habe ich repräsentative Viren-Experimentalstudien dargelegt, die sehr wohl mit den entsprechenden Kontrollen durchgeführt wurden, und das auch im Text erwähnt (s. oben).

Kurz gesagt: Mir ist keine publizierte virologische Experimental-Arbeit bekannt in welcher die Kontrollen gefehlt hätten, was nicht besagt, dass es derartige schlampig-unseriöse Forschungen nicht gibt. (Herr

Lanka verwies auf derartige *Fake*-Studien, die mir unbekannt waren.) Die Kaiser-TV-Diskussion endete damit, dass ich den Freiberufler Lanka fragte, warum er denn über seinen *Online-Shop* Kupfer-enthaltende Gesichtsmasken gegen mutmaßliche Viren verkaufen würde, wo es diese Krankheiten-erregenden Partikel doch, seiner Ansicht nach, gar nicht geben soll. (Nach gewissen esoterischen Geheimlehren soll man mit Kupfer das Trinkwasser „vitalisieren" können.) Er wich dieser Frage aus und begab sich auf philosophische Nebengleise.

Als *Fazit* bleibt die Erkenntnis, dass man mit Viren-Leugnern, auch bei zugestandener Fachkompetenz derselben, nicht diskutieren sollte. Zahlreiche Zuschriften verärgerter Lanka-Fans beinhalteten den Vorwurf, dass meine „arrogante Art, hier mit fragwürdigen Fakten zu kommen" nicht akzeptabel sei – „Guru Lanka" hätte Recht, und das war doch von Anfang an klar!

Die Virenleugner-Publikation: Autor widerspricht sich selbst. Der oben zitierte Herr S. Lanka hatte 2015 einen Übersichtsartikel publiziert, worin er seine Kernthesen darlegte. Nachfolgend möchte ich kurz auf diesen Beitrag eingehen. Unter der Überschrift „Dismantling the Virus Theory - The measles virus as an example (Entzauberung der Virus-Theorie: das Masernvirus als Beispiel)" beschreibt der Autor Lanka (2015) im eigenen Haus-Journal „Wissenschaftplus – Das Magazin" seine Weltsicht. Demgemäß sollen alle biologischen Prozesse, auch jene, die zu Leid, Schmerz und Tod führen, ursprünglich „gut gemeint gewesen sein". Pathogene Viren „existieren nicht", sie seien nur typische Komponenten von Zellen, behauptet Lanka (2015). Da er mir vor unserem Kaiser-TV-Gespräch seine Thesen (ähnlich formuliert wie im zitierten Artikel dargelegt) übersendet hatte, möchte ich aus diesem Originaldokument zitieren.

Nach Lanka (2021, pers. Mitteilung an U.K.) würden „Virologen das Sterben von Zellen im Labor als viral bedingt deuten. Sie würden übersehen, dass sie aufgrund fehlender Kontrollversuche die Zellen im Labor selbst und unbeabsichtigt durch Verhungern und Vergiften töten; Virologen haben Viren niemals in Menschen, Tieren, Pflanzen und deren Flüssigkeiten gesehen oder daraus isoliert,... sie haben niemals die Kontrollversuche erwähnt oder dokumentiert...bei sog. Übertragungsversuchen.... Fehlen jegliche Kontrollversuche, bei denen exakt das Gleiche gemacht wird, bloß nicht mit nicht-infizierten oder sterilisierten Materialien". Diese Behauptungen, in Kurzform bei Lanka (2015) nachlesbar, stehen im Widerspruch zu einem Fachartikel, der als Teil seiner Konstanzer Doktorarbeit von den Autoren Lanka et al. (1993) im Journal *Virology* publiziert wurde.

Virologe konvertiert zum Verneiner seiner Forschungen. Welche Versuche haben die Virenforscher Lanka et al. (1993) durchgeführt? Die Organe einer jungen Meeres-Braunalge (*Ectocarpus siliculosus*) wurden mit Viren infiziert und dann, nach Zerstörung der Wirtszellen, im Elektronenmikroskop untersucht sowie dargestellt (Zellen und Viren); deren Erbgut (virale DNA) wurde isoliert und charakterisiert. Lanka et al. (1993) bilden in ihrem *Research Paper* Viruspartikel ab, die sie nur in den infizierten, aufgebrochenen Braunalgenzellen finden konnten. Alte Braunalgen-Individuen werden nicht von den Viren befallen, lesen wir im Text (Kontrolle). Damit ist belegt, dass der „Virenleugner Lanka" noch 1993 die Existenz von Viren experimentell *bewiesen* hat und *Kontrollversuche*, d.h. nicht-infizierte Proben, berücksichtigte. Das habe ich ihm in unserem YouTube-Gespräch mitgeteilt (Abb. 2.7). Warum wurde der Experimental-Virologe Lanka dann später zum Viren-Verneiner? Entwickelte er eine Abneigung gegen „die Virologen", weil er, als promovierter Virenforscher, in der „Virologie" keine Anstellung gefunden hatte, oder liegt bei diesem Viren-Experten ein *mentales Problem* vor?

Konsens-gläubige Ideologen verhalten sich wie Masernviren-Leugner

Es wurde mehrfach dargelegt, dass seit Anfang 2020 ein politisch-medialer „wissenschaftlicher Konsens" verkündet wurde, demgemäß sich alle wichtigen „Virologen" einig seien, dass „Corona" nur mit einer verordneten „Test-/Masken- und (ab Dez. 2020) Impf-Nötigung" zu „besiegen" sei. Auch sogenannte „Lockdowns" wurden als Heilmittel angepriesen und durchgeführt (Vorenthalten der Grundrechte 1776, s. Kapitel 1). Der Politologe und Ex-ARD-TV-Mitarbeiter Skambracks (2021) hat diese quasi-religiöse Position anschaulich beschrieben. Ich muss enttäuscht feststellen, dass sich die deutschen „Konsens-Dogmatiker-2020/22", die jeden ergebnisoffenen wissenschaftlichen Diskurs zur Coronaviren-Problematik ablehnen und kompetente Kritiker ihrer harten Maßnahmen als „Verschwörungstheoretiker" diskreditieren, exakt wie „Lanka (2015)“ verhalten. Warum spreche ich dieses harte Urteil aus?

Einheitsmeinung erwünscht. Der „Virenleugner S. Lanka“ verneint die Existenz krankmachender Protein-Erbgut-Partikel, das seien nur normale Zellbestandteile, behauptet er; die Regierungs-„Konsensologen“ verteufeln und verbannen ebenso engstirnig alle Konzepte fachkundiger Mitmenschen, die ihrer festgefahrenen Corona-Ideologie zuwider laufen. Konträre Sachargumente sind in beiden Fällen unerwünscht! – nur der subjektive Glaube, der zu einer bestimmten politischen Ideologie passt, zählt!

Koch‘sche Selbst-Täuschung im Mainstream? Der oben zitierte Medizinhistoriker Gradmann (2006) hat im Zuge seiner Analyse des von Koch entwickelten, wirkungslosen Präparats „Tuberkulin“ dem Namensgeber des „Robert Koch-Instituts, Berlin (RKI)“ nicht vorsätzlichen Betrug, sondern eine *Selbst-Täuschung* (self-deception) unterstellt. Wie noch dargelegt wird, stand das RKI während der „heißen Corona-Phase 2021-Anfang 22“ auch in manchen Mainstream-Medien (z.B. *Welt.de*) unter massiver Kritik. Die Infos des RKI wurden dennoch in der großen Tagespresse (*FAZ, Süddeutsche Zeitung* usw.), in der Regel ohne fachlichen Kommentar, in dogmatisch-quasi-religiöser Weise wiedergegeben und damit verbreitet. Die Frage, ob hier eine „Koch’schen Selbsttäuschung“ zu konstatieren war ist offen; ich halte das für möglich.

Ob Selbst-Betrug oder politischer Dogmatismus den Diskurs vergiftet haben sei dahingestellt; feststeht aber meiner Ansicht nach, dass die „Konsens-Gläubigen“, darunter viele Politiker, Medienvertreter, die Pharmaindustrie und große Teile des Bildungs-Sektors, ideologische Scheuklappen aufzogen und sich wie der im nächsten Abschnitt noch tiefer charakterisierte Viren-Leugner S. Lanka verhielten.

Masern- und Affenpocken-Viren und der dogmatische Corona-Konsens

Lanka (2015) behauptete auch, dass es *Masernviren* nicht gäbe; er hatte sogar ein hohes Preisgeld ausgelobt, das jene Person erhalten solle, die „ihm“ die Größe und Existenz von Masernviren, anhand wissenschaftlicher Publikationen, belegen kann. Per Gerichtsurteil konnte der Virenleugnende Experimentalvirologe seine „no-virusparticle“-Position bestätigt sehen (Details zu diesem Justiz-Skandal, s. Aeberhard 2021). Was sagt die Biomedizin zum Vorkommen der Masernviren, die zu den Paramyxo (RNA)-Viren zählen?

Real existierende Viruspartikel im Mikroskop. In Abbildung 2.8 ist ein Warnschild der US-Gesundheitsbehörde *Centers for Disease Control and Prevention* (CDC) dargestellt. Bei den dort vorgestellten Masern (Morbilli) handelt es sich um eine extrem ansteckende Kinderkrankheit, die durch Tröpfcheninfektion übertragen wird, mit hohem Fieber und einem rötlichen Hautausschlag einhergeht, und durch Impfung mit abgeschwächten Erregern (RNA-Viren) unterbunden werden kann. Bei etwa 0,1 % der Masern-Erkrankten besteht akute Lebensgefahr. Eine elektronenmikroskopische Aufnahme dieser hoch infektiösen, gefährlichen Viren ist der CDC-Grafik beigefügt (Abb. 2.8).

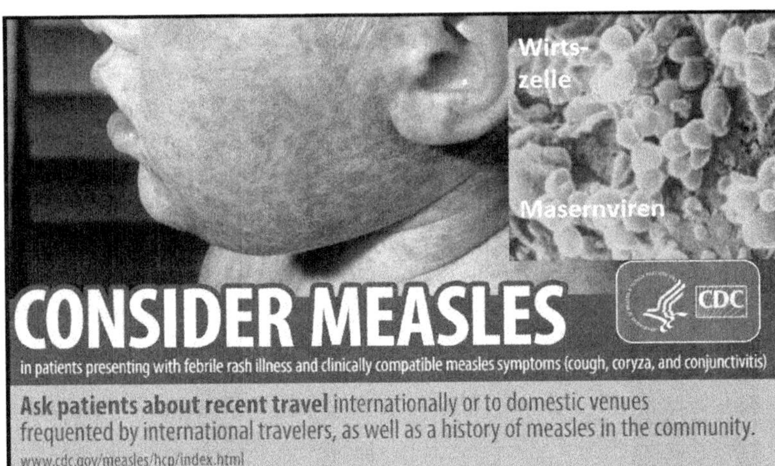

Abb. 2.8: Plakat des US-*Center for Disease Control and Prevention* (CDC) mit dem Aufruf, auf mögliche Masern-Infektionen bei Kindern zu achten. Das *Inset* zeigt Masern-Viren auf einer Körperzelle, dargestellt im Rasterelektronenmikroskop (nach CDC-Infos und Frederick, E.: Science News, 31. Oct. 2019).

Wie neuere Forschungen zeigen, führt eine ohne Schutzimpfung durchgemachte Masernerkrankung bei Kindern zu einer massiven Schwächung des Immunsystems, sodass sie bei Infektion mit anderen viralen oder bakteriellen „Krankmachern“ schwer leiden (Frederick 2019). Daher ist die *Masern-Impfung* von Kindern, mit erprobten Vakzinen ohne schwerwiegende Nebenwirkungen, zum Schutz der Population notwendig und *derzeit* ohne Alternative. Das Thema „Masern-Impfung" bzw. die Entwicklung effizienter Vakzine dauerte Jahrzehnte, sodass erst ca. 1975 ein weitgehend nebenwirkungsfreier „Lebendimpfstoff" vorlag (Inhalt: nicht-pathogene Erreger).

Streitbare Experten erwünscht. Damals (bis ca. 1980) gab es noch den Konsens, dass Wissenschaftler kontrovers diskutieren sollten, und die Biomedizin hatte ein relativ hohes gesellschaftliches Ansehen. Eine Diffamierung von Ärzten und Professoren wegen gut begründeter Ansichten, die vom Mainstream abweichen, ist mir aus dieser Zeit unbekannt, ebenso die sogenannten „Faktenchecker", die sich anmaßen, über Aussagen ausgewiesener Experten öffentlich zu urteilen. Genau darin besteht der Unterschied zwischen der „Masern- und der Coronaviren"-Forschungsära: Ergebnisoffen-undogmatischer Erkenntnisgewinn damals vs. erstarrt-dogmatischer Konsens seit 2020-21.

Politisch inkorrekte Affenpocken. Mitte März 2022 kamen dann die „Affenpocken" in die Schlagzeilen. Wie oben bereits gesagt, berichtete *BR24* am 21.5. korrekt, dass die Affenpocken-Viren „laut WHO-Angaben bisher vor allem schwule und bisexuelle Männer" infiziert hätten; ohne konkret zu werden, wird klar angedeutet, dass diese Infektionsketten mit dem „Homo-Lifestyle" in Verbindung stehen würden. In bester „S. Lanka-Manier" berichtete dann das Online-Magazin *tagesschau.de* am 23.5. unter der Schlagzeile „Was über die Affenpocken bekannt ist" zu dieser afrikanischen Tierseuche. Die Tatsache, dass nicht zwischen dem natürlichen Wirt (afrikanische Nagetiere) und den Fehlwirten (asiatische Affen oder Menschen) unterschieden wird, kann man noch hinnehmen. Das entscheidende Problem, d.h. das Vorkommen und die Verbreitung der Affenpocken in den Kreisen „schwuler-bisexueller Männer", wird aber im Magazin-Beitrag auf *tagesschau.de* komplett ignoriert. Da es gemäß der „Regenbogen-Gender-Ideologie" keinen Unterschied zwischen dem „Homo-Männer-Lifestyle", mit unzähligen Partnerwechseln, oft anonym, und dem heteronormalen Mann-Frau-Leben geben darf, wird die „engere Zielpopulation" der Affenpocken-Verbreitung nicht genannt. Diese *Variola*-Viren-Verwandten sind derart politisch inkorrekte Gesellen, dass „man" sie bezüglich ihrer menschlichen Wirtsorganismengruppe (Homoerotiker-Szene) verleugnen muss

(Kozlov 2022): Erst kommt die Scheuklappen-Ideologie, dann, nur auf Druck unabhängiger Wissenschaftler, irgendwann einmal die Wahrheit!
Fazit und Antwort. Masern- und Affenpockenviren, mit bestimmten Wirtsorganismus-Gruppen, gibt es sehr wohl, Herr Lanka: Die ergebnisoffene Wissenschaft lebt vom kontroversen Gedankenaustausch, meine Damen und Herren „Corona-Gender-Gleichgeschaltete“ bzw. „Regierungs-C- und Affenpocken-Pandemiker“!

Diese Betrachtungen führen mich zum Begriff „Wahnsinn“, der im nächsten Kapitel im Zusammenhang mit der Coronavirentest-Manie behandelt wird.

3. Wahn ohne Sinn: PCR-Testmanie, Inzidenz ohne Signifikanz und giftige Kinder-Versuchs-Kits

Die Wintermonate können auch im sonnigen Kalifornien immer wieder regnerisch-kühl sein, sodass dann im „Golden State der USA" erkältetniesende Menschen anzutreffen sind. Als ich im November 1985 als Post-Doktorand an der Stanford University arbeitete, kam ich eines Morgens verschnupft in unser Labor, um meine Experimente zu starten. Nachdem mein damaliger Mentor, Professor Dr. Winslow R. Briggs (1928–2019), meine Erkältungs-Geräusche vernommen hatte, sagte er zu mir: „Please go home and recover – Coughs and Sneezes spread diseases", auf Deutsch: „Gehe bitte nach Hause und werde wieder gesund – Husten und Schnupfen verbreiten Krankheitserreger" (Kutschera und Wang 2019).

Dieser „W.R. Briggs-Spruch" gilt in den USA als alte Weisheit, die während der Influenza-Pandemie 1918 bis 1920 der *Volksbelehrung* gedient hatte. Damals starben an der „Spanischen Grippe" (bzw. einer nachfolgenden Lungenentzündung) weltweit 20 Millionen, wahrscheinlich über 100 Millionen Menschen (Kinder wie Erwachsene/Alte); infiziert und leidend-krank waren ca. 500 Millionen Opfer – bei einer geschätzten Weltbevölkerung von 1600 Millionen, die mit dieser echten *Pandemie* deutlich reduziert wurde. Während der Corona-„Pandemie" 2020 bis 2022 ist die Weltbevölkerung, trotz der bedauerlichen ca. 6 Millionen „an-und-mit-Corona-Todesfällen", hingegen stetig angewachsen (s. S. 38).

In Abbildung 2.1 ist ein Poster aus den 1930er Jahren dargestellt, welches damals vom „US Ministry of Health (Gesundheitsministerium)" verbreitet wurde. Es zeigt einen niesenden, bleichgesichtigen Kranken, der in der Straßenbahn via Tröpfcheninfektion seine Erkältungs- oder Grippeviren verbreitet; das wird heute auf Neudeutsch als „Superspreader-Event" bezeichnet. Diese hier anschaulich beschriebene *Selbstverständlichkeit* haben wir Kinder während der 1960er Jahre von unseren Müttern eingetrichtert bekommen: Sobald Du Dich „elend-schlecht-krank" fühlst, bleibe zu Hause, leg Dich ins Bett, „Stecke keine anderen

Kinder und Erwachsene an“ und „wasche Dir regelmäßig gründlich die Hände“ wurde uns gesagt. Noch heute halten sich Personen meiner Generation an diese wirkungsvollen Gesundheits-Regeln.

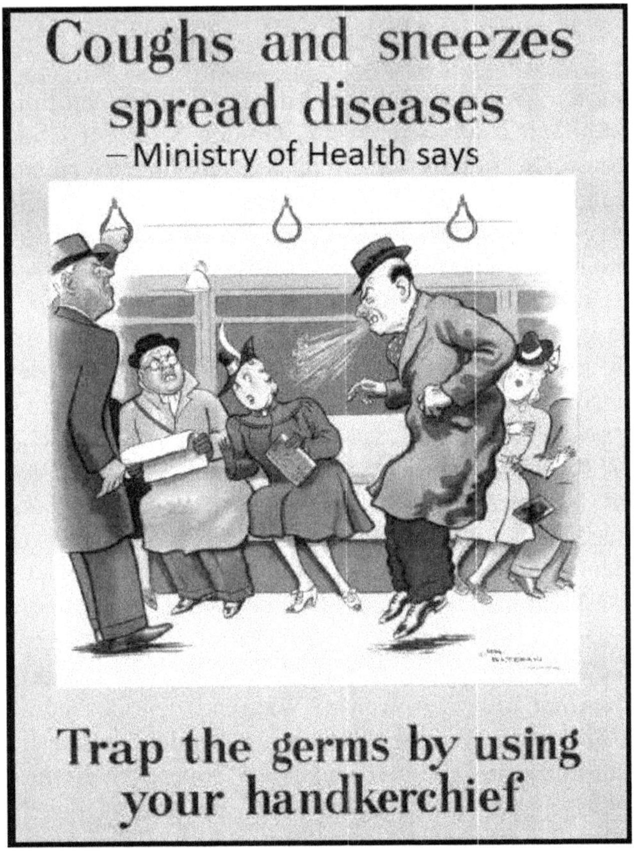

Abb. 3.1: Plakat aus den 1930er Jahren mit Warnung vor der Ausbreitung viraler Infektionskrankheiten (z.B. Grippe, Influenza), veröffentlicht vom Gesundheitsministerium der USA. Es wird deutlich, dass unter dem Schlagwort „Husten und Schnupfen verbreiten Krankheitserreger“ die modernen „AHA-Corona-Regeln 2020“ vorweg genommen waren.

Diese (vergessene?) Trivialität wurde dann aber nach Ankunft der importierten „Wuhan-Coronaviren“ Anfang 2020 quasi neu erfunden: Der damals kreierte Slogan „AHA“ steht für „Abstand, Hygiene, Alltagsmaske“. Die wichtigste Regel, dass man mit Beginn von Grippe- oder Erkältungs-Symptomen zu Hause bleiben sollte, wurde kaum thematisiert, und die Frage, ob ein „Maulkorb“ wirklich „schützt“, dogmatisch-unwissenschaftlich mit „Jawohl!“ beantwortet. Weiterhin haben unsere „Krankheitspolitiker“ ab Mitte 2020 klinisch gesunde Menschen, nach (falsch?) positiven Tests, zu „symptomlos an Coronaviren-Erkrankte“ umdefiniert, was den Begriffsbestimmungen des *Infektionsschutzgesetzes* widerspricht (IfSG 2001/22). Jede Person, vom Kleinkind bis zum Greis, wurde ab diesem Zeitpunkt nicht mehr als *Homo sapiens*, sondern als *potentielle Virenschleuder* betrachtet. In diesem Kapitel soll daher das Phänomen „Wahnsinn“ vorgestellt und anhand ausgewählter „Corona-Beispiele“ illustriert werden.

Der Künstler im Konflikt mit dem Spießbürgertum – zum Wahnsinnig werden!

Leben und Werk des vor 200 Jahren in Alter von 46 Jahren verstorbenen Ernst Theodor Wilhelm (ab 1805 Amadeus) Hoffmann wurden in Kapitel 1 im Kontext der „Corona-Problematik“ kurz umrissen. Da der Familienname Hoffmann häufig vorkommt und es neben E.T.A. noch andere berühmt gewordene „Hoffmänner“ gegeben hat, wurde der Begriff „Gespenster-Hoffmann“ zur Kennzeichnung seiner Person geprägt. Der als Schriftsteller (Schwerpunkt: gruselig-mystisch verfasste Psycho-Erzählungen mit tiefgehenden verhaltensbiologischen Darstellungen), Komponist und Kunstmaler qualifizierte Universalgenius arbeitete in seinem „Brotberuf“ zeitweise als Jurist, und auch hier vollbrachte er außergewöhnliche Leistungen. Bei so hoher Begabung, die zu kreativen Produktionen ersten Ranges geführt haben, ist es nicht verwunderlich, dass der Begriff „Wahnsinn“ bei Hoffmann eine nicht unerhebliche Rolle spielt. Aus Hoffmanns Schriften und Tagebuch-Aufzeichnungen können wir ableiten, dass dieser Denker seinen Ausführungen vermutlich ein „zwei-Bedeutungen-umfassendes Wahnverständnis“ zugrunde legte, welches wir hier aufgreifen und vertiefend darstellen wollen.

Der doppelte Wahn-Begriff. Zur Illustration: Hoffmann war z.B. wiederholt „wahnsinnig“ in verschiedene Frauen verliebt, opferte „wie im Wahn“ einen Großteil seiner Lebenszeit dem Komponieren erfolgloser Meisterwerke der Tonkunst und empfand seine Außenseiter-Rolle als Künstler im Beamten-Spießbürger-System seiner Zeit als „wahnsinnig schwierig“. Dieser umgangssprachliche, nicht-pathologische Wahn-Begriff sollte nicht mit dem „echten, krankhaften Wahn“ verwechselt werden.

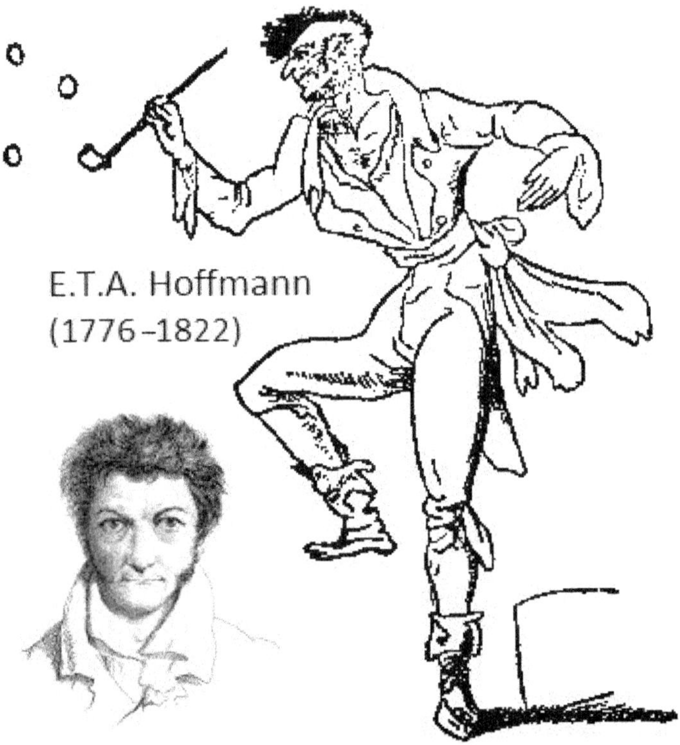

Abb.3.2: Der geniale Schriftsteller, Komponist, Kunstmaler und Jurist E.T.A. Hoffmann befasste sich zeitlebens mit dem Wahnsinn, definiert als nicht-krankhafte bzw. pathologische Gemütsverfassung des kreativen Menschen. Selbstportrait und Hoffmanns virtueller Doppelgänger, der Kapellmeister Johannes Kreisler, im Wahn dargestellt (nach Hitzig, J. E.: Aus Hoffmanns Leben und Nachlass, Berlin 1823).

Dieser ist z.B. in einer bekannten Bleistiftskizze des Künstlers Hoffmann aus dem Todesjahr 1822, die den Titel „Kapellmeister Johannes Kreisler im Wahnsinn“ (Abb. 3.2) trägt, nach seinem Ableben reproduziert und verbreitet worden (Hitzig 1823). In seinem Tagebuch, Eintrag vom 6. Januar 1811 schrieb der geniale Mann einmal die folgenden Sätze nieder: „Gespannt bis zu Ideen des Wahnsinns, die mir oft kommen. Warum denke ich schlafend und wachend so oft an den Wahnsinn?“ Es sei allerdings hervorgehoben, dass der Begriff „Wahnsinn“ damals vermutlich eine andere Bedeutung hatte als heute. In Künstlerkreisen sprach man von einer „strukturellen Verrücktheit des Sinns“ und meinte damit wohl eher die exaltierte, d.h. erregte Stimmung des schaffenden Genies. Wie dem auch sei: Seit E.T.A. Hoffmanns Schriften (s. Kapitel 1 und 7) können wir einen nicht-krankhaften von einem pathologischen Wahn unterscheiden, wobei Übergänge von „noch normal“ zu „bereits krankhaft-verrückt“ nachgewiesen sind.

Wahnsinns-Spruch zum Impf-Schutz. Im Zusammenhang mit den problematischen „Corona-Massen-Zwangsimpfungen mit neuartigen mRNA-Vakzinen“, dargestellt in Kapitel 6, soll ein repräsentativer *irrer Satz* für das Jahr 2021 als Beispiel für die wahnhaften Züge der „Pandemie-Vorantreiber-200-Jahre-nach Hoffmann1822“ zitiert werden. So hat ein kluger Mann z.B. den folgenden Spruch im Internet publiziert: „Die Geschützten müssen vor den Ungeschützten geschützt werden, indem man die Ungeschützten zwingt, sich mit dem Schutz zu schützen, der die Ungeschützten nicht schützt“. Die sogenannten „Geschützten“ sind hierbei jene Menschen, die sich mit fragwürdigen neuartigen Vakzinen haben impfen lassen, während die „Ungeschützten“ jene Gruppe repräsentiert, die sich, ohne den „kleinen Pieks“ zu wünschen, auf ihre natürliche Immunität gegenüber verschiedenen Krankheitserregern verlassen hat – meist mit Erfolg.

Definitionen des Begriffs „Wahn“. bzw. das „Normal“-Sein

Nachfolgend werde ich immer wieder den Begriff „Wahn“ verwenden – daher sind formale Anmerkungen notwendig. Der Psychologe und Philosoph Karl Jaspers (1883–1969), abgebildet in Kapitel 4, S. 116, hat mich während meiner Zeit als Student beeinflusst, ja teilweise sogar geprägt. Sein Buch *Einführung in die Philosophie* (Jaspers 1971) empfehle ich noch heute jedem an der Frage nach dem „Sein des Ganzen“ Interessierten. Den Begriff „Wahn“ hat Jaspers in seinem Werk *Allgemeine Psy-*

chopathologie (1913; 9. Auflage 1973) im Sinne einer „Fehlbeurteilung der Realität“ eingeführt. Diese gestörte Urteilsbildung ist durch folgende Wahnkriterien gekennzeichnet: Trotz logischer Gegenargumente wird die Bewertung einer Sachlage von der vom Wahn befallenen Person mit Unkorrigierbarkeit vertreten; es liegt eine subjektive Gewissheit vor; der Inhalt wahnhafter Ansichten kann mit dem Wort „Unmöglichkeit“ umschrieben werden.

Pathologisch wahnhafte Vorstellungen. Diese Erscheinungsformen des Wahns sind mit den Phänomenen „unbegründete Angst- und Panik-Zustände, Doppelgänger-Vision, Eifersucht, Vergiftung, Verarmung, Verfolgung, Vernichtung, Versündigung, Weltuntergangs-Kulte“, oder auch mit besonderen, sich selbst zugeschriebenen „Fähigkeiten“ (d.h. Größenwahn) verbunden. Oft treten Wahnvorstellungen in großen Menschengruppen auf, sodass wir dann von einem irrationalen *Kult* sprechen, den der Philosoph Gunnar Kaiser (2022 a, b) im Kontext der Corona-Panik analysiert und offengelegt hat.

Leugnung der Wirklichkeit. Ich möchte in diesem Text den Wahn im Jaspers'schen Sinne als „nicht-pathologische Realitätsverweigerung ohne Akzeptanz rationaler Sachargumente“ definieren. Von dieser nicht krankhaften wahnhaften Störung ist selbstverständlich die sogenannte „Wahn-Krankheit“, als psychiatrisches Phänomen gewisser, durch Wahn-Symptome gekennzeichneter Patienten, zu unterscheiden (Huber et al. 2020). Spreche ich somit z.B. vom „Gleichheits-Wahn“, so bezeichne ich damit den Glauben, Männer und Frauen, Väter und Mütter, homo- und hetero-erotisch veranlagte Menschen usw. wären im realen Sinne „gleich“. Das Leugnen der seit nahezu 300 Jahren angesammelten Erkenntnisse aus der Biologie bezüglich der Unterschiede von Mann/Frau, Vater/Mutter, gleichgeschlechtlich/heteronormaler Veranlagung usw. und der damit verbundene Irrglaube, alles wäre doch „dasselbe“, interpretiere ich als Form eines nicht krankhaften Wahnsinns (Kutschera 2021).

Als Begründung möchte ich u. a. den folgenden Sachverhalt anführen: Im Oktober 2020 hat die Partei *Bündnis 90/Die Grünen* einen Gesetzesvorschlag eingebracht, nach dem jeder Mensch, vom Kleinkind bis zum Greis, sein eingetragenes Geschlecht einmal pro Jahr wechseln kann. Es reicht hierbei aus, zum Standesamt zu gehen; ab 14 Jahren können Jugendliche ohne Zustimmung der Eltern und medizinische Gutachten diesen „Geschlechterwechsel“ vollziehen (Deutscher Bundestag, Drucksache 19/19755, 10.0). Mitte 2022 wurde dieser wahrlich „wahnsinnige“ Vorschlag erneut *ernsthaft* diskutiert.

German Angst – The Big Five. Das in Kapitel 1 (Abb. 1.6, S. 44) dargestellte deutsche „Fünf-Komponenten-Corona-Wahnsystem“ 2011 bis 2020, vom „Atomausstieg bis zur Krönchenviren-Panik“, kann definitiv als „Serielle Fehlbeurteilung der Realität“ bewertet werden, denn ohne Strom kann kein Krankenhaus die (angeblich) vielen „an-oder-mit-Corona-Erkrankten“ aufnehmen und behandeln. Das „Normal-Sein“ bestimmter Personen ist demnach, als Gegenteil des nicht krankhaften Wahns vieler Menschen, durch Logik, Sachverstand, Fakten-Akzeptanz und strikte Anwendung der naturwissenschaftlichen Denkweise gekennzeichnet. Leider werden aber derzeit, und gerade im heutigen Deutschland, diese normalen Menschen als die unnormalen Wirrköpfe empfunden, mit denen etwas nicht stimmt.

Krankheit-Gesund sein. In Kapitel 2 wurde dargelegt, dass Viren und andere pathogene Mikroben (Krankheitserreger) nur entdeckt werden konnten, weil die forschenden Biologen wussten, was kranke bzw. gesunde Lebewesen bzw. Organe sind. Bis Anfang 2020 war es demgemäß noch „normal“, dass sich ein Mensch krank oder gesund fühlen darf. Da das seit März – Auslobung der Coronaviren-Ära – plötzlich nicht mehr galt, folgen hier drei Definitionen, welche zum Verständnis des Textes unabdingbar sind.

Der Begriff *Krankheit* leitet sich ab vom mittelhochdeutschen Wort *kranc*, d.h. hinfällig, geschwächt, kraftlos. Dieser durch Krankheits-Anzeichen (Symptome, z.B. Kopfschmerzen, Fieber) gekennzeichnete Zustand reduzierter Leistungsfähigkeit des Körpers, bestimmte Organe oder die Psyche betreffend, wird vom *Elenden* als negatives Gefühl wahrgenommen. In einer gesunden Gesellschaft bemühen sich die Bürger, den Krankheitszustand zu überwinden, um ihre volle Lebensqualität und Leistungsfähigkeit wieder zu erlangen (*Gesundheit*). Auch die Begriffe *Kontaminieren* und *Infizieren* wurden mit Beginn des „Corona-Wahns“ gleichgesetzt.

Besudelt-vergiftet. Werden Mikroben (Bakterien, Viren usw.) verbreitet und setzen sich an einem möglichen Wirts-Körper fest, so ist die betreffende Ober- oder Innenfläche (z.B. Haut, Haare, Mundhöhle, Nasenschleimhaut) kontaminiert. Eine Kontamination (*lat.* besudeln, beschmutzen) ist die Vorstufe einer möglichen Infektion (*lat.* hineintreten, vergiften). Dringen Krankheitserreger in den Wirtskörper ein und vermehren sich dort, so liegt eine *Infektion* vor. Diese kann symptomlos (stumm) verlaufen, d.h. die infizierte Person erkrankt nicht, oder über Ausbildung spezifischer Symptome (z.B. Fieber, Atemprobleme) eine *Krankheit* herbeiführen. Die erkrankte Person fühlt sich geschwächt, kraftlos, hinfällig und in ihrer Leistungsfähigkeit beeinträchtigt. Daher legt sich ein kranker Mensch freiwillig ins Bett, schottet sich ab, benötigt Ruhe, um den Organismus zu schonen und die Wiederherstellung eines gesunden Körpers zu ermöglichen. Diese hier dargestellten Selbstverständlichkeiten wurden ab Mitte 2020 über Bord geworfen, d.h. die Politik definierte, wer als infiziert-krank gilt, und die unabhängige Biomedizin hatte „die Klappe zu halten", sonst galt man als „Corona-Leugner"– ein ideologisch motivierter, pseudowissenschaftlicher Kampfbegriff, der an das Schimpfwort „Holocaust-Leugner" erinnern soll.

Fragwürdige PCR-Tests und reale bzw. virtuelle Infektionen: der Goldstandard

Wie bereits gesagt, ist eine Komponente des „Corona-Wahns" das permanente Testen symptomloser, gesunder Menschen, die dann, bei (falsch?)-positivem Ausgang, als „infiziert, angesteckt bzw. krank" gelten. Die weitgehend nutzlosen „Corona-Antigen-Schnelltests" sind weiter unten vorgestellt und bewertet. Nachfolgend soll auf den (angeblichen) „Deutschen Goldstandard im C-Checken", die sogenannten „PCR-Tests", eingegangen werden. Die daraus gewonnenen „Erkenntnisse" werden dann zu einer „Berechnung" sogenannter „Inzidenzwerte" verwendet, denen eine große Bedeutung für das praktische Leben der unter „Corona-Dauerangst" gesetzten Menschen zukommt (Entzug von Freiheitsrechten durch Ausgangsverbote, Maskenzwang usw.).

PCR-Tests zeigen keine Infektionen an. In diesem Abschnitt soll in Kurzform das Problem des *indirekten* Virus-Nachweises via der sogenannten Reverse-Transkriptase-Polymerase-Kettenreaktion (RT-PCR) anschaulich dargestellt werden. Es sei daran erinnert, dass der im Schnellverfahren Anfang 2020 entwickelte „Dorman-Drosten-Corona-PCR-Test", dem alle weiteren „C-Nachweisverfahren" zugrunde liegen, mangelhaft ist (es fehlen u.a. konkrete Angaben zum ct-Wert, s. Borger et al. 2020, mit Updates 2021).

Die folgende Merkregel der medizinischen Mikrobiologe soll in Erinnerung gerufen werden: *Infektionen* kann man nur nach dem Beimpfen von Säuger-Zellkulturen (z.B. Vero E 6-Zellen) mit Virusproben und anschließendem mikroskopischem Nachweis einer Zellen-Zerstörung belegen (s. z.B. die Publikationen von Drosten et al. 2003 und Ng et al. 2003). Dennoch gibt es Verfahren, mit deren Hilfe man z.B. über den Nachweis viraler Gensequenzen ein Maß für eine *mögliche Virenlast* im Körper erlangen kann. Dazu wurden verschiedene RT-PCR-Tests entwickelt, die auf einem Prinzip basieren, welches von dem US-Biochemiker Kary A. Mullis (1944–2019) entwickelt worden ist. Diese klassische PCR-Methode kann als „Molekulare Kopiermaschine definierter Abschnitte auf der DNA" bezeichnet werden (Details, s. Kutschera 2015). Abbildung 3.3 zeigt die Vorgehensweise. Proben aus dem Rachen- oder Nasenbereich einer Person, die Krankheitssymptome zeigt (z.B. Verdacht auf Lungenerkrankung Covid-19, d.h. trockener Husten, Fieber, Atemprobleme), werden dem *leidenden Menschen (Patient)* entnommen (Abb. 3.3). Dieser Schleimabstrich enthält nur Zelltrümmer, was problematisch ist: Auch Proben, die nur mit Viren verunreinigt, d.h. *kontaminiert* sind, werden erfasst; eine *Infektion* liegt erst vor, sobald diese Krankheitserreger in die Zellen des Wirtsorganismus aufgenommen worden sind. Eine Unterscheidung zwischen kontaminierten und infizierten Körperzellen kann mit diesem Verfahren nicht vorgenommen werden!

Nach Umschreiben der isolierten viralen RNA in DNA – „Reverse Transkription"– genannt, wird eine PCR-Reaktion durchgeführt. Hierbei wird ein kleiner Abschnitt des großen viralen Genoms (ca. 0,3% der etwa 30 000 RNA-Basen) als „Marker" verwendet. Unter der Voraussetzung, dass maximal 24 Vermehrungszyklen in der PCR-Maschine vollzogen wurden (cycle threshold, d.h. ct-Wert unter 24) kann, bei positivem Resultat, bei der erkrankten Person auf eine SARS-CoV-2-Infektion geschlossen werden. Vermehrungsfähige, *reale* existierende Viren, die durch eine Proteinhülle sowie externen Spike-Glycoproteine gekennzeichnet sind, hat man damit jedoch *nicht* nachgewiesen; nur winzige Gen-Abschnitte eines Virus, der möglicherweise im Rachenabstrich des Patienten vorhanden war, wurden angezeigt.

Werden symptomlos gesunde Menschen, unter Verwendung von ct-Werten von über 24, im Servicelabor „getestet" (üblich sind 30 und mehr ct-Vermehrungszyklen!), so zeigen mögliche positive Resultate *keine* für akute Erkrankungen relevante Ergebnisse an. Oft wird *Datenmüll* generiert, d.h. winzige Spuren viralen Erbguts, von früheren, überstandenen Infektionen, oder von Verunreinigungen der Probe stammend, werden nachgewiesen (Borger et al. 2020). Damit werden dann „positive Tests" herbeigeführt, die eine „Corona-Infektion" belegen sollen. Die *Gesundheitsämter* Deutschlands sind für diese Auflistung, gemäß dem „Infektionsschutzgesetzt", verantwortlich und melden die pos. Testergebnisse dem RKI.

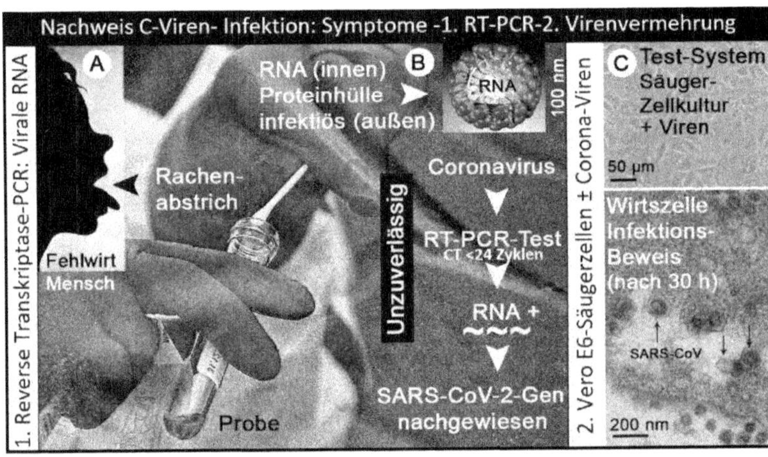

Abb. 3.3: Zwei-Stufen-Prinzip zur Klärung der Frage, ob eine Person angesteckt (d.h. mit Coronaviren infiziert) oder symptomlos gesund ist. Im ersten Schritt wird eine Revers-Transkriptase-Polymerase-Kettenreaktion (RT-PCR) durchgeführt, um mögliche virale RNA (Erbgut) in einer Gewebeprobe des Rachenbereichs zu erfassen (A). Nur unter Einsatz von Säuger-Zellkulturen, meist Vero-E6-Zellen, kann, nach Probenzugabe, im Vergleich zu einer Minuskontrolle, eine Infektion belegt werden (B). Die Wirtszellen lösen sich unter Vermehrung entsprechender Viruspartikel auf (C). (nach Kutschera, U.: Klimawandel im Notstandsland, 2. Auflage, Hamburg 2021).

Rassen- und ct-Angaben. Als *Anmerkung* sei erwähnt, dass im US-Bundesstaat Florida seit 3.12. 2020 eine Angabe des ct-Werts vorgeschrieben ist, unter Verweis auf eine entsprechende WHO-Empfehlung. Da darüber hinaus Infos zur „Race" des Getesteten verbindlich sind (Menschenrasse, d.h. Afrikaner, Asiate, Kaukasier, Amer. Indianer, Ozeanier), hat man im „Gutmenschen-Germany“ diese vernünftige Vorgehensweise des Gouverneurs Ron de Santis (geb. 1978) in den Medien verschwiegen – wie nahezu alle Erfolge der Masken- und Lockdown-freien „Corona-Politik“ dieses hochintelligenten Harvard-Juristen.

RKI und WHO: Herbeigetestet-gesunde „Covid-19-Fälle“. Die oben erwähnten „Corona-Infektionen“ werden vom *Robert Koch Institut* (RKI), stetig aktualisiert, auf einem „Covid-19-Dashboard“ Online publiziert. Dort ist die folgende „Wichtige Information“ nachlesbar: „In Einklang mit den internationalen Standards der WHO….wertet das RKI alle labordiagnostischen Nachweise von SARS-CoV-2 unabhängig vom Vorhandensein oder der Ausprägung der klinischen Symptomatik als Covid-19-Fälle. Unter Covid-19-Fällen werden somit sowohl akute SARS-CoV-2-Infektionen als auch Covid-19-Erkrankungen zusammengefasst“. Dieser unglaubliche Satz, eingesehen am 22.02.2022, offenbart die politisch-ideologische Grundlage der gesamten „C-Testeritis“: Im Labor werden RT-PCR-Tests durchgeführt und bei pos. Resultat als „Covid-19-Fall“ deklariert, wobei dann offensichtlich die pseudowissenschaftliche Angst-Formel gilt:

„Positiv getestet-gleich-infiziert-gleich-erkrankt“.

Im Klartext: Die WHO gibt dem RKI (und vermutlich weltweit vielen anderen entsprechenden Landesgesundheits-Institutionen) vor, was als „Covid-19-Fall“ zu gelten hat, bzw. das RKI lässt sich von der WHO diesbezüglich „anleiten“.

Schweizer Eidgenossen-Scheininfektionen. Diese weitreichende Schlussfolgerung wird auch durch Informationen aus der Schweiz vollumfänglich belegt. Aus einem Merkblatt des *Bundesamtes für Gesundheit* (BAG) vom 20. Mai 2020 geht die folgende korrekte Info hervor: „Die PCR … ist eine Methode … um in einer Probe vorhandene Nukleinsäuren (RNA oder DNA) in vitro zu vervielfältigen… und nachzuweisen. Der Nachweis der Nukleinsäure gibt jedoch keinen Rückschluss auf das Vorhandensein eines infektiösen Erregers. Die kann nur mittels eines Virusnachweises und einer Vermehrung in der Zellkultur erfolgen“. Dieser *wahre Satz* wurde dann in der BAG-Version, Merkblatt vom 1. September 2020, wie folgt abgeändert: … „sprachlich aktualisiert: PCR-Tests weisen Nukleinsäuren des neuen Coronavirus und damit eine Infektion mit dem Virus nach“. Das ist eine *Falschaussage*, die der entsprechenden *Fehldeutung* (oder Manipulation?) auf der RKI-Webpage entspricht. Ich vermute, dass hier die WHO interferiert hat, um die „C-Pandemie“ in der Schweiz auf Panik-Linie zu bringen. Mit seriöser Wissenschaft hat das nichts zu tun; daher lege ich diesen skandalösen Sachverhalt hier schonungslos offen!

Das Infektionsschutzgesetz definiert erkranke Personen. Ein Blick in das online verfügbare deutsche *Infektionsschutzgesetz* (IfSG 2001/22) offenbart, was Infektionen und kranke Menschen, bzgl. sogenannter „Infektionskrankheiten“, sind. In § 2 des IfSG lesen wir (mit Infos aus dem Kommentar zum IfSG) das Folgende: *Infektion* ist… „die Aufnahme eines Krankheitserregers (vermehrungsfähiges Agens, wie Virus, Bakterium, Pilz, Parasit) und seine nachfolgende Entwicklung oder Vermehrung im menschlichen Organismus, … wobei das vermehrungsfähige Agens beim Menschen eine Infektion oder übertragbare Krankheit verursachen kann“. Auch der Begriff „Kranker“ ist im IfSG definiert: „Erkrankt ist die Person, wenn sie Symptome einer bestimmten übertragbaren Krankheit aufweist, und diese Symptome diagnostisch bestätigt sind“. Die für die Lungenerkrankung „Covid-19“ typischen Symptome (Krankheitszeichen) sind u.a. Fieber, trockener Husten und Atemprobleme, oft verbunden mit Störungen im Geruchs- und Geschmackssinn. Diese Krankheits-Anzeichen sind teilweise ähnlich jener Symptome, wie sie bei der saisonalen Grippe (Influenza) anzutreffen sind.

Grippe als neuartige Corona-Erkrankung? Diese Schlussfolgerung wird auch vom *US-Center for Disease-Control and Prevention* (CDC) vertreten. Nach Drain (2022) gibt es derzeit über 1000 verschiedene SARS-CoV-2-Tests, unterteilt in „Immun-Essays“ und „RT-PCR-Verfahren“. Diese Nachweismethoden sind ausschließlich für Personen mit Covid-19-Krankheitssymptomen bestimmt, können aber auch für Menschen, die mit einer nachweislich lungenkranken Person in Kontakt waren, eingesetzt werden. Für nicht symptomatische (gesunde) bzw. nicht eindeutig an Covid-19-erkrankte Personen werden diese „Corona-Tests“ ausdrücklich *nicht* empfohlen (Drain 2022). Das CDC hat außerdem 2021 darauf hingewiesen, dass die PCR-Tests nicht selten auf Influenza-Viren positiv reagieren, sodass, aufgrund dieser Kreuz-Reaktivität, auch Grippe-Erkrankungen fälschlicherweise als „Corona - Fälle“ fehlgedeutet werden (Blaylock 2021). Das ist vermutlich der Grund, warum die saisonale Grippe 2020-21 in Deutschland und anderswo weitgehend „verschwunden“ war – diese endemische Atemwegserkrankung lief damals wohl unter dem neuen Mode-Namen „Corona". Das ist eine *Vermutung*; widerspruchsfreie, positive Belege, die zwingend schlüssig sind, kann ich diesbezüglich allerdings *nicht* vorlegen.

Test-Manie ohne biowissenschaftliche Grundlage. Bundesweit wurden seit ca. März 2020 bis Mitte 2022 millionenfach an gesunden Personen RT-PCR-Tests bei ct-Werten von über 24 (bis 35) durchgeführt, was aus der Sicht eines sachkundig-rationalen Einsatzes dieser an sich wertvollen „molekularen Kopiermaschine" epidemiologisch sinnlos ist. Mir wurden von „Testlingen", die im Labor nachgefragt hatten, ct-Werte von 28 bis über 30 mitgeteilt. Ursache für diese Test-Manie war vermutlich u.a. die Auslobung einer „Epidemischen Lage von nationaler Tragweite" der damaligen Bundesregierung (März 2020).

Wir müssen von einem *Falsch-Positiv*-Prozentsatz (bezogen auf mögliche, *reale* Corona-Infektionen) von mindestens 70 bis 75 % ausgehen (s. die Studien von Antonelli et al. 2020, Bullard et al. 2020 und Stang et al. 2021). Die große Mehrzahl der PCR-Positiven war entweder Post-Infektiös (überstandene Covid-19 oder Grippe-Erkrankung) oder überhaupt nicht mit den Wuhan-Coronaviren infiziert. Selbst bei einer realen Infektion via Tröpfchen-Übertragung (s. Abb. 3.1) bleiben mindestens 50 % der „Angesteckten" symptomlos, ca. 45% entwickeln leichte Erkältungs-Symptome, und nur ca. 5% werden ernsthaft „Corona-Krank" (u.a. mit Todesfolge). Diese Aussage wird durch zahlreiche unabhängige Datensätze bestätigt (Loyal et al. 2021) und widerlegt die oben zitierte WHO-RKI-Dogmatik. Eine vulnerable, kleine, immungeschwächte 5%-Bevölkerungsgruppe, meist vorerkrankte alte Menschen (über 65 Jahre, fettleibig, Diabetes usw.) sollte gezielt geschützt werden, und das ist eine zentrale Forderung der von mir mitunterzeichneten *Great Barrington Declaration* (s. Kapitel 9).

Plaque-Test als Gold-Standard für Infektionsnachweis. Wie oben dargelegt, ist der RT-PCR-Test, vom RKI auf deren *Webpage* als „Golden Standard zum Nachweis von C.-Infizierten" ausgewiesen, unzuverlässig und fehlerhaft. Sind RT-PCR-Tests somit *völlig nutzlos*, wie immer wieder behauptet wird? Das ist *nicht* der Fall! Bei korrektem Einsatz, d. h professionelle Rachenproben-Abstrich bei einer erkrankten Person, ct-Wert unter 24, dann ein positives Resultat, kann dieser Gen-Test sinnvoll sein, da er in diesem Fall eine relativ hohe SARS-CoV-2-Virenlast *anzeigt*. Zur Überprüfung, ob diese Person real infiziert ist, muss aber ein Zellkultur-Test durchgeführt werden, und das ist ein aufwändiges Verfahren (Abb. 3.3). Kann man im Mikroskop sich auflösende Körperzellen, die Viruspartikel enthalten, beobachten, wie es Almeida und Tyrrell (1967) dargelegt haben (s. z.B. auch Drosten et al. 2003, Ng et al. 2003), so war der Patient mit SARS-CoV-2-Viren *infiziert*. Das bedeutet nicht, dass er auch Krankheitssymptome zeigt, d.h. an der Lungenerkrankung Covid-19 leidet. Als realer *Goldstandard* zum Infektions-Nachweis gilt in der Virologie der seit Anfang der 1960er Jahren zuverlässig funktionierende „Plaque (Flecken)-Test“ (Cooper 1961). Die Autoren Mendoza et al. (2020) haben bereits im Jahr der ersten „C-Welle“ einen derartigen „Flecken-Test“ zum *definitiven* Nachweis von SARS-CoV-2-Infektionen entwickelt, der auf Grundlage von Säuger (Vero-E-6)-Zellkulturen arbeitet.

Ein deprimierendes Fazit. Mit RT-PCR-Tests oder gar den weniger empfindlichen, noch störanfälligeren Antigen-Farbband-Verfahren (s. unten) kann keine Infektion des getesteten Menschen mit dem „vermehrungsfähigen Agens Corona (SARS-CoV-2)-Virus-alle- Varianten-inbegriffen“ nachgewiesen werden; das geht nur unter Einsatz von *Zellkulturen*. Daher hätte das „Wort des C-Jahres 2020 bzw. 2021“ lauten müssen: „Vero-E6-Zellen!!“ (Abb. 3.3). Aus vielen Millionen, zu ca. 70% aussagelosen RT-PCR-Pos.-Werten wurden dann aber „Corona-Infektionen bzw. -Ansteckungen bzw. -Fälle oder gar „*Kranke*!“ herbei-*konstruiert* und fragwürdige „Inzidenzwerte“ berechnet, auf die wir im nächsten Abschnitt zu sprechen kommen werden.

Inzidenz ohne Signifikanz: Wie aus zehn Cent einhundert Euro gemacht werden

Am 26.9.2020 publizierte die *Abendzeitung München* einen Beitrag mit dem Titel „Sieben-Tage-Inzidenz: Warum dieser Wert in Wahrheit gar nicht viel aussagt“. Der Autor berichtete ganz korrekt, dass „aufaddierte Corona-Fälle (Pos. Labor- RT-RCR-Ergebnisse) der letzten 7 Tage pro 100 000 Einwohner“ gesammelt werden. Zitat: „Diese Zahl wird aber nicht in Bezug zu der Anzahl der insgesamt vorgenommenen Tests gesetzt“, sodass fragwürdige Werte entstehen – ein Beispiel:

- Stadt A: 100 000 Einwohner, 20 000 Ew. pro Tag getestet, nach 7 Tagen: 50 pos. Getestete nachgewiesen, d.h. Inzidenzwert gleich 50.
- Stadt B: 100 000 Ew., nur 1000 Ew. pro Tag getestet, nach 7 Tagen: 50 pos. Getestet nachgewiesen, d.h. Inzidenzwert ebenfalls gleich 50.

In Stadt B war aber die Stichprobe nur 1/20 so groß wie in Stadt A, d.h. in B gibt es, bezogen auf die Zahl der Getesteten, 20mal mehr positive „Fälle". Anders gesagt: Je mehr in einer Region getestet wird, desto höhere „7-Tage-Inzidenzwerte" können errechnet und somit „herbeigetestet" werden.

Hagen (2020) offenbart dann noch die folgende Wahrheit: „In Bayern werden, wie im restlichen Deutschland auch, alle Corona-Maßnahmen aufgrund der 7-Tage-Inzidenz getroffen. Sowie zuletzt in München die Maskenpflicht ab 50 erlassen wurde. Ob in München viel oder wenig getestet wurde, das weiß wohl so recht niemand".

Diese Aussage wird durch die folgende Info bestätigt: Am 3.11.2020 richtete ein Bürger die Frage bzgl. „Errechnung Inzidenzwert/Bezug zu Anzahl der Testungen? (#202826) an das RKI. Antwort: „Die 7-Tage-Inzidenz beschreibt die Anzahl der neu auftretenden Fälle je 100000 Einwohner während der letzten 7 Tage. Die Anzahl der durchgeführten Testungen ist nicht Bestandteil der Berechnung" (Quelle: https://fragdenstaat.de/anfrage/errechnung-inzidenz...). Damit wurde die Inzidenz-Kritik von Hagen (2020) offiziell bestätigt.

Aus diesem, durch das RKI bestätigten *Mainstream*-Artikel-2020 geht somit hervor, dass die „7-T-Inzidenz" bestenfalls eine grobe Näherung an die real existierenden „C-Positiven" darstellt, die dann wiederum zu mindestens 70 % nicht akut infiziert sind (Bullard et al. 2020, Stang et al. 2021).

Positiv-Quote. Wie sollte man *wissenschaftlich korrekt* vorgehen? Man müsste eine Positivrate, bezogen auf gleiche Stichprobengrößen, ermitteln, z.B. Zahl der RT-PCR-Plus-Fälle bei ct-Werten von unter 24, bezogen auf 1000 Personen. Diese *Positiv-Quoten,* ermittelt unter definierten Laborbedingungen, würden ein ganz anderes, realistisches Bild ergeben, aber das hat 2021/22 niemanden interessiert; der „wissenschaftliche WHO-Konsens" war wichtiger als die Wahrheit.

Aufklärung und Fakten unerwünscht. Der hier vorgestellte Artikel von Hagen (2020) hatte selbst für die Leser der *Abendzeitung München* offensichtlich keine Wirkung. Es wurde im gleichen *Fehlermodus* weitergemacht, als wäre der Beitrag, wie auch die oben zitierte RKI-Antwort, nie erschienen. So berichtete z.B. die *Abendzeitung München* am 21.2.2022 unter der Überschrift „Sieben-Tage-Inzidenz steigt wieder leicht an" über die damals herbeigetesteten neuesten Zahlen, ohne deren Relevanz zu hinterfragen. Dogmatisch wurden positive RT-PCR-Werte als „Corona-Neuinfektionen" dargestellt, was nachweislich eine Irreführung des Lesers darstellt. Außerdem wurde die „Hospitalisierungsinzidenz" genannt, eine zusätzliche RKI-Kenngröße, die als „Zahl der in Kliniken gekommenen Corona-infizierten Patienten je 100 000 Einwohner, innerhalb der letzten 7 Tage" definiert wurde. Dieser Wert lag damals bei 6,06 – d.h. weniger als ein *Leidender* kam pro Tag unter 0,1 Millionen Einwohnern wegen „Corona" in ein Krankenhaus (oder – schlimmer – kam aus anderen Gründen ins Krankenhaus und wurde dort positiv getestet). Die Kliniken und Intensivstationen Deutschlands waren von Anfang 2020 bis Februar 2022 nie überlastet, das gab sogar der damals agierende „Angst"-Gesundheitsminister K. L. (SPD) zu. Genau diese Behauptung, es würden die „Corona-Leidenden und Corona-Toten" nicht mehr versorgt werden können, war aber die zentrale Panik-Behauptung mit Beginn dieser herbeigetesteten „Pandemie"! (Die im Jahr 2020 üblich gewesenen „R-Werte" sollen nicht weiter diskutiert werden). Belege und Quellen, s. Nyländer (2022).

Zurück zu den herbeigetesteten „Inzidenzen", die in Abbildung 3.4. anhand des Beispiels „aus 10 Cent machen wir 100 Euro" illustriert sind.

Irreführende Zahlenspielereien. Selbst wenn wir die fehlerhaften „7-Tage-Inzidenzwerte" ernst nehmen, ergibt sich noch immer das folgende harmlose Bild: Eine Inzidenz von 100 positiv Getesteten auf 100 000 Einwohner bedeutet, dass eine Person von 1000, oder 0,1 %, „positiv" ist. Anders gesagt: 999, oder 99,9 %, sind dann negativ; bei dem ab Februar 2022 in manchen deutschen Städten als „Horror-Angst-Szenario" verbreiteten Inzidenzwert von etwas über 1000 waren noch immer 99 von 100 Personen negativ getestet (Omicron, s. Kapitel 9). Berücksichtigen wir, dass mindestens 2/3 der „Positiven" nicht infiziert sind, waren dann ca. 99,7 % aller Bürger *nicht* mit SARS-CoV-2-Viren befallen. Es ist somit eine „Wahn-Vorstellung", diese willkürlichen „Inzidenzwerte" mit „Corona-Infektionen" oder gar „C-Krankenzahlen" gleich zu setzen, nach der bereits erwähnten WHO-RKI-Formel

Positiv Getestet-*gleich*-Infiziert-*gleich*-Corona-Krank-*gleich*-Covid-19-Fall!

Dies wurde aber in der „German Angst-Presse" zwei Jahre lang täglich so getan, und der Normalbürger merkte nicht, dass er hinter ein mediales „Corona-Licht" geführt wurde!

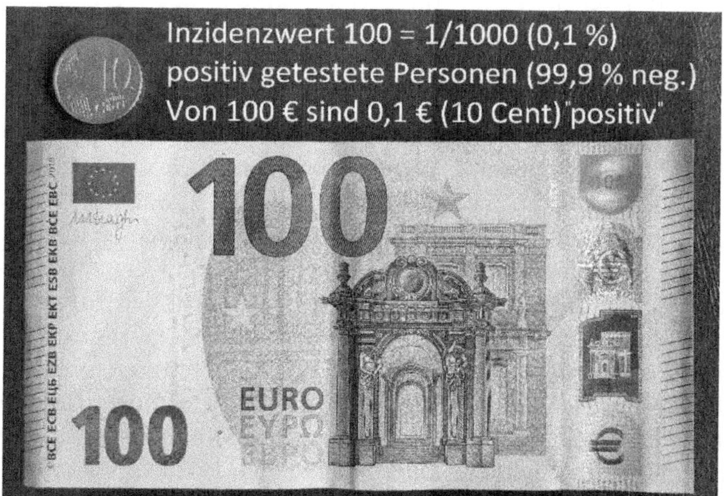

Abb. 3.4: Inzidenz 100 im Vergleich mit den Geldwerten 10 Cent und 100 Euro. Mit der Angabe „7-Tage-Inzidenz pro 100 000 Personen" wurde aus *wenig* (0,1%) *viel* „gemacht" (100). Dieses Beispiel aus der Corona-Gedankenwelt 2021 soll gleichnishaft als wundersame Geld-Vermehrung illustriert werden.

Besonders absurd ist die Tatsache, dass derartige „Inzidenz-Werte" ab beliebig festgesetzten Grenzen zu „politischen Maßnahmen" führten (z.B. München Okt. 2020, ab „Inzidenz-Wert" von 50: Maskenzwang für freie Bürger!). Warum nicht bei 60, 100 oder 250? Demgemäß hat ein Ex-Bundesverteidigungsminister, Staatsrechtler R. Scholz, am 4.3.2020 in der *Bild*-Zeitung wie folgt argumentiert: „Die Inzidenzwerte, ob 100,

35 oder 50, sind im Grunde nichts anderes als Fiktionen und damit im Verhältnis zu den Freiheitsrechten der Bürger blanke Willkür."

Genauso ist es. Mit fehlerhaft-unzuverlässigen RT-PCR-Tests (s. Dorman-Drosten-Kritik in Borger et al. 2020) können, bei willkürlich hohen ct-Werten, beliebig viele positive- und somit-hohe „Infektionszahlen" generiert werden, die dann wieder unter Nicht-Beachtung des Prinzips der Stichprobengrößen-Gleichheit zu *Fake*-Inzidenzen aufgebaut wurden.

Politische Taschenspielertricks und Bundesnotbremse. Daraufhin legten die Politiker in einer „Ministerpräsidentenrunde" fest, ab welchem Phantasie-Wert die Bürger dies und das zu tun haben – im Namen des „Infektionsschutzes". Das hierbei zu berücksichtigende *Infektionsschutzgesetz* (IfSG2001/22), mit klaren Definitionen (Begriffsbestimmungen), was *Infektionen* und *erkrankte Personen* sind, wurde aber weitgehend ignoriert. Die Freiheitsrechte wurden damit zum Großteil ausgehebelt! Leider ist auch ein seit Ende 2021 einberufener „Expertenrat" offensichtlich nicht in der Lage, die hier aufgezeigten Miss-Stände zu korrigieren.

Als besonders eindrucksvolles Beispiel soll die sogenannte „Bundesnotbremse" angesprochen werden. Im April 2021 wurden aufgrund eines „Inzidenzwerts" von 100 und darüber nächtliche Ausgangssperren, Kontaktbeschränkungen und Schulschließungen beschlossen, und diese Grundrechte-Einschränkungen den Bürgern aufgezwungen. Begründung: Die „Corona-Pandemie" solle damit eingedämmt werden. In den Mainstream-Medien wurde die „Siebentage-Inzidenz von Corona-Fällen" als „Ansteckungen binnen 7 Tagen pro 100.000 Einwohner" verkauft, bezogen auf eine bestimmte geographische Region. Die Tatsache, dass es sich hierbei nicht um belegte *Infektionen*, sondern um generierte „Inzidenzen ohne Signifikanz" handelt, wurde verschwiegen. Nachdem gegen diese Grundrechte-Einschränkungen Beschwerden eingelegt wurden, hatte dann im November 2021 das *Bundesverfassungsgericht* diese „Bundesnotbremse-April 2021" als rechtmäßig erklärt.

Rationale Untersuchungen unerwünscht. Es geht mir nicht darum, sinnvolle Maßnahmen zur Eindämmung realer Gefahren für die gesamte Bevölkerung zu kritisieren; diese mögen bei Eintreten wirklicher Seuchen (z.B. Ebola) notwendig und sinnvoll sein. Ich möchte mit der Offenlegung dieser Fakten aber klar machen, dass fiktive Zahlen, wie die „7-Tage-Inzidenz-von 100" (warum nicht 90 oder 150, vielleicht auch 570?) durch naturwissenschaftlich fundierte Messwerte ersetzt werden sollten. So wäre z.B. die Ermittlung einer Positiv-Quote pro 1000 Bewohner, erhoben bei Grippe- oder Covid-19-*symptomatischen Patienten*, bei RT-PCR-ct-Werten von unter 24, sinnvoll. Die schätzungsweise 99% aller Bürger, welche ohne jegliche Atemwegs-Covid-19-Krankheitsanzeichen durch die Gegend wandeln, hätte man ohne Angst- und Panik-Mache ganz einfach in Ruhe lassen können, insbesondere unsere Kinder! Die hier aus Originalquellen zusammengestellten Fakten werden durch einen Fachartikel (*Research Paper*) der Autoren Hirsch et al. (2021) vollumfänglich bestätigt. Kritiker meiner harschen Aussagen mögen diese Quelle studieren und mir mitteilen, an welcher Stelle ich falsch liege.

In den nächsten Abschnitten werde ich die nur noch als *wahnsinnig* zu kennzeichnende Missachtung des Kindes- und Jugendlichen-Wohls im Rahmen sogenannter „Pandemie-Maßnahmen“ darstellen; es ist unfassbar, was „die Politik“ unserem Nachwuchs damals angetan hat!

Maskenteufel in Aktion: Corona-Kasper gefährdet das Kindeswohl

Wir beginnen unsere Reise in das Land des „Corona-Testwahns“ mit einem populären Kinder-Film. Ein am 10. April 2021 auf *YouTube* veröffentlichtes Video mit dem Titel „Dr. Kasperls Coronatest-Anleitung“ hatte bereits damals über 1,1 Millionen Aufrufe erfahren. Naturwissenschaftliche und psychologische Standards wurden in diesem Kurzfilm missachtet, sodass wir hier einen klaren Fall von „Volksverdummung auf Kindergarten-Niveau“ vorliegen haben.

Qualitätseinbruch ohne Verstand. Die „Augsburger Puppenkiste“ steht eigentlich für hochwertige „Kasperl & Seppl“-Kinder-Stories, die auf heranwachsende Sprösslinge beiderlei Geschlechts eine Faszination ausüben. Mit dem am 10.04.2021 vom „Schule in Bayern/Bayerisches Staatsministerium für Unterricht und Kultur“ veröffentlichten Video „Dr. Kasperls Corona-Teststrich-Anleitung“ ist aber leider ein Qualitätseinbruch zu beklagen, den ich wie folgt begründen möchte.

In der Einleitung spricht ein „Coronavirus-Modellmännchen“ den Satz „Ach wie gut, dass niemand weiß, dass ich Coronavirus heiß“. Weiterhin sagt das freilebende Virus-Männchen: „Ich stecke euch alle an, Coronavirus muss frei sein, ich will überall hin“. Der virale Krankmacher wird dann von „Dr. Kasperl“ in einen Käfig gesperrt. In dieser Szene wird ein lebloser Nucleinsäure-Protein-Komplex (ohne Stoffwechsel), der sich zur Vermehrung in einer Wirtszelle „auslebt", als überall präsenter Mini-Bösewicht mit Willen zur Infektion von Menschen präsentiert. Diese Darstellung vermittelt ein völlig falsches Bild von der Natur der Viren, die seit Anbeginn der Evolution existieren und als „willenlose Molekülaggregate" per Zufall auf Wirtsorganismen treffen und diese dann – vor allem bei geschwächtem Immunsystem des Zielorganismus – infizieren können. Schulkinder wären durchaus in der Lage, diesen realen Sachverhalt zu verstehen.

Nasenloch-Tiefbohrung für kleine Kinder. In diesem Zusammenhang sagt „Dr. Kasperl" dann seinen Kindern, dass ohne einen „Viren-Käfig" die Regel gelte „Abstand halten/Maske tragen/Hände waschen – bis alle geimpft sind". Dann sei das Problem gelöst. Bis das so weit ist, gelte aber die Regel „alle testen". In diesen Sätzen wird der für Kinder schädliche „Mund-Nasen-Schutz (Maske)" kritiklos empfohlen. Eine Viren-Schutzwirkung ist aber *nicht* nachgewiesen, wie im nächsten Kapitel dargestellt ist.

Anschließend stellt der Bayerische Kasper die Durchführung eines Corona-Schnelltests vor, mit dem Hinweis, die Tests seien alle ganz ähnlich. Unter „Kasperl-Ärztlicher Aufsicht" darf das Schulkind seine „Maske" ablegen und dann nacheinander mit einem Tupfer „in beiden Nasenlöchern" bohren, und das „bis 2 cm tief"! Bei negativem Testergebnis kann der Schulunterricht beginnen. Ist aber ein Schulkind „positiv" getestet, werden die Eltern benachrichtigt, und das Kind sofort abgeholt – „zur Sicherheit seiner Freunde", denn es könnte „ansteckend" sein. Die Botschaft des „Dr. Kasperl" lautet daraufhin: „Wenn ihr alle getestet seid, können wir uns sicher fühlen." Des Weiteren gilt für die Schulkinder das Kaspel'sche Motto: „Zieht Maske auf – nicht nur im Fasching"!

Schulkinder, die „positiv" getestet sind, müssen somit, als potentielle Gesundheits-Gefährder und „Virenschleudern", aus der Gruppe entfernt und isoliert werden. Jeder Psychologe kann bestätigen, dass Kinder unter einer derartigen Stigmatisierung als mögliche „Coronaviren-Verbreiter" enorm leiden – erwachsenen (illegalen) Zuwanderern muteten unsere Politiker 2020 bis 22 *derart Abartiges* in der Regel nicht zu! Diese „Schulkinder-Absonderungs-Vorschrift" ist als Gefährdung des psychischen Kindeswohls zu bewerten und abzulehnen. Außerdem dürften viele Kinder große Angst bekommen haben bei einem positiven Testergebnis, vielleicht Todesangst, obwohl „Corona" für Kinder weitgehend ungefährlich ist. Unsere oft kinderlosen Politiker haben offenbar Traumvorstellungen davon, was für Nerven Kinder z.B. im Grundschulalter haben.

Beipackzettel sagt etwas anderes. Betrachten wir nachfolgend die biologischen Realitäten. Im *Beipackzettel* des weitverbreiteten „Ritter-Easy Check-SARS-CoV-2 Antigen Rapid Test", in Kurzform „Covid-19 Antigen Nasaltest", finden wir folgende Informationen. Abgebildet ist eine *erwachsene Person*, der das Teststäbchen bis zu 2,0 cm vom Rand des Nasenlochs nach oben in den Kopf gebohrt werden soll (wie vom Bayerischen „Dr. Kasperl" für Kinder, mit kleinen Näschen, empfohlen!). Bei einem Schulkind (z B. Erstklässler) wäre man nach diesem Beipackzettel-Verfahren (nur durchführbar von medizinischem Fachpersonal mit Schutzausrüstung!) wohl bereits so tief vorgedrungen, dass massive körperliche Schäden eintreten können, z. B. Nasenbluten und Schlimmeres. Der genannte Antigen-Schnelltest wurde für Personen, „bei denen ihr Arzt innerhalb der ersten sieben Tage nach auftreten der Symptome Covid-19 vermutet, entwickelt". Als Covid-19-Symptome werden genannt: Fieber, Müdigkeit, trockener Husten, Halsschmerzen, laufende Nase. Außerdem weist die *Firma Ritter* im Beipackzettel auf Folgendes hin: „Positive Ergebnisse schließen eine bakterielle Infektion oder eine Co-Infektion mit anderen Viren nicht aus", und das Vorhandensein klinischer Zeichen und Symptome, die mit Covid-19 übereinstimmen, müssen beachtet werden (siehe Ritter - Easy Check - SARS-CoV-2 Antigen Rapid Test, REF L031-11813F, 2021).

Erwachsenen-Test bei Kindern. Aus diesen Fakten folgt, dass der hier repräsentativ angesprochene Antigen-Nasentest nur bei infizierten/erkrankten Erwachsenen zur Überprüfung spezifischer Coronaviren-Antigene, d.h. Virenbestandteile, bestimmt ist. Es ist eine Missachtung des psychischen sowie des körperlichen Kindeswohls, derartige „erwachsenen-Covid-19-Bestätigungstests", welche zur Diagnostik an erkrankten adulten Personen sinnvoll sind, in Schulen einzusetzen. Außerdem gilt in den Naturwissenschaften die Regel, dass einmalige Tests wertlos sind: Bei positiven Ergebnissen müssen mindestens drei unabhängige Wiederholungen am selben Kind durchgeführt werden, um einen Antigen-Nachweis in der Nasenschleimhautprobe bestätigen zu können. Fällt der Test viermal positiv aus, ist das Ergebnis mit hoher Wahrscheinlichkeit abgesichert!

Arme Kinder im Corona-Land. Nicht nur die voranschreitende „Frühsexualisierung“ unserer unschuldigen Kinder, verbunden mit einer aggressiven Bewerbung der Gender-Irrlehre (Kutschera 2021), sondern auch der „Corona-Kasper“ der *Augsburger Puppenkiste* gefährdet das Kindeswohl. Wie oben dargelegt, werden in diesem Film nutzlos-schädliche Masken und das Impfen mit experimentellen Vakzinen, deren Langzeit-Nebenwirkungen nicht erprobt sind, beworben. Meine Empfehlung Anfang April 2022 lautete daher: Eltern, wehrt Euch und schützt Euren Nachwuchs vor dieser vorsätzlich betriebenen Corona-Hysterie!

Gift-haltige Corona-Selbsttests für symptomlos-gesunde Grundschulkinder

Im letzten Abschnitt wurde über den für medizinisches Fachpersonal vorgesehenen „Ritter-Easy Check-SARS-CoV-2 Antigen-Rapid Test“ berichtet, der vermutlich auch von Schülern (ohne Schutzkleidung) verwendet wurde. Daraufhin (20.4.2021) hatte mir eine Grundschul-Lehrerin in Hessen ein dort u.a. von 7 Jahre alten Erstklässlern verwendetes Test-Kit mit Beipackzettel übersendet, mit Bitte um fachliche Bewertung.

Koreanische Erwachsenen-Schnelltests. Erstaunlicherweise handelte es sich hierbei um das von „SD Biosensor“ in Korea hergestellte Test - Kit „SARS-CoV-2 Rapid Antigen Test, Issue date 08-2020“, das von *Roche Diagnostics*, Mannheim, hierzulande vertrieben wird. Der in schlechtem Englisch verfasste, chaotische Beipackzettel ist, verglichen mit dem deutschsprachigen Ritter-Dokument (s. oben), schwer lesbar, sodass man sich die zentralen Infos zusammensuchen muss. Für Kinder scheint das koreanische Test-Kit 08/2020 nicht vorgesehen zu sein – ebenso wenig wie das Ritter-Produkt. Wir lesen dort von Patienten, die an Covid-19 erkrankt sind – für eben diese Klientel wurde der „koreanische Coronaviren-Schnelltest“ auf den Markt gebracht.

Im Kleingedruckten werden dann „Precautions and Warnings“, d.h. Vorsichtsmaßnahmen und Warnungen, ausgesprochen. Der koreanische Erwachsenen-Schnelltest enthält Komponenten, die nach gewissen EU (CLP)-Regeln auf der Haut allergische Reaktionen hervorrufen können, ernsthafte Augen-Entzündungen bewirken, nicht eingeatmet werden sollten – d.h. das koreanische Test-Kit darf nur mit Schutzkleidung verwendet werden, steht im Info-Material geschrieben.

Besorgniserregende Chemikalien. Danach erfährt der Leser, dass der Test „SVHC-Substanzen“ enthält, d.h. „Substances of Very High Concern“, die z.B. Krebs-erregend sein können. Genannt werden ganz konkret „Octyl/Nonylphenol Ethoxylates“ und somit für Menschen und Tiere giftige Chemikalien. Gut versteckt steht auch noch geschrieben, dass positive Test-Resultate keineswegs die Infektion mit anderen pathogenen Mikroben ausschließen können: Nicht nur „Coronaviren“ werden nachgewiesen, wird dem Leser mitgeteilt (d.h. begrenzte mikrobielle Spezifität).

Kurz gesagt: Ein im August 2020 verpackter koreanischer Coronatest, für erwachsene Covid-19-Patienten konzipiert, hochgiftige Substanzen enthaltend, nur mit Schutzkleidung für medizinisch geschultes Personal entwickelt, wurde damals in verschiedenen Grundschulen von Erstklässlern – in Anwesenheit Erwachsener – im *Selbsttest* verwendet. Das ist eine grobe Missachtung, ja potentielle Gefährdung des Kindeswohls! Ich habe daraufhin die besorgte Grundschul-Lehrerin über diesen Sachverhalt informiert.

Am 21. April 2021 berichtete ein Journalist auf *Welt.de* unter der Überschrift „Giftige Flüssigkeit – Hamburg setzt umstrittene Schnelltests zukünftig nicht mehr in Schulen ein“ über einen analogen Fall. Die Giftstoffe enthaltenden koreanischen „SD Biosensor“-Corona-Schnelltests wurden somit bundesweit vertrieben und scheinen noch immer in Verwendung zu sein. Da sich Kinder mit einem Wattestäbchen in der Nase herumstochern müssen, gilt hier die Frage „Gift im Gesicht?“ ohne Einschränkung.

Um es klar zu sagen – von geschultem Fachpersonal in Kliniken eingesetzt sind diese Tests zur Diagnose von *erwachsenen Patienten* weitgehend unproblematisch, da man hier die Gefährdung der Gesundheit minimieren kann. Es ist mir aber unverständlich, warum Schulleiterinnen, Lehrerinnen und andere Verantwortungsträger im deutschen Bildungswesen offensichtlich nicht in der Lage (oder fachlich kompetent genug) sind, diese Coronatest- Beipackzettel zu lesen und dann sofort – zur Wahrung des Kindeswohls – entsprechend zu handeln.

Deprimierendes Fazit. Unsere Kinder wurden seit Anfang 2020 im Namen sogenannter „Corona-Maßnahmen“ nicht nur zeitweise eingesperrt (Spielplatz-Versiegelungen), mit Kindeswohl-schädigenden

Selbstbegasungs-Masken gequält (s. Kapitel 4), sozial isoliert und psychisch über Angst-Verbreitung drangsaliert. Mit dem Zwang zur Anwendung Gifte-enthaltender Erwachsenen-Coronaviren-Tests – an symptomlosen Kindern! – wurde diese destruktive Agenda immer weitergetrieben!

Sadistischer Test-Wahn: Gefährliche Corona-Schülertests können ruhig wehtun!

Am 1. Mai 2021 berichtete die Neue *Osnabrücker Zeitung* (NOZ) über eine wahre Horrorgeschichte: „Frau … verliert Hirnwasser nach Corona-Testung" lesen wir mit Entsetzen. Biologen und Mediziner wundern sich nicht, dass „Massentests" an sich gesund fühlenden Personen zu derartigen Verletzungen am Schädelbasisknochen führen können. Eine besorgte Mutter hatte das bereits befürchtet.

Von Wiesbaden bis Berlin. Nachdem ich mich am 22. April 2021 öffentlich kritisch über die für Erwachsene, Covid-19-Symptome zeigende Patienten entwickelten Coronaviren-Antigen-Schnelltests geäußert hatte, erhielt ich von einer Berliner Mutter den folgenden Brief:

„Sehr geehrter Professor Kutschera,
ich habe Ihren Artikel „Gifthaltige Corona-Selbsttests für hessische Grundschüler" gelesen. (Anmerkung: Eine Kurzfassung dieses Buchabschnittes ist damals auf meinem Blog in der *Freien Welt* erschienen.) In Berlin haben meine Kinder vom Gymnasium für den Selbsttest zu Hause erhalten:
- SARS-CoV-2 Rapid Antigen Test manufactured by SD Biosensor, Distribution by *Roche*
- das Abstrichtupfer ist von *Miraclean Technology* Co, LTD Shenzen China, vertrieben: von Share Info Consultant Service LLG, Lohweg 83, 40549 Düsseldorf, Miraclean P/N 93050,
- eingetütet. Das Ganze wurde den Schülern in einem grauen großen offensichtlich von Hand zugeklammerten Briefumschlag mitgegeben.

Einen Originalbeipackzettel haben die Eltern nicht erhalten, sondern die Kurzanleitung vom *Berliner Senat* im Anhang beigefügt. Ich habe über einen Elternchat den eigentlichen Beipackzettel bekommen und musste feststellen, dass er nicht für Kinder geeignet ist, sondern für Erwachsenen mit Symptomen, dass Schutzhandschuhe getragen werden müssen usw.

Was in der Schule verwendet wird, kann ich nicht genau sagen, da meine Kinder erst nächste Woche gehen. Ich vermute aber eben diese Tests. Ich bin nur noch geschockt über diese Maßnahmen.... Mit freundlichen Grüßen, U. A.“

In Berliner Schulen werden somit exakt jene koreanische „SD-Biosensor“- Erwachsenen-Antigen-Tests verwendet, die auch in Hessen und anderswo zum Einsatz kommen. Der von der Berliner „Senatsverwaltung für Bildung, Jugend und Familie“ an Eltern verteilte Zettel („Kurzanleitung für den Schnelltest... Für Dich, für uns alle und gegen Corona“) soll im Schul- und Kita-Bereich als Info-Basis dienen. Dort steht das Folgende geschrieben: „Der Tupfer muss 2 cm tief in jedes Nasenloch eingeführt werden“. Bei erwachsenen Covid-19-Patienten, für welche der Test vorgesehen ist, kann das gut gehen. Bei Schülern – z.B. Erstklässler mit kleinen Näschen! – ergibt sich definitiv eine erhebliche Gefahr für die symptomlos gesunden, nicht an Fieber und trockenem Husten leidenden „Pseudo-Patientchen“. Die „koreanische 2 cm-Nasentiefenvorgabe“ ist somit *nicht* an Schulkindern anzuwenden! Bei einem positivem Schnelltest soll eine „Krankmeldung“ erfolgen und ein RT-PCR-Test soll nachgelegt werden. Was ist davon zu halten?

Vierfach getestet und kein klares Ergebnis. Am 13. Nov. 2020 berichtete die *New York Times*, dass der US-Manager E. Musk *vier* Antigen-Schnelltests durchgeführt hatte – seine robuste Männernase hat das gut überstanden. Zwei waren positiv, zwei negativ. Resultat: wohl negativ! Genau so müsste man in der Schule verfahren – bei pos. Ergebnis vier mal pro Kind testen, um verlässliche Aussagen zu erzielen (was in der Praxis nicht möglich ist). Das E. Musk-Experiment reflektierte die Realität bezüglich der „Antigen-Schnelltests“ und deren „Zuverlässigkeit“!

Nachdem ich der Berliner Mutter geantwortet hatte, übersendete sie mir die folgende zweite Mail:

„Sehr geehrter Professor Kutschera,
die Selbsttests gab es nur in der ersten Woche nach den Osterferien, seit dieser Woche, 6.4.2021, werden die Kinder im Land Berlin morgens auf dem Schulhof getestet, d.h. sie müssen sich selber testen vor einem Leh-

rer, dann dürfen sie in das Schulgebäude. Falls sie positiv sind, dann geht es zu einem speziell eingerichteten PCR-Nachtestzentrum.
Meine Tochter war heute das erste Mal in der Schule, um eine Klausur zu schreiben. Bei dem Testen fielen dann solche Sätze von den umherziehenden Lehrerinnen: „Das kann ruhig wehtun." Schutzanzüge tragen die Lehrer auch nicht. Da ich nicht dabei war, kann ich nicht sagen, welche Schnelltest verwendet werden. Aber es sind keine Lolli-Tests und keine Spucktests. Ein Lehrer teilte mir telefonisch mit, dass an Schultagen die ersten beiden Unterrichtsstunden fast vollständig für das Testen verloren gingen. Mit freundlichen Grüßen, U. A."

Wie eingangs dargelegt, berichtete die *NOZ* am 01.05.2021 von einer Teststab-Hirnverletzung einer erwachsenen Frau. Der sadistische Lehrerinnen-Kommentar „Das kann ruhig wehtun." belegt, dass eine reale Gefahr für die zarten Schülern-Näschen besteht, die aber von unseren (oft kinderlosen?) Entscheidungsträgern ignoriert wird.

Corona-Umweltskandal: Testeritis-Müllberge und Grippewelle 2017/18

Abschließend sei erwähnt, dass der Berliner Beipackzettel den Schnelltestern empfiehlt, die verbrauchten Materialien im Hausmüll zu entsorgen. Im original-koreanischen Beipackzettel wird allerdings ganz anders argumentiert: Der Hersteller fordert einen „Biohazard container".
Auf Deutsch gesagt: Die giftigen Chemikalien im Test-Kit erfordern eine Entsorgung als Sondermüll, Stichwort: „Bio-Gefährdung" – für Schulkinder und Umwelt! (Abb. 3.5).

Test-Heft hat ausgedient. Ende 2021 wurden dann die Test-Vorschriften im Grundschulbereich gelockert, sodass zunächst nur noch zweimal wöchentlich von den 7-bis 10-Jährigen *selbst gewonnene* Nasenabstriche immunologisch untersucht werden mussten. Die Test-Hefte mit Lehrer-Eintrag aller Eigen-Versuche unter Verwendung der Schüler-Nasenschleimproben wurden nicht mehr weitergeführt.

Noch im April 2022 wurden den Schulkindern regelmäßig von ihren Lehrern die staatlich erworbenen (offensichtlich übriggebliebenen) Test-Kits zum „Gebrauch zu Hause" mitgegeben. Die Eltern sollten also weiterhin in ihren „Küchenlabors" ihre gesunden Kinder „durchtesten", was wegen der geschürten „Corona-Angst“ vermutlich auch in manchen Fällen geschehen ist. Ich vermute aber, dass viele Eltern diesen von der Schule geschenkten „Biohazart“, d.h. Sondermüll, ganz einfach in den Restmüll geworfen haben.

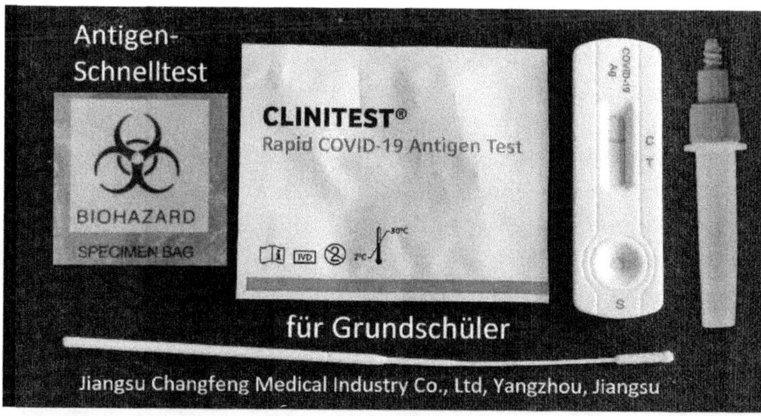

Abb. 3.5: Corona-Wahn 2022 am Beispiel der Verwendung von Erwachsenen-Antigen-Tests für Schüler, im Eigenversuch vorgenommen – ohne Schutzmaßnahmen vor möglichen giftigen Chemikalien. Das in Deutschland verwendete Material wurde aus China importiert, vermutlich per Flugzeug eingeflogen (verantwortungslose Corona-Umweltverschmutzung, s. Abb. 3.6).

In deutschen Schulen hatten sich bis Ende März 2022 gewaltige Berge an Sondermüll angesammelt, die dann über die Schul-Mülltonnen entsorgt worden sind (Abb. 3.6). Als Erforscher und Hüter der letzten noch natürlich gebliebenen Tümpel in Deutschland (und Nord-Kalifornien) tut mir diese gewaltige, sinnlose Umweltsünde in der Seele weh! Auch in der Natur (Parkanlagen, Waldwege usw.) fand man noch Mitte 2022 bergeweise gebrauchte Masken und anderes „Corona-Schutzmaterial“. Eine *wirkliche Umweltpartei* wäre dringend erforderlich, um diesen Skandal anzuprangern und der zunehmenden „Coronaschutz-Vermüllung“ entgegen zu wirken.

Corona- und Influenza-Tests gefordert. In einem umfassenden *Research Article* von Hirsch et al. (2021) wird die hier artikulierte Kritik an den Test-Maßnahmen bei symptomlos gesunden Personen weiterführend begründet. Wer Zweifel an meinen Aussagen hat, möge somit diese mit vielen Quellen versehene Publikation studieren. Die Autoren legen dar, dass mit immer mehr Tests systematisch auch höhere „Inzidenz-Werte“ erzielt werden können. Weiterhin fordern Hirsch et al. (2021) die Etablierung von RT-PCR-Testverfahren, welche Corona-plus-Influenza-Erreger in einer Probe von derselben Person erfassen können. Derartige neue Diagnose-Methoden könnten zur Klärung des Rätsels beitragen, warum seit „Corona-2020 bis 22“ die saisonale Grippe (Influenza) aus den Statistiken und Medien verschwunden ist. Während der fünf Monate „Winter-Frühling 2017/18“ wurden in Deutschland ca. 25 000 Grippe-Tote verzeichnet, für welche sich die Politik damals aber nicht interessiert hat. Man kann berechnen, dass diese *Todesrate* von ca. 5000 „an-der-Influenza-Verstorbenen (pro Monat)“ die 2020 bis Mitte 2022 zu beklagenden ca. 130 000 „an- oder mit-Corona-Toten“ 2020 bis Frühjahr 2022 erreicht bzw. übersteigt. Diese Problematik wird noch vertiefend diskutiert.

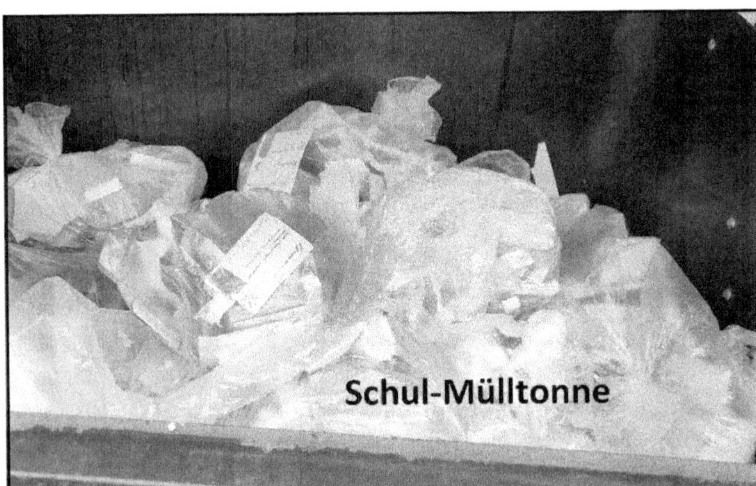

Abb. 3.6: Originalphoto einer Restmüll-Schultonne, gefüllt mit Sondermüll aus der „Coronaviren-Bekämpfungsagenda“, Deutschland/April 2022. Verbrauchte Test-Kits, verseuchte „Mund-Nasen-Schutz-Vorrichtungen“ und andere mikrobiell kontaminierte Materialien, die eigentlich medizinischer Sondermüll sind, wurden, gemeinsam mit anderen unproblematischen Abfällen, z.B. Dosen, sorglos entsorgt (verantwortungslose Corona- Umweltverschmutzung).

Im nächsten Kapitel werden wir dieses Thema fortführen und die *Infection Fatality Rate* (Infektions-Todesrate) vorstellen. Danach wird auf die „Corona-Angst“ eingegangen, die durch das permanente Testen klinisch gesunder Kinder und Erwachsener massiv angestiegen ist.

4. Coronaphobie in einer hysterischen Gesellschaft und Kindergarten-Testwahn 2022 – in Fachzeitschriften!

Obwohl im Frühjahr 2021 von mir (und anderen Biologen) die sinnlos-problematische Test-Manie offengelegt worden war, hatte diese Aufklärungs-Agenda keine Auswirkung. Es ging munter so weiter, unter völliger „Fehlbeurteilung der Realität" (Jaspers 1913, 1973). In diesem Zusammenhang sollte zunächst die Coronaviren-Sterberate, auch Infektions-Todesprozentsatz genannt, vorgestellt werden. Die gut abgesicherten *Infection Fatality Rates* (Infektions-Todeshäufigkeiten, IFR) sind in Abbildung 4.1 dargestellt (Levin et.al. 2020, Ioannidis 2022). Diese Zahlen belegen, dass Kinder ohne Vorerkrankungen so gut wie überhaupt nicht vom Covid-19-Tod betroffen sind: Bei einer Rate von ca. 0,0013% in der Altersklasse Null bis 19 Jahre stirbt statistisch betrachtet ein Individuum von 74 000 *real* mit SARS-CoV-2-Viren *infizierten* Kindern und Jugendlichen. In fast allen diesen bedauerlichen Fällen ist der oder die Heranwachsende gesundheitlich vorbelastet (z.B. Krebs, extreme Fettleibigkeit, Diabetes), sodass wir schlussfolgern können: Für gesunde Kinder und Jugendliche ist eine schwere „Corona-Erkrankung mit Todesfolge" extrem selten; eine saisonale Grippe ist für diese jungen Menschen in der Regel erheblich „tödlicher" als „Corona". Bei über 70 Jahren alten, vorerkrankten Personen steigt das Covid-19-Sterberisiko rapide an und erreicht in dieser Altersklasse den Wert von 2,4% (d.h. Überlebensrate 97,6%), welcher über der durchschnittlichen *Infection Fatality Rate* der saisonalen Grippe liegt (ca. 0,1% bis 0,2%, alle Altersgruppen eingeschlossen). Die durchschnittliche IFR von Covid-19 lag Mitte 2021 bei ca. 0,3% und somit über jener der saisonalen Grippe (zur Harmlos-Variante Omikron-2022, s. Kapitel 9). Die in Kapitel 2 erwähnte Virus-Infektionskrankheit *Masern* ist durch IFR-Werte von 0,2% bis 2,8% gekennzeichnet, je nachdem, ob die betreffende Kindergruppe eine gute oder geringe Grundimmunität ausgebildet hat (Frederick 2019).

Bereits im ersten „Corona-Jahr" hatte ein Psychologe in den Medien vor der permanenten Angstagenda *via* Testen und anderen Maßnahmen gewarnt. Mitte März 2020 wurden RT-PCR-Tests durchgeführt, und ab

Oktober desselben Jahres kamen dann die rasch entwickelten, ungenau arbeitenden „Antigen-Schnelltests“ in Umlauf, die zu unglaublich großen Sondermüll-Bergen geführt haben – all das war das Resultat der stetig voran getriebenen Viren-Panik.

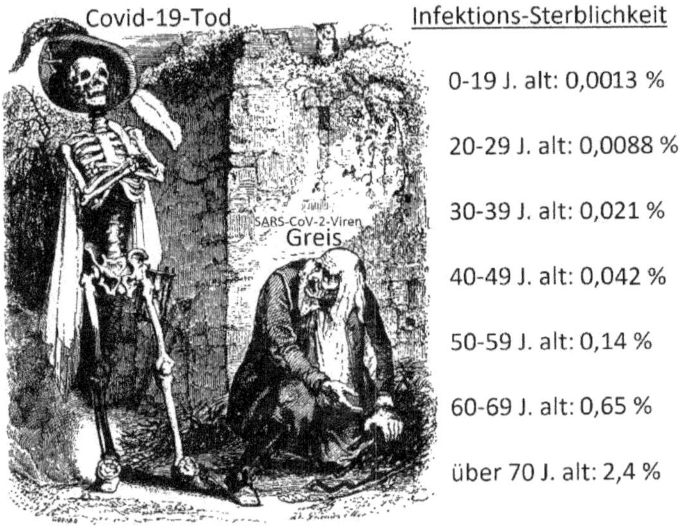

Abb. 4.1: Altersabhängigkeit der Coronainfektions-Todesrate. Veranschaulichung der Tatsache, dass die Wahrscheinlichkeit, mit der ein Kind an Covid-19 stirbt, um mindestens den Faktor 1000 geringer ist als jene, mit welcher über 70 Jahre alte vorerkrankte Menschen (vor allem Männer) dieser aggressiven Lungenerkrankung erliegen. Der historischen Grafik aus dem 19. Jahrhundert wurden die *Infection Fatality Rates* von Axfors und Ioannidis (2022) beigefügt.

In diesem Kapitel sind Fakten zur Corona-Angst („Coronaphobie“), der Test-Manie im Kontext mit dem Einstein'schen Wahn-Begriff und Betrugsfälle in sogenannten „C-Testzentren“ dargestellt. Am Ende des Textes werden ernüchternde Befunde offengelegt, die aber nicht verschwiegen werden dürfen.

Coronaphobie-Skala und Volksgesundheit: Sterblichkeitszahlen unerwünscht!

Im Vorgängerbuch *Strafsache Sexualbiologie* (Kutschera 2021) bin ich ausführlich auf die sogenannte „Homophobie“ eingegangen, ein Begriff, der im Volksmund als „Angst bzw. Abneigung gegenüber gleichgeschlechtlich veranlagten Menschen“ definiert wird. In der Realität existiert diese *Phobie* (Angst- oder Schreckreaktion) gegenüber schwulen Männern bzw. lesbischen Frauen aber überhaupt nicht: Es handelt sich vielmehr um eine emotionale Abneigung gegenüber gewissen erotischen Handlungen dieser Personen, die unter dem Fachbegriff „Disgustophobie“ bekannt ist. Ist es im Lichte dieser Erkenntnis sinnvoll, von einer *Coronaphobie* zu sprechen?

Skala der Corona-Angst. In einem Fachartikel mit dem Titel „Coronavirus Anxiety Scale: A brief mental health screener for Covid-19-related anxiety (Coronavirus-Angstskala: Ein kurzer Psychogesundheits-Untersucher für Covid-19-bezogene Angstzustände)“ listete der US-Psychologie-Professor Sherman Lee (2020) negative „Corona-Symptome“ auf, die auch unter dem Schlagwort „Coronaphobie“ bekannt sind. Diese insbesondere durch mediale und politische Hysterie-Verbreitung geschürte, irrationale *Viren-Angst* kann durch fünf Symptome charakterisiert werden: „Erschöpfung wegen Dauerstress, Schlafstörungen, Bewegungs-Unlust, Appetitverlust, Magenprobleme“, wodurch dann Panikattacken und Angst-Zustände hervorgebracht werden können. Eine Skala der Corona-Angst (CAS-Score) von „hoch“ bis „gering“ wurde erstellt und als Grundlage verschiedener Bevölkerungs-Analysen verwendet (Lee 2020, Aten 2020). Wir werden am Ende des Kapitels auf diese CAS-Skala zurückkommen und Beispiele anführen, die für Vertreter der „Gleichheits-Ideologie“ überraschend-unerwartet sind.

Diese von außen (d.h. Politik, Mainstream-Medien) geschürte Coronaphobie darf nicht mit der natürlichen, evolutionär herausgebildeten Angst vor Krankheitserregern (und Unfällen) verwechselt werden. Genau diese instinktive Abneigung gegenüber „möglicherweise krankmachendem Schmutz“ (bzw. einer Unfallgefahr) liegt der oben erwähnten „Disgustophobie“ zugrunde (Kutschera 2021). Ein Grund der grassierenden *Coronaphobie* sehe ich in der Umdeutung des „Gesundseins“. Bis zum Jahr 2020 wusste jede psychisch einigermaßen stabile Person, was „Gesundheit“ bedeutet, d.h. das körperlich-geistige Wohlbefinden in Abwesenheit von Krankheitssymptomen. Ab März 2020 wurde das nach der Einführung fragwürdiger „Corona-Tests“ mit hoher Falsch-Positivquote und keinerlei Aussagekraft bezüglich einer *Infektion* anders (s. Kapitel 2, 3 und 7).

Gesunde zu mutmaßlich ansteckend-Kranken umdefiniert. Man muss sich das verhaltensbiologisch vorstellen: Alle Menschen, jung, alt, auch wenn sie sich gesund und wohl fühlen, wurden als „potentiell Corona-positiv-*gleich*-infiziert-*gleich*-krank“ betrachtet, nach dem irrsinnigen Motto: „Beweise mir per Test, dass Du wirklich gesund bist“. Eine Gesellschaft, die bei über 99,9%tigem „Corona-Gesundenstand“, ohne dass eine Übersterblichkeit belegt wäre, derart agiert, ist nicht als vital-normal, sondern als *hysterisch* bzw. *krank* zu bewerten. Anders formuliert: Ein mentales Angst-Virus wurde in die Köpfe des Volkes gepflanzt, mit dem möglichen Ziel, die somit weitgehend gleichgeschaltete Population *im Griff* zu behalten. Durch Angst-Propaganda herbeigeführte *Ausnahmezustände* waren immer ein optimales Herrschaftsinstrument, das lehrt uns die Geschichte der Menschheit. Meine „3-G-Regel“ lautet: „Ich bin Ganz-und-Gar-Gesund!“

Die Auswüchse dieses Test-Wahns nach dem Leidspruch „Das Virus bekämpfen – Zero Covid“ sind in den nächsten Abschnitten dargestellt, wobei ich die schwächsten Mitglieder unserer Gesellschaft, d.h. Kindergarten-Kinder, in den Vordergrund stellen werde. Zunächst soll noch eine Ergänzung zu den eingangs beschriebenen *Infection Fatality Rates* vorgestellt werden.

WHO gibt zu: Corona gleich Grippe. Die in Abbildung 4.1 reproduzierten Infektions-Sterberaten bei Covid-19-Erkrankungen wurden einer Vorab-Veröffentlichung (Preprint-23.12.2021) der Autoren Axfors und Ioannidis (2022) entnommen. In der finalen, bei Springer-Nature publizierten Fassung (*European Journal of Epidemiology*) wurden diese Daten erstaunlicherweise *weggelassen*. Nachdem ich im April 2022 die Erstautorin, Frau Dr. Catherine Axfors (Stanford University) angeschrieben hatte, teilte sie mir mit, dass die Gutachter diese Resultate, d.h. den Befund, dass junge Menschen kaum von „Corona“ gefährdet sind, streichen wollten. Als Kompromiss wurden diese unerwünschten Forschungsergebnisse dann, gut versteckt, in einem Online-Anhang zur Springer-Nature-Publikation untergebracht. Auch die Tatsache, dass die WHO Anfang Oktober 2020 versehentlich zugab, dass Covid-19, mit einer *damaligen* globalen Infektionssterblichkeit von etwa 0,14% (gemittelt von Jung bis Alt) kaum gefährlicher ist als eine saisonale Grippe (Knightly 2020), wurde in den Mainstream-Medien weitgehend unterschlagen. Derselbe Wert (0,14% Sterblichkeit, bezogen auf real infizierte Personen aller Altersgruppen) kam dann Anfang April 2022 im Kontext mit der relativ harmlosen „Omikron-Variante" in die Mainstream-Medien, begleitet mit dem Verweis, dass noch immer viele Menschen „im Zusammenhang mit Corona" sterben würden; die Mehrzahl sei über 80 Jahre alt. Diese Problematik wird in den nächsten Kapiteln aufgegriffen und vertiefend diskutiert. Vor diesem Fakten-Hintergrund einer realen „Corona-Angst-Pandemie" sollen nachfolgend Berichte aus der realen Welt der *Testlinge* und der *Testenden* vorgestellt werden.

Kita-Corona-Testspielereien in bundesdeutschen Kindergärten

Nicht nur an Schulen, auch in Kindergärten („Kitas") wurden noch Anfang März 2022 „Corona-Schnelltests" an Eltern verteilt, mit der Auflage, die Kleinen auf „Covid-19" durchzuchecken. Diese Tests waren aber für Covid-19- Patienten ab 18 Jahren vorgesehen. Kinder werden mit Erwachsenen gleichgesetzt und Unmengen problematischer Bio-Sondermüll produziert.

Am 1. Februar 2022 kontaktierte mich diesbezüglich eine besorgte Mutter einer deutschen Kleinstadt, deren Kinder, Altersgruppe vier bis sechs Jahre, in einer staatlichen Kindertagesstätte (Kita) untergebracht waren. Dort wurde nach Auskunft einer Erzieherin ein „Covid-Fall" entdeckt, und danach herrschte in dieser Einrichtung höchste Alarmstufe. Ab sofort müssen die Eltern zu Hause ihre Kleinen mit einem vom Kita-Personal bereitgestellten „Antigen-Schnelltest" untersuchen, und nur bei negativem Resultat war ein weiterer Besuch in der Tagesstätte erlaubt. Die entsetzte Mutter hatte versucht, die komplexen Inhalte des Beipackzettels zum geschenkten Kindergarten-„Covid-19-Antigen-Test" zu verstehen, aber das war ihr kaum möglich. Ich habe von ihr ein „Testkit"-2022 erhalten, denselben im *Eigenversuch* ausprobiert und die „Betriebsanleitung" studiert (Clinitest, Rapid Covid-19 Antigen Test, Yangzhou, Jiangsu, China).

Der „kinderlose" Paul Ehrlich. Vorab die folgende Info: Am 12.1.2022 hatte das Paul-Ehrlich-Institut (PEI) eine „Vergleichende Evaluierung der Sensitivität von SARS-CoV-2-Antigenschnelltests" publiziert (Online verfügbar). Dort sind 200 „geeignete" und 46 „ungeeignete" Schnelltests beschrieben, die Mehrzahl davon hergestellt in China. Das sei aber nur ein Ausschnitt des Angebots-Spektrums, erfahren wir aus dem PEI-Text.

Daraus folgt, dass sich seit Mitte 2020 ein weltweites *Mega-Test-Business* entwickelt hat, mit China als führendem Export-Weltmeister. Ein erheblicher Teil der angebotenen „Antikörper-Schnelltests" ist unbrauchbar, wie das PEI mitteilt. Die betreffenden PEI-Untersuchungen wurden mit „Abstrichen aus dem Nasen- und Mundbereich" durchgeführt, offensichtlich gewonnen von erwachsenen Personen. Kinder werden im PEI-Artikel nicht erwähnt, sodass wir schlussfolgern müssen: Die Tests sind weder Schüler- noch Kita-geeignet!

Antigen-Erwachsenentests für Kita-Kinder. Ein Studium des extrem klein gedruckten Beipackzettels zum oben erwähnten Eltern-Kinder-„Covid-19 Antigen-Schnelltest-Kit (Speichelprobe, d.h. Salvia)" zeigt, dass diese Vorrichtung „zur in vitro-Diagnostik", angeblich für den Heim- und Selbst-Verbrauch konzipiert, nur für Erwachsene zugelassen ist. Zitat: „... für den Nachweis von SARS-CoV-2-Nucleokapsid-Antigenen in Speichelabstrichen von Personen, bei denen Covid-19-Symptome vermutet werden ... ab einem Alter von 18 Jahren", so steht es im Begleitschreiben für die Eltern.

Kinder ohne Vorerkrankungen, z.B. Krebs, Diabetes oder extreme Fettleibigkeit, erkranken so gut wie nie an der viralen Lungenentzündung „Covid-19". Die Wahrscheinlichkeit, dass ein gesundes Kind daran ernsthaft schwer leidet bzw. sogar stirbt, ist, wie oben erwähnt, geringer als ein Verkehrsunfall-Tod (Abb.4.1; Axfors und Ioannidis 2022; weitere Details, s. Kapitel 8 und 10). Unabhängig davon sind diese „Antigen-Schnelltests", wie bereits gesagt, für *Patienten über 18 Jahren* gedacht, die entweder bereits Symptome zeigen oder einen Ausbruch derselben vermuten.

Testen im Heim-Chemielabor. Die besorgte Mutter war auch sehr verwundert darüber, dass die Kita-Dame, gemeinsam mit dem ausgehändigten Diagnostik-Kit für erwachsene Personen („bitte damit die Kleinen zweimal wöchentlich zu Hause testen"), verschließbare Sondermüll-Beutel austeilte. Auf diesen Plastiktütchen steht geschrieben „Biohazard-Specimen Bag", und darüber ist ein gelbes Zeichen, d.h. ein Gefahrensymbol, abgedruckt. „Was soll denn das bedeuten?" fragte mich die

Mutter, die keine Ausbildung im biomedizinisch-chemischen Fachbereich vorweisen kann.

Im Original-Beipackzettel wird nirgendwo beschrieben, welche Chemikalien die wässrige Flüssigkeit, die als „Sample Lysis Buffer“ zur Speichelproben-Aufbereitung mitgegeben wird, enthält. Ebenso wird verschwiegen, wo die Eltern einen Labor-Reagenzglasständer hernehmen sollen, wo sie den Test durchführen können (im Heim-Chemielabor?), ob Schutzhandschuhe getragen werden müssen, möglicherweise auch eine Schutzbrille?

Bio-Gefährdungsmaterial in der Restmüll-Tonne. Eine umständliche, langwierige Suche im Internet ergab dann das, was die „Biohazard“-Warnung auf den mitausgeteilten Plastikbeuteln versprach. Es handelt sich vermutlich teilweise um gesundheitsgefährdende Substanzen, die eine allergische Hautreaktion verursachen können, bei Augenkontakt von einem Arzt entfernt werden sollten und für das Leben der Tiere in Gewässern lang andauernde negative Folgen mit sich bringen – liest man bei verschiedenen Testkit-Herstellern bezüglich des „Lysis Sample Buffers“. Dieser „Safety data sheet“ ist gut versteckt im Hersteller-Info zu finden und nur für Biologen, Chemiker u.ä. voll verständlich. Der nach dem Testen generierte toxische Bio-Sondermüll soll dann von den Eltern vorsichtig in den Giftmüll-Beutel geschoben und fachmännisch entsorgt werden – so sieht es die Biogefährdungs-Richtlinie vor. Wer nimmt den Eltern diese zweimal wöchentlich produzierten Biohazard-Müllbeutelchen ab?

Der Hersteller der für Kitas gedachten „Kits“ empfiehlt, den gesundheits- und umweltschädlichen Bio-Sondermüll ganz einfach in die häusliche Restmülltonne zu werfen (!) – s. den analogen Fall einer Vermüllung der Rest-Mülltonnen in deutschen Schulen, dargestellt in Kapitel 3.

Schutzlose Klassenzimmer-Chemikalien-Panscherei – ohne Händewaschen

Per Zufall konnte ich erfahren, was damals in den *Grundschulen* bezüglich des Test-Wahns wirklich los war. Diese Erkenntnisse sind nachfolgend, in Ergänzung zu dem in Kapitel 3 Gesagten, dargelegt.

Wäscheklammer statt Laborständer. Wie gehen Erstklässler mit diesen Problemen um? Die oben erwähnte Mutter erzählte mir, ein 7

Jahre alter Junge aus ihrer Nachbarschaft, mit „Schutzmaske“ versehen eine Grundschule besuchend, müsse sich täglich einmal im Klassenzimmer selbst testen. Die Lehrerin würde dann die Resultate in sein „Testheft“ eintragen, das er immer dabei haben müsse. Dieser geplagte Junge berichtete noch Anfang März 2022, dass (anstelle ordentlicher Laborständer) Wäscheklammern benutzt werden, um die Röhrchen mit dem „Sample Lysis Buffer“ aufrecht zu stellen. Dann muss vom Kind selbst ein Plastikstab-Tupfer in die eigene Nase gesteckt, der Schleim im „Lysis Buffer“ aufgelöst, die Probe in die Kassette geschüttet und gewartet werden – alles ohne Handschuhe und ohne Schutzbrille! Händewaschen nach dem Chemie-Experiment im Klassenraum? Fehlanzeige! Entsorgung des Biohaza-Sondermülls? Das wird alles in den Restmüll gegeben, wo auch Cola-Dosen usw. eingeworfen werden, wurde von diesem siebenjährigen Grundschüler berichtet (s. Abbildung 3.6, S. 104).

In über 99,99% aller Fälle sind diese Tests bei Kindern negativ (s. unten). Seltene falschpositive Resultate müssen, als sogenannter Covid-19-„Fall“, gemeldet werden und haben massive negative Konsequenzen für das verunsicherte „Corona-Kind“. Dieses Opfer des „Corona-Erwachsenenwahns“ wird in massive „Krönchenviren“-Panik versetzt, oder, in der Fachsprache des Psychologen, dem unschuldigen Kind wird eine „Coronaphobie“ aufgenötigt, die ohne rationale Grundlage verhängt wird (s. Sterberate bei Kindern, Abb. 4.1).

Selbstversuch ohne Laboreinrichtung. Ich habe dieses Klassenzimmer-Experiment unter Verbrauch eines von der besorgten Mutter ausgeliehenen Antigen-Schnelltest-Kits im Privatlabor ausprobiert und kann hier das Folgende berichten: Wäscheklammern können keinen soliden Labor-Reagenzglasständer ersetzen, das Röhrchen mit dem gesundheitsgefährdenden „Lysis Sample Buffer“ kann leicht umfallen, und dann fließt diese problematische Flüssigkeit über den Tisch. Ich vermute, dass das auch im Klassenzimmer immer wieder passiert, kann das aber nicht beweisen. Es bleibt nach diesem Eigenversuch (Resultat bei mir – negativ) eine Menge chemisch-biologisch kontaminierter Plastik-Sondermüll übrig, und der gefüllte Biohazard-Beutel liegt jetzt bei mir herum. Wohin damit, ohne direkten Kontakt zu einem Chemie-Labor? Den Stadtreinigern, früher „Müllabfuhr-Männer“ genannt, möchte ich diesen Sondermüll nicht zumuten, obwohl diese sorglose Entsorgungsart offensichtlich erlaubt ist. Bedenken wir, dass hunderttausende Schüler und Eltern von Kita-Kindern diese nutzlosen Tests täglich oder zweimal wöchentlich durchführen mussten, so wird deutlich, welche umwelt- und gesundheitsgefährdende Berge an bio-chemischem Sondermüll damals generiert worden sind.

Wie bereits in Kapitel 3 gesagt: Gäbe es in Deutschland eine *Umweltpartei*, wäre das ein Skandal. Die sogenannten *Grünen* kümmern sich aber lieber um die Verbreitung der Kinder-feindlichen Gender-Ideologie inklusive Frühsexualisierung als um den Erhalt unserer Gewässer, Wälder und Felder. Zu den Gefahren für Eltern und Klein- bzw. Grundschulkindern beim „Corona-Testen" mit dem „Sample Lysis Buffer", wie auch den biologisch verunreinigten Nasenschleim-Proben, siehe das „Gift-Gutachten" des Toxikologen Hockertz (2022).

Die oben erwähnte Mutter war über meine Aufklärung entsetzt und konnte das kaum glauben, aber ich habe ihr nur nüchterne Fakten mitgeteilt. Gesunde, immunologisch als Covid-19-resistent zu klassifizierende Kinder wurden hier offensichtlich als „Versuchskarnickel" für sinnlose, ihre Gesundheit gefährdende Eigenkörper-„Corona-Experimente" missbraucht; das ist nicht akzeptabel und eine Komponente des von mir diagnostizierten „Corona-Wahns".

Einstein'scher Wahnsinn in Aktion: Wiederholungs-Zwang bei negativem Resultat

In Kapitel 3 wurde der auf Karl Jaspers zurückgehende *Wahn-Begriff* eingeführt und den dortigen Analysen zugrunde gelegt („Fehlbeurteilung der Realität"). In diesen weiterführenden Betrachtungen soll die wohl eher ironisch verstandene Wahn-Charakterisierung des Physikers Albert Einstein (1879–1955) vorgestellt werden. Einstein war ein Exzentriker, der, wie E.T.A. Hoffmann, das Macht- und Geld-Streben der Durchschnittsbürger ablehnte. Er war nahezu vollständig auf seine innere Berufung, in seinem Falle der theoretischen Physik, fixiert. Da Einstein auch als *Friedensaktivist* hervorgetreten ist, wurde er zu Lebzeiten ein berühmter Mann. Im Februar 2022 hätte Einstein, würde er noch leben, sicher ganz massiv und logisch-rational gegen den Krieg des russischen Militärs gegen die Bürger der Ukraine protestiert und auch die noch damals vorgeschriebene Kindergarten- und Grundschul-*Testeritis* zurückgewiesen.

In gewisser Weise verkörpert Einstein noch heute den „Crazy Scientist", dessen Ansehen aber inzwischen massiv gelitten hat (Abb. 4.2). Ein eigensinniger *Querdenker* wie Einstein würde heute ausgegrenzt und diffamiert werden – selbsternannte „Faktenchecker" hätten den Princeton-Professor sofort in die Schranken des Mainstreams verwiesen! Da Einstein, neben seiner Arbeit als theoretischer Physiker, auch (nachts) die Geige spielte, müssen wir ihm ein hohes Maß an *allgemeiner* Genialität zubilligen. In der Kategorie originell-wissenschaftlich produktiver Männer, wie Jan Swammerdam, Antony van Leeuvenhoek, Louis Pasteur, Robert Koch oder Charles Darwin ist er bestens aufgehoben!

Das folgende Zitat, das Einstein zugeschrieben wird, ist in unserem Zusammenhang relevant: „Die Definition von Wahnsinn: Das Gleiche immer und immer wieder tun und ein anderes Ergebnis erwarten." Am Beispiel des Test-Wahns soll diese angeblich auf Einstein zurückführbare Begriffsbestimmung verdeutlicht werden.

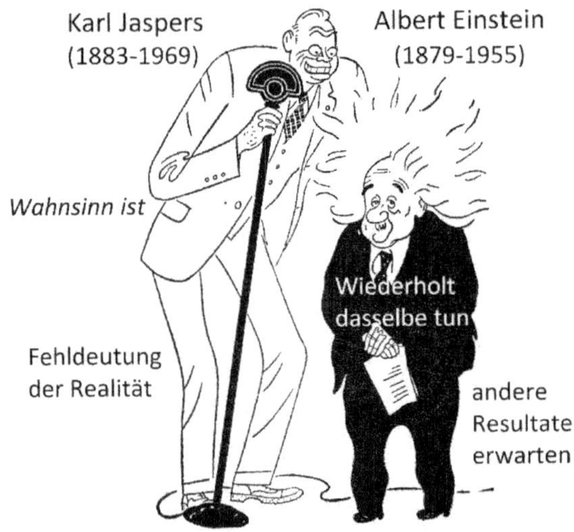

Abb. 4.2: Karikatur der Weltklasse-Professoren Karl Jaspers und Albert Einstein. Der Psychiater/Philosoph war, wie der Physiker/Friedensaktivist, zu Lebzeiten aufgrund seines Fachwissens in der Gesellschaft hoch anerkannt. Heute würden Jaspers und Einstein, denen jeweils eine „Wahn-Definition" zugeschrieben wird, als unerwünschte *Querdenker* diffamiert werden, mit möglichen negativen Konsequenzen für ihrer Berufstätigkeit (nach einer Karikatur aus den 1940er Jahren).

Umweltschädliche Kinder-Testeritis trotz negativer Befunde. Im Vorgängertitel *Strafsache Sexualbiologie* bin ich ausführlich auf den systematischen Kindesmissbrauch im Namen der „Corona-Problematik" eingegangen (s. Abschnitte zu den Lockdown-Bewertungen eines „Kindheitswissenschaftlers", Kutschera 2021). Nachfolgend sollen die oben exemplarisch vorgestellten Beobachtungen zur Test-Manie vertiefend begründet werden.

Am 5. November 2020 berichtete *Die Zeit* unter der Schlagzeile „Nur zwei Infektionen – bei Erzieherinnen", dass sich „von 800 Kindern, die hessische Forscher wochenlang untersuchten, keines mit SARS-CoV-2 angesteckt" habe. Es hätte aber „2 Infektionen" bei den Kindergärtnerinnen gegeben. Untersucht wurden über 12 Wochen hinweg 825 Kinder und 372 Erwachsene aus 50 repräsentativen Kitas, wobei Wangenabstriche gewonnen und „untersucht wurden" (RT-PCR oder Antigen-Test?). Die zwei positiven Resultate wurden als „Infektion" betrachtet, was unsinnig ist (s. Kapitel 3). Dieser klare Befund, d.h. gesunde Kinder sind gegen „Corona-Viren" resistent, hatte aber keinerlei Konsequenzen.

Nach dem Einstein'schen Wahnkriterium wurde hirnlos weitergetestet. Am 25.5.2021 berichtete die *Apotheken-Rundschau*, dass 40% bis 50% aller Antigen-Schnelltests falsch positive Resultate liefern, und die *Ärzte-Zeitung* legte am 4.7.2021 nach: Im Mai wären über 50% aller Pos.-Antigen-Getesteten falsch positiv, im Juni sogar 80% der betreffenden Personen, denen ein Nasenabstrich zugemutet wurde. Diese Zahlen sind unter der irrigen Annahme verbreitet worden, der nachgeschaltete RT-PCR-Test würde mit 100%-tiger Sicherheit arbeiten, was widerlegt ist (ct-Werte werden verschwiegen und liegen oft bei über 30, sodass *Datenschrott* generiert wird, s. Kapitel 3). Auf dieser „Grundlage" ging es munter weiter. Am 5.7.2021 berichtete *Zeit Online* über Resultate aus dem „Schnelltest-Zentrum Hamburg". Dort wurden in Schulen 753 000 Antigen-Schnelltests durchgeführt. Davon waren 218 positiv (ca. 0,03%), 44 wurden via RT-PCR „bestätigt". Daraus folgt: rund 80% der „Antigen-Schnelltests" waren in dieser Gruppe falsch-positiv, sofern man den RT-PCR-Analysen vertraut.

Doch damit nicht genug: Am 17.11.2021 berichtete *FNP.de*, dass in Hessen wöchentlich ca. 1,5 Millionen Antigen-Schüler-Schnelltests durchgeführt werden. Davon sind etwa 1200 positiv, was einer Quote von ca. 0,06% entspricht. Am 25.1.2022 berichtete dann die *HNA* über den Schulbeginn in Kassel und Umgebung. Von 55 000 Schüler-Schnelltests waren 19 positiv, das sind ca. 0,03% (d.h. 99,97% negativ).

Persönlicher Kommentar. Einfach irre, dass niemand merkte oder wahrhaben wollte, dass diese Kinder-*Testeritis* sinnlos ist! Obwohl die Bundesregierung beschlossen hatte, am 20. März 2022, dem geplanten „Corona-Freedom Day", die Test-Manie vorerst einzustellen, hatten einige Bundesländer (u.a. Hessen) beschlossen, wegen der „hohen Inzidenzen" von ca. 1000 (d.h. real über 99% negativ) bis zum 4. April zu testen. Im Herbst ging es munter weiter. Den Schülern (und Kita-Kindern?) wurde noch Anfang September 2022 (Schulbeginn) über ausgeteilte Test-Kits unsinnige „Coronaphobie-Lektionen" erteilt (Masken in Bussen und „Corona-Impfungen" eingeschlossen).

Wie kommen die erwähnten „Falsch-Positiven"-Resultate zustande? Eine Antwort darauf lieferte das in Freiburg i. Br. editierte *Laborjournal* – ein Mainstream-Medium mit alternativem Touch, man gibt sich dort locker-lustig; das LJ ist aber völlig unkritisch auf Regierungs-Linie getrimmt.

Der Orangensaft-Effekt – positiv getestet wegen saurer Nasenschleimhaut?

Am 21. Dezember 2020 behauptete „Correctiv/Faktencheck", es gäbe keine Belege dafür, dass ein Corona-Schnelltest positiv auf Fruchtsaft reagieren kann. In der Fachzeitschrift *Laborjournal* (5/2021) wurde aber dargelegt, dass diese „Orangen-Wirkung" auf SARS-CoV-2-Antigen-Analysen sehr wohl nachgewiesen ist. In burschikosem Stil lesen wir das Folgende.

Gesichtsmaske als Atembremse. Zitat: „Schon Mitte Mai 2020 kamen die ersten Selbsttests in unsere Redaktion. Seither popeln wir uns alle 2 bis 3 Tage selbstständig und völlig ungehemmt in der Nase. ‚Ich bin negativ!', ruft's dann irgendwann aus einer Ecke des Büros. ‚Ich auch!',schallt's aus einer anderen Ecke zurück. Solchermaßen kollektiv beruhigt setzen wir die Masken ab und beginnen – jetzt endlich ausreichend mit Sauerstoff versorgt – zu arbeiten."

Diese Zeilen aus dem „LJ-5/21" belegen, dass die Redaktionsmitglieder freimütig zugeben, dass Gesichtsmasken die O_2-Versorgung des atmenden Menschen behindern. Den Effekt der Rückatmung von ausgehauchtem Kohlendioxid (CO_2) mit negativen gesundheitlichen Folgen für den Organismus (Ansäuerung des Bluts usw.) erwähnen sie nicht. Bedenken wir nun, dass Kinder eine etwa doppelt so hohe Grundstoffwechsel-Rate besitzen, verglichen mit Erwachsenen (bezogen auf die jeweilige Körpermasse), so wird deutlich, was damals unserem Nachwuchs angetan wurde: Unsere Kinder wurden genötigt, wider der Natur des Menschen ihr Gesichtchen zu verhüllen, und man nahm ihnen hierbei auch noch buchstäblich „die Luft zum Atmen weg!“ Und das in der Schule auch bei negativem Schnelltest! Diese „Maulkorb- Problematik“ wird in Kapitel 5 vertiefend dargestellt.

Zurück in die LJ-Redaktion. Zitat: „Neulich dann der Schock: ‚Ich bin positiv!‘ Verdammt! Schnell setzen alle die Maske wieder auf. Warst Du auf einer Corona-Party, oder was? – Quatsch, ich war die letzten Tage nur zu hause. Und natürlich hier. Aber vor allem bin ich doch geimpft!“ Ein zweiter SARS-CoV-2-Antigen-Schnelltest wurde an diesem Geimpften durchgeführt, und dieser war wieder positiv! Originalzitat: „Ich gehe jetzt mal wohl besser zum Arzt und lasse einen PCR-Test machen.... Am Nachmittag endlich der Rundruf: Der PCR-Test war negativ. Aufatmen, weiterarbeiten. Entwarnung verbreiten. Was bleibt, sind Zweifel an der Zuverlässigkeit der Selbsttests. Skurril: Der Arzt mit dem PCR-Test meinte, es käme hin und wieder vor, dass er Patienten mit positivem Schnelltest habe, die zuvor Orangensaft getrunken hätten – der PCR-Test sei dann aber negativ. Und tatsächlich hatte auch unser Kollege ...eine Orange gefrühstückt.... Und wie kommt der Orangensaft in die Nasenschleimhaut? Die Nase isst mit? Statistisch gesichert sind solche Beobachtungen natürlich nicht. Allgemeines Rätselraten in der Redaktion“.

Orangensaft ist sauer. Wie ist der hier dokumentierte positive Orangensaft-Effekt auf den SARS-CoV-2-Antigen-Test eines geimpften Erwachsenen zu erklären? Fruchtsäfte sind wegen der Säuren im wässrigen Substanzgemisch durch niedrige pH-Werte gekennzeichnet. Durch Säureaufnahme, möglicherweise über die Atemaktivität in die Nasenschleimhaut gelangt, kann theoretisch ein Antigen-Test zu einer artifiziellen positiven Farb-Reaktion gebracht werden. Diese Hypothese wurde experimentell bestätigt, wobei allerdings *verschiedene* Fruchtsäfte und andere vor dem Testen konsumierte *Lebensmittel* als Störfaktoren der Farbreaktion auf vermeintlich vorhandene „SARS-CoV-2-Viren“ im Nasen- oder Mundabstrich identifiziert werden konnten (virale Kontamination des Abstrichs, s. ABC Radio Perth, 17. March 2022: Rapid antigen tests). Ich halte den pH-Effekt für eine solide Erklärung für das Phänomen, dass Orangen-Konsum vor einem Schnelltest eine positive Farbreaktion hervorbringen kann.

Ächtung und Isolation. Wie dem auch sei – die gesellschaftlichen Konsequenzen, insbesondere für unsere Corona-geplagten Kinder, sind immens. Isst ein Kind zum Frühstück eine Frucht oder trinkt entsprechenden Saft, so kann ein biochemischer Artefakt herbeigeführt werden – scheinbar positiver Corona-Selbsttest des in den Nasenlöchern herumgefummelten, nicht um Zustimmung gefragten Schülers im Klassenzimmer!

Das gesunde Opfer dieser Säure-Reaktion in der Nasenschleimhaut wird dann öffentlich als möglicher *Virenverbreiter und Aussätziger* gebrandmarkt, wie ein kleiner *Verbrecher* abgeführt, im Schulgang isoliert aufbewahrt und von einem Elternteil in „Isolationshaft" gebracht. Erst nach negativem PCR-Test darf die so geschundene Kinderseele wieder am sozialen Klassenleben teilnehmen, nachdem sie vorher in vermutlich nicht wenigen Fällen große Angst hatte, vielleicht an Corona zu sterben und/oder vorher an ein Beatmungsgerät im Krankenhaus angeschlossen zu werden!

Fazit dieses Orangensaft-Berichts. Nach den hier zusammengetragenen Befunden sollten die eingangs erwähnten „Correktiv/Faktenchecker" vorsichtiger argumentieren und wirklich alle empirischen Befunde berücksichtigen. Den Fruchtsaft-Effekt scheint es wirklich zu geben, wenn auch eine wissenschaftlich fundierte, kontrollierte Studie dazu, soweit mir bekannt, noch aussteht. Der oben zitierte Bericht ist als vorläufige, aber schlüssige Erklärung zu bewerten. Die genannte deutsche „Kontrollbehörde" zur Ergründung der „wissenschaftlichen Wahrheit", d.h. des politisch gewünschten „Konsens", ist eine fragwürdige Institution, auf die ich noch zu sprechen kommen werde.

Noch Anfang September 2022 wurden deutsche Schüler mit diesen sinnlosen Tests (bei über 99,99% neg. Resultaten!) psychisch drangsaliert und verunsichert – ein Symptom für eine kranke Gesellschaft, die an einem mentalen Angst-Virus leidet – Coronaphobie lässt grüßen! Dieser Original- *LJ*-Report führt uns zu der folgenden Frage: Wie zuverlässig „arbeiteten" die zahlreichen, ab 2020 wie Pilze aus dem Boden geschossenen „Corona-Teststationen"? Diese Einrichtungen werden oft irrtümlicherweise auch als „Covid-19-Testinstitutionen" bezeichnet, da der Laie (und viele Politiker) nicht den *Erreger* von der potentiellen *Erkrankung* unterscheiden konnten (SARS-CoV-2-Viren vs. Covid-19).

Massenbetrug mit den „Corona-Covid-Tests“ – zu Lasten des Steuerzahlers!

In diesem Abschnitt sollen praktische Aspekte der Agenda der „Corona-Angst“ bei „wissenschaftlichem Konsens“ dargestellt werden. Die Resultate sind bestürzend, aber meiner Ansicht nach so bedeutsam, dass sie hier, für die Nachwelt aufbereitet, festgehalten werden sollen.

Betrugsfälle im Test-Wahnsystem. Am 6. Juni 2021 berichtete die *Welt am Sonntag* unter der Schlagzeile „Der Betrug mit den Corona-Tests“ über die damaligen Verhältnisse im „Krönchenviren-Land“. Sechs Beispiele wurden vorgestellt, die nachfolgend gekürzt-kommentiert wiedergegeben sind.

1. Pinneberg/Schleswig-Holstein; Schlagzeile: *Ergebnis vor dem Test* – In einem Supermarkt wurde ein „Corona-Schnelltestzentrum“ eingerichtet, aber dann von der Polizei geschlossen. Begründung – einige Personen hatten vor dem Testverfahren bereits ihr negatives Ergebnis erhalten.
2. Berlin I; Schlagzeile: *Hygiene? Negativ!* In einem „Corona-Testzentrum“ in Berlin-Neukölln wurden ohne Schutzkittel (aber mit Handschuhen und „Maske“) sogenannte „Nasenabstriche“ vorgenommen, und das verstoße gegen die „Hygiene-Regeln“. Zur Erinnerung: Schulkinder ab dem 6. Lebensjahr wurden 2021/2022 genötigt, ohne Kittel und Schutzhandschuhe, einen Nasen-Abstrich-Antikörper-Schnelltest am eigenen Körper durchzuführen, ohne dass auch nur das Händewaschen nach Ende dieser für Erwachsene vorgesehenen Prozedur vorgenommen worden ist (s. oben)!
3. Berlin II; Schlagzeile: *Keine Ausweiskontrolle*. In einem Berliner Testzentrum, lokalisiert im „Arabischen Boulevard in Neukölln“, wurden von den dort tätigen „jungen Männern“ keine Personalausweise der Testlinge angefordert, was rechtswidrig war. Nach Recherchen der Staats-Kontrolleure wurden aber nur „falsch abgelegte Kittel und ein nicht abgedeckter Mülleimer“ bemängelt. Alles andere sei in Ordnung, wurde den im Testzentrum tätigen Arabern attestiert.

4. Berlin III; Schlagzeile: *Ergebnis in zwei Minuten.* Bereits 120 Sekunden nach dem Verlassen einer Teststation erhielten die Testlinge eine E-Mail auf ihr Handy, Wortlaut: Ihr Ergebnis ist negativ, mit Zertifikat einer Berliner Behörde. In der Schnelltest- Packungsbeilage werden 15 Minuten Reaktionszeit genannt. Offensichtlich lag hier ein Betrug vor.
5. Bochum/Nordrhein-Westphalen; Schlagzeile: *Mehr Tests abgerechnet.* Der türkische Betreiber der Firma „MediCan“ hatte große Pläne, er wollte eigentlich hunderte neue Testzentren in ganz Deutschland aufbauen. Dieses Vorhaben wurde aber vereitelt, denn der Unternehmer war in Betrugsfälle verwickelt. In einem seiner Testzentren in Köln kamen einmal 80 Personen pro Tag, aber der türkische Firmenboss hatte 977 Fälle gemeldet. Das kam heraus, und somit war der Traum vom Millionengeschäft beendet – auch der Plan, zusätzlich noch 60 000 PCR-Untersuchungen für besorgte Testlinge anzubieten, wurde vorerst storniert.
6. Gießen/Hessen; Schlagzeile: *Gefälschte Testbefunde.* Während die oben genannten fünf Betrugsfälle in „Schnelltest-Zentren“ aufgedeckt wurden, handelt der Fall Nr. 6 in einem so genannten „PCR-Testzentrum“. Ein Kunde hatte einen Test bar bezahlt und das negative Ergebnis dann, per E-Mail, zu einer falschen Uhrzeit erhalten. Der Betrüger im Testzentrum gab sein Fehlverhalten zu. Da diese selbsternannten „Herren Biochemiker mit RT-PCR-Expertise“ (?) über ihre „Firmen“ vom Staat pro „Test“ den Betrag von 79,90 Euro erhielten, lohnte sich dieses „Testbusiness“ wohl auch bei einem gewissen Restrisiko, erwischt zu werden (zur Erinnerung: RT-PCR-Tests, an symptomlos gesunden Personen durchgeführt, sind nutzlos, insbesondere bei CT-Werten von über 24, s. Kapitel 3).

Schnelltests im Schnellverfahren entwickelt und angewandt. Am 11. März 2022 berichtete das *Handelsblatt,* dass im Zeitraum Juli 2021 bis Februar 2022 in Deutschland etwa 9,2 Milliarden Euro für sogenannte „Corona-Tests“ ausgegeben wurden, davon ca. 3,4 Milliarden für kostenlose „Bürgertests“. Gesamtkosten-Schätzung für das „Corona-Jahr 2021“: ca. 15 Milliarden Euro! In diesem Zusammenhang wurde auch angemahnt, dass es viele Betrüger unter den Testern gibt, die oft keine biomedizinische Fachausbildung mitbringen, sich aber dann, im neu eingerichteten „Zentrum“, zu den Herrschern über „Gesund (negativ) und Krank (positiv)“ erheben würden. Das ist völlig unakzeptabel – jedem aufrichtigen Demokraten sollte das zu denken geben!

Es sei in diesem Kontext nochmal daran erinnert, dass bereits ein Jahr vor dem „Ausbruch“ der Krankheit X, später als Covid-19 bezeichnet, ein Expertengremium in Genf angemahnt hatte, rasch entspreche Testverfahren zu entwickeln (WHO-R & D Blueprint 2018). Die Tatsache, dass bereits Anfang 2020 bzw. in der Jahresmitte die im Schnellverfahren hervorgebrachten „Corona-Tests“ (RT-PCR und später dann Antikörper-basiert) auf den Markt kamen, kann möglicherweise im Zusammenhang mit der vorab vermuteten „Disease X“ interpretiert werden. Nach diesem Exkurs wird im nächsten Abschnitt das Haupt-Thema, die Test-Manie, aufgegriffen und abschließend bewertet.

Virenüberträger ohne Krankheits-Anzeichen: Was sagt die Biologie?

Sowohl das Wahn-Kriterium von Karl Jaspers, d.h. „Fehlbeurteilung der Realität“, als auch der Einstein'sche Spruch „immer wieder das Gleiche tun und andere Ergebnisse erwarten“ treffen auf diese sinnlose „Testeritis“ an gesunden Kindern (und Erwachsenen) zu (Abb. 4.2). Diese fragwürdigen „Corona-Tests“ (s. Kapitel 3) wurden für erwachsene Patienten mit Krankheits-Symptomen (z.B. Fieber, Atemprobleme) entwickelt und können im klinischen Bereich, von Fachpersonal durchgeführt, als *Indiz* für mögliche SARS-CoV-2-Infektionen eingesetzt werden. Massentests in Schulen und Tests in „Test-Zentren“ ohne biomedizinisch geschultes Personal, an gesunden Menschen durchgeführt, sind weitgehend sinnlose Verschwendungen von Steuermitteln unter Missbrauch des Kindeswohls und massiver Belastung der Umwelt!

Coughs and Sneezes 2022: asymptomatisch ansteckend? Eine Besinnung auf die alten Regeln „Husten und Schnupfen verbreiten Erreger“, „bei Krankheitsanzeichen zu Hause bleiben“ und „Hände waschen!“ hätte 2020/2022 wohl ausgereicht. Besonders gefährdete Menschen, z.B. alte, vorerkrankte Personen, haben selbstverständlich besonderen Schutz verdient, siehe die Infektions-Sterberaten in Abbildung 4.1.

Dies führt zur Frage, ob symptomlos gesunde Personen auch als *Virenschleudern* agieren können, die man dann, vorab durch einen positiven Test überführt, aus dem Verkehr ziehen sollte (*Quarantäne* im

Corona-Neusprech). Diese These von einer vermeintlichen „asymptomatischen Ansteckungsgefahr“ widerspricht der anerkannten Krankheits-Lehre sowie meiner eigenen Erfahrung. Ich selbst wurde wiederholt von Personen mit offenem Husten-Schnupfen „angesteckt“ (Resultat: Erkältung, Grippe), aber noch nie von einem „stumm infizierten“ Zeitgenossen, der keine *Keime* an die Umwelt abgab, kontaminiert bzw. infiziert. Es kann sein, dass diese „symptomlosen“ oder vor-symptomatischen „Gesunden“ in der Tat manchmal infektiös sind; ich halte das aber für sehr unwahrscheinlich und bin von der betreffenden epidemiologischen Datenlage nicht überzeugt. Pürner (2021) liefert Informationen zur Untermauerung dieser Schlussfolgerung, aber erst der britische Inokulations-Selbstversuch der Autoren Killingley et al. (2022) führte zur *definitiven* Klärung dieser Frage. Vierunddreißig gesunde, ungeimpfte Männer und Frauen (Alter 18 bis 29 Jahre) wurden in einem Labor-Selbstversuch mit dem urtümlichen Wuhan-SARS-CoV-2- Coronaviren-Stamm per Nasen-Eintropfung inokuliert (d.h. vorsätzlich mit Viren kontaminiert). Etwa die Hälfte der aktiv „angesteckten“ entwickelten keine Infektion (RT-PCR negativ), die anderen ca. 50% waren RT-PCR-Positiv und zeigten typische Covid-19 Symptome (trockener Husten, Fiber, Atemprobleme). Die Symptome waren aber in allen Fällen mild, einer leichten Grippe vergleichbar. Nach ein bis 2 Tagen setzte bei den real infizierten die Covid-19-Symptomatik ein und parallel dazu kam es zur Abgabe vitaler Viruspartikel über Mund und Nase. Eine Virus-Ausschüttung „asymptomatischer Infizierter“ konnte von Killingley et al. (2022) nicht nachgewiesen werden.

Fazit: Junge, gesunde Menschen, bis 29 Jahre alt, stecken sich zu 50% überhaupt nicht mit Coronaviren an, auch wenn man ihnen Erreger direkt in die Nase eintropft; diese Personen verfügen über eine natürliche Immunität bzw. Abwehrreaktion, deren biochemische Grundlage noch nicht im Detail bekannt ist. Etwa die Hälfte wird real infiziert, entwickelt aber nur leichte Symptome, und eine „Ansteckung“ asymptomatisch infizierter („viral shedding“) kommt nicht vor. Damit ist die Grundlage aller „Testereien“, Argument: auch symptomlos Angesteckte tragen die Viren weiter, als Mythos widerlegt (Pürner 2021). Außerdem soll nochmal klargelegt werden, dass es „symptomlos Erkrankte“ nicht gibt, ebenso wie „eckige Rund-Tische“ oder „weiße Schwarzlinge“.

Irre Testmanie in einem Fachjournal. Der Forschungsbericht von Killingley et al. (2022), publiziert in *Nature Medicine*, hatte leider keinen Einfluss auf die Bestrebungen, das Testen symptomlos gesunder Menschen voran zu treiben. Am 4. März 2022 berichtete das Mutter-Journal *Nature* (603; 205; *Nat. Med.* ist ein Abkömmling) über eine kanadische Antigen-Test-Studie, die unter strikten Sicherheitsbedingungen erstellt worden war (Schnelltest-Personal mit Schutzkleidung, Handschuhen usw.). Ein ausgesuchter-empfohlener Antigen-Test wurde in diesem *Fachartikel* bei ca. 322 000 kanadischen Personen, die *keine* Covid-19-Symptome spürten, eingesetzt – mit 604 positiven Resultaten (0,18 %). Davon konnten 473 via RT-PCR bestätigt werden, d.h. es lag eine falsch-pos.-Antigen-Test-Quote von ca. 22% vor. 473 von 322 000: das sind ca. 0,14 Prozent! *Fazit:* Etwa 99,86% der Getesteten war negativ, und ich vermute, dass die 473 „schwarzen Schafe" *geringe* Krankheitsanzeichen hatten, die sie aber nicht als *ernsthaft* wahrnehmen konnten (minimale Symptome bei viraler Infektion, ein Phänomen, das gut belegt ist).

Der Bericht wurde von der anonymen *Nature*-Reporterin kommentarlos übermittelt, obwohl diese Befunde vier Dinge von allgemeiner Bedeutung offenbaren:

1. Antigen-Schnelltests müssen von geschultem Labor-Personal durchgeführt werden; sie gehören nicht in die Hände von Eltern, Schülern oder Lehrern;
2. Die Test-Kits haben, unter *optimalen* Bedingungen eingesetzt, d.h. kein Orangensaft-Effekt usw., noch immer eine falsch-pos.-Rate (Fehlerquote) von ca. einem Viertel;
3. Etwa 99,99% aller Testlinge sind, bei gefühlter körperlicher Gesundheit, *negativ* auf SARS-CoV-2-Viren bestätigt worden, was keine Überraschung ist; symptomlos vital ohne virale Infektion ist der „Normalfall" in jeder gesunden Population;
4. Diese enorme Verschwendung von Ressourcen, 322 000 Tests (!) und die damit verbundene Umweltverschmutzung (Biohazart-Sonderabfall!) steht in keinem Verhältnis zum Gewinn an Erkenntnis und Gesundheitsschutz.

Große Enttäuschung. Für mich ist der oben erwähnte *Fachartikel* ein Beispiel für *Wahnsinn*, definiert nach Jaspers oder Einstein, und das ehemals renommierte Journal *Nature* spielt hier kritiklos mit! So hart es klingen mag: Meiner Ansicht nach ist die Tatsache, dass *Nature* diese kanadische Testeritis mit den oben dargestellten Resultaten als Wissenschaft verkauft, mit der verantwortungslosen Kindergarten-Nasentest-Praxis, welche oben dokumentiert ist, auf eine Stufe zu stellen. Geht es hier etwa um den Verkauf chinesischer Test-Kits, die seit Mitte 2020 weltweit millionenfach um die Erde geflogen werden, um dann bei den Endverbrauchern zu Sondermüll-Bergen anwachsen zu können? In diesem Kontext wollen wir noch einmal kurz auf die RT-PCR-Testverfahren zu sprechen kommen.

US-CDC und WHO waren RT-PCR-Kritiker. In Kapitel 3 wurde dargelegt, dass ein positiver RT-PCR-Test keine Infektion mit einem vermehrungsfähigen Virus anzeigen kann, insbesondere bei CT-Werten von über 24, was gängige Testlabor-Praxis 2020 bis Anfang 2022 war. Diese Aussage wurde z.B. auch von der US-Seuchenbehörde CDC verbreitet, und sogar die WHO hatte bereits im Januar 2021 in einer Pressemitteilung klargelegt: „Positive PCR-Tests sind nicht zur Diagnose einer Infektion mit SARS-CoV-2-Viren geeignet, nur bei Vorliegen von Symptomen kann von einer möglichen Erkrankung gesprochen werden." Diese von Rehberg (2022) zusammengetragenen Erkenntnisse hatten aber leider auf die „Corona-Politik" in Deutschland und anderswo kaum einen Einfluss. Die Frage, warum z.B. das politisch weisungsgebundene *RKI-Berlin* diese gut begründeten CDC-WHO-Empfehlungen 2021 nicht in die Praxis umgesetzt hatte, kann ich nicht beantworten.

Psychische Langzeitfolgen permanenter Corona-Tests: Männer vs. labile Frauen

Das oft tägliche Testen, mit der Frage im Hinterkopf, ob man denn vermeintlich „gesund" oder symptomlos „Corona-krank" ist, belastet auch psychisch stabile Erwachsene, nicht nur unsere Kinder. Wie die Psychologen Lee (2020) und Aten (2020) darlegen, erfasst die „Coronaphobie" sämtliche Altersgruppen. Hinzu kommen die stetigen „Horror-Meldungen" über die Mainstream-Medien zu den angeblich so gefährlich hohen „Inzidenzwerten", welche, in Prozent umgerechnet, jedoch harmlos sind. Zur Erinnerung: Eine „7-Tages-Inzidenz" von 100 bedeutet, dass 0,1% der Bevölkerung positiv getestet worden ist (99,9% negativ), und der Omicron-Hysterie-Wert von 1000 steht für 99% negativ-Befunde. Bedenken wir, dass bestenfalls 30% der „Positiven" potentiell ansteckende Coronaviren-Träger sind, und dann wiederum fast nur vorerkrankte alte Menschen ab 70 Jahren real gefährdet werden (Kinder so gut wie überhaupt nicht, s. Abb. 4.1), wird deutlich, dass hier reine Panikmache vorliegt – mit realer *Gesundheitsvorsorge* haben diese Test-Maßnahmen kaum etwas zu tun.

Corona-Psychodruck. Zahlreiche Berichte in verschiedenen Medien haben wiederholt gezeigt, dass die politisch-mediale, einseitige „Coronaviren-Berichterstattung" bei vielen Bürgern zu negativen Beeinträchtigungen des Wohlbefindens führte. Vom Maskenzwang über Homeoffice-Verordnung bis zur Anfang 2022 in Deutschland ernsthaft diskutierten *Impfpflicht* reicht das Spektrum des „Psychoterrors", der besonders unsere Heranwachsenden verunsichert und viele unschuldige Opfer dieser Agenda in die soziale Isolation treibt.

Angst macht krank-depressiv. Die nachfolgend vorgestellte Untersuchung hat nichts mit der Lee'schen „Coronaphobie" zu tun; sie soll zur vertieften Illustration des Problems, das *weltweit* beobachte wurde, dienen. Eine systematische Studie des Neurobiologen Alon Chen (Weizman Institute of Science, Israel), die in einem Medienbericht anschaulich dargestellt ist (Jaffe-Hoffmann 2021), schafft weiterführende Klarheit. Wie der Titel ins Deutsche übertragen sagt, wird „Möglicherweise die resultierende Depression und Angst uns umbringen – wenn schon Covid-19 das nicht vollbringen kann".

Der psychische „Corona- Druck" wird von Frauen, Kindern bzw. Jugendlichen sowie Menschen ohne Arbeit als besonders belastend empfunden, ergab die Analyse der israelischen Forscher. Erwachsene Männer, die im Berufsleben stehen, kommen hingegen wesentlich besser durch diese von medialer Angst und Panik verdorbenen Zeit. Die beschriebenen „Gender-Differenzen" in der Stressverarbeitung sind aus der evolutionären Psychologie bekannt; diese Fakten belegen, dass die von mir immer wieder kritisierte „Frau-gleich-Mann- (Gender)-Ideologie" nichts mit der Lebensrealität zu tun hat (Kutschera 2016, 2020, 2021).
Erstaunlicherweise kommen aber jene Menschen, die das höhere Infektionsrisiko bei bewusst positiv erlebten sozialen Ereignissen in Kauf nehmen, besser durch die „Pandemie-Zeit" als Bürger, die sich frustriert einer Selbstisolation unterziehen (s. Kapitel 10; Bio-Virab). Dieser Befund steht im Einklang mit der bekannten Tatsache, dass wir, als komplexe Großsäuger mit Gruppen-Bedürfnis, ohne Kontakte zu Artgenossen über familiäre Bindungen usw. emotional verarmen. Letztendlich

kommen die israelischen Forscher zu einem ernüchternden Fazit. Obwohl sie die Gefahr einer Coronaviren-Infektion für Problemgruppen (z.B. alte Menschen mit Vorerkrankungen) anerkennen, entwerfen sie ein düsteres Zukunfts-Szenario: Der Psychostress ist während Kriegs- und Militärinterventionen definitiv höher als er während der Corona-Zeit war – aber die emotional-psychische Gesundheit der Bevölkerung ist deutlich beschädigt, bis hin zu klinisch relevanten Erkrankungen!

Kollateralschäden der Corona-Maßnahmen. Die Langzeitfolgen werden erst nach Jahren wirklich sichtbar, so das israelische Neurobiologen-Team. Die hier besprochene Original-Studie ist 2021 im Fachjournal *Molecular Psychiatry* erschienen. Im oben genannten Medienbericht von Jaffe-Hoffman (2021) werden noch weitere Forschungsarbeiten zu den „Kollateralschäden" der Corona-Politik vorgestellt, die ebenfalls erschreckend sind. So ergab eine Untersuchung von 53 000 Mitarbeitern im israelischen Gesundheitswesen (Ärzte, Krankenpfleger usw.), dass diese hart arbeitenden Menschen seit Beginn der „Corona-Problematik" mehrheitlich in eine verzweifelt-traurige Stimmung versetzt wurden und oft sogar an Depressionen litten. Negative Emotionen dominierten die Stimmungslage im Gesundheitswesen, ein Phänomen, das „vor Corona" nicht zu beobachten war. Permanente Angst macht traurig, und das auch in jener medizinisch geschulten Personengruppe, die eigentlich mit diesem Gefühl am besten umgehen können sollte. Auf Seite 118 wurde erwähnt, dass in Deutschland ab dem 1. Oktober 2022 die „Corona-Maßnahmen" bis zum 27. April 2023 verlängert worden sind (Testen, FFP-2-Masken in Fernzügen, 3. bzw. 4. „Corona-Impfung" zum „vollständigen Schutz" usw., s. IfSG 2021/2022).

Die Frage, ob sich unsere politischen Entscheidungsträger über die Folgen ihres Handelns bewusst sind, oder ob man es doch „nur gut mit seinem von tödlichen Viren bedrohten Volk" meinte, soll jeder für sich beantworten. Aus der Tatsache, dass ab März 2020 in Israel, den USA, Deutschland, Frankreich und vielen anderen Saaten nahezu dieselben „Corona-Maßnahmen" verordnet werden kann man die Vermutung ableiten, dass hier eine koordinierte, bewusste Aktion ablief. In einigen Jahren wird die Wahrheit auf den Tisch kommen, aber dann werden die Verantwortlichen vermutlich schon im hoch alimentierten Ruhestand sein und jede Verantwortung zurückweisen: Das haben wir nicht gewusst, wir haben es nur gut mit der von der Corona-Seuche gefährdeten Bevölkerung gemeint! – so könnte in etwa die Argumentation lauten.

Die Coronaphobie ist nicht farbenblind: Internationale Vergleichs-Studien

Abschließend soll auf die eingangs zitierte Coronavirus-Angstskala-Studie von Lee (2020) zurückgekommen werden. Der Autor schreibt in seiner „Psycho"-Analyse der Corona-Phobie, dass es „Race-differences in den CAS-Scores" gäbe.

Mutige Afrikaner vs. ängstliche Asiaten. Die relativen C-Angst-Werte (CAS-Zahlen) hängen somit von der „Human Race" ab, der die betreffende Person angehört. In den USA gilt noch immer das System der *Five Human Races* (Afrikaner, Asiaten, Kaukasier, Amerikanische Indianer, Ozeanier), das an anderer Stelle im Detail dargestellt ist (Kutschera 2020).

In der Original-Forschungsarbeit von Lee (2020) sind folgende relative „Angst-Zahlen" für drei klar definierte, evolutionär heraus gebildeten Menschengruppen abgedruckt:

Asians: 10,4;
Whites: 7,4;
Blacks: 6,8.

Daraus folgt, dass Menschen aus Asiatischen Ländern (China, Japan usw.) die höchste „Corona-Angst" haben, welche ca. 30% über jener der Kaukasier (Whites, d.h. Deutsche, Russen, Araber usw.) liegt. Die geringste „C-Angst" wurde bei Afrikanern festgestellt, deren spezieller Charakter bezüglich gewisser Eigenschaften gut bekannt ist (*Five Human Races* und deren biologische Relevanz, s. Kutschera 2020). Der Befund von Lee (2020) passt gut zu der Erkenntnis, dass es analoge Unterschiede „Asians-vs.-Whites-vs.-Blacks" in der durchschnittlichen Aggressivität und Tötungsbereitschaft gibt, die im oben zitierten Buch ausführlich beschrieben sind.

Letztendlich erklärt die höhere „Corona-Angst" der Asiaten die Beobachtung, dass die Menschen dort freiwillig und aus Höflichkeit Mundbedeckungen tragen, wann immer sie unter vielen Artgenossen wandeln, so z.B. beim Einkaufen oder in sehr eng mit *H. sapiens*-Individuen belegten Stadt-Zentren. Die Unterschiede Mann-Frau waren in der Studie von Lee (2020) nur wenig ausgeprägt, was an den relativ „geschlechtsneutralen“ Kriterien für eine Abschätzung der „Corona-Angst“ liegt, wie sie eingangs beschrieben wurden.

Coronaphobie weltweit betrachtet. Nachfolgend soll noch auf eine weiterführende Studie zur „Coronaphobie“ eingegangen werden, die auf der CAS-Skala von Lee (2020) basiert, welche anschaulich im Kurzbeitrag von Aten (2020) dargestellt ist. Gilt die „Corona Anxiety Scale“ nur für die USA, wie vom Erstbeschreiber Lee (2020) vermutet wurde, oder reagieren andere Menschengruppen ähnlich auf die Corona-*Propaganda* sowie die reale *Bedrohung* durch die Wuhan-Viren? Der Psychologe Lieven (2022) ist dieser Frage nachgegangen. Er konnte belegen, dass in 25 Ländern der Erde, fünf Kontinente umfassend, die befragten Populationen in ähnlicher Weise auf die Gefahr einer möglichen Coronaviren-Infektion reagieren. Individualistische Kulturen, wie in westlichen Ländern Europas, hatten einen höheren Angst-Pegel als Gruppen-Kulturen (z.B. in Arabische Regionen), und junge Menschen litten an intensiverer „Coronaphobie“ als ältere Personen.

Dieses Corona-Paradoxon, s. Abbildung 4.1., erkläre ich mir mit dem verstärkten Medien-Konsum der Heranwachsenden. Menschen, die an Covid-19 erkrankt waren, oder deren Verwandte real infiziert wurden, sowie Personen mit Corona-Verstorbenen in der Familie waren „Coronaphober“ als jene, die mit der „C-Problematik“ nicht selbst konfrontiert waren. In all diesen Fällen ging es im Prinzip um die Frage, wie man sich vor den potentiell tödlichen Viren aus Wuhan-China schützen kann (Prinzip „Bio-Virab“, diskutiert in Kapitel 10).

Gesichts-Masken nur zur Eigen-Luftbefeuchtung? Diese Darlegungen führen zur Frage nach der Relevanz und Schutzwirkung der „Corona-Maulkörbe“, die uns seit April 2020 in allen Städten, wie auch auf dem Land, sogar im Freien, entgegenblickten – zumindest bis Mitte 2022. In einem zentral wichtigen Fachartikel haben die Virenforscher Moriyama et al. (2020) die saisonalen Grippe- und Covid-19-Erreger vorgestellt, und hierbei ein Gesichtsmasken-Gebrauch nur zur Selbstbefeuchtung der Einatemluft, in geschlossenen, beheizten Räumen (Wintermonate), empfohlen. Ist das korrekt? Dieser Aspekt des „Corona-Wahns in einer hysterischen Gesellschaft“ ist im nächsten Kapitel dargestellt, wobei noch einmal an die beiden Definitionen dieses Begriffs, formuliert von Jaspers und Einstein, erinnert werden soll (Abb. 4.2).

5. Corona-Maßnahme mit Gesichtsverlust: Medizinische Ekel-Masken als hygienischer Alptraum

Anfang April 2020 wurde in der ostdeutschen Stadt Jena eine der seltsamsten „Kult"-Bewegungen geboren, an die ich mich erinnern kann: Das Umherwandeln gesunder Menschen mit einer umgeschnallten medizinischen „Mund-Nasenbedeckungen"– im *Freiland* – bei Wind und frischer Luft! Mit der „Maulkorb-Geburtsstadt" Jena verbindet mich eine zwanzigjährige wissenschaftliche Kooperation mit Kollegen der Universität und dem dazugehörigen Ernst-Haeckel-Haus (s. z.B. Publikationen Kutschera et al. 2019 sowie Watts und Kutschera 2021). Im Fachbuch *Klimawandel im Notstandsland* (Kutschera 2020) habe ich ein ganzes Kapitel dem Leben und Werk des Evolutionsbiologen, Künstlers und Philosophen Ernst Haeckel (1834–1919) gewidmet. Haeckel verbrachte seine gesamte, jahrzehntelange berufliche Laufbahn als Uni-Professor, Vortragsredner, Naturforscher, Buchautor und Kunstmaler in Jena – unterbrochen durch lange Forschungsreisen.

Noch zu Haeckels Zeit fanden in Weimar, Berlin und anderswo sogenannte *Redouten* statt; dies waren traditionelle Winter-„Social Events" mit hoher Beliebtheit. Auf diesen *Maskenbällen* verkleideten sich die Bürger der Stadt und trugen zur Verschleierung ihrer Identität eine das ganze Gesicht verdeckende Holzmaske, und das in Festräumen, wie auch draußen, unter freiem Himmel (Abb. 5.1). Auch prominente Dichter und Denker, wie z.B. der Schriftsteller, Komponist, Kunstmaler und Jurist E.T.A. Hoffmann (1776–1822), besuchten diese gesellschaftlichen Zusammenkünfte und hatten offensichtlich dabei ihren Spaß (s. Kapitel 7). In Kapitel 1 wurde das „Masken-Tragen" bereits vorgestellt; dieses sichtbare Symbol des Angst-getriebenen „Corona-Wahns" soll nachfolgend vertiefend-analytisch diskutiert werden.

Wie eingangs erwähnt, war es die „Ernst-Haeckel-Stadt" Jena, die am 6. April 2020 als Erste in vorauseilendem Gehorsam eine *Maskenpflicht* im öffentlichen Raum verhängte. Man verwies damals auf eine obskure „Mainzer Studie", die ich hier nicht kommentieren möchte. In diesem Kapitel wird das Thema „Gesichtsmaske als Virenschutz?" dargestellt, wobei unsere Kinder wieder im Fokus der Ausführungen stehen. Nach dem kurzen Rückblick in die „Redouten-Zeit" des 19. Jahrhunderts beginnen wir unsere systematischen Darlegungen im Januar 2020.

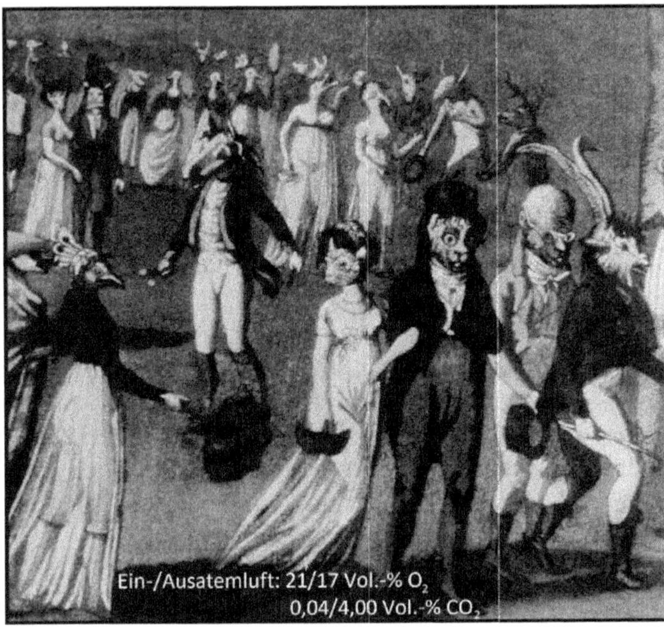

Abb. 5.1: Maskenball, auch Redoute genannt, in Berlin um das Jahr 1820. Erwachsene Menschen verkleideten sich als Tiere, Monster usw., wobei diese *echten Masken* das gesamte Gesicht abdeckten und eine Atmung durch Mund und Nase erlaubten. Die Daten-2020 zur Ein- und Ausatemluft wurden beigefügt (Vorlage aus dem Archiv des Autors).

Aktuelles Lexikon der *SZ*: Mundschutz als Selbstbetrug?

Bevor wir mit naturwissenschaftlicher Gründlichkeit das in Abbildung 1.1 veranschaulichte „Maulkorb-Thema" abhandeln (s. S. 16), soll ein kurzer Bericht vom Montag, den 27. Januar 2020 vorgestellt werden, der die *damalige* Sichtweise, d.h. *vor* Beginn der politischen „Corona-Pandemie" ab März 2020, darlegt.

Aus Smog-Schutz wird ein Infektions-Verhinderer. In der *Süddeutschen Zeitung* (SZ) vom 27. Januar 2020 konnten wir unter der Überschrift „Aktuelles Lexikon – Mundschutz“ auf Seite 4 den folgenden Text lesen:

„In Deutschland kennt man den hellgrünen oder hellblauen Mund- oder Gesichtsschutz aus Kunststoffvlies eigentlich nur aus Kliniken. Von Tokyo …. bis nach Kuala Lumpur hingegen gehören diese Masken, die Mund und Nase bedecken, seit langem zum normalen Stadtbild, bisher aber vor allem als Schutz gegen Smog. Mit der Ausbreitung des Coronavirus aus China aber hat weltweit ein Run auf die Masken eingesetzt. Seit vergangenem Mittwoch (22.1.2020) müssen sie die Bewohner der Millionenstadt Wuhan, von der aus sich der Virus ausgebreitet hat, tragen. In der vor allem betroffenen Provinz Hubei ist der Mundschutz inzwischen so knapp, dass die Behörden zu Spenden aufrufen … Selbst aus Australien und den USA werden jetzt Lieferengpässe gemeldet. Und doch ist die Schutzfunktion gegen Keimübertragung bei Experten umstritten. Sie warnen vor Selbstbetrug. Immerhin nehmen auch sie an, dass die Träger auch andere Vorschriften zum Infektionsschutz, wie Händewaschen, beachten. Und so verhindern diese Masken wohl maßgeblich einen anderen Infektionsweg: Mund und Nase mit den Fingern zu berühren“.

Abgesehen von der Tatsache, dass wir von „dem Virus“ sprechen, enthält dieser SZ-Kurzbeitrag wertvolle Infos, die im spezielleren Teil dieses Kapitels noch vertiefend dargestellt werden.

Ätzender Smog in China und dessen Abwehr. Als ich im Herbst 2014 als *Consulting Professor* nach Peking-China flog (s. Kutschera 2020) fiel mir vor der Landung schon die Dunstglocke über dieser Millionenstadt auf. Nach dem Auschecken wurde ich von einem ätzenden Smog, nach Schwefel riechend, überwältigt, so dass ich intuitiv ein Tuch vor den Mund hielt, um mir zumindest psychologisch diese Luftverschmutzung vom Leib zu halten. Nach ein paar Tagen hatte ich mich an den stetig ätzenden Smog-Geruch in Peking-Innenstadt gewöhnt, aber für sensible Nasen ist das schwer erträglich. Das ist der Hauptgrund, warum viele Chinesinnen dort, insbesondere während gewisser Jahreszeiten, einen *Mund-Nasenschutz* tragen – er dient primär der Abwehr von Luftverunreinigungen und nicht dem Zurückhalten viraler Krankheitserreger. In Abbildung 5.1 wurden, ergänzend zum historischen Bild, die Sauerstoff- und Kohlendioxid-Konzentrationen der Ein- und Ausatemluft verzeichnet. Diese Daten werden in nachfolgenden Abschnitten im Zusammenhang mit dem „Masken-Tragen“ diskutiert.

Mundschutz als chinesisches Unterdrückungs-Instrument. Vor diesem Hintergrund ist es verständlich, dass der „Maulkorb“, das sichtbare Wahrzeichen des „Corona-Wahns“, per politische Anordnung der Chinesischen Regierung im Januar 2020 verordnet wurde; bald darauf hat er sich über die ganze Welt verbreitet. Da die Deutschen von einer besonders intensiven „Coronaphobie“ geplagt wurden, hatte sich hierzulande dieser Kult wie ein Lauffeuer ausgeweitet. Wir werden am Ende des Kapitels auf den hier vorgestellten Beitrag in der SZ-Januar 2020 zurückkommen.

Der politisch inkorrekte Schweden-Fachmann und „die Wissenschaft“

Im Sommer 2020 berichtete die *Bild*-Zeitung über einen kontroversen „Schweden-Epidemiologen“, der bereits zuvor durch naturwissenschaftlich fundierte öffentliche Aussagen *unangenehm* aufgefallen war (Abb. 5.2). Das klingt wie eine polemische Übertreibung – ist es aber leider nicht.

Einheits-Wissenschaft ist eine Fiktion. Mit Beginn der „Corona-Ära“ Anfang 2020 ist es in Deutschland zu einer „Neuen-zu-akzeptierenden Normalität“ geworden, dass es so etwas wie „die Wissenschaft“ geben soll: Politiker und andere Funktionäre behaupteten, dass alle Wissenschaften, von der empirischen Sozialforschung über die Biomedizin bis zur Experimentalphysik, *quasi* mit einer Unisono-Stimme reden würden. So konnte man z.B. ab Mai 2020 in gewissen Mainstream-Medien lesen, dass, gemäß dem von der damaligen Bundesregierung auserkorenen „Staatsvirologen“ – ein Mediziner, kein Naturwissenschaftler! – „die Wissenschaft“ bewiesen hätte, dass „Gesichtsmasken“ zur Eindämmung „der Corona-Pandemie“ wirkungsvoll seien. Dieser prominente Herr hatte aber noch im Januar 2020 in einem TV-Interview das Gegenteil behauptet.

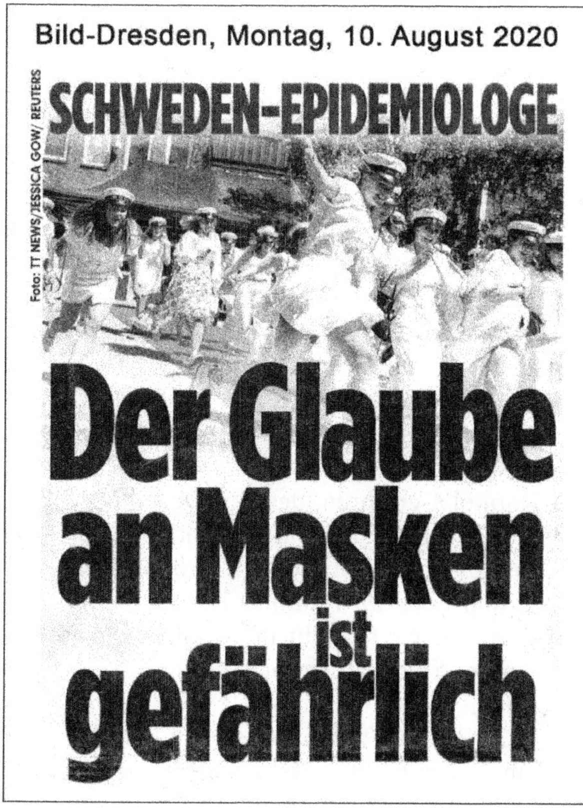
Bild-Dresden, Montag, 10. August 2020

Foto: TT NEWS/JESSICA GOW/ REUTERS

SCHWEDEN-EPIDEMIOLOGE

Der Glaube an Masken ist gefährlich

Abb. 5.2: Schlagzeile aus der *Bild*-Zeitung, Dresden-Sommer 2020. Der schwedische Biomediziner lag mit seinen provokativen Aussagen vermutlich richtig, aber niemand wollte diese Wahrheit hören, die noch Mitte 2022 unerwünscht war. In quasi-religiöser Manier wurde das Narrativ angeblich die „Corona-Pandemie“ eindämmender „Mund-Nase-Schutzvorrichtungen“ über den deutschen Gesundheitsminister, andere Politiker sowie die Massenmedien verbreitet. Naturwissenschaftliche Fakten, die diesen Glauben widerlegen, wurden wie in einer Sekte ignoriert.

Jeder gebildete Mensch weiß, dass es „die Wissenschaft“, welche mit einer Sprache verbindliche Wahrheiten verkündet, nicht gibt und nie gegeben hat. Es existieren seit der Aufklärung (ca. Jahr 1800) verschiedene Wissenschaften mit unterschiedlichen methodischen Ansätzen (z.B.

Experimente vs. Literatur-Recherche mit Analyse), die wiederum von individuellen Personen, international als *Scientists* bezeichnet, betrieben werden. Wissenschaftliche Forschung ist ein ergebnisoffenes Unternehmen, wobei verschiedene Aspekte und Interpretationen der Faktenlage von entscheidender Bedeutung sind. Kurz gesagt: Das Regierungs-Narrativ von „der Wissenschaft", die bezüglich „Corona" eine Einheits-Meinung (Konsens) vertritt, ist eine *Fiktion* und widerspricht der gelebten Realität im Rahmen der der *Sciences*.

Kritische Forschung unerwünscht. Dieses seit Mai 2020 gebetsmühlenartig verbreitete/wiederholte quasi-religiöse *Dogma* durfte nicht hinterfragt werden, auch nicht mit Verweis auf solide, unabhängige biomedizinische Analysen, die das Gegenteil belegen. So nahm dann die Gesichtsvermummungs-Agenda, in Außen- wie Innenbereichen, ihren verhängnisvollen Lauf.

Wir hatten in Kapitel 1 erfahren, dass im Dezember 2021 der damalige, greisenhaft-verwirrte US-Präsident Joe Biden (geb. 1942) an einem sturmumtosten Meeres-Strand mit einem umgebundenen „Maulkorb" abgelichtet wurde, und noch im Frühling 2022 habe ich im Wald Fahrradfahrer beobachtet, die ihr Gesicht unter einer OP-Maske verbargen. Unser oben erwähnter „Staats-Wirrologe", der u.a. für den fehlerhaften „Dorman-Drosten-PCR-Test" verantwortlich ist (Borger et al. 2020), empfahl noch am 2. März 2022 allen Ernstes in der *Bild*-Zeitung für den kommenden Sommer, der nicht „infektionsfrei" sein solle, das Tragen von „Gesichtsmasken" in Innenräumen – „die Wissenschaft" sei sich darin einig, lesen wir zwischen den Zeilen. Bereits die Aussage, dass es „infektionsfreie Monate" geben soll (Originalzitat), disqualifiziert diesen Herrn: Virale Infektionen gehören zum Dasein aller Lebewesen, auch des *Homo sapiens*, der sich „seit Corona" zu einem Super-Umweltverschmutzer entwickelt hat (Millionen Tonnen Sondermüll aus Masken, Spritzen, Test-Kits, PCR-Verbrauchsmaterial usw.).

Gegen den Masken-Glauben: Was ist korrekt? Bei so viel „Einheit der Wissenschaft" grenzt es an Ketzerei, dass der eingangs erwähnte schwedische Epidemiologe am 10. August 2020 in der *Bild*-Dresden den „Glauben an die Wirksamkeit von Gesichtsmasken" als „schädlich" bezeichnet hat. Der kluge Mann verwies auf experimentelle Studien, die dem Narrativ der Viren-abwehrenden Gesichtsvermummung widersprechen (Abb. 5.2).

Nachfolgend wollen wir ergründen, wer hier recht hat: Die deutsche Staatsdoktrin unter dem Deckmantel der „Konsens-Wissenschaft“ oder Vertreter der ergebnisoffenen Naturforschung, die sich nebenbei auch auf ihren gesunden Menschenverstand berufen und psychologische Aspekte in diese „Gesichtswindel-Problematik“ einbeziehen? Da Kinder besonders unter dem „Maskenzwang“ leiden, stehen diese Zukunftsträger einer jeden Population wieder im Zentrum unserer kritischen Betrachtungen.

Sinnvoller Gebrauch medizinischer Masken: Niesschutz für Ärzte und Pfleger

Nach diesem Exkurs nach Schweden wollen wir in die „Haeckel-Stadt“ Jena zurückkehren, wo am 6. April 2020 der Siegeszug der Anti-Corona-Maskerade begann. Bereits zuvor, am 4. März 2020, lagen aber alle relevanten „Masken-Fakten“ auf dem Tisch, die nachfolgend vorgestellt werden sollen.

OP-Mund-Nasenschutz und der Respirator. Es ist mir ein Rätsel, warum die Verantwortungsträger in der „Ernst-Haeckel-Stadt“ Jena Anfang April 2020 nicht einfach einen Blick in die unabhängige Fachliteratur geworfen haben. In dieser hätten sie einen soliden, illustrierten Fachbeitrag von Biomedizinern der *American Medical Association,* publiziert in deren Hausjournal, dem *Journal of the American Medical Association* (JAMA), nachlesen können. Die fragwürdige, oben erwähnte „Mainzer Studie“, auf welche man sich berief, wäre damit überflüssig gewesen.

Zunächst beschreiben die Autoren Desai und Mehrotra (2020) auf der „JAMA Patient Page“ unter dem Titel „Medical Masks“ die beiden in der klinischen Praxis (aber auch im Zahnarzt-Bereich) üblichen Gesichts-Schutzvorrichtungen, dargestellt in Abbildung 5.3: die „Face masks“, auch „Surgical masks“ genannt (deutsch: Operationssaal, d.h. OP-Masken) und sogenannter „N95 Respiratoren“ (deutsch: FFP2-Masken).

Die OP-Gesichtsschutz-Vorrichtungen erfüllen den Zweck, beim Träger (z.B. Chirurg oder Zahnarzt) nach versehentlichem Niesen oder Husten das Verbreiten infektiöser Tröpfchen zu reduzieren (Dhand und Li 2020). Die offene Wunde des Patienten soll damit geschützt werden, was relativ effizient und in seiner positiven Wirkung belegt ist. Ist eine Krankenpflege-Person erkältet oder spürt eine Grippe im Anfangsstadium, dann ist das Tragen von OP-Masken in Innenräumen ebenfalls sinnvoll. Betreuungspersonal im Gesundheits- oder Altenpflegebereich kann ebenso „maskiert" arbeiten, da dies, unter den damit gegebenen speziellen Bedingungen, eine gewisse Schutzwirkung vor Husten- und Nies-Auswürfen gegenüber empfindlichen Menschengruppen bringen kann.

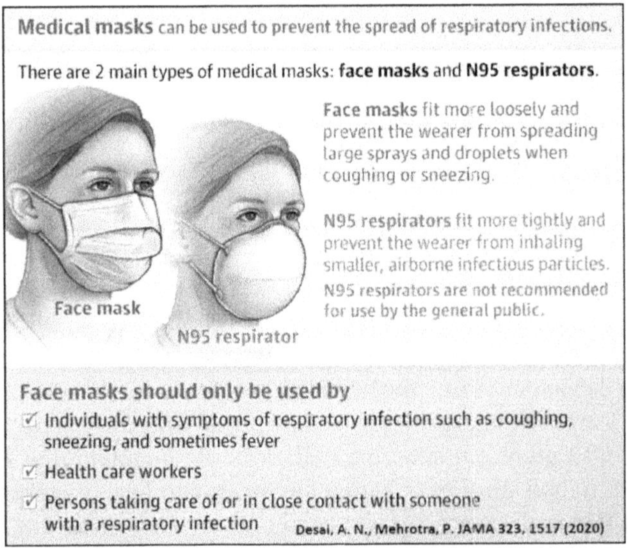

Abb. 5.3: Empfehlungen zum Gebrauch von Gesichtsmasken (OP-Mund-Nase-Umhang, FFP2-Respirator). Nur Symptome-tragende Patienten, Krankenhauspersonal und Menschen in Kontakt mit real infizierten Personen (Grippe, Coronaviren) sollten diese medizinischen Vorrichtungen tragen, nicht jedoch die Bevölkerung, da keine Schutzwirkung vor Ansteckungen nachgewiesen ist (Quelle, s. Bild rechts unten).

Die *JAMA*-Autoren betonen aber, dass „gesunde Personen keine OP-Masken tragen sollten, um sich vor Infektionen durch Erkrankte zu schützen, da eine derartige Masken-Schutzwirkung nicht belegt ist". Genau das wurde aber von den Jenaer „Masken-Fanatikern" ab April 2020 behauptet!

Effiziente, dicht sitzende *Respiratoren* (sog. „FFP2-Masken") wurden für Personal im Gesundheitswesen entwickelt, das sich der Behandlung gefährlicher, leicht übertragbarer Infektionskrankheiten wie z.B. *Tuberkulose* oder *Masern* widmet; diese Respiratoren werden von den *JAMA*-Autoren nur für geschultes medizinisches Personal, nicht jedoch für die Allgemeinbevölkerung empfohlen. In Deutschland hatte sich am 8.6.2021 ein *Krankenhaushygieniker* zu diesem Thema geäußert. Fazit: FFP2-Masken sind nur für professionelle Pflegekräfte nach Einweisung und individuelle Passung geeignet, nicht jedoch für die Allgemeinbevölkerung. Der Hygiene-Mediziner kritisierte auch, dass die Bundesregierung damals Millionen minderwertige FFP2-Masken aus China bezogen und bezahlt hätte, eine Importware mit möglicherweise gesundheitsgefährdender Wirkung auf die Träger (s. unten).

Respiratoren als hygienischer Alptraum. In einem Beitrag zum Thema „Wiederverwendung von FFP-Masken" haben sich die Krankenhaushygieniker Kappstein und Veit (2021) klar und deutlich ausgedrückt, nachdem in Bayern Anfang 2021 eine Tragepflicht für Respiratoren in der nicht-medizinisch-altenpflegerisch tätigen Allgemeinbevölkerung verordnet worden war. Wegen des hohen Atemwiderstands sind per *Arbeitsschutzgesetz* strenge Vorgaben erlassen worden: medizinische Vorab-Untersuchung, maximale Am-Stück-Tragezeit 75 Minuten, danach 30-Min. Pause; max. Gesamt-Tragzeit 8 Stunden, dann muss der Respirator entsorgt werden. Bei Nichteinhaltung ist eine Keimverschleppung zu befürchten, da die feuchte Innenseite bald massiv mit Bakterien und Viren kontaminiert ist. Eine Aufbereitung im Backofen oder durch Aushängen bzw. Trocknen in bewegter Luft nennen die Hygieniker einen „Alptraum"– das wurde aber allen Ernstes damals empfohlen! Kappstein und Veit (2021) schreiben: „Jeder, der mit einem gesunden Menschenverstand ausgestattet ist, kann sich … nur wundern, in welcher Weise etablierte Sicherheitsstandards nun nicht mehr gelten sollen".

Diese harschen Aussagen wurden im April 2022 durch eine INSA-Umfrage bestätigt. Etwa 39% der deutschen Maskenträger wechseln danach ihren „Maulkorb" nur einmal pro Woche oder seltener; 56% gaben an, ihre Gesichtsvermummung täglich zu wechseln, was immer noch zu selten und daher unakzeptabel ist. Der *Hygienische Alptraum* der oben zitierten Experten wird damit bestätigt (Hipp 2022). Eine Mehrheit der Befragten gab nach Ende der „Maskenpflicht" an, sie würde weiterhin freiwillig ihren CO_2-Eigenbegaser mit der Viren-Bakterien-Pilzhyphen-Kultur im Gesicht tragen wollen. Dieses Thema wird am Ende des Kapitels noch vertiefend diskutiert.

Aus diesen und anderen Gründen spreche ich in diesem Buch vom „Corona-Wahn", beziehe mich aber, wie bereits gesagt, auf die nichtpathologische Variante dieser offensichtlichen „Fehlbeurteilung der Realität" (Jaspers 1913, 1973). Nach diesem Exkurs in die Welt der Klinik-Respiratoren, zurück zu den Operationssaal (OP)-Masken.

Hygienevorschriften für Maskenträger. Wie die Abbildung 5.4 zeigt, sind auch beim Tragen einfacher OP-Masken, die prinzipiell erlaubt sind, klare Regeln einzuhalten, vom Händewaschen vor dem Überzug bis zur professionellen Entsorgung mit nachfolgendem gründlichen Hände-Reinigen. Die abgebildeten Punkte eins bis fünf müssen strikt befolgt werden:

1. Vorab: Händewaschen, mind. 20 Sekunden lang, Seife benutzen,
2. Professioneller OP-Masken-Überzug, keine Berührung der Vorderseite,
3. Im Falle versehentlicher Berührung, sofort Händewaschen, Seife benutzen,
4. Entfernung des OP-Umzugs ohne dessen Vorderseite zu berühren.
5. Nach dem Tragen, Dauer ca. 2 Stunden, d.h. bevor die OP-Maske durchfeuchtet ist (dann ist sie eine wirkungslose Keime-Schleuder!), professionelle Entsorgung der noch halbwegs trockenen, viral-bakteriell verseuchten (kontaminierten) Schutzvorrichtung in die Mülltonne; Händewaschen, mindestens 20 Sekunden lang mit Seife, fließendes Wasser!

Diese Regeln sind *unbedingt* einzuhalten, um die Schutzwirkung gegenüber dem Patienten (sowie dem eigenen Körper vor einer *Eigen-Kontamination* mit ausgeatmeten, auf der Masken-Innenseite *vermehrten Erregern*) zu verhindern. Nur bei Beachtung der Punkte 1 bis 5 (Abb. 5.4) ergibt das OP-Maskentragen im Kranken- und Pflegebereich einen medizinischen Sinn; bei Nicht-Beachtung kann es, im Gegenteil, zu einer Gefährdung des Maskenträgers kommen, da dieser sich selbst mit Krankheitserregern belastet und somit potentiell mit denselben ansteckt – siehe den bundesdeutschen „Ekelmasken-Skandal" (Hipp 2022).

Gefährliche Realwelt-Maskerade. Diese biomedizinischen Vorsichtsmaßnahmen werden z.B. bei Kindern, die sich seit Mitte 2020 bis April 2022 in Schulen einer politisch angeordneten *Zwangsmaskerade* unterziehen mussten, wie auch bei den meisten Erwachsenen, nicht eingehalten. Wie oben dargelegt, ist die *American Medical Association gegen* das OP-Maskentragen für gesunde Laien (insbesondere Kinder): Damit ist keine Schutzwirkung vor viralen Atemwegs-Infektionen, verursacht von erkrankten Mitbürgern im Umfeld des Maskierten, gewährleistet (Desai und Mehrotra 2020).

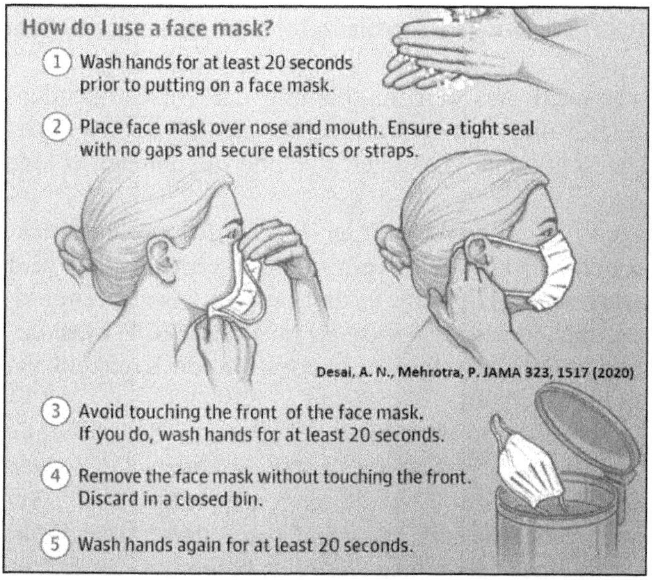

Abb. 5.4: Gebrauchsanleitung für eine OP- bzw. FFP2-Maske, entwickelt und hergestellt für Klinik-Personal. Die Schritte 1 bis 5 sind unbedingt einzuhalten, sonst kommt es zu einer Eigen-Infektion, und die beabsichtigte Wirkung als „Nies-Husten-Fremdschutz" ist gering (Quelle, s. Bild-Mitte).

Abschließend sei erwähnt, dass die Regeln 1 bis 5 selbstverständlich auch für *Respiratoren* gelten (Anwendung: medizinische Behandlung hoch ansteckender Tuberkulose-Patienten usw.). Diese sog. FFP2-Masken sind für medizinische Laien nicht geeignet bzw. vorgesehen, sodass diese „Traglinge" (Ich habe immer wieder erwachsen sowie kindlich aussehende FFP2-Verkleidete gesehen!) gegen biomedizinische Empfehlungen verstoßen.

Die Frage, warum in Deutschland das *arbeitstechnisch* widerrechtliche Umschnallen von FFP2-Respiratoren, ohne die Hygienevorschriften

1 bis 5 *strikt* zu beachten, vorgeschrieben wurde (2021 bis April 2022, z. B. in Geschäften, ab Oktober 2022 in Zügen, bei Arztbesuchen) kann ich nicht beantworten. Ich verweise diesbezüglich auf die Fach-Kommentare von Kappstein und Veit (2021).

Masken als professionelles Status- oder modisches Kult-Symbol?

Vier Wochen nach der Veröffentlichung der entscheidenden Masken-Studie (Abb. 5.3 und 5.4) haben die Harvard-Mediziner Klompas et al. (2021) die wesentlichen Aussagen der oben genannten *JAMA*-Autoren bestätigt.

Das Tragen von OP-Masken ist Sache der professionellen Medizin/Zahnheilkunde, und FFP2-Respiratoren gehören nicht in die Hände von Laien, und schon gar nicht in das Gesicht unserer Kinder! Die Harvard-Experten gehen sogar so weit zu sagen, dass OP-Masken im Grunde ein Statussymbol darstellen, aber eben nur im Krankenhaus-Bereich, nicht in der Öffentlichkeit.

Wie ein Photo vom September 2019 (vor Beginn des „Corona-Wahns“) zeigt (Abb. 5.5), bewarb damals ein deutscher *Chirurgen- und Internisten-Verband* eine Veranstaltung mit ihren Berufs-Symbolen – darunter eine OP-Maske, die als „Maulkorb“ diesem originellen Kunstwerk, in Gestalt eines Mediziner-Gesichts, beigefügt wurde.

Möglicherweise dienen OP-Masken außerhalb von Krankenhäusern auch der Angst-Bewältigung, spekulieren die oben zitierten Experten der *Harvard Medical School*. Wäre das der Fall, was wohl realistisch erscheint, dann hätte der Schweden-Epidemiologe (Abb.5.2.) recht: Der Glaube an die Maske ist gefährlich, da er eine Sicherheit vorgaukelt, die im Falle des Kontakts mit einer real an Grippe oder Covid-19 erkrankten Person nicht vorhanden ist. Auch die Epidemiologen Moriyama et al. (2020) hatten in ihrem fundierten Beitrag im *Annual Review of Virology* das Tragen von OP-Masken nur für Personen, die bei trockener Zimmerluft ganztägig in Großraumbüros arbeiten (Wintermonate), zur Nasen-Eigenbefeuchtung *ausnahmsweise* nahegelegt. Von einem „Virenschutz“ durch Maskentragen lesen wir bei diesen Weltklasse-Virologen nichts!

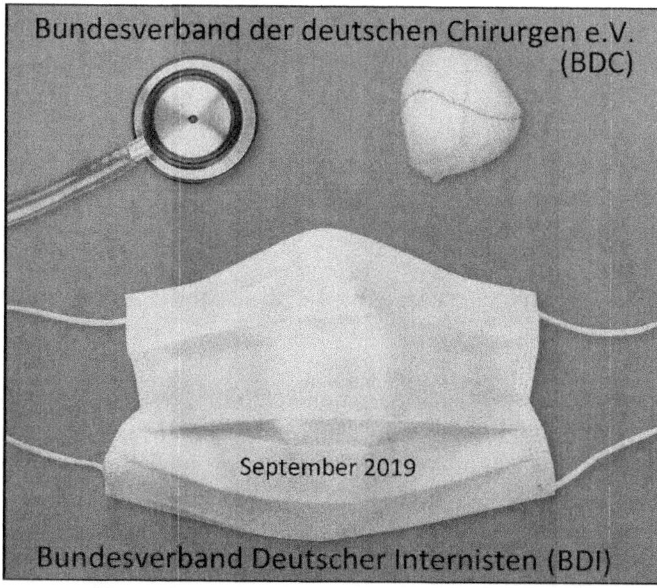

Abb. 5.5: Noch 2019, d.h. vor Beginn der Corona-Problematik, bewarben zwei medizinische Berufsverbände mit einer OP-Maske einen Kongress. Seit April 2020, d.h. dem Einsetzen der bundesweiten Bevölkerungs-Maskerade, würden diese Mediziner wohl kaum noch mit ihrem Markensymbol, der OP-Maske, an die Öffentlichkeit treten (nach einer Anzeige, September 2019).

Realitätsverweigerung ohne Sachkenntnis. Die Entscheidung gewisser Politiker in Deutschland und anderen Regionen der Welt (Österreich, Schweiz, manche US-Bundesstaaten usw.), ihr Volk zum Tragen von „Masken" zu *zwingen*, geht somit an der biomedizinischen Realität vorbei, sofern wir die oben genannten Fachautoritäten akzeptieren. Vorab zur Erinnerung: Virus-Übertragungen, d.h. Infektionen oder Ansteckungen, finden zu über 99% in Innenräumen, kaum jedoch im Freiland statt. Daher ist das Tragen der M-N-Abdeckungen im Winter grundsätzlich nur in Räumen mit regem Personenverkehr und engem Kontakt zu Mitbürgern *gegebenenfalls* anzuraten (bei fehlender Lüftung! s. unten). Freiland-„Maskenträger" sind ein psychologisches Phänomen, das in anderem Kontext noch angesprochen wird. Ich verweise auf den Übersichtsartikel von Moriyama et al. (2020); dort sind wertvolle Infos zu den saisonalen Winterviren (SARS-CoV-2, Influenza usw.) zusammengetragen, insbesondere bezüglich der gut bekannten „Ansteckungswege“.

Welchen Effekt haben verschiedene Gesichts-Vermummungen auf die Partikel-Aufnahme bzw. Abgabe des „Maskenträgers“, oder, anders gefragt, kann man eine definierte Filter- bzw. Schutzwirkung im Labor-Experiment nachweisen?

Physische Schutzwirkung von Mund-Nasen-Bedeckungen: Laborversuche

Im Kontext der „Schweinegrippe-Agenda 2009“, den SARS-Viren 2003 und anderen früheren Infektionserkrankungen des Menschen analysierte der Ingenieur Bowen (2010) in einem klassischen Versuchsansatz die Filterwirkung vier verschiedener „Mund-Nasen-Bedeckungen“. Unter Einsatz eines Plastik-Kopfes und optimaler „Vermummung“ dieses künstlichen Menschen-Modells konnte der Autor nach 30 Minuten andauernder Luft-Zirkulation klare Resultate erarbeiten, die leider im „Corona-Masken-Jahr 2020/21“ komplett ignoriert wurden. Daher sollen sie hier der Vergessenheit entrissen und vorgestellt werden.

Staubmaske vs. Respirator. Die Abbildungen 5.6 A, B, C und D zeigen jeweils denselben Plastik-Experimentalkopf mit einer Staubschutz-Vorrichtung, einem Halstuch, einer OP- und einer FFP2-Maske versehen. Bei definierten Aerosol (wässrige Schwebeteilchen)-Konzentrationen und durchschnittlichen Partikel-Durchmessern von 1,6 Mikrometern (entspricht in etwa den Wasser-Tröpfchen beim Niesen) waren folgende Rückhalte-Effekte messbar (Schutzwirkung):

Baustoffhandel-Staubmaske: 6,1%
Stoff-Halstuch: 11,3%;
OP-Maske: 33,3%
FFP2-Respirator: 89,6%

Anders formuliert: Aerosol-Partikel, wie sie beim infizierten Menschen während des Ausatmens (und beim Niesen-Schnupfen-Husten) freigesetzt werden, gelangen zu ca. 94% (A), 89% (B), 77% (C) und 10% (D) durch die „Löcher“ des umgebundenen „Maulkorbs“. Kurz gesagt: Staubmasken und Halstücher lassen teils über 90% dieser potentiell via

Tröpfcheninfektion gefährlichen Partikel durch, während die OP- und FFP2-„Masken“ mit ca. 1/3 Filterwirkung bzw. 90%tiger Effizienz arbeiten.

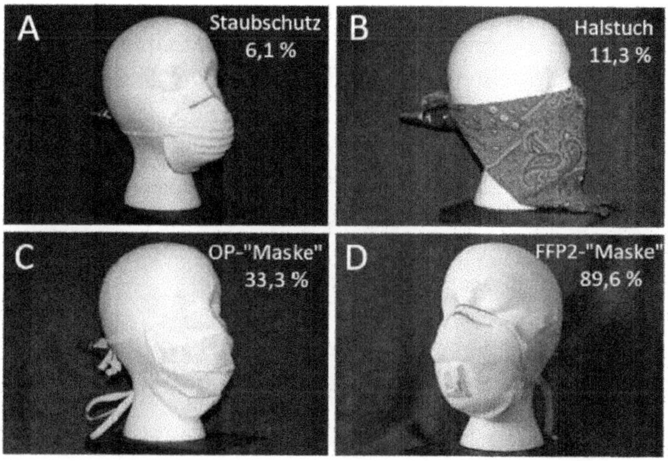

Abb. 5.6: Filterwirkung vier verschiedener „Masken-Typen“ im Kunstkopf-Laborversuch. Die Staub-Baumarkt-Maske hat nur ein 6,1%tiges Zurückhaltevermögen (gefiltert werden u.a. Aerosole); der FFP2-Respirator zeigt mit nahezu 90%tiger Filterwirkung die höchste Effizienz (A bis D). (nach Bowen, L.E., Applied Biosafety 15, 67–71; 2010).

OP-Masken lassen gemäß Abbildung 5.6 C gut 2/3 aller Krankheitserreger, sofern sie über Ausatem- oder Nies-Aktivitäten einer infizierten Person in die Luft abgegeben werden, hindurch. Sie sind somit auch bei optimalem Sitz (Krankenhauspersonal!) nur bedingt als Zurückhalter viral belasteter Aerosole (Ausatem-Verunreinigungen eines infizierten Patienten) wirksam. Wie aber bereits gesagt: Als Nies- und Husten-Auswurf-Hemmer eines praktizierenden Arztes oder Dentisten erfüllen sie eine klare Funktion (Verhinderung der Verunreinigung der Wunde des Patienten, s. Laborversuche von Bagheri et. al. 2021).

Realwelt-Laienbedingungen. Unter den Verhältnissen, unter denen Laien im Alltag „Masken“ tragen, und die sich von der optimalen Anpassung an den Schädel erheblich unterscheiden (s. Abb. 5.6 C), können wir eine positive OP-Masken-Filterwirkung von bestenfalls 1/3 annehmen, wahrscheinlich sogar von noch weniger. Da bleiben theoretisch nur die *Respiratoren* übrig, die aber nur für eingewiesenes Personal im Krankenhaus-Bereich vorgesehen sind. Bei laienhaftem, vom Hersteller nicht vorgesehenem Gebrauch dieser „FFP2-Masken" sind dieselben bei weitem nicht so wirksam wie es unser Modellversuch nachgewiesen hat (nahezu 90%); Werte von bestenfalls 50% sind realistisch. Die enormen Nachteile dieser „Gesichtsvermummungen" für die Träger werden in den nächsten Abschnitten dargestellt.

Wie stellt sich nun die Realwelt-Situation dar? Können durch OP-Masken und (nicht empfohlene) FFP2-Respiratoren im Freiland und in Innenräumen Covid-19-Ansteckungen bzw. Todesfälle vermieden werden?

Deutschland vs. Niederlande-Schweden: Sterbezahlen mit und ohne Maskenzwang

Anfang September 2020, als ich den oben zitierten „Masken-Forschungsbericht" von Bowen (2010) studierte, gingen Meldungen zu den „Todesfällen mit bzw. an Corona" verschiedener europäischer Länder durch die Presse. Ich verglich daraufhin die entsprechenden Zahlen für Deutschland (Maskenpflicht seit April 2020) und die Niederlande (keine Maskenpflicht) miteinander, um den behaupteten „schützenden" Effekt der Zwangs-Mund-Nasenbedeckungen zu ergründen.

Deutschland-Niederlande. Abbildung 5.7 zeigt die Dynamik der Sterbezahlen „im Zusammenhang mit Corona", aufgetragen für die Monate April bis Ende August 2020. Es wird deutlich, dass in beiden Ländern eine saisonale Welle der Sterbefälle festzustellen ist, die Ende März-Anfang April einsetzt, einen Höhepunkt erreicht und dann im Juni abklingt. Dieser Verlauf ist typisch für saisonale Virusinfektionen, die während der kalten Jahreszeit einsetzen und im Frühjahr-Sommer abklingen (SARS-CoV-2-Partikel sind saisonale Winterviren, s. Kapitel 2). Obwohl unklar ist, wie viele „Corona-Todesfälle" wirklich auf letale Covid-19-Erkrankungen zurückgehen, wird ein Sachverhalt deutlich: Mit und ohne Maskenzwang verlaufen die Kurven für Deutschland bzw. die Niederlande nahezu identisch. Ein positiver, „schützender" Effekt der bundesdeutschen Zwangsmaskerade ist, verglichen mit der „frei-atmenden" Kontrolle (Niederlande), in diesen Kurven nicht erkennbar.

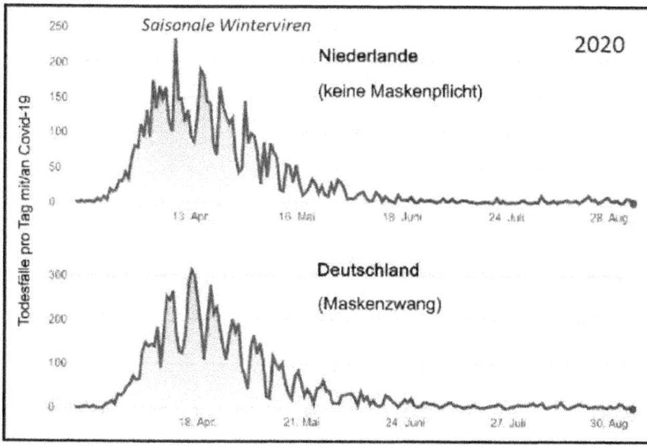

Abb. 5.7: Zeitverlauf der Todesfälle „an oder mit Covid-19“ für die Niederlande (ohne Maskenpflicht) und Deutschland (Maskenzwang) Jahr 2020. Es wird deutlich, dass Atemwege-schädigende Erreger als „Winterviren“ zu klassifizieren sind. Die Kurven zeigen einen ähnlichen Verlauf, d.h. eine Schutzwirkung der Gesichtsmasken ist nicht erkennbar (nach frei verfügbaren Internet-Daten).

Diese Beobachtung stimmt mit der Analyse von Kappstein (2020) überein. In diesem ausführlichen Bericht, der im Wesentlichen auf Daten und Analysen erwachsener Personen basiert, wird die vermeintliche „Schutzwirkung“ von Masken bezüglich einer realen Coronaviren-Infektion untersucht, mit *negativem* Resultat. Die Maskerade im Bereich des öffentlichen Lebens scheint völlig wirkungslos zu sein, berichtet die Autorin Kappstein (2020) und bestätigt damit die Aussagen der US-Hygieneforscher Desai und Mehrotra (2020), deren wesentliche Resultate in den Abbildungen 5.3 und 5.4 zusammengefasst sind. Offensichtlich brachte die von fiktiven Inzidenzwerten abhängige „Maskenpflicht“ nichts, sonst wären in Deutschland deutlich weniger Menschen, meist über 65 Jahre alt und vorerkrankt, an Covid-19 gestorben als in der europäischen Nachbarschaft, z.B. den Niederlanden (Abb. 5.7).

Deutschland-Schweden. Noch klarer tritt die Unwirksamkeit der Gesichtsvermummung bezüglich Covid-19-Sterbezahlen hervor, wenn man verschiedene Länder Europas miteinander systematisch vergleicht. Aus einer Studie von Spira (2022) geht hervor, dass der prozentuale Maskengebrauch in der Bevölkerung (Tragezeit, in Prozent) nicht negativ

(*Schutzeffekt*), sondern geringfügig positiv mit den Covid-19-Sterbezahlen korreliert ist (Maskentragen *fördert* vermutlich die Todesfall-Zahlen). Daraus zog der Autor den korrekten Schluss, dass das Tragen von OP- oder FFP2-Masken einen geringen, aber statistisch messbaren positiven Effekt auf die Covid-19-Letalität haben könnte. Die folgenden Zahlen sollen das verdeutlichen (Zeitraum Oktober 2020 bis März 2021, d.h. nach der in Abbildung 5.7 dargestellten Studie ermittelt). Die Beziehung zwischen der Masken-Tragezeit (in Prozent) und den Covid-19-Sterbefällen pro Millionen Einwohnern war für die Länder 1. bis 6. wie folgt:

1. Schweden:	5%/759	Sterbefälle pro 1 000 000 Ew.
2. Dänemark:	14%/312	Sterbefälle pro 1 000 000 Ew.
3. Niederlande:	51%/596	Sterbefälle pro 1 000 000 Ew.
4. Deutschland:	57%/791	Sterbefälle pro 1 000 000 Ew.
5. Italien:	91%/1223	Sterbefälle pro 1 000 000 Ew.
6. Spanien:	95%/968	Sterbefälle pro 1 000 000 Ew.

Es sei erwähnt, dass sich die Todeszahlen auf „an-und mit-Corona-Verstorbene" beziehen, ein Thema, das in Kapitel 8 vertiefend diskutiert wird. Aus den Daten von Spira (2022) folgt, dass Deutschland und Schweden eine ähnlich hohe Sterbefallzahl-Covid-19 / 1 000 000 Bürger aufwies (ca. 760 bzw. 790). In Schweden gab es aber weder eine Maskenpflicht, noch sog. Lockdowns (Schulschließungen usw.). Ein positiver Schutzeffekt kann nicht nachgewiesen werden – das Gegenteil scheint der Fall zu sein, siehe die Beispiele Italien und Spanien, wo über 90% Maskentrage-Zeit mit erhöhten Todesfällen „im Zusammenhang mit Corona" in Beziehung steht!

Dies führt zurück zu den Abbildungen 5.1 und 5.2 – der Glaube an Masken ist gefährlich (höhere Sterbezahl der Zwangsvermummten? s. die Studie von Spira 2022) – möglicherweise lag der in Deutschland heftig kritisierte „Schweden-Epidemiologe" doch richtig? Wir werden die *reale Wirkung* der Maskierung im Rahmen des angeblichen „Infektionsschutzes" am Ende des Kapitels diskutieren.

In den nächsten drei Abschnitten sind Fragen bezüglich der Zwangs-Maskerade von Kindern, der Klassenzimmer-Lüftung und die damit zusammenhängenden psychologischen Probleme diskutiert.

Gesichtsmasken für Kinder: Nutzlos-schädliche Selbstbegasungs-Käfige

Am 25. Juni 2021 berichtete das Top-Journal *Science* über ein Forscherteam, das belegt hätte, Gesichtsmasken würden die Übertragung von Coronaviren deutlich hemmen. Fünf Tage später lasen wir in *JAMA-Pediatrics*, dass für Kinder diese Mund- und Nasen-Bedeckungen schädlich sind. Wie sind diese Forschungsergebnisse zu interpretieren?

Gaswechsel als Lebensprinzip. Menschen sind, wie alle anderen Großsäuger, aerobe Organismen, d.h. sie benötigen den Luftsauerstoff (O_2) zur Aufrechterhaltung ihres Zellstoffwechsels und geben beim Atmen das Stoffwechsel-Endprodukt Kohlendioxid (CO_2) ab. Ohne genug Sauerstoff ersticken diese Lebewesen, ein Vorgang, der in der Biomedizin seit über zweihundert Jahren erforscht wird (Kutschera 2019). Wie Abbildung 5.1 zeigt, enthält die Einatemluft viel Sauerstoff und wenig Kohlendioxid; beim Ausatmen sind die Verhältnisse verschoben – 100-mal mehr CO_2, etwa 19% weniger O_2.

Ich habe seit Februar 2020 alle relevanten „Masken-papers" gelesen/archiviert und berufe mich bei Anfragen auf eine Metastudie, veröffentlicht im Januar 2021, mit dem folgenden Resultat: Es gibt keine sicheren Belege für die Wirksamkeit von Gesichtsmasken im Zusammenhang mit der Übertragung von SARS-CoV-2-Viren (Nanda et al. 2021). Diese Schlussfolgerung wird durch die Daten in Abbildung 5.7 unterstützt. Welche neuen Erkenntnisse kamen seit Anfang 2021 hinzu?

Science-Resultate widersprechen Meta-Studie. Beim Lesen der eingangs erwähnten Ausgabe des US-Magazin „Science, 25. Juni 2021" habe ich erfahren, dass – allgemein formuliert – Gesichtsmasken effizient die Wahrscheinlichkeit einer SARS-CoV-2-Viren-Übertragen reduzieren sollen, was mich erstaunt hat.

Ein detailliertes Studium der Forschungsarbeit der Autoren Y. Cheng et al. (2021) zeigte dann aber, dass diese Wissenschaftler bereitwillig zugeben, dass im *Freiland* Viren-Übertragungen extrem selten erfolgen (was seit langem bekannt ist, aber oft verschwiegen wird). Nur Innenraum-Verhältnisse, z.B. ungelüftete, warm beheizte Büros während der Winterzeit, sind diesbezüglich gefährlich – dort soll bei erwachsenen Personen eine Schutzwirkung der Maske *modellhaft* belegt sein. In einem *Science*-E-Letter vom 5. Juli 2021 kritisiert ein Daten-Analyst sehr sachkundig und detailliert die Arbeit von Cheng et al.; Resultat: Das

Modell der Autoren basiert auf fehlerhaften Annahmen und beschreibt nicht die Wirklichkeit; es ist daher von fragwürdiger Aussagekraft (Chon et al. 2022). Ich vermute, dass es sich hierbei um eine politisch gewünschte „Auftragsstudie“ handelte, wie sie leider in den Top-Journalen *Nature* und *Science* immer häufiger werden! (s. Kapitel 1 und 10).

Hyperkapnie bei Kindern und Erwachsenen. Kinder und Jugendliche werden von dem „Erwachsenen-Forscherteam Y. Cheng et al. (2021)“ ignoriert – und da setzt die Forschungsarbeit der Autoren Walach et al. (2021) an. Diese Biomediziner belegen ein weiteres Mal, was seit vielen Jahren bekannt ist. Gesichtsmasken blockieren nicht nur in erheblichem Maße die O_2-Aufnahme, d.h. die Atmung, sie bremsen auch das Abatmen des Stoffwechselendprodukts Kohlendioxid (CO_2, d.h. das Grundnahrungsmittel der photosynthetisch aktiven Pflanzen, Stichwort „Global Greening“, s. Kutschera 2019, 2020).

Unsere Ausatemluft enthält 100mal mehr CO_2 als die Umgebung (derzeit etwa 0,04 Vol.%) – der Wert liegt bei ca. 4,1 Vol.% Kohlendioxid (Abb. 5.1). Werden Pflanzen mit menschlicher Ausatemluft begast, so wachsen sie rascher – ein Beweis der massiven CO_2-Abgabe beim Ausatmen! Dieses vermehrte Ausatem-CO_2 kann unter einer Gesichtsmaske nicht rasch ab-diffundieren und häuft sich dort an: CO_2-Rückatmung ist die negative Folge für den maskierten Menschen. Da Kinder bekanntlich eine etwa doppelt so hohe Grundstoffwechsel-Aktivität im Vergleich zu erwachsenen Personen aufweisen (O_2-CO_2-Gaswechsel, bezogen auf die Körpermasse), ist ein Maskenzwang als körperlich-psychische *Quälerei* zu bewerten. Hierdurch kommt es zur Anhäufung des für Menschen schädlichen CO_2 – Erhöhungen innerhalb des Masken-Raumes bis zum gesundheitsgefährdenden Grenzwert für Innenräume (ca. 0,2 Vol. % CO_2) und weit darüber hinaus wurden gemessen.

Resultat: *Hyperkapnie*, d.h. Ansäuerung des Blutes, mit gravierenden Folgen für die maskierte Person (Übelkeit, Kopfschmerzen, auf lange Sicht sogar Gehirnschäden, weil das durch CO_2 angesäuerte Blut nicht mehr so viel Sauerstoff transportieren kann). Die Studie von Walach et al. (2021) wurde wegen methodischer Mängel vom Editor des Journals *JAMA Pediatrics* zurückgezogen und somit als nicht aussagekräftig deklariert. In einer erweiterten Version haben Walach et al. (2022) ihre Ergebnisse bestätigt: Bei Kindern steigt innerhalb weniger Minuten der CO_2-Level unter der „Maske (OP- oder FFP2)“ auf Werte von 1,3 bis 1,4 Vol.-% Kohlendioxid an!

Bereits Jahre zuvor war bei Erwachsenen eine Rückatmung des Stoffwechselendprodukts CO_2 unter einer OP- oder FFP2-Maske nach mehr als 10 Minuten Tragdauer *definitiv* belegt. So konnte der schädigende Kohlendioxid-Effekt in einer Dissertation der TU München dokumentiert werden (Butz 2005), und seither sind zahlreiche weiterführende Forschungsarbeiten erschienen, in welchen das für Kinder und Erwachsene schädliche Rückatmen des Ausatem-Abfallprodukts Kohlendioxid bewiesen ist (siehe die zusammenfassenden Berichte von Alexander 2021 a, b, c und Kisielinski et al. 2021).

Hinzu kommt das rasche Durchnässen dieser naturwidrigen „Maulkörbe". Bereits nach relativ kurzer Tragzeit sammelt sich eine durch feuchte Ausatemluft bedingte Innen-Schleimschicht an, in welcher Bakterien und Pilze wachsen. Es ist offensichtlich, dass hierdurch die Einatemluft der *Kinder* kontaminiert wird, mit möglichen negativen gesundheitlichen Folgen für die agilen Zukunftsträger der Gesellschaft. Skeptiker dieser harschen Aussagen mögen die umfassenden Literaturquellen von Alexander (2021 a, b, c; Walach et al. 2022) studieren; dort ist all das oben Gesagte rundum belegt.

Ernüchterndes Fazit. Die Zwangs-Maskierung unter-16-Jähriger, heranwachsender Menschen ist als „Kindeswohlgefährdung" zu bewerten. Zu den beschriebenen physiologischen Atem-Problemen kommen noch psychologische Effekte, da sich Menschen, seit Jahrmillionen, über ihre Mimik verständigen (Gesichtserkennung!). Lasst unsere schutzlosen Kinder atmen und kommunizieren, sie können sich nicht gegen irrationale Anordnungen „von oben" wehren und sind – neben alten Menschen in Heimen – die größten Verlierer der „Corona-Pandemie". Über 99% aller Bundesbürger haben diese „das ganze Volk erfassende Seuche" (Begriffsbedeutung) überlebt, und weitere „Wellen" dieser Winterviren-Plage sind nach Stand der Wissenschaft Mikrobiologie derzeit (September 2022) unwahrscheinlich, siehe Omikron-Variante (Kapitel 9).

Im nächsten Abschnitt wird das Kohlendioxid-Rückatemproblem weiterführend diskutiert, wobei in diesen Fällen ausgewachsene Personen als „Versuchskaninchen" bereitstanden.

Eigenbegasung durch Mundschutz: atemberaubende Erwachsenen-Probleme

Seit langem ist bekannt, dass z.B. Klinikpersonal, das zum Tragen sogenannter OP-Masken verpflichtet ist, immer wieder über die gesundheitlichen Folgen dieser Gesichtsverdeckung klagt. Dieser Sachverhalt wurde Mitte 2020 am Universitätsklinikum Leipzig systematisch untersucht. Verglichen wurden die erwähnten OP-Masken mit den für Krankenhaus-Personal vorgesehenen *Respiratoren*, auch „FFP2-Masken" genannt.

Unwohlsein als Kohlendioxid-Problem. Es ergab sich, wenig überraschend, dass bei erwachsenen Personen das „OP- und FFP2-Masken-Tragen" zu einer Beeinträchtigung der Atmung führt, wobei insbesondere eine rasche Ansäuerung des Blutes durch vermehrte CO_2-Einlagerung gemessen werden konnte (Laktat-Pegel steigt an). Die maximal erreichbare Kraft beim Fahren auf einem normierten Labor-Fahrrad (Ergometer) war erheblich reduziert, sodass ein Leistungsabfall durch Blockierung der Zellatmung gemessen wurde. Außerdem konnten die Autoren Fikenzer et al. (2020) in ihrem Fachartikel belegen, dass die erwachsenen Maskenträger über erhebliches *Unwohlsein* klagten – Kopfschmerzen, bis hin zu depressiven Stimmungen, waren die Folgen des sinnvollen Klinik-Maskentragens. In *Pressemitteilungen* (z.B. Universität Leipzig, 20.7.2020) standen dann die folgenden sich widersprechenden Sätze: „Das Tragen eines Mund-Nasen-Schutzes vermindert die körperliche Belastbarkeit von Gesunden... Maskenpflicht trotzdem richtig". Ein Beleg, dass sogenannte „Masken", getragen von Laien in der Öffentlichkeit, die „Pandemie verlangsamen", wie im Pressetext behauptet, lieferten die Leipziger „Maulkorb-Forscher" Fikenzer et al. (2020) nicht. Dennoch befürworteten die Leipziger Forscher den „Mund- und Nasenschutz-Zwang", was nicht zu den von ihnen erarbeiteten Resultaten passt.

Sportliche Männer im Kohlendioxid-Rausch. Das bereits von Fikenzer et al. (2020) und den Autoren Pifarre et al. (2020) beschriebene Rückatmen des Stoffwechsel-Endprodukts Kohlendioxid als Resultat einer Anhäufung dieses gasförmigen Abfallprodukts des menschlichen Zellstoffwechsels unter dem übergezogenen „Maulkorb" belegte der Autor Geiss (2021) in einer bemerkenswerten Studie. Im Labor wurden erwachsene Männer entweder ohne (Kontrolle) oder mit drei verschiedenen „Maulbinden" bezüglich des CO_2-Gehalts im Atembereich von

Mund und Nase untersucht. Die Resultate waren eindeutig und in hohem Maße reproduzierbar.

Kohlendioxid-Stau mit Rückatmung. Bei leichter Tätigkeit (Sitzen am Computer) lag der Innenraum-CO_2-Level vor Beginn des Masken-Überzugs bei ca. 500 ppm (d.h. 0,05 Vol.-%) und somit etwas über jenem der Freiland-Außenluft (ca. 0,04 Vol %). Unmittelbar nach dem Überzug dieser Atembremsen (OP-Maske, FFP2-Respirator oder Stoffmaske) stieg der CO_2-Level rasch auf Werte im Bereich zwischen 2000 und 2500 ppm an, d.h. um 400% bis 500%. Bereits 5 Minuten später wurden die Erwachsenen vom „Maulkorb" befreit, und der CO_2-Gehalt im Atembereich lag wieder, wie zu Beginn, bei etwa 500 ppm. Alle drei „Gesichtswindeln" führten in etwa dieselbe massive Zunahme der Kohlendioxid-Konzentration im Atembereich hervor, die Respiratoren waren erstaunlicherweise in dieser Testreihe nicht außergewöhnlich „atemberaubend".

In der zweiten Innenraumlabor-Versuchsreihe wurden die Personen gebeten, sich zu bewegen. Kontrolle: stehender Mann, ohne Maske: CO_2-Level ca. 550 ppm; stehende Versuchsperson mit OP-Gesichtsmaske, nach einer Minute, etwa 2000 bis 2500 ppm Kohlendioxid; langsam laufende Person (ca. 3 km pro Stunde), CO_2 in der Kontrolle etwas höher als stehend (ca. 700 ppm); mit „Maulkorb" ca. 2500 bis 3000 ppm; rasch gehende Person (ca. 5 km pro Stunde) ohne Mund-Nasenbedeckung ca. 800 ppm CO_2; mit „M-N-Schutz" (OP-Maske) wurden CO_2-Levels von 2500 bis über 3500 ppm gemessen, und das im Atembereich eines Menschen mit M-N-Bedeckung.

Diese klaren Resultate von Geiss (2021) stehen im Einklang mit älteren Messergebnissen (z.B. Butz 2005, Fikenzer et al. 2020, Pifarre et al. 2020) und beweisen, dass erwachsene Personen mit Mundschutz ein „CO_2-Eigenbegasungs-Experiment" durchführen, welches eine Ansäuerung des Blutes der Person mit sich bringt (CO_2-Absorption, pH-Wert-Abfall). Außerdem sinkt der O_2-Gehalt unter der Maske um ca. 15% ab und erreicht Werte, die in der Ausatemluft gemessen wurden, sodass *Sauerstoffmangel* erzeugt wird (Abb. 5.1; Pifarre et al. 2020).

Kohlendioxid-Blutwerte und Capnometer-Versuch. Die oben dargestellten Forschungsergebnisse wurden von der Arbeitsgruppe Itani et al. (2021) bestätigt. Unter Einsatz einer Methode zur indirekten Ermittlung der CO_2-Werte *im Blut* erwachsener Versuchspersonen konnte nach Überzug von OP-Masken oder FFP2-Respiratoren ein rascher Anstieg im CO_2-Level gemessen werden, der nach Ablegung der „Atembremse" wieder auf den niedereren Ursprungswert absank.

Einen Schritt weiter gingen die Autoren Martellucci et al. (2022). Unter Verwendung eines *Capnometers* zur Quantifizierung des CO_2-Gehaltes unter zwei verschiedenen Masken (OP-M-N-Bedeckung und FFP2-Respirator) konnten diese Forscher direkt beweisen, dass der CO_2-Gehalt unter der „Maske" bereits nach 5 Minuten um das Zehnfache (OP-M.) bzw. das nahezu 20-Fache (FFP2-R.) angestiegen war (Erwachsene). Bei Kindern waren die Resultate derartiger Kohlendioxid-Eigenbegas-Versuche noch dramatischer, d.h. CO_2-Levels von bis zu 12847 ppm konnten im bedeckten Nasenbereich ermittelt werden (Kohlendioxid-Gehalt der Außen-Luft in diesen Versuchen: ca. 480 ppm, s. Martellucci et al. 2022).

Zu ähnlichen Resultaten sind die Autoren Kisielinski et al. (2022) gekommen – eine permanente Kohlendioxid-Selbstbegasung via „Maske-Tragen" ist auf Dauer schädlich für den so geschundenen Organismus. Möglicherweise sind die mit der Zwangsmaskierung in verschiedenen Ländern einhergehenden, geringfügig *vermehrten* Todesfälle, dokumentiert im Datensatz von Spira (2022), teilweise mit den Befunden der „Masken-Forscher" Itani et al. (2021), Martellucci et al. (2022) und Kisielinski et al. (2022) begründbar. Eine definitive Antwort steht aber noch aus. Es sei daran erinnert, dass bei Kindern die CO_2-Anhäufung unter der „Maske" noch drastischer ist (Walach et al. 2022), ein Befund, der durch die zweifach höhere Grundstoffwechselrate kleiner vs. ausgewachsener Lebewesen erklärt wird (Prinzip des „Metabolic Scaling", s. Kutschera 2019).

Kohlendioxid-Selbstvergiftung. Es gibt kein Zweifel an der Tatsache, dass die Maskenpflicht mit einer CO_2-Anhäufung und -Rückatmung des nach frischer Luft ringenden „Traglings" verbunden ist. Die Frage, welche *exakten* gesundheitsgefährdenden Konsequenzen zu erwarten sind kann nicht eindeutig beantwortet werden. Negative Effekte auf das Denk- und Konzentrationsvermögen, das Wohlbefinden sowie Kopfschmerzen und eine mehr oder weniger ausgeprägte *Hyperkapnie* (Kohlendioxid-Anhäufung im Blut mit nachfolgenden Organschäden) können aber definitiv aus der Literatur zu den Gesundheitsrisiken bei „Kohlendioxid-Vergiftung" entnommen werden (s. den umfassenden Bericht von Jacobsen et al. 2019, mit Auflistung zahlreicher CO_2-verursachter Krankheitssymptome, sowie Kisielinski et al. 2022).

Waterloo-Studie: Klassenzimmer lüften ist effizienter als schädlicher Maskenzwang!

Beim Wort „Waterloo“ assoziiert der Durchschnittsbürger einen Pop-Song aus dem Jahr 1974, der noch heute sehr beliebt ist und dem schwedischen Quartett *Abba* den Weg zum Erfolg ebnete. Wer sich in der Geschichte Europas auskennt, wird bei diesem Wort vermutlich auch an die „Schlacht bei Waterloo“, einem Dorf bei Brüssel, denken. Dort endete 1815 die Vorherrschaft des französischen Generals Napoleon Bonaparte (1769–1821), dessen militärische Eroberung ehemals deutscher Gebiete für E.T.A. Hoffmann verheerend negative Konsequenzen mit sich brachte (s. Kapitel 7). Die in Waterloo, Kanada, ansässige Universität ist hingegen kaum bekannt, aber das könnte sich mit der Vorstellung einer sensationellen wissenschaftlichen Studie ändern.

Virale Infektionen nur in geschlossenen Räumen. Mit der Forschungsarbeit der Ingenieurwissenschaftler Shah et al. (2021), Original-Titel: „Experimental investigation of indoor aerosol dispersion and accumulation in the context of Covid-19: Effects of masks and ventilation (Experimentelle Untersuchung der Innenraum Aerosol-Verteilung und Anhäufung im Zusammenhang mit Covid-19: Effekte von Masken und Lüftung)“, publiziert im Fachjournal *Physics of Fluids*, verdient diese Hochschule Respekt und Anerkennung. Was unter der steril-sperrigen Überschrift am 2. Juli 2021 berichtet wurde, ist von erheblicher praktischer Relevanz.

Zunächst weisen die Autoren auf den bekannten Sachverhalt hin, dass Aerosol-vermittelte Viren-Übertragungen, primär hervorgerufen durch lautes Sprechen sowie Husten- und Schnupfenanfälle infizierter Personen mit Krankheits-Symptomen, fast ausschließlich in geschlossenen Räumen stattfinden (Büros etc.). Der Verweis auf eine grundlegende Studie aus China – von 318 Covid-19-Ausbrüchen, die genau untersucht worden sind, fanden 317 in Innenräumen statt – ist hilfreich. Diese klassische Forschungsarbeit zum Beweis einer 99,9%tigen Innenraum-Übertragung von Viren wird ausführlich diskutiert, ebenso wie zahlreiche weitere Untersuchungen, die gezeigt haben, dass im Freiland, bei leichtem Wind, Ansteckungen mit aktiven Viruspartikeln nahezu *ausgeschlossen* sind. Maskentragen ist im Freien somit unsinnig.

Effizienz von 10 bzw. 50% in der Realwelt. In den nächsten Abschnitten stellen die kanadischen Ingenieurwissenschaftler ihre Modellexperimente mit einer Plastikpuppe als Menschen-Attrappe vor, die an unsere Versuchsanordnung in Abbildung 5.6 A bis D erinnert. Die exakt beschriebenen Waterloo-Versuche belegen, dass Stoff- und OP-Masken unter den gewählten *Realwelt*-Experimentalbedingungen nur ca. 10% zurückhalten: Etwa 90% der „herausgehusteten" Mini-Wassertröpfchen werden somit von der „Alltags- bzw. OP-Maske" *nicht* abgefangen. Dieses Resultat stimmt mit anderen, vergleichbaren Analysen überein.

Nur die FFP2-„Masken", auch *Respiratoren* genannt, kommen auf eine ca. 50%tige Effizienz beim Abhalten „heraus geschleuderter" Aerosole, gemessen im Versuchssystem der Forscher Shah et al. (2021). Wie bereits gesagt: Diese „Gesichtsverdecker" werden aber von Fachleuten, nach ärztlicher Untersuchung des potentiellen Trägers, ausschließlich für medizinisches Personal empfohlen und sind daher *nicht* für die Allgemeinbevölkerung geeignet. Von den negativen Wirkungen all dieser „Maulkörbe"– Atemprobleme, CO_2-Re-Absorption, psychische Probleme durch „Gesichtsverlust" usw. wird in der hier diskutierten Forschungsarbeit nicht gesprochen.

Lüften statt Kinder maskieren. Letztendlich kommen die Forscher auf das zentrale Problem – Raumbelüftung oder sogenannte „Masken" tragen? – zu sprechen. Unter Verweis auf ihr erarbeitetes Datenmaterial erfährt der Leser, dass durch mäßiges Lüften eines Raumes, verglichen mit einer Maskierung der Menschen (ohne entsprechende Luft-Zirkulation) ein besserer Schutzeffekt erzielt werden kann.

In Zahlenwerten ausgedrückt. Nach Shah et al. (2021) beträgt die relative Aerosol-Konzentration, im 2-Meter-Abstand gemessen vor dem Kunststoff-Kopf (s. Abb. 5.6 A–D), ohne Raumlüftung ca. 1%. (Versuchszeitraum: 4 Stunden). Bei mäßigem Lüften des Raumes (ACH-Zahl 2,45) liegt dieser Wert bei 0,2%; er ist somit um 80% niedriger als in stehender Raumluft. Wie hoch ist unter diesen Bedingungen der „FFP2-Masken-Effekt"? Im ungelüfteten Zimmer beträgt dieser „Maulkorb-Schutzeffekt" ca. 50%; diese im Modellversuch erstellte „FFP2-Wirkung" ist somit deutlich *geringer* als das moderate Lüften eines mit Menschen besetzten Raumes!

All diese Betrachtungen setzen immer erkrankte Personen in der Gruppe voraus, die ihre Virenlast nach außen abgeben *müssen* (z.B. durch Husten, Niesen usw.) und damit möglicherweise Innenraum-Mitmenschen infizieren können. Würde man die alte Regel „Bei Krankfühlen zu Hause bleiben!" umsetzen, wäre eine „ Ansteckungsgefahr" im

Klassenverband minimal. Auch das Händewaschen bei Anwesenheit potentieller Virenüberträger (erkältet-verschnupfte Kinder) wäre wichtig, aber selbst nach der Durchführung von *Selbst-Corona-Tests* im Klassenzimmer konnten sich Kinder in gewissen Schulen 2021/22 nicht einmal die Hände waschen (s. Kapitel 4).

Unerwünschte Waterloo-Erkenntnisse. Bezogen auf die Klassenzimmer-Situation folgt aus der „Waterloo-Studie" eindeutig, dass das Drangsalieren von Kindern durch Masken-Tragen ab Juli 2021 zu unterlassen gewesen wäre – regelmäßiges Lüften des Raumes bringt mehr als die aus biologischer Sicht völlig unsinnige Zwangs-Gesichtsvermummung unschuldiger Heranwachsender.

Der von Shah et al. (2021) ermittelte 80%-Schutzeffekt des Lüftens (verglichen mit der 50%-FFP2-Maskenwirkung bei stehender Luft) könnte auch z.B. in öffentlichen Verkehrsmitteln zum Einsatz kommen; eine Zwangs-Maskierung der Personennahverkehrs-Teilnehmer wäre dann auch dort überflüssig!

Ich hatte diese Fakten im Sommer 2021, in Kurzform, in einem Blog-Beitrag veröffentlicht und am Ende des Textes geschrieben: „Die Frage, ob im ‚Postfaktischen Zeitalter' diese klaren wissenschaftlichen Befunde hierzulande Gehör finden werden, ist offen. Ich befürchte, dass auch diese sensationellen experimentellen Erkenntnisse ignoriert werden – zum Schaden unserer geschundenen, in ‚Corona-Angst' versetzten Kinder, die leider keine Lobby haben!" Im September 2022 musste ich leider eingestehen, dass auch dieser Appell an ergebnisoffene, politisch unabhängige Wissenschaft (und Vernunft) in Deutschland kaum Gehör gefunden hatte – zum Schaden unserer freiheitlich-demokratischen Gesellschaft, die verteidigt und erhalten werden muss.

Kinder-Hygiene: Erkenntnisse der Psychoneuroimmunologie wurden ignoriert

In diesem Abschnitt soll ein mit der „Zwangs-Maskerade" der Schulkinder verbundenes Problem diskutiert werden, das im Herbst 2021 sogar in einem Mainstream-Medium angesprochen worden ist.

Hygiene-Hypothese heute. Virale Atemwegsinfekte, die unabhängig von den importierten Corona (SARS-CoV-2)-Protein-RNA-Partikeln ablaufen, nahmen damals bei Kindern drastisch zu, ebenso wie verschiedene Allergien. Diese biologischen Phänomene werden u.a. im Zusammenhang mit der sozialen Isolation der Kinder und dem Maskenzwang diskutiert. So berichtete z. B. *Focus Online* am 15.Oktober 2021 unter der Überschrift „Ungewöhnlich viele Kinder erkältet: Bei welchen Symptomen Sie zum Arzt gehen sollten" über die RSV-Erreger (Respiratorisches Synzytial-Virus). Diese Viren verursachen u.a. bei Kindern Grippe-artige Atemwegsinfekte, damals in „Epidemie-artiger" Häufigkeit.

In diesen Reportagen blieben drei zentrale Themenbereiche weitgehend unberücksichtigt, auf welche nachfolgend eingegangen wird: die „Hygiene-Hypothese" und die Psychoneuroimmunologie.

Vereinfacht ausgedrückt, besagt die „Hygiene-Hypothese", dass die heute lebenden, heranwachsenden Menschen nicht mehr jenem natürlichen Cocktail an Mikroben (Bakterien, Viren, Pilzsporen usw.) ausgesetzt sind, wie er in der evolutionären Vergangenheit den Kindern „zugemutet" wurde. Das Immunsystem unserer agilen Urahnen konnte sich somit, in Anpassung an die Erreger-geschwängerte Umwelt, optimal entwickeln, sodass die meisten viralen Attacken in späteren Lebensphasen überstanden wurden (natürliche, angeborene Immunität sportlich-schlanker Menschen im naturnahen Zustand). Sperrt man Kinder durch Schließen von Spielplätzen (!) weg und nimmt ihnen weitgehend die Bewegung an frischer Luft plus den Kontakt zu Mikroben und Spielkameraden, wie es im Rahmen sogenannter „Corona- Maßnahmen" im Frühjahr 2020 vollzogen wurde, entzieht man diesen unschuldigen Wesen das Vermögen, ihre natürliche Immunität auszubilden. Hunde und Katzen durften damals frei herumlaufen, Kinder hat man eingesperrt – sie wurden sogar als mögliche „Super-Virenspreader" diffamiert, ohne dass es dafür jemals eine überzeugende Faktenbasis gab, nach dem Motto – Ihr könnte Eure Großeltern „mit Corona" infizieren, daher müsst Ihr in Isolation! Diese Problematik habe ich im Vorgängertitel *Strafsache Sexualbiologie* dargestellt und diskutiert (Kutschera 2021).

Gesunder Optimismus unerwünscht. Die „Psychoneuroimmunologie" schließt sich hier nahtlos an. Diese biomedizinische Disziplin besagt, vereinfacht formuliert, dass Nerven- und Immunsystem des Menschen interagieren, nach dem Motto „Psychostress macht krank" bzw. dem Spruch „Optimismus fördert die Gesundheit".

Unzählige wissenschaftliche Studien, die vor 2020 erschienen sind, und die jeder „Gesundheitsexperte" kennen sollte, belegen, dass durch das Eintrichtern einer fiktiven „Coronaviren-Angst“ unsere Kinder verunsichert, in negativen Stress versetzt, in depressive Stimmung getrieben und somit fahrlässig geschädigt werden. Der völlig unsinnige Maskenzwang, verbunden mit einer als Körperverletzung zu bewertenden „Coronatest-Manie“, hat eine ganze Schüler-Generation unter permanenten Psychostress gesetzt. Dieser wirkt sich nicht nur (negativ) auf das körperlich-seelische Wohlbefinden, sondern auch destruktiv auf das sich entwickelnde Immunsystem aus.

Belastende Psycho-Effekte der Zwangs-Vermummung für Kinder und Erwachsene

Seit Anfang April 2020 galt in Deutschland ein Maskenzwang, erlassen in Abhängigkeit von der „Höhe“ aussagelose-willkürlich festlegbarer „Inzidenzwerte“, die möglicherweise von gewissen Personen als Machtinstrument zur Begrenzung der Grundrechte eingesetzt worden sind (s. Kapitel 1).

Stammesentwicklung und Frischluft. Diese Problematik ist von erheblicher humanbiologischer Relevanz. Noch nie in der ca. 2 Millionen Jahre langen evolutionären Geschichte der Gattung *Homo* wurden Kinder, die ein Maximum an Atmungsaktivität zeigen, in Räumen mit einer Gesichts-Vermummung versehen, die nachweislich durch das regelmäßige Lüften vermieden werden könnte – abgesehen davon, dass diese Menschengruppe vom „Killer-Virus SARS-CoV-2“ so gut wie überhaupt nicht betroffen ist (s. Infektions-Sterblichkeitsraten, Axfors und Ioannidis, 2022). Verschiedene Studien haben gezeigt, dass die saisonale Grippe für Kinder zweifach tödlicher ist als „Corona“, s. z.B. Chalmers 2020, und weitere Infos in Kapitel 8).

Wie bereits gesagt: Der Vergleich „Niederlande vs. Deutschland“-2020 bezüglich sogenannter „Corona-Todesfälle“, zu über 80% alte, vorerkrankte Menschen betreffend, zeigt keinen „Schutzeffekt“ des Maskentragens (Abb. 5.7). Auch auf dem Freiluft-Schulhof und beim Sport konnte ich im Sommer 2020/2021 maskierte Kinder, oft mit durchnässtem „Mundschutz“, beobachten, die umhergesprungen sind und offensichtlich diese „Atemberaubung“ mental verdrängt hatten: Warum tun erwachsene, vernunftbegabte Personen unseren Kindern *das* an, kam mir spontan in den Sinn, draußen gibt es überhaupt keine signifikante Viren-Übertragung – Menschen sind Frischluft-Großsäuger, siehe Abbildung 1.5, Seite 40!

Entmenschlichung der Person und religiöser Maskenglaube. Schon wenige Monate nach Erlass des bundesdeutschen „Maulkorbzwangs“ publizierte die Psychologin Prousa (2020) eine wertvolle Studie zum Zwangs-Maskentragen von Erwachsenen und Kindern, aus welcher nachfolgend kurz zitiert werden soll. Eine Befragung von 1010 Personen bezüglich der politisch durchgesetzten „Mund-Nasenschutz-Verordnung“ ergab, dass etwa 60% der erwachsenen Menschen diesen „Maskenzwang“ als schwer psychisch belastend empfanden. Nachfolgend einige *Originalzitate*, wie „Mann-Frau“ sich im Zeitalter des „Maulkorbzwangs“, in Innenräumen wie draußen, damals fühlte:

- „Am allermeisten stört mich, dass der gesunde Menschenverstand Pause hat“;
- „die negativen Folgen nicht beachtet werden“;
- „dass es eine Demonstration der Macht unter dem Deckmantel der Solidarität ist“;
- „…die Tatsache, gegen besseres Wissen handeln zu müssen, es ist wie eine Vergewaltigung“;
- „dass sie in fast religiöser Manie verteidigt wird und ein Symbol der Unfreiheit ist“;
- „der Ausdruck der Reduktion von Menschen auf eine gefährliche Virenschleuder mit eingehender Entmenschlichung“;
- „die Maske schürt Angst, Misstrauen und Denunziation“;
- „der Versuch, Menschen durch Angst zu kontrollieren“;
- „es ist ein Angriff auf die Persönlichkeit, ich fühle mich gegängelt, und angegriffen durch die Verordnung“;
- „Verzweiflung, da keine Möglichkeit besteht, dem zu entgehen“;
- „…. Todeswunsch“.

Diese kleine Auswahl belegt, dass eine Mehrheit der damals befragten Erwachsenen mit dem sinnlosen „Maulkorbzwang“ nur schwer zurechtkam (Prousa 2020).

Angstpropaganda im Kindergarten und Schulbereich. Bei Kindern waren die negativen Folgen noch drastischer, da diese Zukunftsträger einer jeden Gesellschaft in eine Art Dauer-Psychostress versetzt wurden, mit Test- und Maskenzwang im Alltag. Diese Schlussfolgerung wird u.a. durch die bekannte „Coronakinder-Studie“ bestätig auf welche hier verwiesen wird. Die Untersuchung ist bezeichnenderweise in einem Fachjournal für *Kinderheilkunde* veröffentlicht worden (Schwarz et al. 2021).

Die Tatsachen, dass es weder 2020 noch 2021 eine „Corona-bezogene“ Übersterblichkeit gab, die Krankenhäuser nie überbelegt waren, Kinder mit SARS-CoV-2-Viren prima „fertig werden“ und eher an Grippe sterben, wurden ignoriert. Das ist eine Missachtung des Kindeswohls, s. die „Co-Ki-Studie“: Hunde und Katzen hatten während der Lockdowns 2020 Auslauf, Kinder hat man eingesperrt!

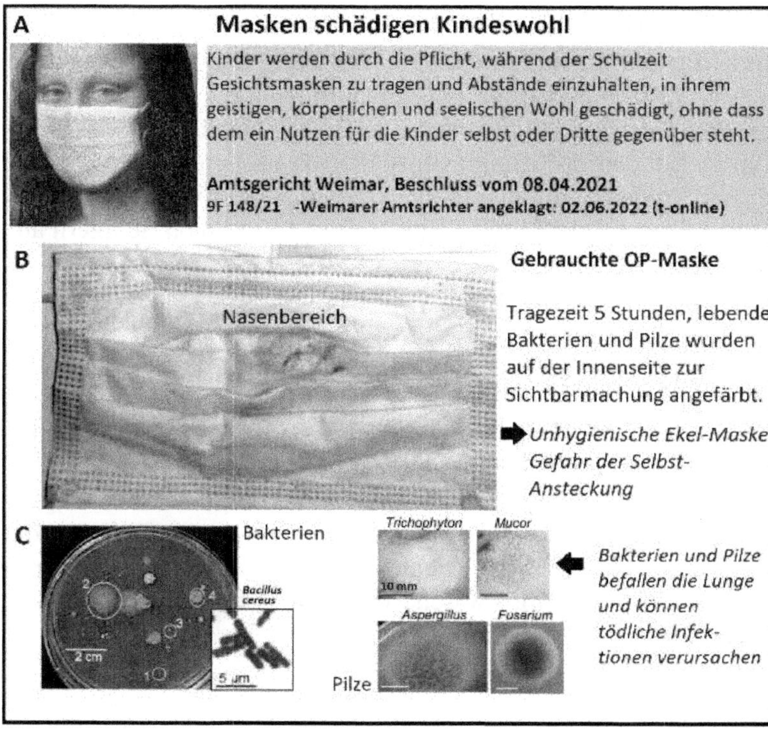

Abb. 5.8: Beschluss des Amtsgerichts Weimar, Familiengericht-April 2021 (A). (Quellen: Internet). Eine gebrauchte „Ekel-Maske“, deren gesundheitsschädlicher Bakterien-Pilzbesatz/Innenfläche durch Färbemethoden sichtbar gemacht wurde (B) und direkter Nachweis dieser Schadorganismen (C). (nach Kisielinski, K. & Wojtasik, B.: AIMS Environm. Sci., Jan. 2022; Park A.-M. et al. Sci Rep. 2022, in press).

Klassenzimmer-Maskenzwang und Maulkorb-induziertes Erschöpfungs-Syndrom

In diesem Abschnitt soll die Frage erörtert werden, ob die hier ausführlich-kritisch diskutierte Zwangs-Maskierung unserer Kinder, über zwei Jahre hinweg, einen „Corona-Schutzeffekt" mit sich gebracht hat (Abb. 5.8). (Anfang April 2022 wurde bundesweit der Maskenzwang für Schulkinder aufgehoben.) Für Kritiker dieser Ausführungen soll noch einmal auf die zusammenfassenden Berichte von Alexander (2021 a, b, c sowie 2022 a, b, c) zu den Nachteilen bzw. negativ-Effekten von Gesichtsmasken usw. verwiesen werden, um dann *konkret* das Schulklassen-Problem vorzustellen.

Schul-Masken ohne Virenschutz-Wirkung Die spanischen Autoren Coma et al. (2022) verweisen in ihrer umfassenden, nachfolgend vorgestellten „Schulmasken-Studie" auf zwei Vorgänger-Untersuchungen hin. Ein Report aus dem US-Bundesstaat Florida und eine analoge Untersuchung aus England, durchgeführt 2020/2021 bzw. 2021/2022, hatten keinen positiven Effekt der Gesichts-Vermummung von Schülern auf die Ausbreitung von Corona-Viren erbracht.

Coma et al. (2022) haben diesen Befund mit ihrer Studie, durchgeführt in Katalonien (Spanien), bestätigt. Im Zeitraum September 2021 bis Januar 2022 wurden insgesamt ca. 600 000 Schüler bzw. Vorschulkinder (5 und 6 Jahre alt) vergleichend untersucht. Resultat: Das Tragen von Gesichtsmasken hatte keinen messbaren Effekt auf die Verbreitung von Corona-Viren, ermittelt als „Inzidenz mit Bezugsgröße" bzw. Transmissions-Rate (d.h. Geschwindigkeit der Übertragung). Daraus folgt, dass die Zwangs-Maskierung von Kindern, bezogen auf die für diese Bevölkerungsgruppe ohnehin irrelevante mögliche Covid-19-Erkrankung, *wirkungslos* war. Damit waren die oben erwähnten Vorgänger-Untersuchungen (Florida, England) durch die Spanien-Studie bestätigt (Coma et al. 2022) – dreimal unabhängig konnte dasselbe Ergebnis erzielt werden.

Man wird jetzt einwenden, dass es aber doch auch Berichte mit positiven Mundschutz-Effekten im Schulbereich gibt. Diese Studien habe ich mir angesehen und dort regelmäßig methodische Fehler gefunden, z.B. Vermengung der Resultate für Erwachsene mit jenen für Kinder, geringe Stichprobengröße usw. Zwei weitere, unabhängige „Gesichtsmasken-Studien" aus den USA, diesmal sehr umfangreich und mit solider Statistik versehen, kamen zum selben Ergebnis: Maskenpflicht und „Corona-Fallzahlen“ sind nicht positiv miteinander korreliert, d.h. eine „Schutzwirkung“ vor „Ansteckung“ kann nicht belegt werden (Burns und Stevenson 2022, Chandra und Hoeg 2022). Daher bewerte ich die Schlussfolgerungen von Coma et al. (2022) als korrekt und verallgemeinerbar: Eine Zwangs-Maskierung der Kinder ist bezüglich möglicher Viren-Übertragungen wirkungslos.

Die negativen Maskerade-Folgen sind hingegen z.B. anschaulich im *Weimarer Urteil* vom 8. April 2021 dargelegt (*Familiengericht*, später vom *Verwaltungsgericht* Weimar aufgehoben, da die „Corona-Maßnahmen“ als „geeignet und erforderlich“ betrachtet wurden, Abb. 5.8 A). Unter Verweis auf die Studien von Alexander (2021 a, b, c) und Coma et al. (2022) soll dennoch die folgende klare Schlussfolgerung gezogen werden: Masken schädigen das Kindeswohl (Mahnke 2021, Burkhardt 2021, Walach 2022) und müssen als „Hygienischer Alptraum“ bewertet werden (Kappstein und Veit 2021).

Freiland-Kinderbeobachtungen. Wie bereits oben gesagt: Ich habe während der Sommermonate 2020 und 2021 mittags im Freiland (Wiesen, Spielplätze) wiederholt kleine, tobende Kinder mit völlig durchnässter OP-Maske gesehen, die sich, ganz natürlich, auch an das mit Pilzen und Bakterien kontaminierte „Feuchtgebiet vor dem Mund“ gefasst haben. Diese, die unschuldigen Traglinge möglicherweise mikrobiell kontaminierenden „Eigen-Kohlendioxid-Selbstbegaser“ hat man den bemitleidenswerten Kleinen nicht etwa *mit Empathie* vom Mund genommen – nein! Das Vermummen ahnungsloser Heranwachsender galt im „Coronawahn-Zeitalter“ als ganz „normal“ und wurde auch von vielen Eltern befürwortet!

Masken-verursachtes Erschöpfungs-Syndrom. Die oben zusammen getragenen Befunde führen mich zu dem vom Autorenteam Kisielinski et al. (2021) vorgestellten „Mask-Induced Exhaustion Syndrome“– dem „Maulkorb-verursachten Erschöpfungs-Phänomen“ (MIES).

Die kombinierten negativen „Masken-Effekte“ auf die geschundenen „Traglinge“, Kinder wie Erwachsene, können wie folgt zusammengefasst werden:

– *Biologisch*: bakterielle, virale und fungale (Pilz-verursachte) Kontamination des feucht-warmen „Gesichtslappens“ mit Gefahr der Eigen-Ansteckung (Abb. 5.8 B, C);

- *Physiologisch:* Atemhemmung, d.h. Sauerstoffmangel, Kohlendioxid-Anhäufung (Hyperkapnie), Temperatur- und Feuchtigkeitszunahme; Herzklopfen, Blutdruck-Anstieg;
- *Dermatologisch:* Haut-Jucken, Kratzen, Akne; bei Bart-Trägern Probleme mit der Unterbringung der Gesichtshaare.
- *Psychologisch:* Verringerte Empathie (Verlust des zwischenmenschlichen Einfühlungsvermögens); Falsches Sicherheitsgefühl; Kommunikations-Probleme, Kopfschmerzen, Bewusstseins-Störungen, Schläfrigkeit, Stimmenverfälschung.

Vernichtendes Fazit. Es ist einfach *MIES*, was gewisse politische Entscheidungsträger der Bevölkerung (insbesondere unseren Kindern) per Maskenerlass zumuten, der wiederum infolge realitätsfremder „Inzidenzwerte", basierend auf fragwürdigen RT-PCR-Tests, ausgesprochen wurde. Da bleibt nur die Hoffnung auf die relativ harmlosen „Omikron-Coronas", auf die wir noch zu sprechen kommen werden.

Abschließend sei erwähnt, dass wir unserem Krankenhaus- und Zahnärzte- wie auch Altenpflege-Personal *dankbar* dafür sein müssen, dass diese Personen das dort sinnvolle „Schutz-vor-Niesen-und-Husten-Masken-Tragen" geduldig *ertragen*. Die negativen Konsequenz sind spätestens seit der „Leipziger Studie" bekannt (Fikenzer et al. 2020, Bundgaart et al. 2021) und kommen im oben wiedergegebenen *MIES*-Report anschaulich zum Ausdruck.

Chinesische Sondermüll-Importmasken: Giftgase und Mikropartikel im Gesicht?

Am 16. Februar 2021 wurde im Online-Journal *Telepolis* ein wahrlich schockierender Bericht veröffentlicht, der unter dem Titel „Maskenpflicht: Gift im Gesicht" daherkam (Schwinn 2021). Fazit: „Alles in allem tragen wir einen Cocktail vor Nase und Mund, der nie auf seine Giftigkeit und niemals auf etwaige Langzeitwirkung untersucht wurde". Das Motiv war die damals erlassene Pflicht für deutsche Bürger, in Geschäften und öffentlichen Verkehrsmitteln ab diesem Zeitpunkt (bis April 2022) OP-Masken oder FFP2-Respiratoren zu tragen. Das hatte unter diesen *Realwelt-Bedingungen* kaum eine schützende Wirkung vor viralen Infektionen (Grippe, SARS-CoV-2) gebracht, sofern man die Fachliteratur zu dieser Problematik *genau* studiert und *kritisch* bewertet (Alexander 2021 a, b, c, Spira 2022, siehe auch Swiss Policy Research 2022).

Backofen-gegarte-entgiftete Masken? Unter Verweis auf einen Leiter eines *Hamburger Umweltinstituts* referiert Schwinn (2021) die folgenden, teilweise belegte Fakten: Was der Normalbürger vor dem Gesicht herumträgt, soll „eigentlich Sondermüll" sein, lesen wir. Insbesondere die neuartigen, seit 2021 vertriebenen FFP2-Respiratoren sollen aus dem thermoplastischen Kunststoff Polypropylen hergestellt worden sein, der zusätzlich erhebliche Mengen an toxischem Formaldehyd bzw. Anilin enthält, plus künstliche Duftstoffe, damit man diesen „Dreck der Welt" nicht riechen kann. Außerdem sollen Mikroplastikfasern im Masken-Material eingewoben sein, d.h. der Chemiecocktail ist außerdem noch mit luftgetragenen Partikeln versehen, die sich wahrscheinlich nach dem Einatmen in der Lunge festsetzten können (Wu et al. 2022).

Die blauen OP-Masken seien oft mit Cobalt-haltigen Flüssigkeiten gefärbt worden, was ebenso nicht unproblematisch sei, lesen wir bei Schwinn (2021), der darauf hinweist, dass dieses Giftgemisch noch über *Apotheken* vertrieben wird, die wiederum für „Gesundheitsprodukte" werben. Der Autor empfiehlt, gekaufte „Giftcoctail-Masken" im Backofen bei 50 Grad Celsius für 30 Minuten vorzubehandeln, um wenigstens die flüchtigen Chemikalien abdampfen zu lassen und diese vor-gegrillten Maulkörbe dann nach kurzer Tragezeit auszuwechseln. Wer hat schon die Zeit und Lust, diesen Aufwand zu betreiben? Und was ist von diesem Bericht zu halten?

Frankreichs Giftmasken-Skandal. Es ist nicht leicht, den Horror-Report von Schwinn (2021) zu evaluieren – kann es wirklich sein, dass die Regierung den Bürgern über *Apotheken* derart gesundheitsgefährdendes Maulkorb-Material beschafft hat? Ein Bericht im Journal *Connexion* vom 8. Juni 2021 hilft hier weiter. Wie Thompson (2021) darlegt, wurden in Frankreich Anfang 2020, als ein „Gesichtsmasken-Mangel" herrschte, etwa 60 Millionen FFP2-Respiratoren in China bestellt und erworben, wovon etwa 17 Millionen bereits 2020 an Krankenhaus-Personal und besorgte Bürger verteilt worden waren. Da diese chinesischen FFP-Masken mit dem Markenzeichen „Biomass Graphene" versehen sind, und dieses Material, via Einatem-Luft, in der Lunge angehäuft werden kann, wurden diese „giftigen Maulkörbe" zurückgenommen. In Kanada ergab sich dasselbe Problem: In China hergestellte, Graphenhaltige Masken wurden nicht mehr zum Gebrauch empfohlen, da sich Graphen-Partikel im Lungengewebe festsetzten und dort, als toxische Stoffe, langanhaltende Schäden verursachen können. Diese Fakten (Thompson 2021) unterstützen die harschen Aussagen von Schwinn (2021) und sollten daher ernst genommen werden. Glücklicherweise sind bisher alle Versuche, Kinder mit kleinen FFP-Respiratoren zu beglücken, wegen des hohen Atemwiderstands gescheitert (Abb. 5.8). Unsere Kleinen blieben wenigstens davor verschont, obgleich die, auch meist aus China importierten, Schüler-OP-Maulkörbe oft blau gefärbt sind (Cobalt-haltiger Farbstoff?).

Mikroplastik-Partikel in der Lunge maskierter Patienten. Im April 2022 berichtete der *Western Standard* unter Verweis auf die Experimental-Studie von Li et al. (2021) und eine britische Untersuchung, dass bei Masken-Trägern Mikroplastik-Partikel in der Lunge dokumentiert worden sind. Diese aus dem Plastik-Maskengewebe stammenden, eingeatmeten Mikro-Partikel waren bis zu 2 mm lange Stäbchen, bestehend aus Bruchstücken des thermoplastischen Polymers der „Mund-Nasen-Bedeckung“ (Brown 2022). Da auch im Blut der Maskenträger derartige Partikel gefunden worden sind, und diese Mikroplastik-Stäbchen die Körperzellen schädigen, kann eine besorgniserregende Schlussfolgerung gezogen werden: Das Pflicht-Dauermasken-Tragen, besonders bei Kindern, ist nicht nur unnütz, sondern auch gesundheitsschädlich bis giftig. Neben der Kohlendioxid-Rückatmung mit all ihren negativen Konsequenzen sind wahrscheinlich auch toxische Effekte eingeatmeter Mikroplasik-Partikel zu verzeichnen. Diese These wird durch solide Studien unterstützt (Li et al. 2021, Brown 2022, Alexander 2022 a, b, c, Wu et al. 2022); sie wurde Anfang 2021 von F. Schwinn in die Medien gebracht, aber bis September 2022 weitgehend ignoriert.

Erst kommt das Essen – dann der Schutz vor den unhygienischen Ekelmasken

Zu Beginn dieses Kapitels habe ich kurz über meine Erfahrungen als Wissenschaftler in Peking-China berichtet. Die Luft in dieser Millionen-Metropole ist derart schwefel-artig verunreinigt, dass man sich, nach Eintritt in diese Dunstglocke, instinktiv ein Tuch vor Mund und Nase hält, bis der Gewöhnungseffekt einsetzt.

Daraus folgt: In der totalitär-monarchisch regierten „kommunistischen Volksrepublik China" hat man andere Sorgen als die Schaffung einer sauberen Umwelt: Viele Menschen leben dort in bitterster Armut und müssen daher, ohne dass es z. B. eine Krankenversicherung gibt, um ihr Überleben kämpfen. Eine kleine reiche Oberschicht hat hingegen alles für ein gutes Leben – das ist wahrer Kommunismus!

Wie aus Medienberichten 2021/22 hervorgeht, wurden die per Gesetz verordneten „Anti-Coronaviren-Gesichtsmasken", ab 2021 bevorzugt in Form von FFP2-Respiratoren, nicht in Deutschland, sondern wegen der niedrigeren Preise bevorzugt *aus China* bezogen. Geld regiert die Corona-Welt, und ob die Maulkörbe jetzt toxische Graphen-Partikel abgeben oder nicht, ist wegen der „tödlichen Covid-19-Gefahr" sowieso gleichgültig, könnte man, ironisch betrachtet, zwischen den Zeilen lesen.

Die wahren „Masken-Schäden", in Bezug auf toxische Chemikalien-dämpfe und Graphen-Partikelabrieb, mit Einatmung dieser gasförmigen und festen Gifte, sind derzeit noch unbekannt, aber die Wahrheit wird auch hier zum Vorschein kommen.

China-Kindermasken in Schulen? Kritiker werden mir vorwerfen, dass die hier vorgelegte „Masken-Abrechnung" doch voller Polemik und Übertreibungen sei, und das wäre doch unwissenschaftlich! Da meine Ausführung im Wesentlichen auf die Zwangs-Maskerade unserer Kinder abzielt, die bis Anfang April 2022 in Deutschland noch üblich war – hier noch weiterführende Fakten.

Die in China hergestellten, über Spanien-Importe in die *Europäische Union* gebrachten „Medical Face Masks for Children" (Producer: Changzhou Econ Lids, Jiangsu, Ch.) wurden 2021/2022 an Grundschulen für Kinder bis 10 Jahren verwendet. Auf der Verpackung steht das Folgende *kleingedruckt* geschrieben: „Anwendungsbereich: Es ist zum Tragen in normalen medizinischen Umgebungen geeignet und blockiert das Ausatmen oder Versprühen von Schadstoffen aus der Mundhöhle und der Nasenhöhle.... Nach Verwendung, Entsorgungsmethoden für medizinische Abfälle ...nicht wiederverwenden, um eine Infektion zu vermeiden".

Ich habe daraufhin Grundschüler nach der Masken-Realität gefragt, und mir erzählen lassen, dass diese Gesichtsverdecker als „Coronaviren-Schutz" dienen würden; sie werden in der Pause abgesetzt, oft abgelegt, und dann wieder übergezogen. Die Packungsbeilage sagt aber, dass diese Kinder-Masken nur für *Krankenhausbesuche* hergestellt werden (Nies-

und Hustenschutz, s. Abb. 5.3) und als mikrobiell kontaminierte Verbrauchsgegenstände professionell entsorgt werden müssen. Die Anwendung im Schulalltag war vom Hersteller nicht vorgesehen und ist, gemäß Faktenlage, auch nicht sinnvoll (s. oben). Dasselbe gilt selbstverständlich auch für die „Maulkörbe für Erwachsene“, OP- wie FFP2-Modelle eingeschlossen!

Giftiger Masken-Wahn – aus Solidarität. Zurück zur *Süddeutschen Zeitung* (SZ), die uns im Januar 2020, d.h. *vor* dem Einsetzen der irrationalen Corona-Ära, einen realistischen Report zum Masken-Thema geliefert hat (s. S. 133). Am 19. März 2022, also zwei Jahre später, lesen wir in einem SZ-Kommentar das Folgende: „Covid-19-Maske auf – aus Solidarität“. Eine vermutlich politisch *Links-Grün* gepolte Kommentatorin schrieb entsetzt: „Bald fällt die Maskenpflicht weitgehend. Das wird als Freiheit gefeiert. In Wahrheit ist es ein Ausdruck von Rücksichtslosigkeit“. Meinungsumfragen ergaben Anfang April 2022, dass die typischen Deutschen mehrheitlich diese „Gesundheits-schädliche Mundwindel“ gerne freiwillig weiter umschnallen wollen, auch im *Freiland*!

Ekelmasken 2020 und keine Konsequenzen. Es ist in diesem Kontext angemessen, an den Ekelmasken-Skandal, aufgedeckt im April 2022, zu erinnern (Hipp 2022). Resultat: 39% der befragten Deutschen tragen ihren CO_2-Selbstbegaser, ohne Wechsel, viele Tage lang und kontaminieren bzw. infizieren sich damit höchstwahrscheinlich mit der im Innenbereich kultivierten Bakterien-Pilzhyphen-Schicht – wie unappetitlich und unhygienisch! Der postulierte „Hygienische Alptraum“ von Kappstein und Veit (2021) wird damit vollumfänglich in der Lebensrealität bestätigt.

All das war aber schon zu Beginn des „Masken-Wahns“ bekannt und in einem noch heute *online* verfügbaren Beitrag von Schildknecht (2020) mit dem Titel „Gesichtsmasken sind voll von Bakterien und Pilzen“ nachlesbar. Die Autoren Kisielinski und Wojtasik (2022) haben diese Aussage durch unabhängige Untersuchungen bestätigt, eine ihrer Photos gebrauchter „Ekel-OP-Maulkörbe“ ist in Abbildung 5.8 B wiedergegeben. Die im Innenbereich via Ausatemluft befeuchteten-getragenen Masken sind als Kulturen gesundheitsschädlicher Mikroben (Bakterien, Pilze) zu betrachten. Mikrobiologen konnten für Menschen gefährliche Bakterien sowie Schimmel- und Fadenpilze nachweisen (u.a. *Staphylococcus, Aspergillus*, s. Park et al. 2022) – einfach nur ekelhaft! (Abb.

5.8 C). „Von Chemie (und Biologie) habe ich noch nie etwas verstanden“, wird da die oben zitierte SZ-Autorin antworten.

Die Frage, ob das sture „Maskentragen“ wegen der stetigen Eigen-Kontamination und -Infektion mit den dort kultivierten Krankheitserregern die belegte, geringe *erhöhte* Covid-19-Sterblichkeit verursacht, ist offen; auch eine Vergiftung mit den Masken-Toxinen ist denkbar, aber ebenso kann eine permanente Eigenbegasung mit Ausatem-CO_2 das frühere Ableben der „Maulkorb-verliebten Deutschen C-Angsthasen“ mit verursachen (Spira 2022, Fögen 2022). Diesbezüglich besteht erheblicher Forschungsbedarf.

Glaube an Masken – eine Gefahr? Die in diesem Kapitel zusammengetragenen *Fakten* waren mehrheitlich ab Mitte 2021 jedem halbwegs Gebildeten zugänglich, s. das Literaturverzeichnis, und die Aussagen des klugen Schweden-Epidemiologen, dargestellt in Abbildung 5.2, sind vermutlich korrekt. Offensichtlich hatte die Mainstream-Corona-Indoktrination derart gut gewirkt, dass die oben zitierte *SZ*-Kommentatorin, gleich einer Sekten-Beauftragten, ihren Lesern denselben Sermon verabreicht hat, mit welchem sie selbst mental *geimpft* worden war. Daher ist der polemische Ausdruck „Zeugen Coronas“ zur Kennzeichnung gewisser „Seuchen-gläubiger Menschen“ ohne naturwissenschaftlichen Sachverstand nicht ganz abwegig (s. Abb. 5.8 A, B, C; man beachte die Strafanzeige gegen den Weimarer Richter, der sich gegen das „Ekel-Maskengebot“ in Schulen ausgesprochen hatte).

Kontrastprogramm– die freiheitsliebenden US-Bürger. Als in den USA am 18. April 2022 per Gerichtsurteil die „Maskenpflicht“ aufgehoben wurde, nahmen über 90% der Maulkorb-hassenden Amerikaner die verordnete „Gesichtswindel“ sofort erleichtert ab, sogar spontan, während einer Flugreise! Auch meine Arbeitskollegen in Stanford-San Francisco warfen den „unhygienischen CO_2-Eigenbegaser“ erleichtert in den Sondermüll, um wieder frei atmen zu können. Angst „vor Corona“ hat keiner meiner kalifornischen Mitstreiter in gemeinsamen Forschungsprojekten! Diese Beobachtung steht im Gegensatz zu den deutschen „Gesichtswindel-Anhängern“, deren „German Angst“, verbunden mit der Medien-Panikagenda, zu irrationalen Verhaltensweisen geführt hat, wie sie hier dargelegt worden sind.

Sinnvoller Masken-Gebrauch und Kindeswohl. Es sei abschließend noch einmal an den Bericht von Desai und Mehrotra (2020) erinnert, und dessen Hauptaussage – OP-Masken und FFP2-Respiratoren sind geschultem Klinik-Personal vorbehalten und nur dort (wie auch in Arztpraxen) anzuwenden, wie Abbildung 5.3 anschaulich verdeutlicht (s. S. 138). Daraus folgt, dass „Masken“ sehr wohl zum Wohle der Patienten eingesetzt werden können. Sie sollten aber nicht von medizinischen Laien missbraucht werden – und im Gesicht von Kindern haben diese atemberaubenden Ekel-Masken mit ihren gesundheitsgefährdenden Bakterien-Pilz-Kulturen nichts verloren! (Abb. 5.8 A, B, C).

Dieser Schluss-Satz führt zum nächsten Kapitel: der Frage nach dem Sinn oder Unsinn einer *Impfung* (Vakzination) gegen die „todbringende Virus-Seuche“, welche (glücklicherweise) nicht in der Lage war, 2020 und 2021 eine Covid-19- verursachte *Übersterblichkeit* herbei zu führen.

6. Gen-Therapie als „Corona-Impfung“: Versuchskaninchen-Feldversuche mit Nebenwirkungen

Im Juli 1796 vollzog der britische Arzt Eduard Jenner (1749–1823) das, was später einmal als „Vakzination“, auf Deutsch „Impfung“ genannt, bekannt wurde. Wie bereits erwähnt, zählten die *Menschen-Pocken* früher einmal zu den schlimmsten, oft tödlich verlaufenden Infektionskrankheiten Europas. Der erfahrene Arzt Jenner überlebte als Kind nur knapp eine schwere Pocken-Infektion und war daher an diesem Krankheitsbild besonders interessiert. Er hatte u.a. erfahren, dass Melkerinnen immer wieder an den relativ harmlosen Kuh-Pocken erkrankten, aber nur sehr selten an den mit bis über 30% tödlich endenden Menschen-Pocken leiden. Daraus zog er die Schlussfolgerung, dass Kuh-Pocken die melkenden Damen irgendwie schützen. Zur Überprüfung dieser Hypothese war es notwendig, ein menschliches „Versuchskaninchen“ zu finden. Da der Arzt Jenner einen Gärtner beschäftigte, konnte er dessen achtjährigen Sohn hierzu „verwenden“, denn der Vater befahl seinem Sprössling, still zu halten (Abb. 6.1 A).

Im ersten Experiment infizierte Jenner den Jungen mit dem Eiter aus Hautbläschen einer Melkerin, die an Kuh-Pocken erkrankt war. Der legendäre Jenner‘sche Satz „Halte bitte still, es ist nur ein kleiner Ritzer!“ lebte seit Anfang 2021 im Mythos vom „kleinen Corona-Impf-Pieks“ bundesweit fort (s. unten). Der Zwangs-angesteckte Junge erkrankte an Kuh-Pocken, war aber bald wieder völlig genesen. Sechs Wochen später war der „zweite Ritzer“ fällig: Jenner infizierte sein kindliches Versuchskaninchen diesmal mit dem Pustel-Eiter eines Menschen, der an Pocken erkrankt war. Auch diesmal hielt der unruhige Junge still, aber niemand wusste, ob er das überleben würde. Zur Freude des „Impfarztes“ und seines Vaters erkrankte der zwangsinfizierte Junge nicht an den Menschen-Pocken. Da als „Impfstoff“ die für Menschen relativ harmlosen Kuh-Pocken verwendet wurden, nannte Jenner dieses Verfahren „Vaccination“, abgeleitet von „vacca“, lateinisch „Kuh“. Religiös motivierte „Impfgegner“ glaubten nicht, dass dieser Schutz funktioniert und publizierten daher u.a. die in Abbildung 6.1 B wiedergegebene, unsinnige „Kuh-als-Impfarzt-Karikatur“.

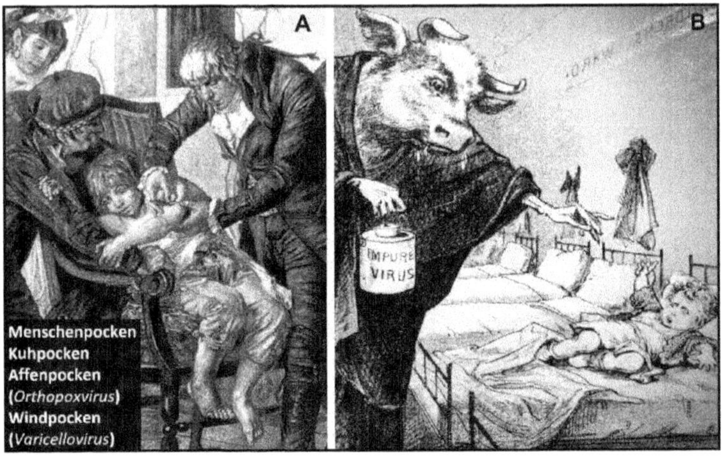

Abb. 6.1. Zwangsimpfung im Jahr 1796. Der Arzt Edward Jenner (1749–1823) litt selbst als Kind unter den Pocken (Infektions-Sterblichkeit ca. 30%). Durch Impfung (Ritzen) eines achtjährigen Jungen mit den harmlosen Kuhpocken im kontaminierten Messer erwarb der Heranwachsende eine stabile Immunität gegen die gefährlichen Menschenpocken (A). Religiös motivierte Impfgegner glaubten nicht, dass Kuhpocken bei Kindern eine Schutzwirkung vor der Blattern-Infektion herbeiführen können (B). (nach historischen Vorlagen). Dem Bild wurde eine Liste der vier bekannten Pockenformen beigefügt (mit Erreger).

In diesem Kapitel werden wir klassische und „neuartige“ Impfstoffe kennenlernen und die Probleme der „Verimpfung“ sogenannter „mRNA-Vakzine“ kritisch diskutieren (Impfschäden).

Immun gegen Seuchen in einer Mikroben-dominierten feindlichen Welt

Trotz heftiger Kritik, insbesondere aus dem christlich-bibeltreuen Lager, war mit Jenners Versuchen ein biomedizinisches Prinzip erfunden, welches Millionen Menschen, insbesondere Kindern, seit dem Jahr 1815 (Impfpflicht in Preußen) das Leben rettete: Durch gezielte Infektion mit einem *abgeschwächten Erreger* kann, via Stärkung des natürlichen Immunsystems, eine schwere Erkrankung mit aggressiven Keimen (Bakterien, Viren) vermieden werden.

Mikroben-Welt birgt Gefahren. Das Grundprinzip der Wirkungsweise des Immunsystems des Menschen soll nachfolgend, vereinfacht und auf das Wesentliche reduziert, erläutert werden. In meinem Buch *Tatsache Evolution* (Kutschera 2009) habe ich den damals noch allgemein bekannten Befund, dass die Erde zu mindestens 50% aus Mikroben besteht, verständlich dargestellt. Diese Zahl bezieht sich auf die stoffwechselaktive Lebend-Biomasse, nicht auf das „tote" Holz der Bäume, wie es damals immer wieder von Lesern missverstanden worden ist. Der Mensch hat sich somit in einer Welt voller potentiell Krankheiten-verursachender Mikroben, d.h. Viren, Bakterien, Pilzen, einzelligen Parasiten usw. stammesgeschichtlich entwickelt, und aus dieser Tatsache ergibt sich die Frage: Warum konnten wir bei so vielen „Miniatur-Feinden" dennoch überleben?

Der eigene Körper erkennt das Fremde. Die Antwort liegt zunächst einmal in der Fähigkeit, *Fremd* und *Eigen* unterscheiden zu können, und das ist die Grundeigenschaft unseres *Immunsystems*. Bei gesunden, immunstarken Menschen (insbesondere Kindern!) wird beim Eindringen von Viren oder Bakterien (*fremd*) in die Körperzellen (*eigen*), d.h. nach einer *Infektion*, das Immunsystem aktiviert (Zur Erinnerung: Positiv auf Corona-Viren getestete Personen *können*, müssen aber *nicht infiziert* sein; das war 2020/2021 bei etwa 70% der pos.-PCR-Testlinge der Fall, d.h. bestenfalls 30% waren real infiziert, s. Kapitel 3).

Politisch inkorrekt, aber für das Überleben notwendig, erkennen verschiedene Komponenten unseres komplex gebauten Feind-Abwehrsystems auf der Oberfläche des Eindringlings (Virus, Bakterium) gewisse Strukturen, die als *Antigene* bezeichnet werden. Immunzellen zerstören dann gezielt dieses *Fremde*, um den Körper, d.h. das *Eigene*, vor einer Invasion dieser viralen oder bakteriellen, vermehrungsfreudigen Fremdlinge zu schützen. Durch gesunden Lebenswandel, gute, Vitamin D-reiche Ernährung, regelmäßig Sport in der Sonne bzw. an frischer Luft usw. kann der Mensch zeitlebens eine solide Immunabwehr beibehalten, die aber mit dem Alter zurückgeht (s. Kapitel 10).

Die *Immunbiologie* (Synonym: Immunologie) geht auf die Jenner'schen Versuche zurück (Abb. 6.1 A) und ist eine Wissenschaftsdisziplin, die mehr offene Fragen als klare Antworten liefert. Eine Darstellung dieser Fachdisziplin kann hier nicht erfolgen, ein Verweis auf das führende Lehrbuch *Janeway's Immunobiology* der Autoren Murphy et al. (2022) soll genügen. Wir werden zwischen der angeborenen, d.h. natürlichen und der erworbenen (spezifischen) Immunität unterscheiden, wobei es Interaktionen zwischen diesen Teilbereichen dieses Überlebens-notwendigen Fremd-Abwehrsystems gibt. Das Immunsystem erfüllt drei Aufgaben: Abwehr fremder Erreger (Viren, Bakterien usw.), die in den Körper eindringen; Bekämpfung giftiger Stoffe im Organismus und Ausschaltung von Zellwachstums-Störungen, die zu Krebsgeschwüren führen können.

Vakzination ohne Körperbetrug. Bei der klassischen Impfung (Vakzination) wird die natürliche Fähigkeit des Immunsystems, auf der Oberfläche eingedrungener Viren oder Bakterien spezifische *Antigene* zu erkennen, ausgenutzt. Wie oben beschrieben, werden abgeschwächte oder „tote“ virale Erreger bzw. Bakterien, die aber noch immer vom Immunsystem aufgrund der fremden Antigene als *Feinde* erkannt werden, verabreicht. Daraufhin wird das Immunsystem aktiviert, bildet *Antikörper* gegen die feindlichen Antigene und eliminiert (d.h. tötet) die Viren bzw. Bakterien. Diese Abwehrmoleküle im Blutserum, gebildet von B-Zellen (weiße Blutkörperchen, d.h. Lymphocyten) werden in der Regel von länger wirksamen, neu gebildeten T-(Abwehr)-Zellen (ebenfalls Lymphocyten) unterstützt. Dem natürlich entwickelten Immunsystem werden somit, in gewisser Weise „ehrlich“, abgeschwächte bzw. inaktivierte Krankheitserreger angeboten, die dann via deren Oberflächen-Antigenen erkannt und nach Produktion spezifischer Antikörper (und T- Abwehrzellen) unschädlich gemacht werden.

Gen-Therapie unter Irreführung des Körpers. Dieses Prinzip einer „Impfung ohne Körperbetrug“ wird bei Anwendung der sogenannten „mRNA-Vakzine“ ad absurdum geführt: Wie weiter unten dargelegt, wird der „gepiekste“ Körper des Impflings mit reduziert toxischen Nanopartikeln überschwemmt, die, via einer übertragenen synthetischen Gen-Abschrift dann auf der Oberfläche der eigenen Körperzellen fremde, virale Spike-Proteine hervorbringen. Dieses Prinzip wurde vom Chef der Firma BioNTech, U. Sahin (2014), im Detail beschrieben, ohne das Wort „Vakzin“ zu verwenden. Durch diese Injektion werden *eigene Zellen* dann als *Fremdlinge* markiert, womit das Immunsystem „genarrt“ und aktiviert werden soll. Nach diesem theoretischen Exkurs zurück in die reale Welt „verseuchter“ bzw. geimpfter Menschen.

Von Mozart zu Beethoven: Warum Impfen mit erprobten Vakzinen wichtig ist

Die eingangs dargelegte Erzählung von E. Jenner und dessen erstem Impf-Experiment basiert auf übermittelten Berichten, welche nicht unumstritten sind. Sein Einzelversuch mit dem Gärtner-Sohn wurde später aber mehrfach mit anderen „Impflingen" wiederholt und konnte als korrekt bestätigt werden. Kuhpocken-Präparate führen nach künstlicher Infektion gesunder Menschen (Vakzination bzw. Impfung) zu einer Immunisierung des Impflings gegen die genetisch nahe verwandten, mörderischen Menschen-Pocken, mit welchen auch z.B. Wolfgang Amadeus Mozart (1756–1791) und Ludwig van Beethoven (1770–1827) zu kämpfen hatten. Beide Komponisten überlebten als Kind die „Blattern", d.h. Pockenkrankheit, trugen aber zeitlebens hässliche Gesichts-Narben mit sich. Im Jahr 1980 konnte die WHO verkünden, dass die Menschen-Pocken infolge erfolgreicher *Impf-Aktionen* mit abgeschwächten Erregern weltweit ausgerottet sind – es existieren nur noch Labor-Stämme dieser aggressiven Seuchen-Verursacher, welche leicht, via Tröpfchen-Transfer, von Mensch zu Mensch übertragen werden können. Die in Abb. 6.1 A erwähnten Windpocken, verursacht durch Varicella-zoster-Viren, werden im Zusammenhang mit V.-Aids (Gürtelrose) diskutiert.

Vakzination rettet Kinder und Erwachsene. Kürzlich konnte im Fachjournal *Science* auf Grundlage von Skelettfunden und biochemischen Analysen belegt werden, dass bereits vor 1400 Jahren (Wikingerzeit) die von Nagetieren auf Menschen zoonotisch übertragenen, bis zu 400 nm großen Menschen-Pockenviren (Orthopox-Virus, *Variola vera*) als todbringende Seuche kursierten (Mühlemann et al. 2020). Diese „Ur-Pocken" haben sich seither in Anpassung an den Fehlwirt Mensch genetisch erheblich verändert, sodass auch hier von einer relativ raschen viralen Evolution ausgegangen werden kann (s. Kapitel 9). Das Impfen mit bewährten, gut untersuchten Pocken-Vakzinen (z.B. Modified Vaccinia-Ankara-Virus, ein attenuiertes, d.h. abgeschwächtes Kuhpocken-Virus) ist somit ein biomedizinischer „Segen für die Menschheit", und Widerstände dagegen sind nur vor einem religiösen bzw. irrationalen Hintergrund zu verstehen (Abb. 6.1 A, B).

Der Autor als Impfling: Pocken-Ausrottung. Um zu dokumentieren, dass ich kein „Anti-Vakzer" bin, folgt hier meine Laufbahn als „Impfling"– mit wichtigen Infos von *allgemeiner Bedeutung*. Noch heute habe ich meine „Bescheinigung über erfolgte Schutz-Impfungen“ in meinen Unterlagen. Die nachfolgenden Angaben gelten analog für andere Zeitgenossen meiner Generation. Der erste „Impfschein-1956“ über eine „der gesetzlichen Pflicht genügenden Pockenschutz-Erstimpfung“ weist die folgenden Daten aus: „Name des Impflings: U. K., geb. am 02.02.1955 in Freiburg i. Br., wurde am 7.11.1956 zum ersten Mal mit Erfolg gegen Pocken geimpft (gemäß Reichs-Impfschutzgesetz vom 8. April 1874). Damals war die Pockenkrankheit noch verbreitet, und nur die *Impfung* half gegen eine mögliche Infektion. Ich erinnere mich noch gut an das mit hässlichen Pockennarben gekennzeichnete Gesicht meiner alten Klavier-Lehrerin, die mir 1964 bis 1968 das Pianospiel beigebracht hat; sie überlebte diese Infektionskrankheit in früher Jugend, und die Folgen waren noch später sichtbar. Noch Ende des 19. Jahrhunderts starben bis zu 10% aller Kinder an den Pocken, die auch Blattern oder Variola genannt werden (Zum Vergleich: Die Covid-19-Sterbezahl liegt bei nicht vorerkrankten Kindern nahe Null; s. Kapitel 4 und 7). Im Jahr 1972 gab es in Deutschland noch einen letzten Pocken-Fall, und 1980 konnte die WHO verkünden, dass die Pockenkrankheit weltweit ausgerottet ist. In diesem großen, erfolgreichen Impfprogramm war ich somit eines der Versuchskaninchen – meine Pockenschutz-*Impfnarbe* trage ich noch heute am rechten Oberarm mit mir herum! Die frühkindliche Menschenpocken (Variola)-Vakzination schützt den Impfling auch vor den aus Afrika über Nagetiere bzw. infizierte Personen Mitte 2022 nach Europa importierten, relativ harmlosen *Affenpocken*, die bereits erwähnt worden sind.

Weitere Impfungen. Es folgten 1958, 1959, 1961 und 1962 Impfungen gegen *Diphtherie* (eine durch das Bakterium *Corynebacterium diphtheriae* verursachte Infektionskrankheit), *Tetanus* (Wundstarrkrampf, durch das Bakterium *Clostridium tetani* ausgelöste, oft tödlich verlaufende Infektionskrankheit), Poliomyelitis (ansteckende, spinale Kinderlähmung, ausgelöst durch Humanes Poliovirus), *Enterovirus C* (kann unter Umständen tödlich enden) sowie die in Kapitel 2 besprochenen *Masern*. Die Polio-Schluckimpfungen wurden 1963, 1965, 1966, 1970, 1975 und 1977 wiederholt. Sogenannte „Chargen-Nummern“ gab es damals noch keine. Heute gilt die Kinderlähmung in Deutschland als „ausgerottet“. Als ich 1999 zu Vorlesungen an die Universität Brasilia, Südamerika, eingeladen wurde, teilte mir ein Arzt mit, dass keine Zusatz-Impfung notwendig sei, obwohl wir die tropischen Regenwälder besuchten.

China-Reise mit Schutzimpfungen. Mit dem geplant-durchgeführten Besuch als „Consulting Professor" (mit Lehraufgaben) in Peking, China 2014 änderte sich das – mir wurde empfohlen, die alten Impfungen aufzufrischen. Meine Impfbescheinigung vom 10.07.2014, ausgestellt von der WHO, weist eine Vierfach-Impfung aus: Tetanus, Diphtherie, Poliomyelitis und Pertussis. Dieser zuletzt genannte „Keuchhusten" ist eine durch das Bakterium *Bordetella pertussis* ausgelöste, sehr ansteckende Atemwegs-Infektion. In nur 20% aller Fälle erkrankt die infizierte Person an Keuchhusten, etwa 40% führen zu einfachen Bronchitis-Symptomen; 40% der mit *B. pertussis* angesteckten Menschen durchleben eine symptomlos-stumme Infektion. Der lange bekannte Begriff „stumme Infektion" bei Ausbleiben von Krankheitssymptomen ist mit Beginn der „Corona-Problematik 2020" leider in Vergessenheit geraten. Seither galten „stumm infizierte", d.h. klinisch Gesunde, als „C-Fälle" bzw. „Covid-19-Kranke" – was unsinnig ist (s. Kapitel 3 und 10).

Chargen-Nummern müssen mitgeteilt werden. Der Vierfach-Mix wurde mir mit der Charge „boostrix-polio (Ch.-B.AC39B057 AF)" verabreicht. Im November 2009 habe ich dann meine Tetanus-Impfung auffrischen lassen, da beim Untersuchen kalifornischer Gewässer (Ringelwürmer usw.) Verletzungen an rostigen Nägeln, Blechdosen usw. erfolgen können, und an „Wundstarrkrampf" möchte ich nicht erkranken: Das Risiko ist somit nach Abwägung zu hoch! Mein Tetanus-Ausweis zeigt, dass mir das folgende Präparat verabreicht wurde: Tetanus-Impfstoff Merieux (Ch.-B. DO 949-1/6274-A), d.h. ein „Tetanus-Immunglobulin 250/ E Antitoxin". Mit den Chargen-Nummern wusste ich immer, was mir da „gespritzt" wurde, und das ist bezüglich der „Corona-Vakzination" von *entscheidender* Bedeutung (s. unten). Seither habe ich mich nicht mehr impfen lassen, da ich kein *ernsthaftes Risiko* einer Erkrankung, verursacht durch Viren oder Bakterien, erkennen konnte.

Impf-Nebenwirkungen. Leider hatte ich als Kind und Erwachsener regelmäßig schwere Nebenwirkungen zu ertragen (Fieber, Schmerzen, Unwohlsein). Diese Impf-Nebenfolgen, welche besser als „Schäden" deklariert werden sollten, verschwanden aber nach ein bis zwei Tagen spurlos, und heute kann ich über keinerlei Langzeitfolgen, hervorgerufen durch diese klassischen Vakzinationen, berichten. Fazit: Für mich war die Karriere als „deutscher Impfling“, insbesondere während der „Pocken-Ära 1955 bis 1972“, ein Gewinn, da mir dadurch vermutlich manches Leid erspart geblieben ist.

Anders ausgedrückt: Der *Nutzen* (Schutz vor Infektionen) war erheblich größer als der *Schaden* (unangenehme Impf-Nebenfolgen). In Kalifornien würde ein Arzt dazu sagen: „First, do no harm!“ Dieser Erste medizinische Grundsatz, keinen Schaden zu verursachen, wurde mit millionenfacher Verabreichung der klassisch-erprobten „ehrlichen“, echten Impfstoffe eingehalten. Wie ist dieser Grundsatz, niemals einen Schaden zu verursachen, der den Nutzen überwiegt, im Kontext der „mRNA-Vakzine 2021“ zu bewerten?

Kalifornische Entdeckung: mRNA als Medikament und neuartige Krebstherapie?

Im *Intro* zu Kapitel 1 wurde kurz erwähnt, dass meine wissenschaftliche Laufbahn zum Teil mit eigenhändigen Forschungen zur Boten-(messenger)-Ribonucleinsäure-(RNA)-Funktion in Gewebeproben von Pflanzen begann, wobei bei diesen Laborversuchen ein Wachstumshormon zum Einsatz kam. Die betreffenden Experimente hatte ich damals in Stanford, Kalifornien (USA) durchgeführt. Weiter südlich, in San Diego (nahe der Mexikanischen Grenze) forschte der US-Biomediziner Robert W. Melone (geb. 1959) an einem ähnlichen Thema.

Fett-Nanotröpfchen als Vehikel. Unter Einsatz sogenannter Liposomen, d.h. Fett-Kügelchen, versuchten die Kollegen in San Diego, Boten-(m)-RNA in die Zellen von Mäusen zu transferieren, um dort dann dieses *fremde Erbgut* in Proteine umsetzten zu lassen. Zur Erinnerung: In unseren Körperzellen ist die Erbinformation (Desoxyribonucleinsäure, DNA) im Wesentlichen im Kern (Nucleus) lokalisiert, von wo aus, nach Abschrift (Transkription) in mRNA, im Cytoplasma der Zelle diese (DNA)-Sequenzen in Proteine (Eiweißstoffe) umgebaut werden. Diesen Prozess nennt man Translation.

In der Original-Forschungsarbeit der Autoren „Melone, Felger und Verma (1989)“ wurde diese damals neue Methode zum mRNA-Transfer, von den US-Forschern „RNA Transfection“ genannt, im Detail dargestellt. Im letzten Satz schreiben Malone et al. (1989), dass ihre Technik der „Liposomen-vermittelten mRNA-Transfection“, d.h. eine Art gezielte Zellen-*Infektion*, dazu benutzt werden kann, *Medikamente* herzustellen.

mRNA-Experimente und Krebs-Behandlung. In Abbildung 6.2 A ist die Original-Publikation von Malone et al. (1989) als Titelzeile wiedergegeben, und der untere Teil dieser Grafik zeigt meine eigene Forschungsarbeit zur mRNA-Aktivität in pflanzlichen Proben. In dem Fachartikel „Dietz, Kutschera und Ray (1990)" wurden ähnliche Methoden eingesetzt wie jene, die von den Autoren Malone et al. (1989) beschrieben sind. Zur Illustration ist ein mRNA-Experiment dargestellt, wobei jeder der dort auf dem hellgrauen Untergrund (Gel) abgebildeten schwarzen Punkte eine in Protein übersetzte mRNA repräsentiert. Wie die drei Gleichungen in der Abbildung 6.2 B verdeutlichen, kann dieses Reagenzglas-mRNA-Experiment (in vitro-Translation) mit den seit 2021 an Menschen erprobten Lipid-Nanopartikel-mRNA-Injektionsversuchen verglichen werden (sogenannte „mRNA-Impfstoffe", *Comirnaty* von BioNTech bzw. *Spikevax* von Moderna, Details s. unten).

Authentischer Tatsachenbericht. Für all jene, die diese molekularbiologischen Zusammenhänge nicht vollumfänglich verstehen, der folgende Hinweis: Mit der Abbildung 6.2 A, B soll belegt werden, dass der Autor U. K. die Prinzipien der mRNA-Techniken, im Zusammenhang mit der Entwicklung neuartiger Medikamente, als Labor-Forscher während der späten 1980er Jahre miterlebt hat. Der Stanford-Professor Peter M. Ray, in dessen Labor diese Versuche durchgeführt worden sind, hat mit mir auch weiterhin zusammengearbeitet (s. die Publikation Kutschera und Ray 2022). Daher kann ich diesbezüglich als *Insider* authentisch berichten und die komplexe Sachlage *fachkundig* beurteilen.

Neuartige Krebs-Immunotherapie. Nachdem dann Ende der 1980er Jahre die mRNA-Lipid-Technologie in Kalifornien entwickelt worden war, ergaben sich *Visionen* für „neuartige Krebstherapien"– was absolut vernünftig ist. Kurz gesagt, die in fremde Zellen eingeschleuste (modifizierte) mRNA kann in gewisser Weise als inner-zelluläre Droge zur Bekämpfung krebsartiger Zellwucherungen eingesetzt werden, und erste Erfolge sind in der Fachliteratur ab 2020 beschrieben. Der von Malone et al. (1989) geprägte Name „mRNA-Transfektion", d.h. künstliche *Infektion* von Körperzellen gewisser Wirtszellen (Mäuse, Menschen) trifft den Sachverhalt exakt. Die Nachfolge-Forschungsarbeit von Wolff, Malone et. al. (1990) markierte den Beginn der Ära der Entwicklung von mRNA-Therapeutika – so haben es die BioNTech-Forscher Sahin et al.

(2014) dargestellt. Mit einer „Impfung“, d.h. der Verabreichung abgeschwächter Erreger, hat dieses Verfahren jedoch kaum etwas zu tun.

Proc. Natl. Acad. Sci. USA
Vol. 86, pp. 6077–6081, August 1989
Biochemistry

A

Cationic liposome-mediated RNA transfection

ROBERT W. MALONE*†‡, PHILIP L. FELGNER‡, AND INDER M. VERMA*§

*Molecular Biology and Virology Laboratory, The Salk Institute, P.O. Box 85800, San Diego, CA 92138; †Department of Biology, University of California–San Diego, La Jolla, CA 92093; and ‡Vical Inc., 9373 Towne Centre Drive, Suite 100, San Diego, CA 92121

Plant Physiol. (1990) 93, 432–438
0032-0889/90/93/0432/07/$01.00/0

Received for publication July 20, 1989
and in revised form January 2, 1990

B

Auxin Enhancement of mRNAs in Epidermis and Internal Tissues of the Pea Stem and Its Significance for Control of Elongation[1]

Antje Dietz[2], Ulrich Kutschera[3], and Peter M. Ray*

Department of Biological Sciences, Stanford University, Stanford, California 94305 (A.D., P.M.R.); and Department of Plant Biology, Carnegie Institution of Washington, Stanford, California 94305 (U.K.)

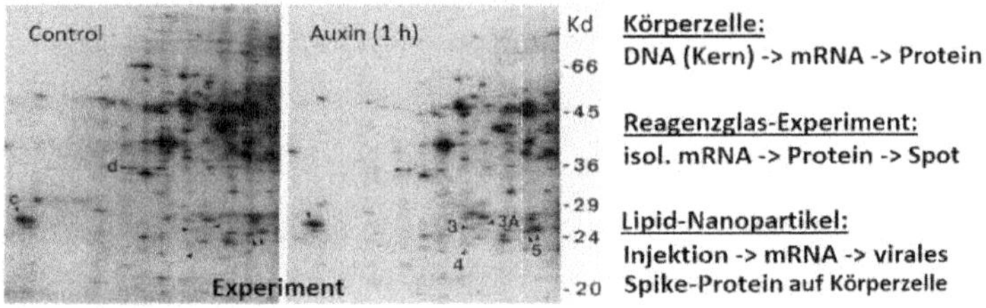

Abb. 6.2. Überschrift der Original-Publikation von R.W. Melone, P.L. Felger und I.M. Verma aus dem Jahr 1989, mit Beschreibung des mRNA-Transfers in menschliche Zellen (A). Aus dieser Technik der Lipidvesikel-vermittelten Übertragung (Transfektion) von Erbgut-Abschriften wurde Jahrzehnte später das Prinzip der mRMA-„Vakzine“ entwickelt, welches, neben einer mRNA-Forschungsarbeit des Autors (A. Dietz, U. Kutschera und P.M. Ray, 1990), rechts unten dargestellt ist. Das Experiment zeigt eine in vitro-Translation isolierter mRNAs aus der genannten Veröffentlichung (B).

Ich hätte es aber nicht für möglich gehalten, dass ab 27. Dezember 2020, dem Beginn der bundesdeutschen Corona-Impf-Kampagne, gesunde Menschen (d.h. nicht an Krebs erkrankte Patienten) mit Präparaten „behandelt“ wurden, die das Kriterium einer „Gen-Therapie“ erfüllen (Armstrong 2022; das geben Vertreter der Pharma-Industrie selbst zu!). Dieses problematische Thema ist in den nächsten Abschnitten dargestellt.

Freiwillige Impfung ja – Impfpflicht nein. Um es vorab klar zu sagen: Besorgte bzw. ängstliche *erwachsene* Menschen, die sich nach Aufklärung durch einen Arzt freiwillig einer derartigen „Corona- bzw. Covid-19-Impfung“ mit mRNA-Präparaten unterziehen wollen, mögen das in Eigenverantwortung für ihren Körper tun. Eine „Impfpflicht“ bzw. staatliche Nötigung zur Teilnahme an derartigen experimentellen Großversuchen darf es aber in einer freiheitlichen Demokratie nicht geben, wie das bereits erwähnte *Netzwerk Kritischer Richter und Staatsanwälte* in einer Stellungnahme vom 2. April 2022 dargelegt hat (KRiStA 2022).

Millionen-Business Corona-Impfstoffe: eine Übersicht mit kritischer Bewertung

Am Beispiel des in Kapitel 1 (S. 41) vorgestellten *Zeit*-Artikels zu Joe Biden und Kamala Harris wurde dargelegt, dass im November 2020 die Entwicklung vermeintlicher „Corona-Vakzine“ zu einer Art „Vorab-Marktreife“ angekündigt war. Die ersten so genannten „mRNA-Impfstoffe“, d.h. Substanzen, die nur infolge einer *Definitionsänderung* als „Vakzine“ bezeichnet werden durften, kamen damals, ohne sorgfältige klinische Prüfung, sofort auf den Markt und wurden bald millionenfach an Menschen „verimpft“. Im Normalfall dauert die Entwicklung eines seriösen Impfstoffes, über mehrere Testverfahrens-Stufen zur Marktreife gebracht, etwa 10 Jahre (s. meine eigene Laufbahn als „Impfling“ mit erprobten Vakzinen) – hier genügten wenige Monate, und die staatlich finanzierten „Impforgien“ konnten beginnen. Die Frage, ob diese rasche Entwicklung der mRNA-Therapie mit der 2018 ausgelobten, zwei Jahre später als „Covid-19“ bezeichneten Krankheit X in Verbindung steht, möge der Leser selbst beantworten (s. Röper 2022).

Begriff Experimentelle Gen-Therapie. Da das Wort *Vakzin* (Impfsubstanz) von *Vacca*, d.h. im weiteren Sinne „Kuhpocken“, abgeleitet ist (s. Abb. 6.1) und abgeschwächte virale Erreger in den Nanolipid-mRNA-Präparaten überhaupt nicht vorkommen (s. Abb. 6.3), sollte der Begriff „Impfstoff“ in diesem Zusammenhang vermieden werden. In Anlehnung an den Biomediziner Yamamoto (2022) und einen Pharma-Manager (Armstrong 2022) werde ich nachfolgend von einer „experimentellen Gen-Therapie“ sprechen, aber immer wieder auch das Wort

„mRNA-Impfung“ gebrauchen, da dieser Term leider in der Mainstream-Presse und anderswo eingeführt ist und umgangssprachlich benutzt wird.

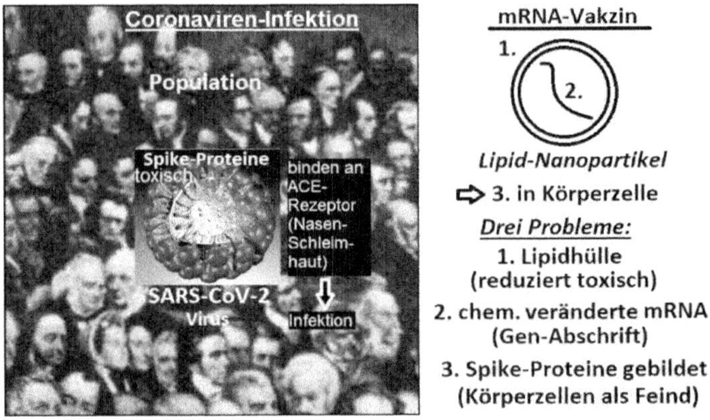

Abb. 6.3 Menschengruppe und ein Virus-Partikel mit toxischen Spike-Proteinen. Im rechten Schema ist ein Lipid-Nanopartikel dargestellt, d.h. die Komponente des „mRNA-Vakzins“. Darunter werden die Probleme einer Anwendung als „Impfstoff“ beim Menschen thematisiert.

Greisin mit langer Zukunft. Eine damals 101 Jahre alte Dame, die in einer Betreuungseinrichtung lebte, wurde am 26. Dezember 2020 in den Medien als „Erste Deutsche Corona-Geimpfte Heldin“ präsentiert. Damals fragte ich mich erstaunt: Ist das, meinen biowissenschaftlichen Vorstellungen gemäß, noch als „normal“ zu bewerten? Ein 65 Jahre alter, fettleibiger Raucher oder Diabetiker, der als *real* Covid-19-Gefährdeter zu bezeichnen ist, wäre in diesem speziellen Fall wohl die bessere Wahl gewesen. Eduard Jenner impfte 1796 einen achtjährigen Jungen, der dann gegen Menschenpocken immun war, und sein Leben noch *vor sich* hatte. Ich vermute, dass der britische Arzt keine *uralte Frau* als Vorzeige-Patientin akzeptiert hätte. Mit über 65 Jahren haben die meisten Menschen die wesentlichen Lebensabschnitte *hinter sich* gebracht und sind daher als Vorzeige-*Impflinge* weit weniger „geeignet“ als jugendliche Personen – zumindest was die „ehrliche“ Impfung mit abgeschwächten-getöteten Erregern betrifft. Schon diesbezüglich unterscheidet sich die „mRNA-Gentherapie 2020/2022“ von einer klassischen

Impfung im Kindes- oder Jugendalter mit Lebenszeit-Schutzwirkung und notwendiger Auffrischung nach ca. 10 Jahren (z.B. Tetanus-Vakzin).

Das gequälte Deutschland. Bereits am 24. Januar 2021 meldete das RKI den Datenstand zu den Impfungen in aller Welt. Darauf aufbauend berichtete *Die Zeit* am 28.1.2021 in der Rubrik „Wirtschaft" über dieses anlaufende „Big Business"– Überschrift: „Deutschland impft quälend langsam". Man verbreitete damals den Mythos, durch Massenimpfung mit einem nicht offiziell zugelassenen mRNA-Vakzin könnte man „die Pandemie" (bei über 99% Corona-Gesundenstand!) beenden. Eine hohe Krankenhaus-Belegquote infolge der „C-Pandemie" wurde in den Medien als Hauptbegründung angegeben. Fakt ist aber, dass es weder 2020, noch 2021 und auch nicht bis Mitte 2022 einen Engpass in den Krankenhäusern gegeben hat, das gab sogar der damalige, stetig „Corona-Angst-verbreitende Gesundheitsminister", ein Herr K. L., in einem Interview zu (zum real vollzogenen *Abbau* von Intensivbetten seit August 2020, s. Nyländer 2022). Die *Impfquote* in Prozent der Bevölkerung betrug am 24.1.2021 in Israel 45,5%, in Großbritannien 10,8%, in den USA 6,9% und in Deutschland nur 2,2%. Wie eine Grafik in *Statista.com* – „Impfquote gegen das Coronavirus (Covid-19) in Deutschland, Stand 3. April 2022" zeigt, nahm hierzulande der „geimpfte Bevölkerungsanteil" mit den Rubriken „Erst-, Zweit- und Auffrisch-Impfung" (d.h. mRNA-Gentherapie) in S-förmiger Kurve zu, um dann bei 75% bis 76% einen konstanten Wert (Plateau) zu erreichen. Der „ungeimpfte Bev.-Anteil" lag im April 2022 somit bei etwa 24%, einschließlich von Kindern unter 5 Jahren, die von diesem Massen-Menschenversuch (noch) verschont geblieben waren. Die Statistik zeigt, dass sich jene Menschen, die informiert sind, nicht durch Impfzwänge und Propaganda zum „kleinen Pieks" haben nötigen lassen wollen.

Globales Milliarden-Impfexperiment 2021. Nur acht Monate später, am 11.9.2021, wurde in vielen Tageszeitungen unter dem Label „Deutschland krempelt die #Ärmelhoch" ein populäres, ansprechend illustriertes „Update zur Corona-Schutzimpfung vom 10./11./12. September" verbreitet. Die Autoren (Kollektivbezeichnung: Zusammen gegen Corona – Bundesministerium für Gesundheit, Robert Koch Institut, Bundeszentrale für gesundheitliche Aufklärung) betonten, dass damals global rund 3,12 Milliarden Menschen (ca. 37% der Weltbevölkerung) mindestens einmal geimpft worden seien. Wie in Kapitel 1 dargelegt, lag aber der *globale* Anteil der (bedauerlichen) Covid-19-Todesfälle, mit-

und an SARS-CoV-2-Infektion im Sterberegister verzeichnet, bei unter 0,1% der Population; die Weltbevölkerung nahm, trotz dieser „todbringenden Seuche“, noch immer stetig zu. Von einer *Pandemie* im biologischen Sinne war nichts zu bemerken!

Auf Deutschland bezogen, teilte das „Zusammen-gegen-Corona-Autorenkollektiv“ (Slogan: „*Millionen sind geimpft. Sie auch?*“) mit, dass damals bereits „über 85% der über 60-, über 65% der 18-59- und über 32% der 12-17-Jährigen geimpft“ sind. In einem wahren „Impf-Überschwang“ verwiesen die Impf-Propagandisten (unter Verweis auf Empfehlungen der Ständigen Impfkommission, *Stiko*) auf ihre aggressiv-fordernd dargebotenen Werbesprüche, wie z.B.: „Holen Sie sich jetzt Ihre Impfung; Jede Impfung zählt“. Die Impf-Unwilligen (informierten) Mitbürger wurden als „Corona-Leugner“, ja sogar als „Volksgesundheits-Gefährdende“ diffamiert, ähnlich wie es unsere Abbildung 6.4 an einem historischen Beispiel aus den 1930er Jahren verdeutlicht. Die Frage, ob diese „RNA-Gentherapie“ das real voranschreitende Coronaviren-Infektionsgeschehen reduziert, konnte im September 2021 niemand beantworten: Das betreffende Langzeit-Menschenexperiment mit einem nur per *Not-Zulassung* verfügbaren Präparat war gerade erst im vollen Gange, und die „Versuchskaninchen“ (Zitat eines SPD-Politikers) machten munter-freudig mit!

Organisierte Impf-Skeptiker und Corona-Gender-Propaganda. Bedenkt man, dass in Deutschland, exakt ein Jahr nach dem oben zitierten *Zeit*-Wert (Ende Jan. 2021: ca. 2,2% Geimpfte) etwa 75% der Bevölkerung mindestens einmal „vakziniert“ war (Februar 2022, ca. 62 Millionen Bürger), so kann man sich diesen weltweit und historisch einmaligen *Big-Pharma-Business-Feldversuch* an Menschen, die in „Corona-Angst“ getrieben wurden, anschaulich vorstellen. Ein Milliarden-Geschäft, unter dem Deckmantel eines entsprechend veränderten „Infektionsschutz-Gesetzes“, lief damals auf Kosten des Steuerzahlers an, und hat dann bald auch *politisch aktive* „Impf-Skeptiker“ auf den Plan gerufen. Diese ca. 12 Millionen Erwachsene, welche aus verschiedenen Gründen nicht als Versuchsobjekte der Pharma-Industrie zur Verfügung stehen wollten, haben ihre Gründe für das Verweigern des „Kleinen Pieks“ mit oft großen Folgen.

Bald organisierten diese besorgten Bürger große „Anti-Coronamaßnahmen-Stadtspaziergänge“, mit Plakate-Vorstellungen, die aber von den staatlichen Behörden als Gefahr empfunden und teilweise aufgelöst wurden. Insbesondere im Krankenpflege-Bereich war der Widerstand, öffentlich vorgetragen, groß. Mit etwas gesundem Menschenverstand hätten die Impf-Propagandisten diese medizinisch geschulten *Insider* fragen können, warum ausgerechnet *sie* die mRNA-Gentherapie ablehnen. Die Antwort („Wegen der möglichen negativen Impf-Nebenfolgen, die wir in unseren Krankenhäusern beobachten, und der fehlenden Infektions-Schutzwirkung") wollte der in Corona-Angst gehaltene *Mainstream* nicht hören. Man führte im März 2022 eine Impf-Pflicht für diese Bevölkerungsgruppe ein, ohne die kritischen Argumente unabhängiger Experten anzuhören.

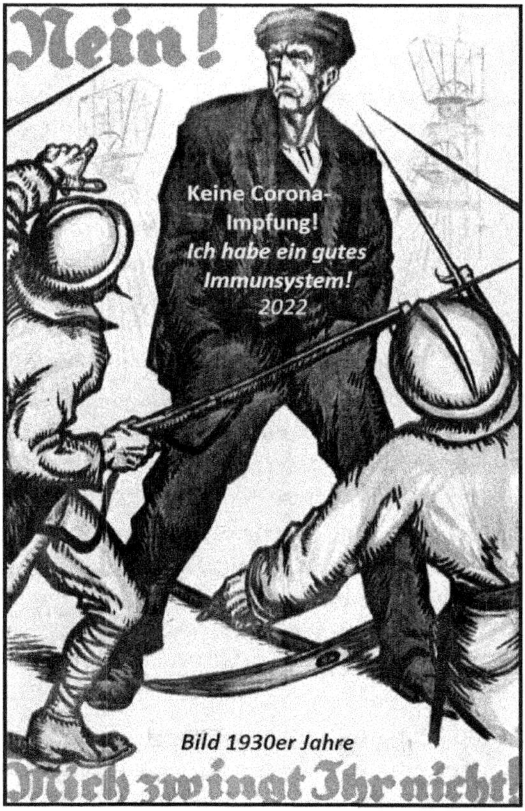

Abb. 6.4 Plakat aus den 1930er Jahren, welches einen „Widerständler" darstellt. Der Mann widersetzt sich den Anordnungen der Staatmacht und soll polizeilich zur Disziplin gezwungen werden (Bildarchiv des Autors).

Noch am 19. März 2022 publizierten die oben genannten „Corona-Impf-Aktivisten“ ganzseitige, bunt illustrierte Anzeigen in Tageszeitungen, diesmal unter dem Slogan: „Impfen hilft. Jetzt auch mit neuem Impfstoff“. *Cartoon* der Anzeige: Eine lächelnde, junge, muskulöse Frau mit Impf-Pflaster am Oberarm (dort, wo ich meine Pockenschutz-Narbe trage) ringt siegessicher ein leidendes, böses Coronavirus-Männchen nieder – alles Gender-gerecht präsentiert, und die staatlich hochgehaltene *Corona-Angst* wurde didaktisch geschickt weiter geschürt!

Reale Impfstoffe vs. das Corona-Stacheltrio: Comirnaty, Spikevax und Nuvaxovid

Welche Vakzine, die angeblich vor „Infektionen schützen“ sollen – so lautete die offizielle Parole noch Anfang 2022 – wurden im Schnellverfahren entwickelt? Wie funktionieren diese nicht-klassischen (neuartigen) „Impfsubstanzen“ im menschlichen Körper?

Impfstoffe mimen eine fiktive Infektion nach. Es gehört zu den oben dargelegten Grundlagen der Biologie, dass, mit der Pockenschutzimpfung von E. Jenner (im Jahr 1796) einsetzend, die Logik der Vakzination wie folgt zusammengefasst werden kann: Bei einer Impfung gegen eine Gesundheits-gefährdende Ansteckungs-Erkrankung, wie z.B. die *Pocken*, wird dem Impfling nicht-pathologisches Material (z.B. inaktivierte Viren, daher der Begriff *Totimpfstoff*) eingespritzt, um eine reale Infektion mit aktiven Krankheitserregern zu simulieren oder zu „mimen“. Das Ziel ist es, eine harmlose Schein-Infektion mit „totem Keim-Material“ herbeizuführen, ohne Krankheitsausbruch, um damit das Immunsystem des Menschen zu aktivieren. Bei *realer Ansteckung* mit aggressiven Keimen, z.B. Pockenviren, oder intakten SARS-CoV-2-Partikeln (s. Abb. 6.3) ist der Geimpfte (Vakzinierte) dann geschützt, wie es nach einer überstandenen Infektion der Fall ist. Nach den Autoren Seneff et al. (2022), die ihre Aussagen auf 215 Referenzen stützen, und Malone (2022) sind die im Schnellverfahren entwickelten „Corona-Vakzine“, insbesondere die sogenannten „mRNA-Präparate“, aber keine Impfstoffe. Sie erfüllen, bei der Anwendung am gutgläubigen Menschen, das Kriterium einer „Gen-Therapie“. Die nach Covid-19 -Erkrankung erworbene natürliche Immunität unterscheidet sich in diesem Fall grundlegend von jener, wie sie, zeitlich begrenzt, nach Injektion dieser mRNA-Präparate erzeugt wird.

The Big Five Anti-Corona Injektate. Im Mai 2022 standen dann bundesweit 5 verschiedene „Corona-Impfstoffe“ zur Verfügung. Die folgende *chaotische* bzw. für Nicht-Spezialisten *schwer verständliche* Auflistung habe ich verschiedenen *Internetquellen* entnommen:

1. BNT162b2–Handelsnamen „Comirnati bzw. Tozinameran, INN“, d.h. mRNA-Präparat, eingebettet in Lipid-Nanopartikel (Hersteller: BioN-Tech/Pfizer, in Deutschland u.a. Firma BioNTech, An der Goldgrube12, Mainz).
2. mRNA-1273–Handelsnamen „Spikevax, Covid-19 Vaccine Moderna, Covid-19 mRNA Vaccine (nucleoside modified)", d.h. mRNA-Präparat, eingebettet in SM-102-Lipid-Nanopartikel (Hersteller: Moderna, Cambridge, Mass., USA).
3. AZD1222–Handelsnamen „Vaxzevira, Covid-19 Vaccine Astra Zeneca", d.h. Vektorvakzin (Hersteller: Astra Zeneca, Cambridge, UK).
4. Ad26.COV 2-S– Handelsname „SARS-CoV-2-Spike-Glycoprotein“, d.h. Vektorvakzin (Hersteller: Johnson & Johnson, Deutschland, u.a. Berlin)
5. NVX-CoV2373–Handelsname „Nuvaxovid", d.h. Protein-basierter Impfstoff, enthält Virusähnliche Spike-Protein-Partikel, die wiederum in Nanoteilchen verpackt sind und mit einem Wirkverstärker versehen wurden (Hersteller: Novavax, USA).

Drei-Prinzipien-Schema: Dieses „Fünfer-Chaos“ kann wie folgt sortiert werden. Die genannten Vakzine bilden drei Gruppen:

A. Lipid-Nanopartikel-mRNA-Präparate. Als Überträger (Vektor) dienen Miniatur-Fett-Tröpfchen, die chemisch veränderte Messenger (m)-RNA-Moleküle tragen, welche in den Zellen des Impflings virale Spike-Proteine synthetisieren: Biontech/Pfizer (1.) und Moderna (2.).

B. Adenovirus-DNA-Präparate. Als Überträger (Vektor) dienen nicht-vermehrungsfähige, rekombinante Adenovirus-Partikel, d.h. Adenovirus-Einheiten, die Erbgut (DNA)-Moleküle des Coronavirus tragen, welche in den Zellen des Geimpften virale Spike-Proteine hervorbringen: Astra Zeneca (3.) und Johnson & Johnson (4.).

C. Protein-Präparat mit Wirkverstärker. Dieses fälschlicherweise als „Totimpfstoff“ angepriesene, seit Februar 2022 zugelassene Präparat enthält Bestandteile des viralen Spike-Proteins, die in den Körper des Impflings gebracht werden, wobei Zusatzstoffe, sogenannte „Adjuvantien“, als Verstärker der Spike-Wirkung dienen sollen: Nuvaxovid (5.).

Schutzwirkung im Reagenzglas. Wie die Autoren Teijaro und Faber (2021) im Detail darlegen, dringen die künstlichen mRNA- bzw. DNA-„Vakzine“ A. und B. nach Injektion (Politiker-Kindersprech: „kleiner Pieks“) in die Zellen des Impflings ein (bevorzugt Lymphknoten), programmieren dieselben teilweise genetisch um und veranlassen dann die Bildung viraler SARS-CoV-2-Stachel-(d.h. Kronen)-Proteine an deren Oberfläche (zur Struktur der Corona-Stacheln, auch Spikes genannt, s. Abb. 6.3). Die Spike-Proteine bzw. Fragmente derselben sind toxisch (Lei et al. 2021, Bhakdi et al. 2022); zur giftigen „Super-Antigen-Sequenz“ von SARS CoV-2-Viren, s. Cheng et. al. (2020).

Danach werden innerhalb der infizierten, genetisch umprogrammierten Zellen des Impflings Entzündungsprozesse ausgelöst (Typ1-Interferon, Cytokinsturm und Chemokin-Bildung), sowie neutralisierende Antikörper plus Virus-spezifische T-Zellen-Antworten hervorgerufen. Hierbei kommt es zu einer Unterdrückung des natürlichen Immunsystems, welches eigentlich die Funktion hat, fremde mRNA bzw. DNA-Moleküle, die mit Proteinen verbunden sind, zu zerstören (V.-Aids, siehe Yamamoto 2022). Die mit einer Oberarmmuskel-Injektion einhergehenden Probleme sind in Abbildung 6.5 dargestellt. Mit jedem „kleinen Pieks“ werden 15-40 mal 10^{12} (Millionen mal Millionen, d. h. Billionen) synthetische mRNA-Moleküle in den Körper des Impflings gepumpt, mit entsprechenden Langzeit-Folgen.

Die *realen* mRNA-Impfeffekte können nach *Blutabnahme* vom Impfling in Blutserum-Proben per Reagenzglas-Antikörpertest belegt werden. Anhand eines abstrakten *Modells* soll dann, im nächsten Schritt, auf eine immunisierende Wirkung der mRNA-Präparate im *intakten Körper* des Menschen geschlossen werden können, ohne diesen Effekt direkt nachzuweisen! Soweit mir bekannt, basieren sämtliche Behauptungen angeblicher Impfstoff-*Schutzwirkungen* beim vakzinierten Menschen auf den oben beschriebenen Reagenzglas (in vitro)-Versuchen mit abgenommenem Serum (SARS-CoV-2-Antikörper-Nachweis), nicht jedoch auf real gemessenen „Stärkungen des Immunsystems“ des lebenden Impflings in der realen Welt. Seit Anfang 2022 dominiert die sogenannte, bezüglich Krankheitsverlauf um ca. 75% harmlosere „Omikron-Variante von SARS-CoV-2“, auf die im „Darwin-Kapitel 9“ im Detail eingegangen wird.

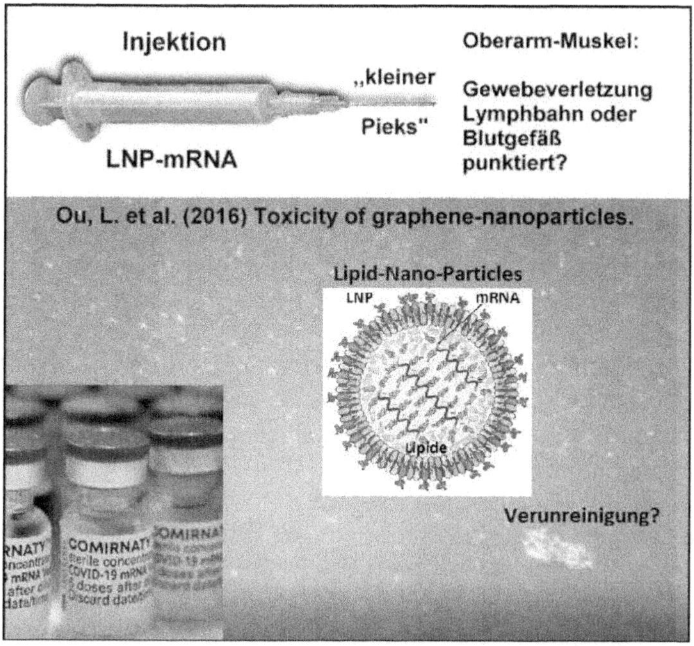

Abb. 6.5 Impf-Vorgang (oben), Gläschen mit dem tiefgekühlt gelagerten „mRNA-Vakzin“ Comiranty, welches, nach Verdünnung, sechs „Dosen“, d.h. Spritzenfüllungen, ergeben soll (unten). Das Bild zeigt einen mikroskopischen Einblick in die Dispersion, mit den Lipid-Nanopartikeln und einer mutmaßlichen Verunreinigung (nach Harrity, J.: The Expose, 2022; Lipid-NP-Schema nach Dolgin, E.: Science 376, 680-681).

Impfling-Schutz hält nur wenige Wochen. Mit diesem Verfahren soll eine immunisierende Wirkung der „geimpften“ Person gegen Omikron-Coronaviren erreicht werden, die nach einem *Science*-Beitrag von Muik et al. (2022) aber, nach der 3. Spritzung, bereits nach 10 Wochen unter den halben Ursprungs-Wert abgefallen ist. Danach ist ein weiteres „Nachspritzen“, beschönigend „Boostern“ genannt, fällig.

Wie bereits gesagt: Nach Yamamoto (2022), Armstrong (2022), Malone (2022) u. a. Autoren ist diese Behandlung keine „Vakzination“ im ursprünglichen Sinne (z.B. Pocken-Schutz, Abb. 6.1), sondern eine experimentelle *Gen-Therapie* mit möglichen Nebenwirkungen für den Impfling – bis hin zu Vakzin-verursachten Todesfällen.

Einer der Begründer dieser Verfahrensweisen, der oben zitierte kalifornische Biomediziner Robert W. Malone, warnt seit Anfang 2021 vor den Nebenwirkungen der hier vorgestellten Präparate A. und B. Die Argumente dieses Fachmannes werden aber weitgehend ignoriert.

Impf-Propaganda in *Nature* & *Science* und Skeptische Wissenschaftler

Bis ca. 1990 konnte man sich auf die Darlegungen in den beiden führenden Wissenschafts-Journalen, *Nature* und *Science*, verlassen, weil eine weitgehend politisch unabhängige Berichterstattung und Bewertung der Faktenlagen gewährleistet war.

Gender-Klima-Corona. Das änderte sich spätestens ca. 2015, nachdem die Gender-Ideologie auch einige Wissenschaftsjournalistinnen erfasst hatte. Wie im Buch *Das Gender-Paradoxon* (Kutschera 2016) dargelegt, konnte man den vorderen Magazin-Teil von *Nature* bald nur noch unter Vorbehalt lesen, und 2019 war dann, mit dem Siegeszug des heute typischen Narrativs vom Klimawandel, auch dieser Topic ein Politikum. Gemeinsam mit gewissen „Umwelt-Aktivisten“ wurden gezielt Artikel in *Nature* untergebracht, denen man leider eine objektive, naturwissenschaftlich begründete Sicht absprechen muss (s. Kutschera 2020). Dieser unheilvolle Trend, d.h. eine Politisierung und somit faktische Entwertung der Sciences, hat sich mit Beginn der Coronaviren-Problematik, Anfang 2020, fortgesetzt, und damit sind wir beim Thema.

Entwicklung der „nebenwirkungsfreien“ mRNA-Vakzine. Am 14. September 2021 publizierte der Wissenschaftsjournalist Dolgin (2021) ein *News Feature* in *Nature*, welches bis Mitte 2022 zur Richtschnur der gesamten deutschen und US-Amerikanischen „Coronapolitik“ wurde, aber in der Öffentlichkeit unbekannt geblieben ist. Unter dem harmlos klingenden Titel „The tangled history of mRNA vaccines (Die verwickelte Geschichte der mRNA-Impfstoffe)“ fasste er die mRNA-Story von 1987 bis 2021 zusammen. Der Report basiert auf Aussagen führender Forscher und Anwender der mRNA-Transfektion, die wie eine euphorische Lobpreisung der beiden Firmen *BioNTech* (Mainz, Deutschland) und *Moderna* (Cambridge, UK) klingen, die das Malone'sche Prinzip zur Marktreife entwickelt haben.

Kurz gesagt, die bereits vorgestellte Veröffentlichung Malone et al. (1989), siehe unsere Abbildung 6.2 A, markiert den Beginn dieser Erfolgs-Story. Der erwähnte Satz, dass „mRNA als Medikament“ gesehen werden kann, wird zitiert und gewürdigt. Prophetisch-religiös schreibt Dolgin (2021), dass mRNA-basierte Covid-19-Vakzine die Wichtigsten und *profitabelsten* Impfstoffe der Geschichte seien, die an Hunderte von Millionen Erdenbürgern verabreicht wurden und, global, *Verkaufserträge* von mehr als 50 Milliarden US-Dollar allein für 2021 erbringen würden. Ein solches Lob, das sich geradezu wie eine Verehrung liest, für *Pharma-Profite* habe ich bisher noch nie in einem seriösen Wissenschaftsjournal gelesen!

Der Begründer der mRNA-Transfer-Technik, R.W. Melone, wird als *Narr* dargestellt: Er hätte keinen PhD erworben (Dr. rer. nat.), was korrekt ist; Malone erwarb aber später einen M.D. (medizinischer Doktortitel), und sein dargestelltes PNAS-Erstautorpaper (Abb. 6.2 A) mit hochkarätigen Nachfolgearbeiten (Wolff et al. 1990 usw.) qualifiziert ihn sehr wohl zum Scientist! Dolgin (2021) zieht über Dr. Malone her, indem er erwähnt, dieser Urvater der mRNA-Covid-19-Vakzintechnik würde heute die Gefahren der exprimierten Spike-Proteine für den „geimpften“ Körper überbetonen. Andere Wissenschaftler und Gesundheitsexperten hätten die Malone'schen Warnungen vor Nebenwirkungen (Impfschäden!) wiederholt *widerlegt*, schreibt Dolgin (2021) in *Nature*. Damit wurde dogmatisch von höchster Journal-Autorität verkündet: *Die mRNA-Vakzine sind sichere Impfstoffe!* – s. auch die Propaganda des US-Center für Disease control and Prevention (CDC 2022).

Aber Dolgin (2021) widerspricht sich diesbezüglich, und das ist von *höchster Brisanz* für jede Diskussion einer geplanten Impf-Pflicht, wie sie bis April 2022 in Deutschland geführt wurde.

Reduziert giftige Lipid-Nanopartikel in den gesunden Körper: Nobelpreis?

Der enthusiastische Journalist Dolgin (2021) spricht davon, dass die *Nachfolger* des Impf-kritischen Erfinders der Lipid-Nanopartikel-mRNA-Transfertechnik, die das Malone'sche Konzept zur Marktreife brachten, einen *Nobelpreis* für Medizin/Physiologie erhalten sollten: Die *Menschheit* würde ja so sehr davon profitieren! Von den bereits damals immer mehr bekannt gewordenen mRNA-Impf-Schäden ist bei Dolgin (2021) nirgendwo die Rede.
Aber zunächst wird faktisch korrekt dargelegt, dass es *zwei Probleme* mit der Anwendung am Menschen gäbe: *Erstens* würden die Lipid-Nanopartikel vom Immunsystem erkannt und als giftige (toxische) Fremdkörper dementsprechend bekämpft werden, und *zweitens* sei die Boten-(m)-RNA ebenfalls durch raschen Abbau im „gespritzten Körper“ bedroht. Die Lösungen dieser Hindernisse einer kommerziellen Anwendung der mRNA-Präparate beim Menschen wurden, mit Verweis auf viele Jahren Laborarbeit, wie folgt vorgestellt, s. Abbildung 6.3:

1. Die Fett-Tröpfchen, oder Lipid-Nanopartikel von der Größe typischer Viruspartikel, wurden chemisch derart verändert, dass sie eine für den Menschen *reduzierte Toxizität* erlangen. Dolgin (2021) beschreibt das gleich zweimal: ...“limits the toxic effects on the body (begrenzt den Gift-Effekt im Körper)” ....reducing toxicity in the body (reduziert die Giftwirkung im Körper)“. Die verabreichten Lipid-Nanopartikel sind somit nicht *ungiftig*, sondern nur reduziert toxisch, d.h. sie agieren noch immer als ein (abgeschwächter) Giftstoff im „gespritzten Körper“. In einem Folge-Artikel in *Nature* bestätigte der Autor diese Aussage: Lipid-Nanopartikel sind toxisch und lösen Entzündungen aus! (Dolgin 2022).
2. Die mRNA-Vakzine werden von der deutschen Firma BioNTech (der Name steht für *Biotechnologie*) und Moderna (Name bedeutet *Modifizierte RNA*) hergestellt und vertrieben. Da in jeder Körperzelle die natürlichen mRNAs nach Übersetzung in Proteine rasch abgebaut werden, musste zur Entwicklung der mRNA-Vakzine ein Trick entwickelt werden, um das Erkennen/Zerstören der fremden, viralen Spike-Protein-mRNA zu verhindern. Nach langen Forschungen hat man dann ganz einfach chemisch veränderte (modifizierte) RNA verwen-

det, die anstelle des natürlichen Nucleotids *Uridin* das synthetisch hergestellte *Pseudouridin* enthält, nach Dolgin (2021)… „to stop the body identifying the mRNA as a foe (um zu verhindern, dass die mRNA vom Körper als Feind erkannt wird)“. Die als Körper-Fremdstoff agierende, eingespritzte virale mRNA wird somit in chemisch veränderter Version nicht mehr als „giftig-fremd-zu bekämpfend“ erkannt – eine Unterdrückung der natürlichen Immunität ist die Folge (V-Aids, Yamamoto 2022).
Bezüglich der Wirkung der Lipid-Nanopartikel-verpackten und dann in den Körperzellen freigesetzten Gen-Abschrift (synthetische mRNA) schreibt Dolgin (2021) das folgende Szenario:

3. Die via Lipid-Nanopartikel injizierte mRNA bildet an den Zellen virale Spike-Proteine, um dem Körper zu helfen, bei späterer Infektion mit SARS-CoV-2-Viren eine effiziente Immunantwort zu erlangen („To help the body mount an effective immune response to later SARS-CoV-2-Infections..“). Nach Dolgin (2021, 2022) wird der Körper des „Transfektlings“ via Lipid-mRNA-Injektion („Impfung“ genannt) somit genetisch umprogrammiert, um sich selbst, auf dem Niveau der Zellen, als Fremd zu erkennen. Wie in Abbildung 6.3. dargestellt, ergeben sich somit bei der „mRNA-Impfung“ drei Probleme, oder anders gesagt, der Körper des „Impflings“ wird 3-fach „betrogen“ (im übertragenen Sinne: „Unehrlichkeit“).

Der dreifach genarrte menschliche Körper. 1. Eigentlich toxische Lipid-Nanotröpfchen werden wegen ihrer Giftigkeit chemisch verändert und somit als *reduziert giftige Fremdstoffe* in den Körper gebracht; 2. die per Nanopartikel eingebrachten mRNA-Stränge würden, wären sie *natürliche* Boten-Ribonucleinsäuren, vom Körper als Feind erkannt und bekämpft; durch chemische Veränderung (Pseudouridin) wird eine *künstliche Gen-Abschrift* verabreicht. Das ist eine Art „Genetische Manipulation“ am eigenen Körper. 3. Nach erfolgreicher Transfektion werden gewisse Körperzellen (Welche? Das war bei dem Beginn der Groß-Menschenversuche noch unbekannt.) durch Bildung viraler Stachel-(Spike)-Proteine als *fremd* markiert, sodass das Immunsystem bei einer späteren realen Corona-Infektion (selten!) besser-optimaler reagieren kann: Bildung von Antigenen und T-(d.h. Abwehr)-Zellen.

Fazit: Das Immunsystem wird durch diese genetische Impf-Manipulation gegen den eigenen Körper „aufgehetzt“, sodass das getäuschte Abwehrsystem die *Eigenen*, jetzt als *fremd* markierten Zellen angreifen wird. Dieses selbst-zerstörerische innerkörperliche Verhalten, auch als *Auto-Immunreaktion* bezeichnet, könnte das natürliche, angeborene menschliche Immunsystem *schwächen* oder gar zerstören, da *Selbst* und *Fremd* vermengt werden. Diese Interpretation der „mRNA-Vaccin-Wirkung“ erschließt sich beim Durchdenken dessen, was der Impfling sich selbst „antut“– dazu gehört nur etwas biologisches Basiswissen und der gesunde Menschenverstand (Reiss und Bhakdi 2020, 2021); die V-Aids-Problematik wird offensichtlich.

Persönliche Ansicht des Autors. Ich stellte mir nach dem Lesen des Artikels von Dolgin im September 2021 und dem Durchdenken des oben umrissenen Horror-Szenarios im „geimpften Körper“ die folgenden Fragen (s. Abbildung 6.3):

Soll ich mir Milliarden reduziert giftige Fett-Tröpfchen, die eine chemisch veränderte Gen-Abschrift (virale mRNA) enthalten, spritzen lassen, damit meine Körperzellen durch Bildung viraler Spike-Proteine als „fremd“ markiert werden, sodass im unwahrscheinlichen Fall einer *realen* Coronaviren-Infektion dann eine „verbesserte Immunabwehr“ gegen diese Erreger erfolgen kann? – die Spike-Proteine sind giftig (Hatfield 2022)!

Ist es nicht klüger, anstelle dieser *Gen-Therapie*, bei welcher mein Körper gleich *dreifach genarrt* wird (reduziert giftige Lipid-Tröpfchen und synthetische Gen-Abschrift werden nicht als *fremd* erkannt; *eigene* Zellen bilden dann *fremdartige,* toxische Virus-Stacheln) eine Infektions- Vermeidungs-Strategie einzuhalten?

Wie wird mein natürliches Immunsystem auf diesen Sturm an viraler Toxizität in Form gebildeter Coronaviren-Stachelproteine reagieren, wird es Immunschäden (V-Aids) geben, und warum wird nach „Vakzination“ nur ein einziges Coronavirus-Protein erkannt? Bei der erworbenen Immunität, nach überstandener Infektion, sind doch viele Komponenten des Virus den natürlichen Immun-Attacken ausgesetzt und werden daraufhin bekämpft. Die natürliche Immunität ist daher wesentlich wirkungsvoller als der vermeintliche „Schutz“ nach Lipid-Nanopartikel-mRNA-Injektionen (Nemunaitis et al. 2022).

Nach Erkältungskrankheiten (ohne Fieber) entsteht, infolge des ca. 35%tigen Coronaviren-Anteils im Erregercocktail, eine erhebliche *Kreuzimmunität* gegenüber den gefährlicheren SARS-CoV-2-Viren; damit habe ich, über kleinere Herbst-Winter-Schnupfen-Episoden, definitiv einen guten Immunschutz erworben!

Meine private Antwort lautete wie folgt. Die in ihrer Schutzwirkung umstrittene „Gen-Therapie/mRNA-Impfung“ möchte ich nicht annehmen (Abb. 6.4) , auch wegen der Probleme beim Impfvorgang in den Oberarm (Abb. 6.5; was passiert, wenn versehentlich ein Blutgefäß punktiert wird?). Ich werde mich auf andere Art und Weise schützen: Keine Winter-Großveranstaltungen in geschlossenen Räumen besuchen, Menschenansammlungen in Innenbereichen vermeiden und öfter als sonst Hände waschen; bei eigenem Unwohl-Fühlen (oder bei Angehörigen) sofort ins Bett, um rasch wieder gesund zu werden; Sport an frischer Luft, gesunde Ernährung mit ausreichend Vitamin D, genügend Schlaf, soziale Kontakte mit wohlgesonnen Mitmenschen und der *harmonischen* Familie mit Frau und Kindern!

Als ein im Beruf stehender, mit verschiedenen Personen interagierender Evolutionsbiologe, Buchautor und Studio-Musiker entschied ich mich, den oben skizzierten „natürlichen“ Weg während der viral-mental verseuchten Panikzeit einzuschlagen, und bin damit gesund und munter durch die „Corona-Krise 2020/2022“gekommen – nach dem Prinzip der Biologischen Viren-Infektions-Abwehr (Bio.-Virab, s. Kapitel 10). Im Falle einer Infektion mit SARS-CoV-2-Viren, die zu Symptomen geführt haben würden, hätte ich mich sofort selbst isoliert und mit natürlichen Mitteln gesund gepflegt. Notfalls hätte ich mir Medikamente gegen Covid-19 besorgt, aber das war glücklicherweise nicht notwendig. Es ist mir klar, dass nicht jeder *aufgeklärte* Arbeitende so verfahren kann und sich dem massiven Druck, eine mRNA-Gentherapie via dem „kleinen Pieks“ zu unterziehen, beugen musste (z.B. Personen, die im Gesundheitswesen tätig sind usw.).

Super-Antigen und Verunreinigungen der Präparate. Bereits im Oktober 2020 war bekannt, dass ein Teil des giftigen SARS-CoV-2-Spike-Proteins über eine 20-Aminosäuresequenz als Super-Antigen agiert (ähnlich wie das Staphyllokokken-Enterotoxin B, SEB), s. Cheng et al. (2020) und Hatfield (2022) (diskutiert in Kapitel 8 und 10). Weiterhin sei erwähnt, dass die Befunde zu den „neuartigen Vakzinen“ auf der irrigen Basis zusammengetragen worden sind, die mRNA-Vakzine von BioNTech und Moderna wären zu 100% in allen Chargen chemisch „sauber“ produziert worden (Dolgin 2021, 2022). Mutige deutsche Chemiker zweifelten das aber an, wie im nächsten Abschnitt dargestellt wird

– und damit sind wir dann wieder bei den oben erwähnten „Chargen-Nummern“.

Fünf Chemiker und Nürnberger Kodex 2022: Gift-Partikel in manchen Chargen?

Mitte Februar 2022 wurde die bis dahin noch immer relativ friedliche Welt der mRNA-Vakzin-Anwendung, von verschiedenen Behörden mit Impf-Kampagnen unterstützt, massiv erschüttert: In Deutschland und England brachen skandalöse Erkenntnisse in den Mainstream! Obwohl es stetig sogenannte „Impf-Durchbrüche“ gab, d.h. ein Versagen der mRNA-Vakzine bei „gepieksten“ Menschen, die, als stolze Impflinge, wider Erwarten an Covid-19 erkrankten, konnte man diese Ereignisse noch gut „unter der Decke“ halten.

Auch das „Gejammere“ mancher Impflinge, die sich als Geschädigte darstellten und ihren gesundheitlichen Verfall nach dem ersehnten „Pieks“ offenbarten, verhallte in Nebenzimmern, sodass der Slogan „Die mRNA-Impfstoffe sind wirksam und sicher“ hunderttausendfach in Zeitungen und Broschüren unter das von der Corona-„Pandemie“ (ohne Übersterblichkeit) verängstigte Volk gebracht werden konnte. Wer Zweifel an der Sicherheit dieser „Fettkügelchen-Gen-Therapeutika mit reduzierter Toxizität“ äußerte, wie z.B. Dr. R.W. Melone in den USA, oder Prof. Sucharit Bhakdi in Deutschland, wurde als Verschwörungstheoretiker, Corona-Leugner oder „Schwurbler“ diffamiert.

Menschenexperiment ohne Kontroll-Population. „Die Wissenschaft“ sei sich in einer Sprache einig: Nur durch ein 100%tiges „Durchimpfen“ des Volkes kann das Ziel von „Zero-Covid – endlich Viren-frei und wieder normal leben“ erreicht werden, lautete das Narrativ – noch bis Anfang 2022. Eine vollständige „Durchimpfung“ gegen Covid-19, so dachten *vermutlich* die Corona-Vakzinations-Befürworter, hätte einen für die Pharma-Industrie entscheidenden Vorteil: Eine Minus-Kontrolle dieses gigantischen Feldversuchs, vollzogen mit willigen Impflingen, würde dann fehlen. Impf-Schäden könnte man somit nicht mehr feststellen, da es keine Vergleichspopulation (ungeimpft) gibt! Für Personen mit einem unabhängigen Sachverstand verhält es sich gerade andersherum: Nur solange noch genügend Ungeimpfte in der Bevölkerung sind, kann eine mögliche Vakzin-Wirkung (positiv wie negativ) festgestellt werden.

Im April 2022, nach Aufheben der Masken-Pflicht und anderer C-Maßnahmen, waren noch ca. 20% der Bevölkerung ungeimpft, was, grob geschätzt, 12 Millionen Personen entspricht. Das Mainstream-Narrativ von den angeblich sicheren und wirkungsvollen mRNA-Gentherapeutika (zweifache Grundimmunisierung plus, nach wenigen Wochen, wieder sog. Auffrisch-Impfungen, *Booster* genannt) wurde dann aber ab Februar 2022 massiv erschüttert.

Coronaviren-Gentherapie? Nein Danke! Sogenannte *Impf-Skeptiker*, auch irrigerweise als „Corona-Leugner" bezeichnet (s. den *Viren-Verneiner* Lanka, 2015; s. Kapitel 2) haben in Deutschland und den USA keine religiöse, sondern fast immer sachlich begründete Motive. Monatelang wurde sogar über eine staatliche Impf-Pflicht debattiert, die dann, glücklicherweise, am 7. April 2022 (noch) keine Mehrheit im Bundestag gefunden hat (Abstimmungsergebnis nach Parteizugehörigkeit: SPD: 179 dafür/9 dagegen; Bündnis 90/Die Grünen: 102 dafür/6 dagegen; FDP: 57 dafür/79 dagegen; CDU-CSU: 3 dafür/176 dagegen; AfD: 0 dafür/76 dagegen; Linke: 7 dafür/29 dagegen; insgesamt: 296 dafür/378 dagegen). In Abbildung 6.4 ist das bereits erwähnte historische Dokument zur polizeigewaltsamen Nötigung eines deutschen Bürgers dargestellt, der sich einer „staatlichen Beglückung" verweigert. Das Bild aus den 1930er Jahren soll hier als Symbol der dunkelsten Epoche Deutschlands reproduziert werden und uns eine Warnung sein!

Impf-Zentren mit Hilfspersonal. In Deutschland wurden ab Dezember 2020, im Rahmen der oben beschriebenen „Impf-Agenda", zu über 90% die mRNA-Präparate von BioNTech (Comirnaty) und Moderna (Spikevax) millionenfach „in die Oberarme, d.h. intramuskulär, injiziert"; die anderen, Vektor-basierten Präparate wurden seltener eingesetzt. Diese Injektionen wurden zum Teil in rasch errichteten „Impfzentren" vollzogen, wobei, wegen der enormen Zahl der Verabreichungen pro Tag, neben Impfärzten auch Hilfspersonal aktiv war (eingewiesene Medizinstudenten, Kranken- und Altenpfleger, Apotheker, Hebammen usw.). Eine Kurz-Information fand offensichtlich statt, aber von dem gesetzlich geforderten, ausführlich-individuellen *Aufklärungsgespräch* haben mir die befragten Impflinge nichts erzählt. Die Fragen, wie sorgfältig der Impfstoff aus dem BioNTech- bzw. Moderna-Glasgefäß, nach exakter Verdünnung, in die Spritzen gefüllt worden ist, ob immer dieselbe Menge verabreicht wurde, und wie häufig *versehentlich* ein Blutgefäß (anstelle des Muskelgewebes) getroffen wurde, konnte mir niemand beantworten (Abb. 6.5). Mein persönlicher Eindruck war, dass hier eine sorglos-schlampig vollzogene Massenabfertigung ablief, aber das ist nur eine Vermutung. Nachfolgend ist ein umstrittener Punkt der „Corona-Problematik“ dargestellt, der dokumentiert werden sollte.

Notfall-zugelassene Vakzine im Menschenversuch. Es ist der *Berliner Zeitung*, einem Mainstream-Presseorgan, hoch anzurechnen, dass sie am 16.2.2022 den Mut hatte, einen *Offenen Brief* besorgter Chemiker zu publizieren. Das Naturwissenschaftler-Team Matysik et al. (2022) veröffentlichte unter dem Titel „Qualität des Impfstoffs: Fragen an das Paul-Ehrlich-Institut“ (PEI) eine Reihe wichtiger Punkte, die aber bis August 2022 nicht angemessen beantwortet wurden. Eine hierzulande kaum bekannte *Britische Studie* hatte die zentrale Sorge der deutschen Chemiker mit Fakten unterfüttert; zunächst soll auf das Matysik et al.-Schreiben eingegangen werden. Danach werden die umstrittenen Daten aus England vorgestellt, die wiederum durch eine Forschungsarbeit aus Spanien gestützt werden.

Ganz korrekt stellten die fünf deutschen Naturforscher am 16. Februar 2022 fest, dass das PEI die wichtige Funktion hat, für die Genehmigung und Chargenfreigabe von Impfstoffen Verantwortung zu tragen. Derzeit werden die nur per Notfall-Zulassung „erlaubten“ mRNA-Präparate von BioNTech und Moderna an Millionen Bundesbürgern erprobt, argumentierten Matysik et al. (2022). Gemäß dem *Nürnberger Kodex 1946/1947* muss es aber bei *Menschenversuchen* eine freiwillige Zustimmung der Versuchspersonen geben; fruchtbare Ergebnisse sollen dem Wohle der Gesellschaft dienen, und unnötige körperlich-seelische Leiden bzw. Schäden müssen vermieden werden. Deutsche „Menschenforscher“ tragen eine besondere Verantwortung nach den Gräueltaten der NS-Diktatur von A. Hitler, 1933 bis 1945, wie sie z.B. im Buch *Klimawandel im Notstandsland* ausführlich-aktuell dargelegt sind (Kutschera 2020). Dieser *Hinweis* auf den im Februar 2022 noch immer optimal organisierten Großversuch, Menschen mit nur bedingt zugelassenen mRNA-Vakzinen millionenfach zu behandeln, ohne die Impf-Nebenwirkungen *realistisch* zu erfassen bzw. ernst zu nehmen, war notwendig, um dann zur Sache zu kommen.

Die besorgten Chemiker um Matysek et al. (2022) gehen auf Berichte über erhebliche Impf-Nebenwirkungen ein und legen dar, dass in Ausnahmesituationen, z.B. bei Krebs-Patienten, eine derartige experimentelle Gen-Therapie angemessen erscheint, nicht jedoch für die Allgemeinheit: „Für eine Behandlung weiter Teile der gesunden Bevölkerung muss… ein unumstößlicher Unbedenklichkeitsnachweis … vorliegen“… Welche Großstudien zur Unbedenklichkeit … nach intramuskulärer Injektion bei gesunden Menschen existieren?“, lautete die berechtigte Frage der Chemiker. Eine Antwort blieb aus.

Weiterhin wiesen Matysek et al. (2022) darauf hin, dass zwei Komponenten für die Herstellung der in Abb. 6.5 dargestellten Lipid-Nanopartikel, die Hilfsstoffe ALC-0159 und ALC-0315, von gewissen Lieferanten als nicht für Menschen zugelassene Chemikalien klassifiziert sind; es handelt sich offensichtlich um *giftige Komponenten* der Fett-Tröpfchen, deren Aufgabe darin besteht, die Gen-Abschrift (synthetische mRNA) in die Körperzellen zu transferieren. Der Begriff „reduced toxicity“ im *Science*- und *Nature*-Beitrag von Dolgin (2021, 2022) kann hier in die Debatte gebracht werden, obwohl diese zentralen Basisartikel hierzulande ignoriert worden sind (leider auch von den mutigen fünf Chemikern, siehe Matysek et al. 2022).

Verunreinigte Chargen der Covid-19 Vakzine? Das zentrale Argument von Matysek et al. (2022) lautet aber wie folgt: Der bzw. das am häufigsten in Deutschland injizierte mRNA-Impfstoff/Gen-Therapeutikum von BioNTech (An der Goldgrube 5, Mainz) wird als grauweiße Dispersion verkauft. Es gäbe Hinweise auf Verunreinigungen in gewissen Chargen, so die besorgten Chemiker. Da es bekanntlich in der PEI-Datenbank sowie der US-VAERS-Berichtesammlung (*Vaccine Adverse Event Reporting System*) tausende von Angaben zu ernsten Impf-Schäden gibt (bis zu Todesfällen), ist die Frage bezüglich der Reinheit der Lieferungen besonders brisant. Gemäß zahlreicher Berichte sollen rasch einsetzende Nebenwirkungen mit der Chargen-Nummer der mRNA-Vakzin-Lieferung korreliert sind (s. Internet-Seite *How bad is my batch*? d.h. *Wie schlecht ist meine Charge*?, Pardekooper 2022). In diesen Fällen könnten Verunreinigungen als Ursache der Impf-Schäden angenommen werden. Die erst nach Tagen oder Wochen einsetzenden Gesundheitsprobleme bei manchen Impflingen, von chronischen Kopfschmerzen, Grippeattacken, Herpes zoster (V.-Aids) bis zu Herzmuskel-Entzündungen (Myocarditis), Herzinfarkten und daraus folgenden tragischen Todesfällen, sind vermutlich mit der Bildung der viralen Spike-Proteine in gewissen Körperzellen verbunden (auch auf der Blutgefäß-Innenwand, mit negativen Folgen für die Durchblutung, dargestellt in Abb. 8.3, s. Kapitel 8).

Graphen-Nanopartikel in manchen Vakzin-Lieferungen? Nur zwei Tage nachdem Matysek et al. (2022) ihre Fragen an das PEI gestellt hatten (ohne später adäquate Antworten zu bekommen), berichtete am 18. Februar 2022 das Britische Online-Journal *The Expose* über giftige Verunreinigungen in manchen Chargen der mRNA-Vakzine von Pfizer (UK-Lieferant von Comirnaty), Moderna und auch in Proben des Vektor-Vakzins von AstraZeneca. Unter der Überschrift „Official U.K. Lab Report confirms Covid-19 Vaccines definitively contain Graphene Oxide (Offizieller U.K.-Laborbericht bestätigt, dass Covid-19-Vakzine definitiv Graphen-Oxid enthalten)“ wurde dieser brisante Bericht im Internet veröffentlicht. Abbildung 6.5 (untere Hälfte) zeigt neben den Original-Fläschchen („Impf-Dosen“) von Comirnaty ein Photo aus der Lösung (Dispersion) des Impf-Präparats, mit Millionen von Lipid-Nanopartikeln, d.h. Fett-Tröpfchen zum Transfer der eingeschlossenen synthetischen mRNA, und eine *mutmaßliche* Verunreinigung. Nach dem Bericht von Harrity (2022), dem diese Abbildung entnommen ist, handelt es sich bei der Verunreinigung um die Substanz *Graphen-Oxid*. Sollte das korrekt sein, dann wären manche Chargen mit Spuren eines toxischen Stoffes belastet, der im menschlichen Körper u.a. das Nervensystem beschädigen kann und auch für die Entstehung gewisser Krebs-Formen verantwortlich gemacht wird, wie Ou et al. (2016) berichten. Was ist davon zu halten?

Für den Sensations-Bericht von Harrity (2022) spricht ein 75 Seiten langer, unabhängig erstellter Wissenschafts-Report, der von einem spanischen Chemiker online publiziert worden ist, und unter dem Titel „Detection of Graphene in Covid 19 Vaccines by Micro-Raman Spectroscopy (Entdeckung von Graphen in Covid 19 Vakzinen unter Verwendung der Mikro-Raman-Spektroskopie)“ im Internet steht. Dieser soliden Forschungsarbeit von Prof. Dr. P. Campra, Madrid, ist zunächst nichts entgegenzusetzen; bei ca. 5% aller Impfstoff-Chargen sollen Verunreinigungen auftreten, darunter das toxische Graphen-Oxid. Die Tatsache, dass sich „seine Universität“ von der Vakzin-Analyse distanziert, ist allerdings etwas irritierend.

Virenleugner in Aktion. Während wir die von Harris (2022) und Campra (2021) publizierten Befunde bezüglich einer Verunreinigung mancher Chargen gewisser mRNA-Vakzine (BioNTech, Moderna) als möglicherweise korrekt und daher *vermutlich* seriös akzeptieren sollten, muss aber ein ähnlich lautender Report des US-Virenleugners Dr. Robert. O. Young mit großer Skepsis betrachtet werden. In seinem Bericht behauptet Young (2022), der wie sein deutscher Kollege Lanka (2015) die Existenz von Viren zurückweist (s. Kapitel 2), dass es neben Graphen-Bestandteilen auch, zumindest in manchen Chargen, Parasiten gäbe. Die vorgelegten mikroskopischen Befunde überzeugen mich nicht, sodass der Bericht von Young (2022) als *Gegenbeweis* der Existenz toxischer Verunreinigungen in manchen Lieferungen bewertet werden könnte.

Verunreinigungsproblem ungeklärt. Die wichtige Frage, ob bis zu 5% der mRNA-Impfstoff-Gläschen durch toxische *Graphen-Partikel* oder andere Substanzen bei der Herstellung versehentlich verunreinigt wurden, kann nicht eindeutig beantwortet werden. Um das zu klären, müssten die Skeptiker dieser These die Analysen der Autoren Campra (2021) und Harrity (2022) unter denselben apparativen Bedingungen (Raman-Spektroskopie usw.) wiederholen, um damit ein klares Bild zu schaffen – so funktioniert die ergebnisoffene Naturwissenschaft!

mRNA-Vakzin-Paradoxon: Impfen hilft! Aber gegen welche Erreger?

Nachfolgend soll kurz auf die Frage eingegangen werden, ob die mRNA-Vakzine überhaupt das halten, was man sich von einer Impfung verspricht. Wie in Abbildung 6.1 verdeutlicht und im Text dargestellt, verhilft eine gelungene Pocken-Impfung im Kindes- oder Jugendalter, mit abgeschwächten Erregern vollzogen, zu einem lebenslangen Schutz vor Infektion und Erkrankung. Das natürliche Immunsystem wird auf „ehrliche“ Art und Weise herausgefordert und „gestärkt“, da es u.a. zur vermehrten Antikörper-Bildung kommt. Das Ziel ist, um dann später einmal gefährliche Pocken-Viren mit derselben Oberflächenstruktur unschädlich zu machen. Genau das können die mRNA-Präparate nicht leisten, sie „betrügen“ (und unterdrücken) in gewisser Weise das natürliche menschliche Immunsystem, wie es in Abbildung 6.3 in Form der drei Probleme dargestellt ist. Kann damit ein „Schutz vor SARS-CoV-2-Viren-Infektion“ gewährleistet werden?

England-Israel-Texas-Kalifornien. Es wurde den alternativen Medien immer wieder behauptet, dass die neuartigen Corona-Impfstoffe keinen Schutz vor Ansteckungen und der Weitergabe der Viren bewirken würden, was in der Mainstream-Presse und der Impf-Werbung bis März 2022 bestritten worden ist (Slogan: „Impfen hilft“, ganzseitige Zeitungsanzeigen, 19.3.2022). Ich möchte daher einen Beitrag im Journal *The Lancet* vorstellen, der diesbezüglich Klarheit schafft. Unter Verweis auf umfassende Studien in England, Israel, Texas und Kalifornien (USA) kommt der Mediziner Franco-Paredes (2022) zur Schlussfolgerung, dass sich die Ansteckungsgefahr und Viren-Übertragungsfähigkeit Ein- und mehrfach-Geimpfter von jener der „Unvaccinated Control“ nicht signifikant unterscheidet. Eine „Pandemie der Ungeimpften“ gab es somit nicht, unabhängig von der jeweiligen Variante der SARS-CoV-2-Viren (Wildtyp sowie Alpha bis Omikron, s. Kapitel 9).

Darüber hinaus haben die Autoren Muik et al. (2022) in einem *Science*-Report dargelegt, dass selbst eine zweifache Impfung gegen die seit November 2021 kursierende, ab 2022 dominant auftretende Coronaviren-Variante Omikron kaum helfen würde (Antikörper-Tests mit Blutplasma-Proben). Eine dritte Booster-Injektion mit Comiranty soll dann aber nützlich sein, so wollen es die *Science*-Autoren der Firma BioNTech, Mainz, Germany, dem Leser glaubhaft machen. Allerdings soll diese sogenannte Booster-Nachimpfung bereits nach 10 Wochen unter die halbe Ursprungs-Wirkung abgesunken sein, lesen wir im Report von Muik et al. (2022). Im „Omikron-Corona-Zeitalter“, d.h. ab 2022, schützen zwei Impfungen somit weder vor Infektionen (und dem Covid-19-Leiden), noch vor der Weitergabe dieser Atemwegserkrankungen-verursachenden Wuhan-Viren. Selbst eine 3. Injektion, die im Corona-Sprech als „Booster“ (d.h. Raketen-Hilfsantrieb) bezeichnet wird, verliert bereits nach wenigen Wochen ihre Wirkung. Eine 4. Injektion erwies sich im Junge-Menschen-Experiment als wirkungslos, berichten die Forscher Regev-Yochay et al. (2022) (zur Wirkung bei ü.-80-Jährigen s. Kapitel 10). Mit einer „ehrlichen“ Impfung haben diese Nanopartikel-mRNA-Injektionen somit *nichts* gemeinsam (s. z.B. Pocken-Vakzination im Kindesalter mit Lebenszeit-Schutz).

Pseudoimpfung als Medikament? Nach Franco-Paredes (2022) und Muik et al. (2022) soll aber die „Corona-mRNA-Impfung“ zumindest einen schweren Krankheitsverlauf im Falle eines Covid-19-Leidens lindern. Selbst diese Behauptung (mRNA-Vakzination ist ein *Medikament* zur Leidens-Linderung) wird aber von klinischen Praktikern bestritten. So meldete z.B. das Mainstream-Magazin *Focus* am 9. März 2022, dass „fast so viele Geboosterte wie Ungeimpfte auf Intensiv“ lägen; die Journalisten führen dass u.a. auf „Impfdurchbrüche“ zurück, d.h. die mRNA-Vakzine wirken kaum oder gar nicht gegenüber der Omikron-Variante 2021-2022 von SARS-CoV-2-Wuhan -2019. Die gut verträglichen, *echten Medikamente* zur Behandlung der Lungenkrankheit Covid-19 sind dieser Gentherapie ohne Haupt-, aber mit vielen Nebenwirkungen, definitiv vorzuziehen, argumentiert z.B. der Biomediziner Alexander (2021 a, b, c). Weitere Details zur natürlichen Immunität, s. Kapitel 8 und 10 (Bio-Virab-Konzept).

Impfschutz-Zeitschrumpfung: Jahrzehnte gleich drei Monate?

Das Raum-Zeit-Problem hat Albert Einstein, der bereits in Kapitel 4 vorgestellt wurde, beschäftigt – allerdings rational, im Rahmen seines gut begründeten physikalischen Theoriensystems. Bezogen auf die „Corona-Impf-Problematik“ wollen wir hier den großen Physiker erwähnen; dieser Denker hätte sich vermutlich über das folgende Impf-Szenario gewundert.

Vakzine gegen erloschene Virenstämme. Wie in diesem Kapitel dargelegt, gab es 2021/2022 fünf verschiedene „Impfstoffe“ (Gen-Therapien) gegen die aus Wuhan-China über offene Grenzen importierten Erreger der Lungenkrankheit Covid-19, welche in Deutschland weder eine Übersterblichkeit noch eine Überbelegung der Krankenhaus-Intensivstationen herbeigeführt hat („Epidemische Lage von nationaler Tragweite“, s. Kapitel 1): Zwei mRNA-und zwei AdV-„Gen-Behandlungen“ (Pfizer/ Biontech, Moderna; Astra Zeneca, Johnson & Johnson) sowie, seit Anfang 2022, das Spike-Protein-Präparat „Novavax“ (USA). All diese „Impfstoffe“ bzw. Gen-Therapeutika (Sahin et. al. 2014) wurden gegen die Urform der Wuhan-Viren entwickelt, nicht jedoch gegen die evolutionär abgeleiteten Varianten, die in Kapitel 9 dargestellt sind. Daher ist nur von einer sehr begrenzten „Schutzwirkung“ auszugehen.

Bild klärt auf. Bezüglich der angeblichen Wirksamkeit der sogenannten „mRNA-Impfstoffe“ sollen die folgenden vier Schlagzeilen aus der *Bild*-Zeitung zitiert werden:

29.6.2021: „Hammer-Studie zu Moderna und Biontech: Jahrelanger Schutz nach Impfung!“

6.8.2021: „Immunologe macht Hoffnung: Corona-Immunität hält wahrscheinlich Jahrzehnte!“
1.12.2021: „Corona-Hammer von Scholz: Impfstatus soll nach 6 Monaten ablaufen“;
10.12.2021: „Wegen Omikron-Variante: Biontech-Chef rät zu Blitz-Booster nach 3 Monaten“.

In der bereits oben erwähnten *Science*-Publikation, verfasst von Mitarbeitern der dort genannten Firma, wird dargelegt, dass schon nach 10 Wochen die „Schutzwirkung“ einer 3. „Impfung“ gegen die Omikron-Coronas am Erlöschen ist (Muik et al. 2022). Der BioNTech-Chef hatte somit der *Bild*-Zeitung die Wahrheit gesagt!

Innerhalb eines halben Jahres wurde das Versprechen einer Jahrzehnte andauernden „Impf-Immunität“ gegenüber SARS-CoV-2-Viren auf nur 3 Monate reduziert. Danach sollen sich die „Impf-Junkies“ erneut die Spritze geben lassen – „Boostern“, so heißt das im Corona-deutsch. Dieser Begriff bedeutet, wie schon gesagt, „Hilfsrakete“. Ich habe das Challenger Rocket Booster-Drama – USA-Erlebnis 1986/87 – noch in bester Erinnerung!

Wie in Kapitel 8 dargestellt, ist dieses „Boostern“ vermutlich für den „plötzlich unerwarteten Tod“ vieler Männer wie auch Frauen verantwortlich, siehe z.B. den Report von Villareal (2022) sowie die Daten von Atkinson (2022). In Abbildung 6.6 sind diese Befunde anschaulich dargestellt. Bezogen auf die USA sagen diese Atkinson (2022)-Daten, dass von ca. 220 Millionen zweifach geimpften Amerikanern etwa 2,2% mit Impfschäden zu kämpfen hatten, und ca. 0,01% (jeder 10 000.ste Impfling) daran gestorben ist. Die Frage, ob diese Ergebnisse korrekt sind, kann ich nicht beantworten.

Seltene oder häufige Nebenwirkungen? Die Bundesnotbremse muss her!

Abschließend wollen wir noch einmal einen Blick auf die in Abbildung 6.5 dargestellte Impf-Fläschchen werfen (Comiranty) und uns über das *Aufklärungsmerkblatt,* erstellt-verteilt über das RKI, einen Eindruck von der Realität in Deutschland machen. Mit Stand vom 22. März 2022 wird dort behauptet, dass „die mRNA … nach der Impfung nicht ins menschliche Erbgut eingebaut wird … die vom Körper gebildeten Spikeproteine werden vom Immunsystem als Fremdeiweiße erkannt; in der Folge werden Antikörper und Abwehrzellen gegen das Spikeprotein des Virus gebildet. So entsteht eine schützende Immunantwort“. Damals war bereits bekannt, dass die synthetische mRNA über Reverse Transkription (Umschreibung) in DNA verwandelt und in den Zellkern transferiert werden kann; die Frage, ob diese viralen Gene in das Erbgut eingebaut werden, ist noch ungeklärt.

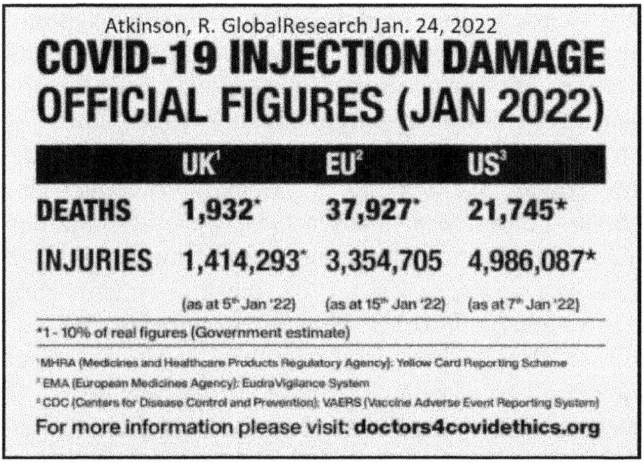

Abb. 6.6 Geschätzte Zahl an Impfschäden und Vakzin-Todesfälle, das Vereinigte Königreich (UK), die Europäische Union (EU) und die Vereinigten Staaten von Amerika (US) umfassend. Die realen Opfer-Zahlen sind vermutlich um den Faktor zehn bis hundert höher (Quelle im Text, oben).

Einzelne Personen verstarben. Unter Darlegung der empfohlenen Grundimmunisierung mit mRNA-Präparaten für Kinder zwischen 5 und 11 Jahren (!) werden im RKI-Aufklärungsblatt die angeratenen „Auffrischimpfungen“ ab 12 Jahren (!) beworben. Daraufhin wird zugegeben, dass gegen die seit ca. Januar 2022 in Deutschland kursierenden „Omikron-Coronaviren“ nur eine geringe Impfschutz-Wirkung nachgewiesen ist. Dennoch wird eine Impfung dringend empfohlen, welche aber von vielen Personen aus verschiedenen Gründen abgelehnt wird (Abb. 6.4). Im Abschnitt „Sind Impfkomplikationen möglich?“ schreiben die RKI-

Autoren, dass „in den umfangreichen klinischen Prüfungen vor der Zulassung" selten (zwischen 0,1% und 0,01%) akute Gesichtslähmungen, allergische Sofortreaktionen, Herzmuskel- und Herzbeutelentzündungen (Myokarditis und Perikarditis) u.a. Impfkomplikationen beobachtet worden sind … Fälle einer Herzmuskel- bzw. Herzbeutelentzündung verlaufen mild bis moderat … es gibt jedoch auch schwerere Verlaufsformen. Einzelne Personen verstarben" (Aufklärungsmerkblatt-EMA 2022). Diese Aussagen sind überaus erstaunlich – sie werden in Kapitel 8 aufgegriffen bzw. vertiefend diskutiert.

Inzidenz 100-hoch oder niedrig? Wir hatten in Kapitel 3 gelernt, dass eine Inzidenz von 100 (d.h. 1 pos. Getesteter pro 1000 Testlingen/Woche), oder im Corona-Sprech formuliert, „100 Positive pro 100 000 Personen im Verlaufe der vergangenen 7 Tage", ohne die Gesamtzahl der Getesteten zu erfassen, „hoch" sei. Sogar eine „Bundesnotbremse" musste zogen werden (z.B. Lockdown März-April 2020-Schulschließung, gefolgt vom Vierten Gesetz zum Schutz der Bevölkerung vom 22.April 2021 – vom Bundesverfassungsgericht als rechtens erklärt). Dieselbe „magische Zahl 100", diesmal an Impf-Geschädigten ermittelt (1 pro 1000), d.h. 0,1%, wird jetzt aber plötzlich von der gleichen Institution (RKI, Berlin) als „klein" bzw. „selten" bezeichnet – ein Corona-Paradoxon bzw. eine Koch'sche Selbsttäuschung? (s. Kap. 10).

Offene Fragen und wenig konkrete Antworten. Zurück zu den „seltenen" Impfschäden. Was ist korrekt? Gibt es in der Tat nur seltene Impfnebenwirkungen im Bereich der „Inzidenz 100"? Wie viele Todesfälle sind in Deutschland im zeitlichen Zusammenhang mit mRNA-Injektionen nachgewiesen? Wäre beim Wert von 0,1% nicht auch eine „Impf-Bundesnotbremse" notwendig gewesen? In Abbildung 6.6 sind Angaben zusammengetragen, die höhere „Todes-Inzidenzen" nahelegen!

Eine Suche nach der Wahrheit ist in den Kapiteln 7 und 8 unternommen worden. Nach einem historischen Exkurs zu E.T.A. Hoffmann und der „Brenneisen-Therapie 1822", welche vom Prinzip her *heute leider* wieder „brand-aktuell" ist, werden die hier aufgeworfenen Fragen weiterführend-vertiefend diskutiert.

7. Sterben müssen wir alle: Vom kranken, Brandwunden-gequälten Richterlein 1822 zur Corona-Tortur heute

Wir wollen dieses Kapitel mit einer historischen Zeichnung einleiten. Im Jahr 1812 beobachtete der damals in Bamberg tätige Musikdirektor E.T.A. Hoffmann (1776–1822) einen spontan-plötzlich erfolgten Todesfall, den er anschaulich festgehalten hat (Abb. 7.1). Der 36 Jahre alte Privatmusiklehrer und Theaterkomponist, dessen materielle Existenz dürftig bis unzureichend war, besuchte mit seinem damaligen Verleger Carl Friedrich Kunz (1785–1849) eine Hochzeit, welche in Hoffmanns Bamberger Stammkneipe „Die Rose“ stattfand. Vor Mitternacht ging Kunz nach Hause, und Hoffmann, alleine zurückgelassen, beobachtete das, was wir heute unter der Formulierung „Plötzlich und unerwartet verstorben“ kennen. Der 32 Jahre alte, rüstig-gesunde Bräutigam, der zu seiner Braut eilen wollte, fiel plötzlich mitten in der „Rose“ tot um, als wäre er „vom Schlag getroffen“ worden. Demgemäß wurde im 19. Jahrhundert, bei derartigen plötzlich und unerwartet auftretenden Sterbefällen, als Ursache das Wort „Schlagfluss“ in die Todesurkunde eingetragen.

Heute wissen wir, dass derartige spontane Ablebe-Ereignisse, als „Schlaganfall“ (Stroke) bezeichnet, oft auf einem *Hirninfarkt* basieren. Durch eine Organ-Minderdurchblutung in Folge von Verengung oder Verschluss Gehirn-versorgender Arterien können diese „ischämischen Schlaganfälle“ verursacht werden; sie gelten heute in Deutschland als dritthäufigste Todesursache. Auch ein Herzinfarkt ist als möglicher Grund des spontanen Todes des Bräutigams denkbar. Außerdem ist bekannt, dass bis zu 1/5 dieser spontanen Todesfälle bei Personen unter 40 Jahren auf eine Herzmuskel-Entzündung (Myocarditis) zurückgeführt werden kann.

Vor zweihundert Jahren, im Zeitalter der vorwissenschaftlichen „romantischen Medizin“, waren die Ursachen des „Schlagflusses“ noch völlig unbekannt. Unser „Gespenster-Hoffmann“ war infolge dieses Todesfalles schockiert und verewigte diese Szene daher in einer Grafik

(Abb.7.1), die er Kunz am nächsten Morgen in die Hand drückte und in umständlichen Worten erläuterte (Schnapp 1974).

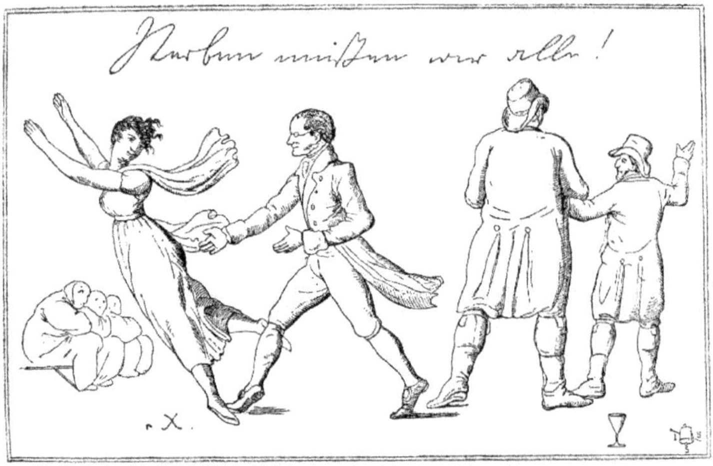

Abb. 7.1: Plötzlich-unerwarteter Todesfall: Zeichnung von E.T.A. Hoffmann mit dem handgeschriebenen Satz „Sterben müssen wir alle“, der oben im Bild eingefügt wurde. Der Bräutigam läuft seiner zukünftigen Gattin hinterher und fällt dann tot um. Mögliche Ursache aus heutiger Sicht: Schlaganfall oder Herzmuskel-Entzündung (Myocarditis)/Herzinfarkt. Rechts im Bild geht der kleinwüchsige Hoffmann mit seinem größeren Bamberger Verleger C. F. Kunz zur Tür des Gasthauses (nach einer E.T.A. Hoffmann-Grafik aus dem Jahr 1812).

Nur zehn Jahre später (25. Juni 1822) starb der als Verteidiger von Demokratie und Redefreiheit ausgewiesene Jurist und Universalkünstler E.T.A. Hoffmann in Berlin. Der Mediziner Schiffter (2008) hat die wahrscheinliche Todesursache ergründet, aber ein wesentliches Element, die grausame Glüheisen-Behandlung, nicht thematisiert. In diesem, dem Tod von E.T.A. Hoffmann gewidmeten Kapitel, werde ich schockierende Details dieser barbarischen, pseudowissenschaftlichen Tortur darstellen und dann auf die „an und mit Corona“ verstorbenen Menschen *heute* eingehen.

Der neue Krankheitsbegriff: Symptomlos positiv getestet!

Mit Beginn der „Corona-Pandemie“ im März 2020 wurde das, was zuvor in Deutschland kaum ein Thema war, plötzlich in den Mittelpunkt des medialen Interesses gestellt: Leiden und Tod alter Mitbürger. Exemplarisch soll noch einmal auf die demonstrative *Erste Impfung* einer am 26. Dezember 2020 exakt 101 Jahre alten Frau erinnert werden (s. S. 182). Selbstverständlich wünsche ich dieser mutigen Dame noch so viele gesunde Lebensjahre wie möglich, aber die medial vorgeführte Injektion des BioNTech-mRNA-Vakzins bei dieser Greisin, verbunden mit dem Slogan „Warum es sinnvoll ist, 101-Jährige zu impfen“ (Maier-Borst 2020), hat bei mir Wut und Empörung ausgelöst. Warum? Meine Eltern sind 2004 (Vater) und 2016 (Mutter) im Alter von 76 bzw. 87 Jahren nach längerer Krankheit im Pflegeheim bzw. zu Hause (mit lobenswerter Hilfe engagierter Pflegedienst-Mitarbeiter) gestorben.

Obwohl wir nach heutigen Standards eine *arme Familie* waren, d.h. ohne Besitz, sehr beengt, zur Miete wohnten, hat uns das Freiburger Sozialamt, als mein Vater nach einem Herzinfarkt und Wiederbelebung zum Pflegefall wurde, sämtliche Ersparnisse abgenommen. Wer im Niedriglohnsektor gearbeitet hatte und ein Fall für eine Pflegeeinrichtung wurde, dem hat man das Letzte, was an Rücklagen vorhanden war, abgezogen. Personen, die nicht arbeiten wollten und sich in der „Sozialen Hängematte“ wohl fühlten (Ich kenne einige davon!), wurde in derselben Situation alle Kosten vom Sozialstaat erstattet. Das widerspricht meinem Verständnis von Demokratie und Gleichbehandlung (s. Neue Politologik, Kutschera 2020). Kurz gesagt: Ab dem Corona-Jahr 2020 waren die „ganz Alten“ plötzlich im Zentrum des Interesses, für die sich vorher kaum jemand interessiert hat. Nach diesem Exkurs wollen wir zu E.T.A. Hoffmann zurückkommen.

Kranksein und die Gesundheit. Wie in Kapitel 3 bereits dargelegt, wurde ab März 2020, bis zum Todestag von E.T.A. Hoffmann (25.6.2022), in Deutschland der Begriff „Krankheit“ neu definiert. Jeder Mensch weiß, dass eine *Erkrankung* dann vorliegt, sobald die normalen biologischen und/oder psychischen Körperfunktionen des Menschen gestört sind, sodass die Leistungsfähigkeit und das Wohlbefinden negativ beeinflusst werden. Kranksein ist mit Leiden verbunden! Ich fühle mich gesund (leistungs- bzw. arbeitsfähig) oder krank, bis zum Bedürfnis, mich im Bett ausruhen zu müssen – in der Hoffnung, wieder gesund zu werden. Krankheitsphasen gehören zum normalen Leben, denn ohne gelegentliche Infekte kann das Immunsystem nicht aktiviert und gestärkt werden, um dann bei heftigen Ansteckungen den Körper (das *Selbst*) vor dem *Fremden* (den Erregern, d.h. Viren, Bakterien usw.) schützen zu können. Diese Binsenweisheit wurde uns noch während der 1960-1970er Jahren von den Eltern beigebracht, und das hat gut funktioniert. Damals gab es mehrere *reale* Grippe-Epidemien mit vielen *echten* Todesfällen (*an*- und nicht „mit der Influenza" gestorben), z.B. die Hongkong-Grippe 1968/1970. Die letzte echte Influenza-Welle mit einer deutlichen, gut dokumentierten Übersterblichkeit ereignete sich in Deutschland 2017/2018 und somit vor Einsetzen der „Coronaviren-Problematik".

Herbeigetestete symptomlos „Kranke". Wie bereits dargelegt, wird der politische „Corona-Gesundheitsbegriff 2020" über verschiedene Testverfahren definiert. Positiv RT-PCR- oder Antikörper-Schnellverfahren-Ergebnisse, die eine *Kontamination* anzeigen können, aber kaum etwas über reale *Infektionen* oder gar *Erkrankungen* aussagen, wurden als Marker für „krank" angesehen: „Positiv-getestet-gleich-infiziert-gleich-ansteckend-gleich-Corona-krank", lautete die unwissenschaftliche Corona-Formel 2020 bis 2022. Auch symptomfrei-vitale Menschen, die ein positives Coronaviren-Testergebnis vorliegen hatten und klinisch völlig gesund waren, mussten als „Erkrankte" in *Isolationshaft* – im Corona-Neusprech „Quarantäne" genannt. Damals war bereits wissenschaftlich erwiesen, dass nur ein Bruchteil der pos. Getesteten, d.h. möglicherweise mit SARS-Cov-2-Viren *kontaminierten*, jemals über Symptom-Bildung erkranken. Fakten haben während der Corona-Wahn-Periode nicht gezählt – und diesen Sachverhalt möchte ich am Beispiel E.T-A. Hoffmann erläutern (Details, s. Rißler 2022 a, b).

Der kranke Genius und die unverschämt angenehme Gesundheit

Wie in Kapitel 1 erwähnt, war Ernst Theodor Amadeus Hoffmann, nach seinem Jura-Studium in Königsberg/Ostpreußen und intensiver Musik-Ausbildung bei Privatlehrern, zunächst in Glogau, Berlin, Posen, Plock und Warschau an verschiedenen Gerichten im Staatsdienst tätig. Nach Einmarsch der Truppen Napoleons (1806) in diese damaligen deutschen Gebiete wurde der Amts-Jurist stellungslos, um dann in Berlin, Bamberg, Dresden und Leipzig als freiberuflicher Künstler-Karikaturist-

Autor-Musiker-Komponist (bzw. Musikdirektor/Dirigent) tätig zu sein. Ab 1814 arbeitete er wieder in Berlin als Jurist, wo er, mit dem Titel „KammergerichtsRath" versehen, seine in Bamberg begonnene Laufbahn als Schriftsteller zu Ruhm und Ehre brachte. In Berlin wurde auch seine Oper *Undine* 14mal aufgeführt, bis dann der Brand des Schauspielhauses, am 29. Juli 1817, Hoffmanns Karriere als Komponist ein jähes Ende setzte (Schemmel 2020).

E.T.A. Hoffmann litt immer wieder an verschiedenen Atemwegs-Infektionskrankheiten, und fühlte sich, nach der Genesung, dann auch immer wieder „unverschämt gesund". Abbildung 7.2 A, B soll das reale Kranksein, kombiniert mit dem rauchenden Gesunden, der seine Vitalität durch diesen Drogenkonsum, ohne es zu wissen, langfristig schädigt, veranschaulichen. Die beiden Karikaturen von Hoffmann stammen aus Briefen an seine Freunde und Kollegen (Schnapp 1974).

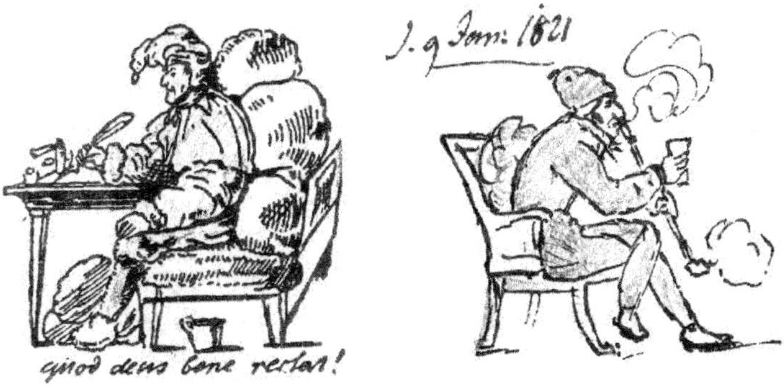

Abb. 7.2: Zwei Original-Zeichnungen von E.T.A. Hoffmann, sich selbst karikierend. Der Leidende sitzt *erkrankt*, mit Decken gewärmt, schreibend am Tisch (A) und rauchend-Punsch-trinkend-*gesund*, auf derselben Bank, in seiner Stube (B). Grafiken aus den Jahren 1814 und 1821 (nach historischen Vorlagen).

Zum Tode erkrankt. Der leidende, Bett-lägerige Schriftsteller, Maler und Musikdirektor schrieb am 4. März 1814 in Leipzig seinem Bamberger Verleger Kunz (Abb.7.1) einen Brief, in welchem er, per Karikatur (Abb. 7.2 A), seinen elenden Zustand als *real Erkrankter* illustrierte: Zitat „Wir haben hier mehrere Tage hindurch (Ende Februar) 16 bis 18 Grad Kälte gehabt; die Theater-Proben, von 9 bis 13 Uhr in ungeheizten

Räumen, zogen mir rheumatische Beschwerden zu, die sich zu meiner Pein und Qual auf die Brust warfen, so dass ich durch einen schnellen Aderlass (den ersten, den ich in meinem Leben hatte) und durch 7840 andere Mittel nur der wirklichen Brustentzündung, und vielleicht dem Tode entging“, lesen wir in Hoffmanns Brief. Im Tagebuch stand am 4. März 1814 das Folgende: „Das Märchen (*Der Goldene Topf*) endlich fertig abgeschrieben und den Brief an Kunz fertig gemacht, Ideen zum Buch *Die Elixiere des Teufels*…“.

Der 38-jährige Hoffmann musste infolge der eisigen Kälte bei der Arbeit als Musikdirektor und Orchester-Dirigent *vermutlich* eine schwere Erkältung (grippaler Infekt?) ertragen, die dann mit einer beginnenden Lungenentzündung einen schmerzhaften Höhepunkt erreichte (Abb.7.2 A). In diesem Fall wären die in Kapitel 2 abgebildeten Erkältungs-Coronaviren zu ca. 35% verantwortlich zu machen. Da sich der kleine Mann bald erholte, ist es eher unwahrscheinlich, dass er an einer *echten Grippe* (Influenza) litt, aber das kann nicht ausgeschlossen werden. Hoffmanns „rheumatischen Beschwerden“ lassen sich nur schwer zuordnen, da man darunter eine Vielzahl verschiedener Erkrankungen zusammenfasst. Es kann sich hierbei z.B. um eine autoimmun-bedingte Gelenkentzündung handeln, die durch bakterielle Folgeinfektionen oder auch durch das heftige Rauchen des vielbeschäftigten Künstlers mitverursacht wurde.

Was Gott zum Guten wenden möge. Exakte Diagnosen sind schwer zu erstellen. Es geht mir darum, zu erläutern, was „Krankheit“ für den daran *Leidenden* bedeutet, nachdem dieser Begriff ab 2020 auch für völlig gesunde, mit pos. C-Testergebnis ausgewiesene Personen verwendet bzw. umgedeutet wurde. Eine Krankenversicherung gab es damals nicht; Hoffmann musste, von seinen spärlichen Einnahmen, sämtliche Arztrechnung privat bezahlen.

Unter die Selbst-Karikatur hat Hoffmann den Spruch „Quod deus bene vertat“ geschrieben. Der Atheist und Gespenster-Schriftsteller, Autor des genialen Romans *Die Elixiere des Teufels* (1815/16), schrieb also den Satz: „Was Gott zum Guten wenden möge“ unter seine Karikatur als leidender, *echter* Kranker.

Gesunde „Kranke“ mit pos. Corona-Test, die dann, bei Lohnfortzahlung, gemütlich zu Hause bleiben und sich in „Quarantäne“ ausruhen durften, gab es 1814 noch nicht! Wir erkennen somit in Abbildung 7.2 A, B was *krank* wirklich bedeutet sowie die *Todesangst* eines Leidenden, der rasch wieder gesund werden möchte (und musste!), um seinen Lebensunterhalt durch Erwerbsarbeit bestreiten zu können. Das Leidverzerrte Gesicht eines *Kranken* ist zur Verdeutlichung der Hoffmann-Eigenkarikatur (Abb.7.2 A, B) der Abbildung 7.6 als *Inset* beigefügt (s. S. 228).

Rauchen und Alkohol: Siechtum und Tod des großen Kleinen

Wie allgemein bekannt, lebte der kleinwüchsige, fast immer gut gelaunt-stetig aktive E.T.A. Hoffmann in einer Doppelwelt: Als beamteter Jurist, später auch Richter, musste er eine strenge Arbeitsdisziplin bewahren, und seine Amts-Zeugnisse waren demgemäß auch hervorragend. In den Abendstunden verwandelte sich der Preußische Beamte in einen sozial engagierten Universal-Künstler; er verbrachte in Bamberg und Berlin viele Abende/Nächte in seiner jeweiligen Stammkneipe („Die Rose", s. Abb.7.1 bzw. „Lutter & Wegener", s. Abb.7.3). Hoffmann war ein starker Pfeifenraucher und trank gerne guten Wein, oder auch Punsch. Wie der Mediziner Schiffter (2008) darlegt, war Hoffmann aber weder ein Alkoholiker, noch im pathologischen Sinne „dem Wahnsinn verfallen", obwohl er sicherlich unter seinem stressigen „Doppelleben" und dem Spießertum seiner Umwelt „wahnsinnig" gelitten hat (s. Kapitel 1 und 3).

Hoffmanns letzte fünf Lebensmonate wurden von seinem ersten Biographen, dem Juristen Julius Eduard Hitzig (1780–1849), genau protokolliert. Mit Bezug zum aktuellen „Corona-Thema" wollen wir diesen erschütternden Leidensbericht hier kurz rekapitulieren.

Lebensfreudiger Weintrinker – mit Selterswasser. Wie Hitzig (1823) anschaulich darlegt, war Hoffmanns letzte (46.) Geburtstagsfeier am 24. Januar 1822 ein traurig-schauerliches Ereignis. Obwohl fast alle alten Freunde bei ihm in seiner geräumigen Berliner Wohnung weilten (Hitzig, Jugendfreund Theodor G. Hippel, 1775–1843 usw.), kam beim „Geburtstagskind" kaum Freude auf. Zitat: „Aber schon hatte die sich entwickelnde Krankheit ihm die Flügel gelähmt. Er trank Selteser Wasser, während er seiner Gesellschaft die köstlichsten Weine vorsetzte, und wenn er sonst bei solchen Gelegenheiten mit der unermüdlichsten Beweglichkeit den Tisch umkreiste, um einzuschenken und die Unterhaltung anzufachen, wo sie stockte, so saß er heute den ganzen Abend an seinem Lehnstuhl gefesselt. Nach Tische nahm die Unterhaltung zwischen Hippel und Hoffmann eine Wendung, die, … auch des Todes und Sterbens erwähnen ließ. Der Herausgeber (J. E. Hitzig), mit unter den Geladenen, warf, vielleicht ihm selbst unbewusst, ein Wort dazwischen, dessen Sinn ungefähr das bekannte ‚das Leben ist der Güter höchstes nicht‘ war; aber Hoffmann fuhr ihm mit einer Heftigkeit, die so den ganzen Abend nicht zum Ausdruck gekommen war, entgegen: ‚Nein, nein, leben, leben, nur leben, – unter welchen Bedingungen es auch sein möge!‘ Es lag etwas Entsetzliches in der Art, wie er diese Worte herausstieß, und sein Wunsch ist später auf eine furchtbare Weise in Erfüllung gegangen“ (Hitzig 1823).

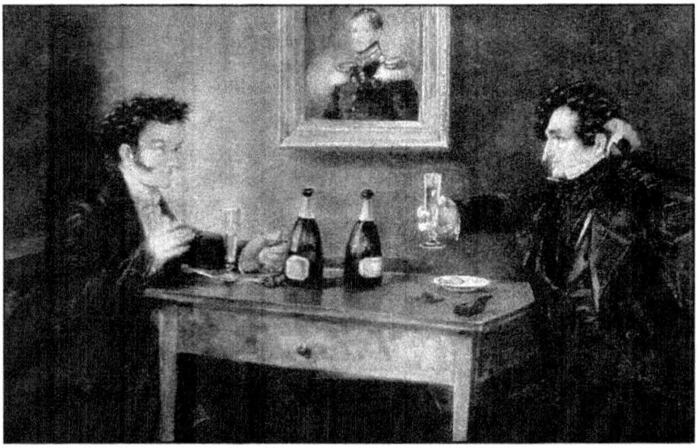

Abb. 7.3: Ernst Theodor Amadeus Hoffmann (1776–1822) und der Schauspieler Ludwig Devrient (1784–1832) in ihrer verrauchten Berliner Stammkneipe „Lutter & Wegener“, etwa im Jahr 1815 (nach einer historischen Vorlage, gemalt ca. 1840).

Diese Episode zeigt, dass E.T.A. Hoffmann bereits an seinem 46. Geburtstag schwer erkrankt war, keinen Alkohol mehr trank (vermutlich auch nicht mehr rauchte), aber das Leben, trotz seines elenden Zustandes, sehr liebte; der Leidende gab die Hoffnung auf Genesung bis zu seinem grausamen Tod am 25. Juni 1822 nicht auf.

Fünf Monate entsetzliche Qualen – bei guter Laune. Hitzig (1823) schilderte den Leidensweg seines Freundes Hoffmann in den folgenden Worten: „.… Denn er lebte zwar von da ab wirklich noch fünf Monate; –

aber unter welchen Bedingungen! Mit jedem Tage, möchte man sagen, versagte ein oder das andere Glied seines Körpers mehr und mehr den Dienst; Füße und Hände, Folge der sich ausbildenden Rückenmarksdarre (tabes dorsalis), starben ganz ab, ebenso einzelne Teile des inneren Organismus, und den Tag vor seinem Tode, wo die Lähmung bis hinauf an den Hals getreten war, glaubte er sich völlig genesen, weil er nirgend Schmerz mehr fühlte. In diesem über alle Begriffe jammervollen Zustande, der jedem, der ihn sah, durch die Seele ging, verleugnete sich bei ihm keinen Augenblick die höchste Liebe zu dem Leben, der unerschütterliche Glaube, dass es ihn nicht lassen könne, und eine in Vergleichung mit seinen gesunden Tagen fast noch gesteigerte Heiterkeit, ja großenteils Ausgelassenheit.... Dass sein Stiefelputzer ihn mit nervigen Fäusten ins Bad warf, wie man ein Stück Holz ins Wasser schleudert; dass eine sorgsame Magd ihn dann, wenn er wieder angekleidet, – was leider bei seiner Zusammen-Geschrumpftheit leicht möglich war, – oft wie ein Kind auf die Arme nahm und ihn ins Bette trug, und tausend kleine Ereignisse dieser Gattung wurden ihm zu Festen, und er fühlte sich glücklich, wenn er seinen Freunden täglich Neues in diesem Geschmack erzählen und ausmalen konnte“ (Hitzig 1823).

Karlsbader Maulkorberlass und das „Kleine Richterlein“. Auch in diesem *kranken Zustand* arbeitete Hoffmann weiter; er diktierte bis kurz vor seinem Tod originelle Texte, die gedruckt wurden (z.B. *Des Vetters Eckfenster*, *Die Genesung*). Weiterhin musste er sich wegen eines beamtenrechtlichen *Disziplinarverfahrens* auf dem Sterbebett wegen seiner Verteidigung von *Demokratie* und *Redefreiheit* (Free Speech) gegenüber dem übergriffigen Monarchischen Preußen-Staat mit König Friedrich Wilhelm III an der Spitze rechtfertigen. Als „kleines Richterlein“ hatte es der KammergerichtsRath Hoffmann 1821 gewagt, gegen Ungerechtigkeit, staatliche Willkür und den Karlsbader „Maulkorberlass“ vorzugehen (s. S. 16). Hoffmann würde heute der Juristen-Vereinigung KRiStA (2022) beitreten, die im Prinzip seine Rechtsauffassung vertritt, insbesondere im Zusammenhang mit der Anfang 2018 vorhergesehenen „Krankheit X“, die dann zwei Jahre später tatsächlich ausbrach und in „Covid-19“ umgetauft wurde (WHO-R & D Blueprint 2018).

Nachdem Hoffmann dann auch noch in einer seiner letzten Erzählungen, dem Märchen *Meister Floh* (1822), den hohen Preußischen Justizbeamten Karl Albert von Kamptz (1769–1849) unter dem Pseudonym „Knarrpanti“ lächerlich gemacht hatte, schlug die Politiker-

Beamtenlobby gnadenlos zu. Hoffmanns Abstrafung via des oben erwähnten, gegen ihn eingeleiteten *Disziplinarverfahren* konnte nur durch seinen Tod aufgehoben werden. Hätte er überlebt, wäre eine Strafe, mit Versetzung in eine entlegene Provinz oder Gehaltsabzug, möglicherweise auch eine Entlassung, gefolgt.

Rache der Unfähigen am Genius des Einmaligen. Es ist erschütternd, dass der geniale Komponist des unsterblichen *Miserere in b-moll für Soli, Chor und Orchester* (1809), der Romantischen Opern *Aurora* (1812) und *Undine* (1814), der Romane *Die Elixiere des Teufels* (1815/16) und *Kater Murr* (1820/1821), der Erzählung *Der Sandmann* (1816), der bildende Künstler und Karikaturist unzähliger origineller Werke (Abb. 7.1, 7.2; s. auch das Gemälde in Kapitel 10), der außerdem als Multi-Instrumentalist (Klavier, Harfe, Gesang), Musikdirektor, Dirigent, Psychologe, Musiktheoretiker, Verhaltensbiologe und Jurist (Richter mit *Rückgrat*) tätig bzw. ausgewiesen war, derart schäbigerniedrigend behandelt worden ist! Ich interpretiere das auch als *Neidaktion* der Unfähigen gegenüber dem kreativen Genius des Einmaligen, der sein Leben ohne Vermögen und materielle Güter dennoch meisterte und der *Menschheit* seine großartigen *Werke* hinterlassen hat. Gedankt hat ihm zeitlebens kaum jemand! Es ging dabei höchstwahrscheinlich auch um Macht und Deutungshoheit, und gerade Mächtige fühlen sich von Untertanen, die ihnen geistig mehr als gewachsen sind, bedroht.

Letzter Wille und Kräfteanfall. Am 26. März 1822 schrieb Hoffmann, in Zusammenarbeit mit seiner sorgsamen Ehefrau Mischa, sein Testament, welches in Abbildung 7.4 wiedergegeben ist. Dieses Dokument einer harmonischen Mann-Frau-Beziehung, in vollendeter Form ausformuliert, beweist, dass Hoffmann bis zum Lebensende klar-logisch argumentierte und keineswegs, wie oft angenommen, ein „vernebelt-verrückter“ Alkoholiker war. (Hätte er sich bei „Lutter & Wegener“, s. Abb.7.3, „den Verstand weggesoffen“, so würde dieses Dokument gegenseitiger Liebe nicht existieren.) Dies kommt insbesondere in dem Satz „Gott hat uns keine Kinder am Leben erhalten“ … (traurige Erinnerung an den Tod der Tochter Caecilia, 1805–1807) zum Ausdruck.

Ab April war er endgültig von seinen ehemaligen Weinhaus-Kollegen (Abb. 7.3) „abgeschrieben“. Sie kümmerten sich nicht mehr um den sterbenden Ex-Zechkumpan. Hoffmann hatte „auf dem Siechbett“ seinem früheren Raucher-Weinkeller-Leben abgeschworen und wollte sich zum Besseren ändern, nach der ersehnten Genesung!

Das Testament

Wir, nämlich ich, der Kammergerichtsrat Ernst Theodor Willhelm Hoffmann und ich, Maria Thekla Michalina geborene Rohrer haben nun bereits seit zwanzig Jahren in einer fortdauernden wahrhaft zufriedenen glücklichen Ehe gelebt. Gott hat uns keine Kinder am Leben erhalten, aber sonst uns manche Freude geschenkt, doch uns auch mit sehr schweren harten Leiden geprüft, die wir mit standhaftem Mut ertragen haben. Einer ist immer des andern Stütze gewesen, wie das denn Eheleute sind, die sich, so wie wir, recht aus dem treuesten Herzen lieben und ehren.

Sollte es nun Gott gefallen unsern Bund zu trennen und einen oder den andern aus dieser Zeitlichkeit abzurufen, so verordnen wir hiemit letztwillig und wechselseitig, daß dem überlebenden Ehegatten der Nachlaß des Verstorbenen, nicht das mindeste davon ausgenommen, als vollkommen freies, uneingeschränktes Eigentum, worüber er nach Willkür verfügen kann ohne jemanden darüber Red' und Antwort zu geben, endlich zufallen soll.

Ich, der Ehegatte habe diese wechselseitige letzte Verfügung selbst geschrieben, ich, die Ehegattin, dieselbe aber mehrmals durchgelesen, beide bekräftigen und vollziehen wir aber diesen unsern ausgesprochenen letzten Willen durch unsere eigenhändige Namensunterschrift und Beidrückung unseres gewöhnlichen Siegels.

Berlin, den sechsundzwanzigsten März
Eintausendachthundertundzweiundzwanzig.

Ernst Theodor Willhelm Hoffmann
Königlicher Kammergerichtsrat.

Maria Thekla Michalina Rohrer,
verehelichte Hoffmann.

Abb.7.4: Zeugnis einer guten Ehe. Das Testament von E.T.W. Hoffmann und seiner Ehefrau, geschrieben im März 1822, reproduziert als literarisches Dokument des leidenden-kranken Universal-Genies (nach einer Vorlage aus dem Jahr 1926).

Tränenreicher Abschied für immer. Mitte April musste Hoffmann mit einem schweren Schicksalsschlag fertig werden. Sein Jugendfreund Hippel, der wie Hoffmanns Biograph Hitzig ein erfolgreicher Jurist war, und – abwechselnd mit Hitzig – den leidenden Ex-Kollegen Hoffmann regelmäßig im Krankenzimmer seiner Berliner Wohnung besuchte, musste die Großstadt aus beruflichen Gründen verlassen. Am 14. April 1822, dem Tag vor der Abreise, teilte er seinem Jugendfreund Ernst Theodor mit, dass der Abschied bevorsteht: „Hoffmann geriet darüber außer sich. Es schien, als ob der Schmerz ihm die längst verlorenen Kräfte wiedergegeben. Krampfhaft warf er sich im Bette hin und her, mit dem Ausruf: Nein, nein, es kann nicht sein, Du kannst nicht reisen, Du kannst mich nicht verlassen!, und dabei verweigerte er die schon halb erstorbene Hand zum Abschiede. Endlich gelang es Hippel, ihn von der Notwendigkeit seiner Reise zu überzeugen; Hoffmann ward ruhiger, reichte ihm die Hand, sprach von Wiedersehn, weinte – was bei ihm eine seltene Erscheinung – bitterlich, und Hippel ging – um den Freund nie wieder zu sehen“.

Danach fing sich der Verlassene wieder und begann damit, jetzt öfter alleine und schlaflos im Bett liegend, einem Krankenwärter neue Texte zu diktieren. Wie Hitzig (1823) berichtet, war Hoffmann an den Händen gelähmt, aber auch damit fand er sich ab, wie das folgende Zitat zeigt: „Er wolle es sich schon gern gefallen lassen, dass er an Händen und Füßen gelähmt bleibe, – wenn er nur die Fähigkeit behielte, fort und fort dictando zu arbeiten“. Hoffmann überreichte die diktierten Texte mit Freude seinem Freund Hitzig, der diese Interaktion mit dem leidenden Kranken wie folgt kommentierte: „...und wenn dieser (d.h. Hitzig) es loben musste, triumphierte der arme Kranke darüber, dass noch ein so kräftiger Geist in dem Scherben von Körper wohne und schöpfte aus der Gesundheit des einen neue Hoffnung auch für die Genesung des anderen“. Wie bereits oben erwähnt, waren die letzten Texte von Hoffmann, hier exemplarisch am Testament verdeutlicht (Abb. 7.4), von überaus klarer Aussagekraft und sprachlicher Eleganz. Dies trifft auch für Hoffmanns *Verteidigungsschrift* gegenüber der Preußischen Staatsmacht zu, ein Schriftstück, das er auf dem Sterbebett zur Rechtfertigung seiner Aktivitäten als Berliner Richter, dem die Einhaltung der Gesetze oberstes Gebot war, verfasst hatte. Die letzten vier Wochen vor Hoffmanns Tod sind im nächsten Abschnitt dargestellt.

Menschenfleisch-Bratengeruch und hervorquellendes Blut – mit Humor!

Wie der Mediziner Schiffter (2008) in seinem wertvollen Buch *Vom Leben, Leiden und Sterben in der Romantik* darlegt, war die Heilkunde zu Lebzeiten Hoffmanns von unbewiesenen, teilweise irrationalen Glaubens-Prinzipien durchsetzt, wie sie – leider! – nach 2020 im Zuge der „Corona-Pandemie“ in ähnlicher Form wieder zum Vorschein kamen (Testen symptomlos Gesunder, die bei pos. Resultat als „krank“ galten; nutzlos-schädlicher Mundschutz im Freiland usw., s. Kapitel 1 bis 6). Wir wollen zunächst den Bericht von Hitzig (1823) zusammenfassen und uns dann der wahrscheinlichen Todesursache Hoffmanns zuwenden.

Brenneisen-Tortur 1822: ein Erlebnisbericht. Nachdem Hoffmanns Freund und Biograph Hitzig die verzweifelte Hoffnung auf Genesung des teilweise gelähmten Bettlägerigen dargelegt hatte (d.h. den innigen Wunsch, nicht mehr *krank*, sondern *gesund* zu sein!), beschreibt er die letzte „Heilbehandlung“ durch einen berühmten „Facharzt für Brenneisen-Kunde“.

Zitat aus Hoffmanns erster Biographie, die in der dritten Person geschrieben ist: „Einen noch merkwürdigeren Beweis seiner nicht zu erschöpfenden Seelenstärke mögen aber folgende Umstände geben. Etwa vier Wochen vor seinem Tode wurde der entsetzliche Versuch gemacht, ob nicht durch das Brennen mit dem glühenden Eisen an beiden Seiten des Rückgrats herunter die Lebenskraft wieder zu erwecken wäre. Hitzig, durch unabwendbare Geschäfte verhindert, der Operation beizuwohnen, eilte nach deren Beendigung voller Angst zu dem Patienten und kam etwa eine halbe Stunde nachher an: ‚Riechen Sie nicht noch den Bratengeruch?‘, rief ihm Hoffmann entgegen, erzählte mit der umständlichsten Genauigkeit die fürchterliche Prozedur, fand es ganz natürlich, dass bei einem so exotischen Subjekt wie er die Ärzte auch die exotischsten Mittel versuchten und setzte hinzu: ‚Während des Brennens sei ihm eingefallen, dass der.....“. Mit diesen Worten endet Hitzigs Brenneisen-Erlebnisbericht.

Ein unabhängiger Beleg, dass diese Glüheisen-Tortur wirklich in Hoffmanns Wohnung (möglicherweise mehrfach?) stattgefunden hat, liefert ein Brief von Hoffmanns Freund, dem Juristen und Komponisten Johann Philipp Schmidt (1779–1853). Am 9. Mai 1823 schrieb er an Hitzig die folgenden Zeilen: „Vor meiner Reise... besuchte ich den

Kranken (Hoffmann) zum letzten Mal, als er eben (Anfang Juni 1822) von seiner ersten Ausfahrt zurückgekehrt war. Er scherzte sehr heiter über die Brenn-Operation, ließ mir die Marter-Werkzeuge vorzeigen, beabsichtigte künftige Änderungen von *Undine*...Wie hätte ich ahnen können, den genialen Freund nicht wieder zu sehen? In Frankfurt erfuhr ich von seinem Tod" (Schnapp 1974).

Sehnsucht nach dem Grünen und blutende Todeswunden. Die im oben zitierten Brief erwähnten „Ausfahrten" fanden wiederholt statt. Hitzig (1823) teilte mit, Hoffmann hätte sich insbesondere für Menschen und deren Psyche und Verhalten interessiert. Beim wiederholten Lesen von Hoffmanns *Elixiere des Teufels* und der letzten Erzählung *Des Vetters Eckfenster* ist mir klar geworden, dass der geniale Künstler auch als Psychologe und Verhaltensbiologe gewirkt hat.

Hoffmanns bevorzugtes Interesse an Menschen änderte sich ab April 1822: „Bei seiner Entfernung von der Natur war es umso rührender, wie, kurz vor seinem Ende, die Sehnsucht nach dem Grünen in ihm erwachte. ‚Gott, es soll Sommer sein', jammerte er, ‚und ich habe noch keinen grünen Baum gesehen'. Und als er zum ersten Mal (aus dem Krankenzimmer) hinauskam ins Freie, entstürzten ihm die hellen Tränen und er wurde ohnmächtig vor der Gewalt des Eindrucks. Nach der Heimkehr fasste er den Plan zu der kleinen Erzählung: *Die Genesung*, die er sogleich diktierte".

Weiterhin berichtete Hitzig (1823) von Hoffmanns letzten „Jammerfahrten" ins Grüne, bei welchen vier Personen den schwerkranken kleinen Mann, auf einer Bahre gelagert, die Treppen seiner Berliner Wohnung hinab- und dann wieder hinauftragen mussten, bei welchen der geschwächte, teilweise gelähmte Körper große Qualen zu erleiden hatte.

Das dokumentierte Verlangen nach „dem Grünen" eines im Krankenzimmer untergebrachten Patienten ist aus der *Pflanzenphysiologie* gut bekannt (Kutschera 2019). Hierbei handelt es sich um ein evolutionäres Erbe unserer stammesgeschichtlichen Vergangenheit, als unsere Urahnen in der gründurchfluteten Savanne Afrikas lebten und im realen Daseinswettbewerb um begrenzte Ressourcen streitend überleben konnten oder ausgestorben sind (s. Kapitel 10).

Tod durch Ganzkörperlähmung und/oder Verbluten? Den Todeskampf des lebenshungrigen Genius E.T.A. Hoffmann hat Hitzig (1823) in den folgenden Worten dokumentiert: „Etwa den 20. oder 21. Juni 1822 zeigten sich die Vorboten des nahen Todes in der Unfähigkeit, etwas zu genießen, einer größeren Neigung zum Schlaf als früher stattgefunden, und einer Unlust an den gewohnten Beschäftigungen. Am 24. abends war er, wie früher bereits erwähnt, schon erstarrt bis zum Halse und fühlte bis in diese Region des Körpers keinen Schmerz mehr: ‚Nun werde ich wohl bald durch sein', rief er dem ihn besuchenden Arzte entgegen: ‚Mir tut nichts mehr weh'. ‚Jawohl' erwiderte ihm jener, mit anderer Deutung, ‚nun werden Sie bald durch sein'. Am frühen Morgen des 25. Juni fingen die Wunden seines zerfleischten Rückens an, heftig zu bluten. Seine Umgebungen ahnten, was bevorstehe. Er rief den Schreiber und Wärter und sagte ihm etwas, was dieser nicht mehr verstand. Darauf trat die Frau an das Bette; er forderte, dass sie ihm die gelähmten Hände ineinanderlegen sollte, und sie will ihn dabei die Blicke gen Himmel richten gesehen und gehört haben, dass er die Worte gesprochen: ‚Man muss doch auch an Gott denken'. Alles erwartete jetzt seine Auflösung; aber noch einmal flammten die Lebensgeister auf; er sagte später noch, er fühle sich wohl, wolle heute Abend an der Erzählung *Der Feind* weiterdiktieren, was er seit einigen Tagen nicht getan, und verlangte, man solle ihm die Stelle vorlesen, wo er stehengeblieben war. Seine Frau suchte es ihm auszureden, er ließ sich im Bette umdrehen, mit dem Gesicht gegen die Wand gekehrt, verfiel in ein Todesröcheln, und als zwischen 10 und 11 Uhr morgens nach Hitzig geschickt wurde, der sich in der Gerichtssitzung befand, und dieser herbei stürzte, – fand er schon den Freund nicht mehr!" (Hitzig 1823). Die Frage, ob Hoffmann letztendlich an seiner Lähmung oder den blutenden Wunden der Brenneisen-Tortur gestorben ist, konnte nicht geklärt werden (s. unten).

Beerdigung und Grabsteinschändung. Am 28. Juni 1822 wurde Hoffmann auf dem Jerusalemer Friedhof vor dem Halleschen Tor in Berlin beerdigt, heute Berlin-Kreuzberg/Mehringdamm. Seine Witwe konnte mangels finanzieller Mittel keinen Grabstein kaufen; fünf Monate lang lag der geniale Hoffmann „steinlos" im Grab. Ende November wurde nach Spendenaufruf ein Original-Grabstein gekauft und aufgestellt. Dort standen die folgenden Worte geschrieben: „E.T.W. Hoffmann, geb. Königsberg den 24ten Januar 1776, gest. Berlin den 25ten Juny 1822 – Kammer-Gerichts-Rath, Ausgezeichnet im Amte, als Dichter, als Tonkünstler, als Maler. Gewidmet von seinen Freunden".

Der Geburtsname „Ernst Theodor Wilhelm" stand auf dem Grabstein; Hoffmanns angenommener dritter Vorname „Amadeus" (in Verehrung von W. A. Mozart) ist in seinen Werken als Schriftsteller, Komponist und Kunstmaler angegeben. Kleßmann (1988) berichtet in seiner ausgezeichneten Hoffmann-Biographie, dass ca. 1905 der Original-Grabstein (errichtet von seinen Berliner Freunden) abgeräumt und zerschlagen wurde; die Bruchstücke sind seither verschollen. Anstelle des Originals wurde eine glatte Kopie aufgestellt. Welcher Kirchenvertreter diese *Grabsteinschändung* des Atheisten E.T.W. Hoffmann vorgenommen hatte, ist ungeklärt – ob es sich um eine späte Rache an Hoffmanns Ungläubigkeit oder nur um Dummheit handelte, kann ebenfalls nicht beantwortet werden. (Hoffmanns Anspielungen an „Gott" waren ein Zugeständnis an seine Frau, eine gläubige Katholikin aus Polen, die ihren Mann wiederholt über Erbschaften finanziell unterstützt hatte.) Fakt ist, dass das Original-Dokument, d.h. der alte E.T.W.H.-Grabstein, nicht mehr existiert. Für einen „E.T.A. Hoffmann-Fan", wie mich, ist das ein herber Verlust (Kutschera 2022, Rißler 2022 b).

Risikofaktoren Rauchen-Alkohol: Tumor mit nachfolgender Lähmung?

In diesem Abschnitt soll die *Todesursache* von Hoffmann ergründet werden. Der Mediziner Schiffter (2008) hat in seiner umfassenden Analyse die folgende Diagnose erstellt: „Hoffmann hat offensichtlich wiederholt in seinem Leben ernsthafte Infekte und wohl auch lebensbedrohliche Infektionskrankheiten durchgemacht mit Fieber, Gliederschmerzen, Schwäche ...". Allerdings wusste man damals nichts über mikrobielle Krankheitserreger, wie Bakterien oder Viren, sodass nur allgemein bekannte „Naturheilmethoden", wie die von Hoffmann einmal erwähnte „gesunde Bewegung an frischer Luft", als Heil- und Stärkungsmittel dienen konnten. Glücklicherweise ist den geplagten Menschen der damaligen Zeit aber das von März 2020 bis April 2022 in Deutschland staatlich verordnete *Maskentragen*, mit *Test-* und *Impfnötigung*, erspart geblieben, oder anders gesagt: Wer sich 1822 gesund fühlte, der durfte auch als *wirklich anerkannter Gesunder* durch die Stadt wandeln, und, Maskenfrei-atmend Geschäfts- und Weinhausbesuche erledigen. Das widersinnige „Corona-Dogma", nach welchem klinisch-symptomlos Gesunde erst ihren symptomfrei-rüstigen Zustand positiv „ertesten" und somit „beweisen" müssen, wäre damals vermutlich als *Absurdität* zurückgewiesen worden! Die Menschen hatten 1822 noch reale, existentielle Sorgen.

Raucher-Krebs mit tödlichen Folgen. Hoffmann war zeitlebens ein Pfeifenraucher und hat, insbesondere in Berlin ab 1814, *regelmäßig* Alkohol zu sich genommen, und das in „verrauchten Kneipen“ (Abb. 7.2, 7.3). Dieses Aktiv- und Passiv-Rauchen, damals noch als gesundheitlich unbedenklich eingestuft, hatte vermutlich verheerend negative Folgen für den dünn-schmächtig-kleinwüchsigen Mann mit dem „ungesunden, nächtlichen Lebenswandel“. In der späten Erzählung *Des Vetters Eckfenster,* 1822 wird berichtet, Hoffmann hätte beim Schlucken entsetzliche Schmerzen verspürt (Hitzig 1823). Aus diesen und anderen Befunden zog Schiffter (2008) den Schluss, dass der „Kettenraucher Hoffmann“ an einem „bösartigen Tumor zwischen Schlund/Speiseröhre und Halswirbelsäule gelitten hat, der sich auf Wirbelkörper und Rückenmark ausbreitete und sukzessive zur am Ende kompletten hohen Querschnittslähmung mit Atemlähmung geführt hat“. Das stetige Pfeifenrauchen des gestressten Juristen, Komponisten, Schriftstellers und Malers hatte mit Sicherheit das Krebsrisiko im Schlund, der Speiseröhre und der Lunge massiv erhöht; die Diagnose des Mediziners Schiffter (2008), d.h. dass E.T.A. Hoffmann primär an einem Krebsleiden mit nachfolgender Ganzkörper-Lähmung gestorben ist, erscheint plausibel.

Andere vermutete Todesursachen, z.B. dass Hoffmann an alkoholischer Polyneuropathie, Leberzirrhose oder gar an den Folgen einer Syphilis-Erkrankung (Rückenmarksdarre, *tabes dorsalis*) verstorben ist, werden von Schiffter (2008) mit guten Argumenten verworfen.

Coronaimpf-Nebenwirkung bei Hoffmann 1822? Im Zusammenhang mit den Nebenwirkungen einer mRNA-Impfung/Gentherapie ab 2021 wird immer wieder das *Guillain-Barré-Syndrom* erwähnt, welches als seltener Nebeneffekt bei manchen Impflingen beobachtet wurde (s. Kapitel 8). Es ist im Prinzip denkbar, dass der ungeimpfte Hoffmann an diesem „Corona-Impfschaden 2022“ gelitten hat und, mit oder an dieser Erkrankung, gestorben ist. Nach Schiffter (2008) handelt es sich dabei um eine erregerlose, immunologisch vermittelte Entzündung aller Nervenwurzeln, die akute oder chronisch verlaufende Lähmungen verursachen kann. Allerdings zeigen die von Hitzig (1823) beschriebenen Hoffmann'schen Symptome andere Verläufe als sie bei der hier erwähnten Immunschwäche-Erkrankung beobachtet werden. Es ist unwahrscheinlich, aber nicht ausgeschlossen, dass Hoffmann am *Guillain-*

Barré-Syndrom gelitten hat. Fest steht aber, dass das heftige Rauchen ein Risikofaktor war, den wir am Ende dieses Kapitels noch im Zusammenhang mit der Coronaviren-Problematik diskutieren werden. Welchen Effekt hatte die Brenneisen-Tortur auf Leben und Sterben dieses prominenten Vertreters der Deutschen Romantik?

Lebenskraft-Glaube 1822: Brennen mit Glüh-Eisen als Gesundbrunnen

Wie im *Vorwort* kurz erwähnt, und im *Intro* dieses Kapitel dargelegt, wurde bei E.T.A. Hoffmann etwa 4 Wochen vor seinem Tod durch *Lähmung* und/oder *Verbluten* der „entsetzliche Versuch gemacht", ob man denn nicht durch das Brennen mit dem glühenden Eisen die erlöschende „Lebenskraft" wieder anfachen könne – nach dem Motto, ein starker Reiz lässt den verblassenden, teilweise gelähmten Schriftsteller-Komponist-Maler-Jurist wieder „vom Bette emporspringen". In Corona-Sprache 2021/2022 verwandelt: ein kleiner-kräftiger Mehrfach-Pieks mit dem Eisen, quasi eine Impfung gegen den Verfall, und die Vitalität des Erkrankten ist wieder hergestellt bzw. der schwere Verlauf verhindert – ja sogar umgekehrt! Mit dieser ironischen Anmerkung soll hervorgehoben werden, dass beiden medizinischen Verfahren, als „Allheilmittel" angepriesen, eine solide medizinische Grundlage fehlt.

Lebenskraft und Vitalismus-Glaube. In meinem Lehrbuch *Physiologie der Pflanzen*, mit umfassenden Kapiteln zum allgemeinen Energiestoffwechsel der Organismen (Tiere, Gewächse, Mikroben), bin ich auf das Thema „Lebenskraft" eingegangen (Kutschera 2019). Zu Lebzeiten Hoffmanns nahmen nicht nur Philosophen, sondern auch Ärzte wie auch Naturforscher an, im Körper des Menschen wäre eine mystische Lebenskraft aktiv, die beim Tod erlischt. Heute wissen wir, dass es sich hierbei um den universellen Energieträger *Adenosintriphosphat* (ATP) handelt. Demgemäß habe ich das ATP als „Lebenselixier der Zelle" bezeichnet. All das war um 1820 völlig unbekannt, und der damalige „Lebenskraft-Glaube" hatte keinerlei empirische Grundlage (ähnlich wie die angenommene Schutzwirkung medizinischer *Gesichtsmasken* im Freiland-2022, die als Übertragungsbremse angenommener Frischluft-Viren agieren sollen). Auf dieser Glaubensbasis erscheint es zumindest plausibel, dass eine Wieder-Anfachung erlöschender Lebenskräfte bei dahinsiechenden Patienten *ausprobiert* werden sollte. Ein Blick in die etablierten Lehrbücher zur Chirurgie der damaligen Zeit ergibt diesbezüglich folgende Einsichten.

Belebung der erlöschenden Lebenskräfte. Im Standardwerk zur *Chirurgie* des Autors Grossheim (1830) lesen wir das Folgende: „Anwendung der Feuerhitze: Hippocrates sprach dazu den Satz aus: Was Feuer nicht heilt, ist unheilbar; das Glüheisen wurde daher von Chirurgen als *ultimum refugium* bezeichnet... Rust hat die Wirkung mit der des Arzneimittels parallelisiert... Anwendung u.a. zur Belebung der gesunkenen Lebensthätigkeit... bei hartnäckigen Nervenübeln..."

Zwei Jahre später erschien das umfassende Buch des Mediziners Schreger (1832), und dort wird die Glüheisen-Anwendung noch präziser angepriesen: „Brennen des Rückrats: ... das heisse (nicht glühende) Eisen auf der ganzen Länge des Rückrats, vom Kopfe bis zum Kreuzbein... mehrere male wiederholt, 20 Minuten lang und länger... das prismatische dürfte wohl ... am geeignesten sein".

Der Erfinder des „Prismatischen Glüheisens", der Mediziner Johann Nepomuk Rust (1775–1840), kam 1816 als „Erster Wundarzt" nach Berlin – an die *Charité* – und war mit Hoffmann befreundet. Beide trafen sich im Verein der „Gesetzlosen Gesellschaft"; dort waren Rust und Hoffmann als gewählte, prominente Mitglieder unter Ihres gleichen (Abb.7.5).

Wir wissen, dass Herr Dr. med. J. N. Rust vermutlich *persönlich* seinem Freund E.T.A. Hoffmann das glühende Eisen in den Rücken brannte; diese „Therapie" beschrieb der Arzt im 7. Band seines *Theoretisch-praktischen Handbuchs der Chirurgie* in den folgenden Worten: „Ferrum Candens, das Glüheisen ... es dient in der Chirurgie zu mannigfachen Zwecken, nämlich zur Erregung eines heftigen Reizes und Bildung eines künstlichen Geschwüres auf einer Stelle der Körperoberfläche". Danach beschreibt Rust (1832) verschiedene Bautypen und erwähnt u.a. das „prismatische Glüheisen nach Rust". Sein Verweis auf das eigene Fachbuch *Arthrokakologie oder über die Verrenkungen durch innere Bedingung, und über die Heilkraft, Wirkungs- und Anwendungsart des Glüheisens bey diesen Krankheitsformen* (Rust 1817) führt uns zum Thema des nächsten Abschnittes.

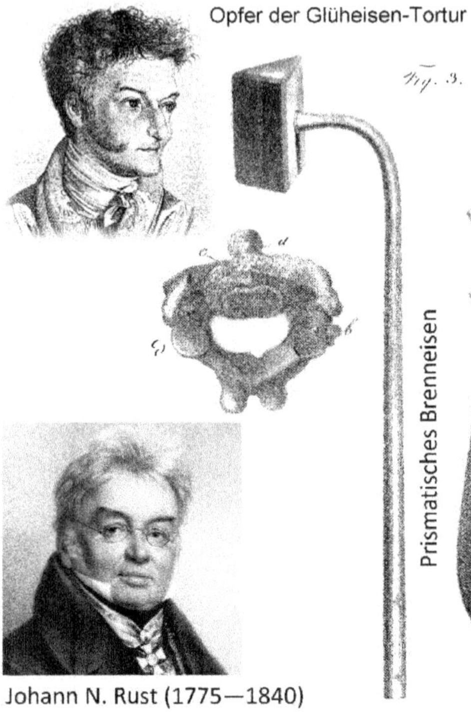

Abb.7.5. Portraits des Arztes J. N. Rust und seines Patienten E.T.A. Hoffmann, mit dem er befreundet war. Das von Rust 1817 vorgestellte „Prismatische Brenneisen" ist mit dem Holz-Handgriff als Wärmeisolator für den „Brennmeister" beigefügt, ebenso wie die Zeichnung eines erkrankten Wirbels (nach Rust, J. N.: Arthrokakologie. Berlin, 1817).

Glüheisen als letztes Refugium. Vor der Vorstellung dieses erstaunlichen Buchs soll noch kurz erwähnt werden, dass die oben zitierten Aussagen von Grossheim (1830) und Schreger (1832) bezüglich der Brenneisen-Anwendung genau auf die Situation des dahinsiechenden, zunehmend gelähmten E.T.A. Hoffmann zutrafen. Der damals bereits zum Pflegefall gewordene Dichter und Denker wurde Anfang Juni 1822 quasi zum „Versuchskaninchen" erklärt, an dessen Körper man ausprobieren wollte, ob eine „Wiederbelebung der erlöschenden Lebenskraft" möglich ist, nach dem Motto, falls nicht, dann gilt der Satz: „Sterben müssen wir alle“ (Abb. 7.1).

Arthrokakologie und das grausame Glüh-Zaubermittel: Nebenwirkungen?

Der fanatische „Facharzt für Brenneisentherapie“ an der Berliner *Charité*, Rust (1817), bezeichnete die zur „freiwilligen Verrenkung“ führende Erkrankung der verschiedenen Gelenke des Menschen als „Arthrocace“, woraus dann sein seltsames Fachwort für diese „Verrenkungs-Heilkunde“ abgeleitet wurde, die „Arthrokakologie“. In Abbildung 7.5 sind Rust und Hoffmann in Portraits dargestellt, sowie das Rust’sche „Prismatische Brenneisen“ und ein vom Erfinder dieses Folterinstruments gezeichneter erkrankter Wirbel eines seiner verstorbenen Patienten.

Vorbild 2022 – trotz Irrglaube 1817. Die Rust’sche *Arthrokakologie,* vollendet im April 1816 in Berlin, ist eine Sammlung aus Berichten von „Behandlungen“, welche dieser möglicherweise sadistisch veranlagte Mediziner an zahlreichen leidenden Menschen in seiner Wiener Klinik während der Jahre 1812 bis 1815 durchgeführt hatte. Rust (1817) steigerte sich in eine begeisterte Brenneisen-Manie und betonte immer wieder, dass es nur selten Todesfälle gäbe – somit sei diese Tortur weitgehend frei von unerwünschten Nebenwirkungen, glaubte der umtriebige *Charité*-Arzt.

Zur *Verteidigung* von Rust muss aber betont werden, dass der Brenneisen-Therapeut von seinen leidenden Opfern immer zuerst eine Zustimmung zur Glüheisen-Operation anfragte. Erst nach dieser „Einwilligung des Patienten“ vollzog Rust seine Tortur, die im Einbrennen von Striemen in den Rücken oder anderen leidenden Organen bestand. Die Brand-Wunden wurden anschließend vom „Brennmeister“ behandelt, wobei nach damaligem vorwissenschaftlich-medizinischen Dogma die eiternden Wunden für den geglaubten Genesungsprozess entscheidend waren. Auch die Narben seien harmlos, lesen wir in der Monographie des renommierten *Charité*-Mediziners. Rust (1817) glaubte, mit seinem Prismatischen Glüheisen ein medizinisches „Zaubermittel“ gefunden zu haben, welches er vielfältig, an zahlreichen vorab aufgeklärten Patienten erprobte – angeblich fast immer mit Erfolg! Details entnehme man dem wahrhaft schauerlichen Report von Rust (1817), der selbst zugab, dass seine Glüheisen-Therapie „grausam“ sei. Zur weiteren Verteidigung des Chirurgen Rust muss angeführt werden, dass er zur Ermittlung der wahren Todesursache seiner Patienten immer eine *Obduktion* der Leiche einforderte. So verwies er z.B. auf zerstörte Wirbel (Abb.7.5), die er dann als Todesursachen-Beleg interpretierte.

Beide Rust'sche Prinzipien, d.h. umfassend-individuelle Vorab-Aufklärung des Patienten durch den Arzt mit Einwilligungserklärung zu der experimentellen Therapie sowie das Öffnen-Untersuchen der Leiche zwecks Bestimmung der Todesursache, wurden im „Corona-Zeitalter 2020 bis 2022“ sträflich vernachlässigt.

Brenneisen-Tortur in Europa heute – in anderer Version. „Was soll denn diese Beschreibung barbarische Torturen aus der vorwissenschaftlichen Urzeit Deutschlands?“ wird man fragen. Mit der Erfindung der Schimmelbusch-Maske 1890 und der Anästhesie gibt es doch *heute* keine qualvollen Operationen mehr (Abb. 7.6)! Dieser zunächst einmal ernst zu nehmende Einwand soll wie folgt entkräftet werden.

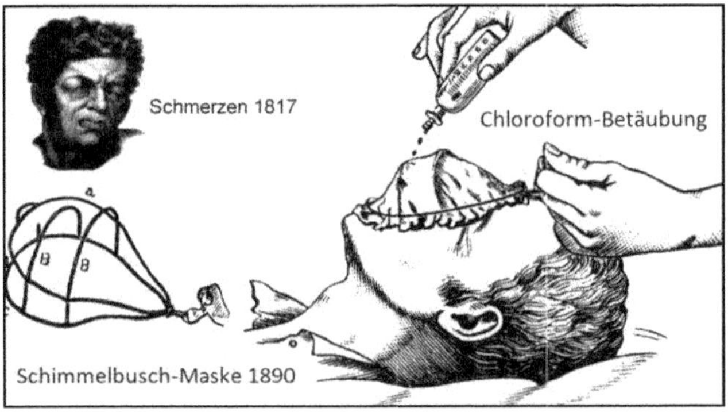

Abb.7.6: Die sogenannte „Schimmelbusch-Maske“ zur Betäubung eines Patienten mit Chloroform oder Äther und deren Anwendung in der Chirurgie. Dem Bild ist eine Zeichnung von J. N. Rust (1817), einen leidenden Kranken darstellend, beigefügt (nach historischen Vorlagen, s. Abbildung 7.5).

Als Neo-Feminist habe ich im Buch *Klimawandel im Notstandsland* (Kutschera 2020) die in vielen Gebieten Afrikas vorgenommene *Genitalverstümmelung* unterdrückt-ausgebeuteter Mädchen und Frauen dargestellt. Diese ohne Schimmelbuch-Maske und Chloroform vollzogene barbarische Prozedur wird u.a. aus religiösen, aber auch aus Dominanzgründen von Männern und alten Frauen unter rohester Gewaltanwendung vorgenommen. Als kultureller Import nach Europa (bzw. Deutschland) wird das grausame Ritual der weiblichen Genitalverstümmelung noch heute *hierzulande* wie auch (belegt) in England in Zuwanderer-Familien vollzogen. Eine Aufklärung mit schriftlicher *Zustimmung* vor der Tortur, wie sie der Mediziner Rust (1817) seinen Patienten abverlangte, gibt es bei der weiblichen Genitalverstümmelung, mit Glasscherben und scharfen Messern vollzogen, vermutlich nicht. Ebenso fehlt die von dem Berliner *Charité*-Arzt durchgeführte Wundbehandlung! Details zu dieser modernen Barbarei, mit Quellenangaben, siehe Kutschera (2020).

Qualvoller Covid-Tod durch Zwangsbeatmung. Exakt 205 Jahre nach Rust (1817) wurden in Deutschland sogenannte „Lungenersatz-Verfahren“ zur Beatmung an Covid-19 erkrankten Patienten durchgeführt. Wie in einem Bericht im *Deutschen Ärzteblatt* dargelegt, Titel: „ECMO-Einsatz bei Covid-19: Hohe Sterblichkeit in Klinik“ (Bein 2022), sind ca. 70% dieser mit den ECMO-Verfahren Beatmeten infolge der unsinnigen Hochtechnik-Corona-Intensivmedizinbehandlung gestorben. Der Tod dieser unschuldigen Covid-19-Opfer war *extrem qualvoll*, wird in entsprechenden Beiträgen berichtet. Vermutlich sind während der Anfangsphase 2020 der „Corona-Krise“ mehr Menschen an der damals routinemäßig vollzogenen, brutalen Zwangsbeatmung gestorben als an der Lungenerkrankung Covid-19 (Bein 2022). Dies ist ein erschütterndes Beispiel für die Tatsache, dass im Namen der Medizin und „Corona-Überlebenshilfe“ noch heute barbarische Methoden zum Einsatz kommen, die entfernt an die Brenneisen-Tortur des *Charité*-Medizinmannes Rust (1817) erinnern.

Risiken und Nebenwirkungen gering? Es gibt daher für uns heute in Deutschland wenig Grund, auf den Mediziner Rust (1817) hinabzusehen, denn der sympathische „Brenneisen-Mann“ hatte (vermutlich) das Wohl seiner leidenden Patienten im Sinne, und die *realen* Nebenwirkungen der Glüheisen-Tortur (schwere, eiternde Brandwunden!) wurden vom Therapeuten kleingeredet bzw. als Teil der „Therapie“ betrachtet. Unerwünschte Nebenwirkungen und Todesfälle infolge des Brennens? Kommt kaum vor, mein „Zaubermittel“ stellt die Lebenskraft des Leidenden wieder her, und fast alle Patienten waren danach geheilt, lesen wir bei Rust (1817). Einige wenige „Gebrannte“ landeten dann aber bald im „Siechhause“, wo sie dann einsam starben, aber der Glüheisen-Fanatiker, überzeugt vom Wohle seiner Taten, ignorierte diese Kollateralschäden. Für ihn war die Brenneisen-Tortur mit anschließender Wundbehandlung ein wahres „Wundermittel“, von welchem er fest überzeugt war, und der Glaube versetzt bekanntlich Berge.

Starb Hoffmann an oder mit den Glüheisen-Wunden? Auf Grundlage unseres heutigen Wissens war das Rust'sche Brenneisen ein pseudowissenschaftliches Folterinstrument mit massiven Nebenwirkungen (schwere Verbrennungen) und kaum einem Nutzen – es handelt sich somit um eine Quacksalberei! (In der modernen Chirurgie wird zur Blutstillung ein Mini-Elektrokauter eingesetzt, der als weiterentwickelte Form des Brenneisens betrachtet werden kann.) Ob ein gewisser Placebo-Effekt (oder Endorphin-Ausschüttung durch die Schmerzen?) mitgespielt hat – der feste Glaube an Besserung durch das Brennen möge in Einzelfällen hilfreich gewesen sein – kann nicht beurteilt werden. E.T.A. Hoffmann konnte aber definitiv nicht „wiederbelebt“ werden. Die blutenden Wunden seines von hässlichen Brand-Malen zerfleischten Rückens, dokumentiert am Todestag, dem 25.6. 1822 (Hitzig 1823), sollen als Mahnmal unwissenschaftlich-fehlgeleiteter medizinischer Behandlung dienen, denn der erste Grundsatz der Heilkunst lautet „Primum non nocere“, d.h. „Erstens nicht schaden“ oder „Do no harm“!

Die Frage, ob Hoffmann ohne die barbarische Brenneisentortur länger gelebt hätte, kann nicht beantwortet werden. Ich vermute, dass die Rust'sche Glüheisen-Behandlung den Leidens- und Absterbe-Prozess verstärkt hat, denn ein positiver Nutzen ist in diesem Falle definitiv auszuschließen.

Nützliche Gesichtsmaske und Anästhesie. Wie Abbildung 7.6 zeigt, wurde die „Schimmelbusch-Maske“ erst ca. 1890 eingeführt, mit Hilfe welcher eine effiziente Betäubung von Patienten mit Chloroform oder Äther möglich war (Anästhesie). Im Jahr 1822 war dieses Betäubungsverfahren zur Schmerzlinderung noch unbekannt, sodass schnell arbeitende Chirurgen die Stars ihrer Zunft waren. Dem Bild ist eine Rust'sche Zeichnung eines *leidenden Kranken* beigefügt, denn Kranksein ist fast immer mit Schmerzen oder Unwohlbefinden verbunden. Wie bereits oben in anderen Worten gesagt: Die „Corona-Erfindung-2020“ des herbeigetesteten „Gesunden Kranken“ mit positivem RT-PCR- bzw. Antikörper-Beleg, der dann zu Hause bleiben musste, ob er wollte oder nicht, konnte 1822 niemand vorhersehen. Das wäre wohl als fiktives Märchen oder „Verschwörungstheorie“ bezeichnet worden, denn damals musste noch jeder gesunde Bürger gemäß seinen Fähigkeiten positiv zum Gemeinwohl beisteuern.

Armut trotz Weltruhm. Nach Hoffmanns Tod lebte seine Witwe in Armut; ihr Gatte hinterließ Schulden, auch wegen der fünfmonatigen Krankenzeit, für welche Ärzte, Pfleger und andere Hilfskräfte bezahlt werden mussten. (Der Brenneisen-Arzt J. N. Rust reichte keine Rechnung ein.) Hoffmanns Nachlass, auch seine Manuskripte und Kunstwerke, mussten versteigert werden, um einen Teil der Schulden zu begleichen. Als Mischa Hoffmann (1778–1859), die eine bescheidene Witwenpension bezog, starb, konnte sie die letzten Mietzahlungen nicht mehr erbringen, sodass eine Verwandte, mit der sie zusammenlebte, die Restschuld bestreiten musste. Der sich anbahnende Weltruhm ihres früh verstorbenen genialen Gatten nützte ihr kaum etwas!

Risikofaktor Rauchen: E.T.A. Hoffmann und das Corona-Zeitalter

Wie oben dargelegt und in Abbildung 7.2 illustriert, war E.T.A. Hoffmann ein starker Raucher, und dieses Laster hat wahrscheinlich seinen frühen Tod mit verursacht. Bevor wir dieses Thema vertiefen, noch einige aktuelle Fakten zur „Rauchen-als-Risiko-Problematik“.

Debra-Studie zum Rauchverhalten. Ende Dezember 2021 ging eine Meldung der Deutschen Presseagentur (*dpa*) durch die Mainstream-Medien, die in direktem Kontext zum Tod von E.T.A. Hoffmann steht und hier diskutiert werden soll. Unter der Überschrift „Die Deutschen rauchen und trinken wieder mehr“ wurde mitgeteilt, dass sich das Suchtverhalten der Bundesbürger mit der „Corona-Pandemie“ negativ verändert hätte. Wie die *Deutsche Befragung zum Rauchverhalten* (Debra-2021) offenlegte, lag der Prozentsatz an Rauchern (ab 14 Jahren) 2019 noch bei 27% und stieg dann mit der „Krönchenviren-Angst-Agenda“ bis 2021 auf 31% an. Obwohl die Kneipen wegen sogenannter „Lockdowns“ zeitweise geschlossen und soziale Zusammenkünfte eingeschränkt waren, lag der Alkohol-Konsumlevel gleich hoch wie vor der „Corona-Ära“. Etwa 13% der gesamten Mortalität wurde in Deutschland dem Rauchen zugeschrieben, so die Debra-Studie 2021.

Zitat: „Jährlich sterben in Deutschland etwa 125 000 Personen an den Folgen des Tabakkonsums; das sind mehr Rauchertote pro Jahr als Todesfälle im Zusammenhang mit dem Coronavirus nach fast zwei Jahren". Diese wichtige Botschaft ging aber in den Mainstream-Medien völlig im Corona-Wahn unter, der Ende 2021 mit Beginn der Impf-Kampagne (101-Jahre alte Seniorin als Erst-gepiekste Medien-Heldin!) in ein neues Stadium der Unvernunft eintrat. Eine rationale Gesundheitspolitik würde das Raucher-Problem in Angriff nehmen und in Bezug zu den *real* ursächlich an Covid-19-Verstorbenen setzen (s. Kapitel 8). Es ergibt sich hier die folgende Frage: Ist unsere Gesundheitspolitik etwa gar nicht auf das Retten von Menschenleben und die Erhaltung der Vitalität optimiert, sondern auf Gewinne für die pharmazeutische Industrie und den Staat, der bekanntlich am Rauchen ganz gut mitverdient und es vielleicht sogar zu schätzen weiß, dass diese Sucht das Rentenproblem „entschärft"? Dann nämlich wäre diese Gesundheitspolitik durchaus rational, allerdings ethisch gesehen wahrlich zum Weglaufen!

Rauchen und Covid-19. Bis Mitte 2021 gab es mehrere, sich widersprechende Meldungen zur Gefahr des Rauchens im Kontext mit der Entwicklung der Lungenerkrankung Covid-19. Erst die umfassende Studie der Autoren Clift et al. (2022) brachte Klarheit. Unter Auswertung der *UK-Biobank-Daten* und zwei Analysemethoden mit ca. 420 000 bzw. 280 000 Personen-Angaben konnte die Beziehung zwischen dem erhöhten Risiko, an Covid-19 zu erkranken oder zu sterben, bezüglich der Rauch-Sucht ergründet werden. Von 421 469 Personen waren 1649 mit Coronaviren infiziert, 968 waren deshalb hospitalisiert und 444 infolge einer realen Covid-19-Erkrankung gestorben (ca. 0,1% – d.h. 99,99% überlebten in England, wie in Deutschland, die Corona-Seuche!). In der Altersgruppe 40 bis 49 Jahre war die Covid-19-Sterbezahl exakt Null (Junge Menschen erlagen nicht einer Covid-19-Erkrankung.), bei 70 bis 79-Jährigen betrug sie 317, die restlichen Corona-Sterbefälle waren über 80 Jahre alte Menschen (weitere Details zur *Infection Fatality Rate*, Jung vs. Alt, s. Kapitel 4 und 8). Nahezu doppelt so viele Männer als Frauen verstarben an Covid-19, und die Raucher hatten ein erheblich höheres Risiko, an Covid-19 zu erkranken oder zu sterben. Obwohl diese Daten seit Mitte 2021 *online* verfügbar waren, gab es keine Bemühungen, den „Risikofaktor Rauchen" in die deutsche „Corona-Debatte" einzubringen. Warum werden Raucher nicht als Risiko-Personen entsprechend belehrt und zur Kasse gebeten? Diese Frage führt zurück zu E.T.A. Hoffmann.

Ungesunder Lebensstil und vorzeitiger Tod. Anfang April 2022 und somit kurz vor dem 200. Todestag des Universalgenies E.T.A. Hoffmann ist eine Forschungsarbeit, die den Tod von Hoffmann im Alter von 46 Jahren und 5 Monaten zumindest teilweise erklären hilft, erschienen (Srour et al. 2022).

Wir hatten erfahren, dass mit hoher Wahrscheinlichkeit ein Krebsgeschwür, das sich im oberen Schlundbereich des Rauchers Hoffmann gebildet hatte, zu einer über das geschädigte Nervensystem verursachten Lähmung der Organe des dahinsiechenden Körpers geführt haben könnte, womit dann der „Brenneisen-Tortur-mit-verschuldete“ Tod hervorgerufen worden ist (Schiffter 2008). Die Alterungsforscher Srour et al. (2022) belegten, dass Lifestyle-Faktoren, die als Lebenszeit-Verkürzer seit langem bekannt sind, kombiniert mit gewissen Biomarkern (gemessen als negativ den Organismus beeinträchtigende Blutwerte) durchschnittlichen Männern etwa 22 Lebensjahre „kosten“ (bei Frauen sind das minus 14 Jahre). Als Lebenszeit-verkürzende Faktoren gelten u.a. *Rauchen*, *Alkohol*, *Bewegungsmangel*, *falsche Ernährung* und *Übergewicht* (Fettleibigkeit). Im Fall von Hoffmann sind die vier zuerst genannten Faktoren sicher von Bedeutung; eine Fettleibigkeit konnte bei diesem dürren Männlein (Hitzig 1823) hingegen zeitlebens nicht beobachtet werden.

Gesund Lebende sterben später. Im Jahr 2020 betrug die durchschnittliche Lebenserwartung in Deutschland bei Männern ca. 78,9 und bei Frauen etwa 83,6 Jahre; um 1800 lagen diese Werte bei ca. 36 bzw. 39 Jahren. Allerdings wissen wir, dass damals die in gesicherten Verhältnissen lebenden Menschen deutlich älter wurden als ärmere Zeitgenossen. So erreichten z. B. Hoffmanns Freunde und Kollegen Theodor Gottlieb Hippel (1775–1843), Julius Eduard Hitzig (1780–1849), Carl Friedrich Kunz (1785–1849), Albert Friedrich Marcus (1753–1816) und der „Brenneisen-Facharzt“ Johann N. Rust (1775–1840) ein Alter von 68, 69, 64, 63 und 65 Jahren. Im Durchschnitt lebten diese – relativ zu Hoffmann einen „gesunden“ Lifestyle pflegenden – Herren somit ca. 20 Jahre länger als ihr stetig produktiver, rauchend-Alkohol trinkender, sich wenig bewegender und wohl auch sich nicht optimal ernährender „Kneipen-Freund“ (Abb. 7.3). Die mutmaßliche Tumorerkrankung, welche mit dem „Rauchen-Trinken“ in Verbindung gebracht werden muss und als primäre Todesursache Hoffmanns gilt (Schiffter 2008), kann somit wohl auf den ungesunden Lifestyle des permanent schreibend-komponierenmalenden Exzentrikers, im Amte eines Preußischen Richters, zurückgeführt werden. Diese Betrachtungen führen zu den „Corona-Lockdown-Maßnahmen" 2020-21.

Corona-Lockdowns 2020/2021 und die Folgen. Vier unabhängige, sich gegenseitig ergänzende Analysen zur Wirkung der „Lockdown-Maßnahmen" in Deutschland und anderswo haben belegt, dass dieses Einsperren der Bürger zur „Pandemie-Bekämpfung" keine positive, aber viele negative Effekte erbracht hat (s. Kapitel 10). Neben dem Bewegungsmangel, vermehrtem Rauchen, Alkohol-Missbrauch, psychischem Stress, Arbeitsplatzverlust, vermehrtem Fernseh-Konsum, sozialer Isolation usw. haben insbesondere Kinder und alte Menschen massiv gelitten. Die Suizid-Raten stiegen an, ja sogar Kinder bzw. Jugendliche verzweifelten derart, dass sie vermehrt Hand an ihr junges Leben legten, was sehr traurig ist. Die Risikofaktoren-Studie von Srour et al. (2022), welche hier vorgestellt wurde und das frühe Ableben des Brenneisen-Gequälten Hoffmann erklären mag, sollte *unbedingt berücksichtigt* werden, um zukünftig klügere Maßnahmen zu ergreifen, denn das Folgende steht fest.

Biomedizinisch fundierte Corona-Maßnahmen. Die ab März 2020 nach Deutschland via offene Grenzen eingetragenen Coronaviren-Wildtypen mit allen abgeleiteten, evolvierten Varianten müssen als Atemwegserkrankungen-verursachende Erreger ernst genommen und rational und sozial verträglich zurückgedrängt werden – unter Berücksichtigung der Alters-abhängigen Gefährdung gewisser, vulnerabler Bevölkerungsgruppen mit geschwächtem Immunsystem. Auf die in Kapitel 1 aufgeworfene Frage, inwieweit die *Weltgesundheitsorganisation* eine 2018 vorhergesagte „Seuche X" politisch instrumentalisiert hat, soll nicht eingegangen werden (WHO-R & D Blueprint 2018). In diesem, hier ein weiteres Mal zitierten Dokument werden aber die Vorbereitung bzw. Erprobung-Erforschung geeigneter *Vakzine* angesprochen.

Dieser Schluss-Satz führt zur Frage bezüglich der Effizienz der in Kapitel 6 vorgestellten „Impfungen gegen Corona". Dieser wichtige Punkt ist im nächsten Kapitel abgehandelt. Konkret: Wie viele Menschen sind seit 2020 ursächlich an „Corona" gestorben, und gibt es ernsthaft-bedenkliche Nebenwirkungen der mRNA-Impfungen/Gentherapien, die häufiger als „selten" auftreten? Hat die Zahl der „Plötzlich-und-unerwartet"-Gestorbenen zugenommen? In den führenden Wissenschaftsjournalen *Nature* und *Science* werden seit Anfang 2021 die mRNA-Vakzine als „wirksam, sicher und weitgehend nebenwirkungsfrei“ beworben. Ist das korrekt? Was sagen die Impfstoff-Hersteller selbst über ihre Produkte, die an Menschen erprobt werden? Diese Fragen werden nachfolgend *im Detail* diskutiert.

8. An oder mit Corona? Covid-19-Sterbedaten und Todesfälle nach mRNA-Impfung/Gen-Therapie

Anfang der 1980er-Jahre wurde in Freiburg i.Br. eine grausame Geschichte verbreitet, die ich noch heute als Erinnerung in mir trage. Der verwöhnte Sohn eines Forstwissenschaftlers, über dessen verwerflichen Party-Lebenswandel der besorgte Vater wenig erfreut war, starb bei einem Verkehrsunfall – so stand es in der Todesanzeige, die der Uni-Professor mit Ehefrau veröffentlicht hatte. Dahinter verbarg sich aber ein Drama, das ich nur per Erzählung von Freunden des Verstorbenen erfahren konnte. Der 21-jährige „Party-Löwe" hatte ein Motorrad, mit welchem er riskante Fahrten über die Autobahn veranstaltete (Abb. 8.1). Das war allgemein bekannt, und mit diesen Rennfahrten – als Highlights wurden gefährliche Überholmanöver durchgeführt – brüstete sich der eher „schmalbrüstige" Professorensohn in seinem sozialen Umfeld. Dieses bestand aus Mit-Studenten und anderen Freunden. Man pflegte allabendlich in eine populäre Freiburger Kneipe zu gehen, um dort als Jugend-Gruppe gemeinsam zu feiern.

Bei einer dieser teuflischen Todesrisiko-Rasereien wurde der leichtsinnige Motorradfahrer während eines Überholmanövers zwischen einem Lastkraftwagen und einem mit gleicher Geschwindigkeit fahrenden PKW gewissermaßen „eingekeilt". Der nur in groben Zügen rekonstruierbare Autobahnunfall führte dazu, dass der Körper des Motorradfahrers hierbei zerrissen wurde, sodass nach Einlieferung des zerfetzten Verunglückten in die Freiburger Uni-Klinik – Notfallstation – nur noch der Tod durch Organ- und Herzversagen festgestellt werden konnte. Der Autobahn-Motorradunfall war somit die *eindeutige* Todesursache des vitalen jungen Mannes; einen „Corona-Test", wie er seit Mitte 2020 bei allen Verstorbenen in Deutschland durchgeführt wird, gab es damals noch nicht.

Das Begräbnis des geliebten verblichenen Sohns fand auf Wunsch der verzweifelten Eltern im Familienkreis statt. Dieses traurige Ereignis führt zum Thema des vorliegenden Kapitels. Nachfolgend sind die aktuellen „Corona-Sterbefallzahlen" dargestellt, mit kritischer Diskussion der

Tatsache, dass man seit 2020 in Deutschland „an- oder mit“ der Lungenkrankheit Covid-19 sterben kann.

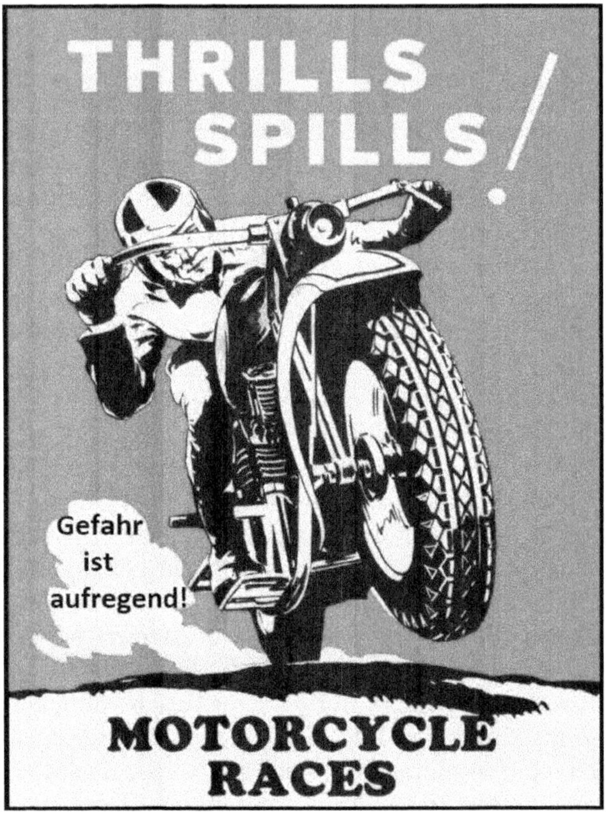

Abb. 8.1: Motorradfahren kann gefährlich sein – insbesondere für junge Männer, die das Risiko lieben. Altes Motorrad-Plakat zur Bewerbung des Mottos „No Risk, No Fun“ (nach einem Poster aus den 1950er Jahren).

Danach werden die mit der mRNA-Vakzination/Gentherapie einhergehenden, manchmal tödlich endenden *Impfschäden*, welche in Kapitel 6 kurz vorgestellt worden sind, vertiefend diskutiert. Wir werden Daten aus Europäischen Ländern und den USA berücksichtigen, sofern diese solide erscheinen.

Am Ende sind unbequeme Wahrheiten dargestellt, basierend auf Aussagen der *Europäischen Arzneimittel-Agentur* (EMA) und den Impfstoff-Herstellern selbst, und die Frage bezüglich der Wirksamkeit der mRNA-Vakzine diskutiert (Nutzen-Schaden-Vergleich).

Robert Koch-Institut: Todesfälle im Zusammenhang mit „Corona“

Nachfolgend soll noch einmal kurz auf den eingangs geschilderten tragischen Motorradunfall Anfang der 1980er-Jahre eingegangen werden (Abb. 8.1). Vierzig Jahre später, im viralen Zeitalter von „Corona 2020/2022“, hätten die Ärzte in der Freiburger Unfallstation wohl eine Probe von der eingelieferten, zerfetzten Leiche genommen und diese dann mit der Reverse Transkriptase (RT)-PCR-Technik untersucht.

Das Ermessen des Gesundheitsamtes. Seit März 2020 werden alle positiv auf „das Coronavirus“ getestete Personen, die verstorben sind, von den deutschen Gesundheitsämtern erfasst. Es liegt dann im Ermessen des betreffenden Gesundheitsamts-Mitarbeiters, ob der gemeldete Todesfall als „verstorben *an* oder *mit* Covid-19“ dem RKI gemeldet wird. So kommen dann z.B. die bei *Statistica.com* verzeichneten „Todesfälle im Zusammenhang mit dem neuartigen Coronavirus (SARS-CoV-2)“ zustande. Obwohl es eher unwahrscheinlich ist, dass ein Motorradunfall-Toter mit positivem „Corona-Test“ in diese Kategorie aufgenommen wird, kann dies aber keineswegs ausgeschlossen werden – das hängt von der Beurteilung des betreffenden Gesundheitsamtes ab.

Wäre unser Freiburger Professoren-Sohn später geboren, und dann z.B. 2021 infolge eines Verkehrsunfalls gestorben, so ist es denkbar, dass, bei seinem Lebenswandel – regelmäßige, private „Saufgelage“ mit engen Freunden – ein RT-PCR-Test *positiv* verlaufen wäre. Es würde dann von der Willkür-Entscheidung eines Freiburger Gesundheitsamts-Verantwortlichen liegen, ob dieser Todesfall als „mit Covid-19 verstorben“ im RKI-Verzeichnis gelistet wird.

Unklare Regeln mit Ausnahmen. Der Fairness halber sollte aber betont werden, dass sich die „An-oder-mit-Covid-19-Verstorbenen-Regel“ nach RKI-Angaben im Wesentlichen auf Personen mit Vorerkrankungen bezieht, wie die folgenden Zitate zeigen: „In die RKI-Statistik gehen Todesfälle ein, bei denen ein direkter Erregernachweis (laborbestätigt, SARS-CoV-2-Viren) vorliegt, und die in Bezug auf diese Infektion verstorben sind." Personen mit Vorerkrankungen haben ein höheres Sterberisiko. Weiterhin verfährt das RKI wie folgt: „Sowohl Menschen, die unmittelbar an der (Covid-19)-Erkrankung gestorben sind, als auch Personen mit Vorerkrankungen, die mit SARS-CoV-2 infiziert waren, und bei denen sich nicht abschließend nachweisen lässt, was die Todesursache war („gestorben mit") werden erfasst" (RKI-Angaben). Der folgende Sachverhalt sollte angefügt werden: Nach RKI-Angaben wird „in Deutschland umfassend auf Infektionen mit dem Coronavirus SARS-CoV-2 getestet", wobei zwei Verfahren zum Einsatz kommen. Seit März 2020: RNA-Nachweis via PCR-Test; seit Oktober 2020: Proteinhüllen-Nachweis mit Antigen-Schnelltests (s. Kapitel 1 und 2). Wie bereits dargelegt: Diese Tests ermitteln nur eine mögliche *Kontamination* (Verunreinigung) mit Viruspartikeln, nicht aber eine *Infektion* oder gar Covid-19-*Erkrankung*!

Todesursachen-Festlegung unklar. Daraus können die folgenden Schlüsse gezogen werden: Da mit den genannten Tests, die fehlerhaft und störanfällig sind, keine zelluläre Infektion, sondern nur Viren- bzw. Genfragmente nachgewiesen werden können (Infektionstest erfordern Vero E6-Zellkultur-Technik, s. S. 86) und jede verstorbene Person, die positiv getestet wurde nach Ermessen der Gesundheitsämter als „Corona-Tote" gezählt werden kann, ist diese „Todesursachen-Festlegung" willkürlich und problematisch. Nur durch Öffnung und anatomische Untersuchung der Leiche (Obduktion) kann festgestellt werden, wer an oder mit „Corona" verstorben ist. Derartige Leichen-Sektionen wurden durchgeführt; es zeigte sich, dass viele Tote nicht an Covid-19, sondern an verschiedenen Co-Morbiditäten, d.h. anderen Erkrankungen, erlegen sind (z.B. Krebsgeschwüre, Diabetes, Fettleibigkeit usw.).

Virtuelle Corona-Tote ohne virale Infektion? Diese Schlussfolgerung wird durch eine Meldung der Deutschen Presseagentur (*dpa*) vom 5. Januar 2022 unterstützt (verbreitet u.a. via *Zeit-Online*): „Gesundheit: Mehr als 2000 Corona-Tote in Hamburg", lautete die Schlagzeile, wobei die Ergänzung … „Bundesweit sind den Angaben zufolge bisher 112.925 mit SARS-CoV-2 infizierte Menschen gestorben." von besonderer Brisanz ist. Am Ende dieses vom RKI herausgegebenen Textes steht der aufschlussreiche Satz: „Bei der Erfassung der Gestorbenen-Zahlen ist es allerdings unerheblich, ob die Infektion auch todesursächlich war". Diese „kluge" Sensationsmeldung wurde zunächst über mehrere

Mainstream-Quellen bekannt gemacht (z.B. *Welt.de*), dann aber einen Tag später dort wieder gelöscht. Vermutlich haben aufgebrachte Leser dieser RKI-Botschaft den „gestorben mit-vs.-Corona-Tote-Widerspruch" als „Koch'sche Selbsttäuschung" erkannt und sich über derartig *unsinnige* oder *bewusst irreführende* RKI-News beschwert.

Fazit: Die Zahl der Menschen, welche ursächlich an der durch Coronaviren herbeigeführten Lungenerkrankung Covid-19 gestorben sind, ist für Deutschland *unbekannt*. Sie dürfte aber nach den vorliegenden Daten mindestens 50% niedriger sein, als es vom RKI angegeben wird. Fakten aus England und Wales, die nachfolgend vorgestellt sind, offenbaren das reale Sterbe-Bild „im Zusammenhang mit Corona"– und diese Daten sind auch für Deutschland relevant.

Covid-19 als tragische Greisen-Krankheit und gefährdete Motorrad-Fahrer

Wie oben dargelegt, sind für Deutschland über das RKI offensichtlich keine verlässlichen Daten zur Frage, wie viele Menschen seit Anfang 2020 bis Ende 2021 real an einer Coronaviren-Infektion gestorben sind, erhältlich (s. Kritik am RKI auf *Welt.de*, 5.1.2022: „Die Obrigkeit will offenbar ihr Herrschaftswissen behalten").

Anders formuliert: Niemand sagt den Bundesbürgern, wie viele Patienten, die „im Zusammenhang mit Corona" gestorben sind, wirkliche Covid-19-Tote waren. Welcher Prozentsatz dieser mehr als 100 000 angeblicher „Corona-Toten" (Mehr als doppelt so viele versterben jährlich *real* in Folge des *Rauchens* wie es der Zahl der „C-Toten" für ein Jahr entspricht!) *ursächlich* an der Lungenkrankheit gestorben ist, und nicht an immunschwächenden Mit-Erkrankungen (Krebs, Diabetes, Herzprobleme usw.) kann nicht gesagt werden.

Heftige RKI-Kritik in einem Mainstream-Medium. In einem ergänzenden Kommentar, publiziert am 8.4.2022 auf *Welt.de*, Titel „Warum die Corona-Todeszahlen täuschen", standen die bemerkenswerten Sätze: „Dass Menschen sterben, zumal im Alter, ist tragisch, aber nicht zu ändern. Das gilt grundsätzlich auch für Menschen, die mit dem Coronavirus infiziert sind und sterben: Ihr Altersmedian liegt laut RKI bei 85 Jahren. Ob eine Infektion mit dem Coronavirus bei einer infizierten Person wesentlich dazu beigetragen hat, dass sie gerade zu diesem Zeitpunkt verstorben ist, ist schwer einzuschätzen."

Abgesehen von der Tatsache, dass der Autor nicht zwischen der *Kontamination* mit Viren (pos. getestet) und den realen *Infektionen* mit nachfolgender *Erkrankung* unterscheidet, sind seine Aussagen korrekt. Niemand kannte 2022 die Zahl der *wirklichen*, an Coronaviren-Infektionen Verstorbenen, aber eines war sicher: Der Altersdurchschnitt der „An-und-mit-Corona-Toten" (85 Jahre) lag etwa drei Jahre über dem durchschnittlichen Medianalter (82 Jahre, Mittelwert Frauen-Männer) aller Verstorbenen. Covid-19 ist somit vornehmlich eine schwere Greisen-Krankheit bzw. Atemwegserkrankung mit möglichen Todesfolgen für über 75-Jährige mit Vorerkrankungen (s. Abbildung 4.1, S. 108).

Junge Motorrad-Fahrer leben gefährlich. Laut *Statistischem Bundesamt* starben 2019 exakt 71 Motorradfahrer im Alter von 15 bis 24 Jahren, bezogen auf 100 000 zugelassene Krafträder, infolge eines Verkehrsunfalls (Abb. 8.1). Das ist *vermutlich* erheblich mehr Todesleid, als real „Corona-Verstorbene 2021" *in dieser Alterskohorte* zu beklagen waren. Wir können schlussfolgern, dass junge Motorradfahrer viel eher an einem Unfall sterben als an Covid-19. Gibt es verlässliche Corona-Sterbezahlen? Ein Blick nach England und Wales offenbart die nüchterne Wahrheit.

U.K.-Daten: Nur etwa 4% aller „Corona-Toten" sind an Covid-19 gestorben

In England und Wales (United Kingdom, U.K.) gibt es aber, im Gegensatz zu Deutschland, den *Freedom of Information-Act 2000.* Mit diesem „Informationsfreiheits-Gesetz" wird das britische Parlament gezwungen, den Bürgern alle Fakten und Daten zu übermitteln, die in den Archiven der Regierung schlummern. Von Bürgern des Vereinigten Königreichs (U.K.) wurde daher die folgende Frage eingereicht.

Corona-Todeszahlen-Anfrage. „Bitte übersenden Sie uns die Zahl an Todesfällen, die seit Februar 2020 bis Dezember 2021 ausschließlich auf Covid-19 zurückzuführen sind (nach Todeszertifikat), mit Auflistung von Altersgruppen und des Geschlechts der Verstorbenen. Teilen Sie auch bitte die Zahl der Leichenuntersuchungen (Autopsien) mit."

Das Antwortschreiben des *UK-Office for National Statistics* wurde am 24. Januar 2022 (exakt zweihundert Jahre nach E.T.A. Hoffmanns 46. und letztem Geburtstag!) von Atkinson (2022) publiziert und besteht u.a. aus der folgenden, sehr aufschlussreichen Tabelle. Die Einwohnerzahl von England und Wales betrug damals ca. 67 plus 3 Millionen Bürgern, d.h. die Gesamtpopulations-Größe lag bei etwa 70 Millionen Menschen.

Es wurden 20 Altersgruppen unterschieden und die Zahl der „echten", real an Covid-19-Verstorbenen genannt – nach männlich-weiblich unterteilt.

Erstaunliches Ergebnis. Die Gesamtzahl der Covid-19-Opfer betrug für den genannten Zeitraum (ca. 2 Jahre) 6183 Personen. Das sind nur ca. 4% der in den britischen Medien behaupteten etwa 150 000 „Corona-Toten"! Nachfolgend eine Auflistung der Einzelfälle, wobei ich, der Übersicht wegen, drei große *Altersgruppen* unterscheide:

1. Kinder und Jugendliche, Null bis 19 Jahre;
2. Erwachsene im erwerbsfähigen Alter, 20 bis 69 Jahre;
3. Alternde Menschen, 70 bis 90-plus Jahre.

Es folgen die Daten im Einzelnen: Zahl der an Covid-19 verstorbenen Personen, nach Altersgruppe und Geschlecht (männlich, m/weiblich, w). Zeitraum Febr. 2020 bis Dez. 2021:

- *Altersgruppe 1*: 0 bis 1 Jahre alt: m-1/w-0; 1 bis 4 Jahre alt: m-0/w-0; 5 bis 9 Jahre alt: m-0/w-0; 10 bis 14 Jahre: m-0/w-1; 15 bis 19 Jahre alt: m-1/w-0 Covid-19-Todesfälle.
- *Altersgruppe 2*: 20 bis 24 Jahre alt: m-4/w-1; 25 bis 29 Jahre alt: m-12/w-3; 30 bis 34 Jahrealt: m-24/w-7; 35 bis 39 Jahre alt: m-42/w-15; 40 bis 44 Jahre alt: m-52/w-24; 45 bis 49 Jahre alt: m-87/w-43; 50 bis 54 Jahre alt: m-138/w-52; 55 bis 59 Jahre alt: m-234/w-93; 60 bis 64 Jahre alt: m-254/w-102; 65 bis 69 Jahre alt: m-279/w-119 Covid-19-Todesfälle.
- *Altersgruppe 3*: 70 bis 74 Jahre alt: m-357/w-204; 75 bis 79 Jahre alt: m-395/w-252; 80 bis 84 Jahre alt: m-492/w-402; 85 bis 89 Jahre alt: m-470/w-533; 90 plus: m-520/w-971 Covid-19-Todesfälle.

Verkehrstod wahrscheinlicher als Covid-19-Sterben. Insgesamt ereigneten sich somit 6183 dokumentierte Todesfälle mit der Lungenerkrankung Covid-19 als alleiniger Ursache, bezogen auf ca. 70 Millionen britische Bürger (d.h. 0,0088% reale C-Verstorbene) – die Mehrzahl war deutlich über 75 Jahre alt!

Anders formuliert: 99,9912% der britischen Population hat die „Todbringende Corona-Seuche“ überlebt. Von einer „Pandemie“ kann somit nicht die Rede sein (s. Kapitel 1). Es waren weniger Menschen in Absolut-Zahlen, als es in diesem Zeitraum von 23 Monaten im selben Gebiet Mitteleuropas bestätigte (britische) *Verkehrstote* gab, wobei auch dort junge Motorradfahrer besonders gefährdet sind (Abb. 8.1).

Es sei angemerkt, dass eine Studie des *US Center of Disease Control* (CDC-24/7-23. Jan. 2022) ergab, dass nur etwa 6% der „An-und-mit-Corona-Verstorbenen“ ursächlich einer schweren Covid-19-Lungenerkrankung erlegen sind (gemäß dem Death Certificate). Ähnlich niedrige *reale* Covid-19-Sterbezahlen wurden im November 2021 für Italien gemeldet (s. S. 31). Diese „USA- bzw. Italy-Daten“ werden kontrovers diskutiert, während unsere oben reproduzierten U. K.-Dokumente harte, belegte Fakten darstellen, unterstützt durch folgende Meldung: Am 10. August 2022 berichtete „9 News Perth-Austr. Bureau of Statistics“, dass nur 10% aller „Covid-19-Tote“ am Virus selbst verstorben sind (Zeitraum 1.1.2022 bis 30.6.2022). Die U.K.-Daten sind somit bestätigt.

Der Faktor Eintausend. Vergleichen wir die U.K.-Altersgruppen 1 und 3 miteinander, so ergeben sich die folgenden Einsichten. Kinder und Jugendliche bis 19 Jahre waren durch exakt 3 (in Worten: drei!) Covid-19-Todesfälle gekennzeichnet: Ein männliches Baby, ein Junge und ein Mädchen sind nachweislich an „Corona“ verstorben – ob sie z.B. Krebs hatten, ist nicht bekannt. Innerhalb der Alten-Gruppe 70 bis über 90 Jahre waren hingegen 4596 reale Corona-Todesfälle zu beklagen. Das sind um den Faktor 1532mal mehr Verstorbene als bei Kindern und Jugendlichen. Zwischen „Jung und Alt“ liegt somit der Faktor von mindestens 1000 bezogen auf die Covid-19-Sterbewahrscheinlichkeit, eine Erkenntnis, die schon zum Ende des ersten „Corona-Jahrs“ bekannt war (Levin et. al. 2020, Ioannidis 2021, 2022, Axfors und Ioannidis 2022) – und in der deutschen Mainstream-Presse stand (Maier-Borst 2020).

Unfall-Vergleich. Die Wahrscheinlichkeit, dass ein gesundes Kind an Covid-19 stirbt ist mindestens zehnmal geringer, als dass dieser heranwachsende Mensch bei einem Autounfall ums Leben kommt. Blitzschlag-Todesfälle (in Deutschland trifft es Bundes-weit ca. 4 Personen pro Jahr) sind etwa ebenso wahrscheinlich wie der *reale* Kinder/Jugendlichen-Corona-Tod bei Heranwachsenden ohne Vorerkrankungen. Abbildung 8.2 soll diesen Sachverhalt veranschaulichen.

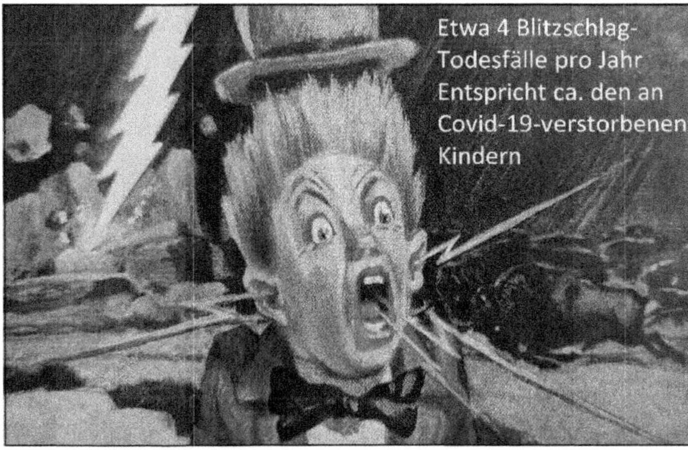

Abb. 8.2: Todesursache Blitzschlag. Etwa 4 Menschen werden jährlich in Deutschland vom Blitz getroffen, darunter auch Kinder und Jugendliche. Das entspricht etwa der Zahl gesunder Heranwachsender, die im gleichen Zeitraum an Covid-19 sterben (nach einer historischen Vorlage).

Gender-Ungerechtigkeit. Abschließend sei erwähnt, dass diese U.K.-Daten nochmals belegen: Männer sterben 2- bis 3-fach häufiger an Covid-19 als Frauen, mit Ausnahme der Altersgruppen ab 85 Jahren, wo viel mehr Frauen am Leben sind als die „wegsterbenden“ Männer.

Diese britischen Daten stehen im Einklang mit Ergebnissen aus China, wo ebenfalls erheblich mehr Männer an Corona verstarben als Frauen im selben Alter (Kutschera 2020). In drei Fachartikeln habe ich diese Frau-Mann–Unterschiede evolutionsbiologisch erklärt (s. Kutschera 2020 a,b,c, sowie Jahme und Kutschera 2021).

Um es noch einmal zu sagen: Derartige offen-ehrliche Covid-19-Zahlen, wie sie hier für England und Wales dargestellt wurden (Atkinson 2022), sind mir aus Deutschland bezüglich der dort lebenden Bevölkerung leider nicht bekannt, sonst hätte ich sie hier vorgestellt und diskutiert.

Infektions-Sterblichkeit: drei Quellen mit demselben Resultat. Wir hatten in Kapitel 4 die altersabhängigen Infektions-Sterblichkeiten oder *Infection Fatality Rates* bei Jungen vs. Alten vorgestellt, mit Bezug zu den Daten von Axfors und Ioannidis (2022). Der Durchschnittswert für alle Altersgruppen, ca. 0,1% für Covid-19, liegt im Bereich einer mittelschweren Grippe und wurde bereits früher von den Forschern Levin et al. (2020) und Clift et al. (2022, Online seit 2021) bestätigt.

Kinderschutz-Zäune? Zwischen Jung und Alt klafft somit ein Faktor von mindestens 1000, und diese Zahl war meines Wissens kaum Gegenstand irgendwelcher „Corona-Schutzmaßnahme"-Diskussionen. Es ist offensichtlich, dass Kinder und Jugendliche mit einer kaum messbaren Wahrscheinlichkeit an Covid-19 versterben, sodass ich noch einmal auf das Blitzschlag-Beispiel verweisen möchte (Abb. 8.2). Es ist daher erstaunlich, dass die Errichtung wirksamer Schutz-Zäune (an *allen* deutschen Straßen) zur Vermeidung tragischer Todesfälle bei Kindern *nicht* in politische Debatten eingebracht worden sind. Alle diese Betrachtungen sollen aber nicht die Gefahr einer Covid-19-Erkrankung für alte, immungeschwächte Personen kleinreden: Die aus Wuhan-China Anfang 2020 via offene Grenzen eingeschleppten SARS-CoV-2-Viren waren, in ihren ursprünglichen Varianten, für diese vulnerable Menschengruppe eine reale, potentiell *tödliche* Gefahr, und ich möchte auch erkrankten Personen, die real am „Long-Covid-Syndrom" leiden, mein Mitgefühl aussprechen. Im nächsten Abschnitt wollen wir einen Rückblick in das Zeitalter der „Schweinegrippe" vollziehen, um auf dieser Wissensbasis die Verhältnisse 2021-2022 verstehen zu können.

Exkurs: Schweinekrippe-Impfung mit einschläfernden Nebenwirkungen und Zensur

Was sind „Adjuvanten"? Damit werden Zusatzstoffe bezeichnet, die in einem zur „Impfung" zugelassenen Substanzgemisch die Immunogenität der Antigene verstärkt. So enthält z.B. das ab Februar 2022 zugelassene „Corona-Impfpräparat" mit dem Namen *Novovax* (USA) neben dem gentechnisch in Insektenzellen hergestellten viralen Spike-Protein sogenannte „Wirk-Verstärker", und das sind „Adjuvanten". Viele unserer „Grünen" Gentechnik-Feinde hatten sich nicht nur gerne einer mRNA-Gentherapie via „Impfung" mit Comiraty & Co. unterzogen, sondern ab

Anfang 2022 auch mit Beifall die Novavax-Injektionen begrüßt. Ein Blick in die jüngere „Impfgeschichte" führt uns in diesem Zusammenhang zum „Schweinegrippe-Vakzinations-Narkolepsie"-Skandal, der im „Hoffmann-Jahr 2022" kaum in der Mainstream-Wissenschaft berücksichtigt worden ist.

Charles Darwin zum Happy Birthday. Im März 2009, exakt ein Monat nach Darwins 200. Geburtstag, trat in den USA und Mexiko ein neuartiges, von Haustieren (Schweine) auf Menschen zoonotisch übertragenes Virus in Erscheinung. Bereits im Juni 2009 hatte dann die WHO eine „Neue Pandemie" ausgelobt. Da in diesem Fall H1N1-Influenza-Typ A-Viren verantwortlich waren, die mit den H1N1-Virionen der Jahre 1918-1919 verwandt sind („Spanische Grippe", weltweit 50 bis 100 Millionen Todesfälle), war Vorsicht geboten. Bis zum Ende der Ansteckungszeit, ca. 2010, hat die „Schweinegrippe" weltweit zu etwa 18 000 Todesfällen geführt.

Pandemrix-Skandal. Daher wurden in Europa etwa 46 Millionen Menschen geimpft, und das Vakzin *Pandemrix*, angereichert mit dem Adjuvant AS03, wurde bevorzugt „verabreicht". Wie die Neurobiologen Sarkanen et al. (2018) dargelegt haben, stieg nach Beginn der Pandemrix-Impfkampagne 2009-2010 das Risiko, an *Narkolepsie* (chronische Schlafkrankheit) zu leiden, um das 5- bis 14-Fache an, bezogen auf Kinder und Heranwachsende. Als Zeitraum werden 2 Jahre nach der Impfung genannt, d.h. es liegt hier eine negative Langzeitwirkung vor! In Europa war 2010 dieser „Impfschaden", vermutlich als *Autoimmunerkrankung* zu klassifizieren, ein Thema in den großen Medien. Erstaunlicherweise wurde dann aber nach Anrollen der massiven „Corona-Impfkampagne ab Dez. 2020" dieser klar dokumentierte Fall einer massiven „Impf-Langzeit-Nebenwirkung" kein Thema mehr (Wodarg 2021). Ich möchte damit keineswegs einen kausalen Zusammenhang mit dem neuen Präparat „Novavax" und irgendwelchen möglichen, dadurch herbeigeführten Krankheiten herstellen, aber Vorsicht ist hier dennoch geboten.

Nach dem Motto „Die Corona-Impfstoffe sind ohne negative Nebenwirkungen, d.h. sicher und bedenkenlos anzuwenden." wurden Millionen auf Kosten des Steuerzahlers gekaufte „Impfdosen" unter das ahnungslose Volk gebracht, d.h. „verimpft" – noch im Januar 2022 lief diese Regierungs-Kampagne über Zeitungsanzeigen, die ich archiviert habe. Die Tatsache, dass es ab 2021 infolge der mRNA-Vakzinierung der Bevölkerung erheblich *mehr* Nebenwirkungen mit teilweise tödlichem Verlauf gab als bei allen bisher „verimpften" Substanzen zusammen, wurde ignoriert (s. z.B. Sönnichsen et al. 2021, Atkinson 2022, KrRiSta 2022, Rißler 2022 a).

Zensur unerwünschter Impf-Folgen-Papers. Besonders perfide ist das Beispiel offensichtlicher „Wissenschafts-Zensur", d.h. Maulkorb-Zwang wie bei den Karlsbader Beschlüssen 1819 (s. Abb.1.1, S. 16), im folgenden Fall: Eine kanadische Biologin hatte eine solide recherchierte Forschungsarbeit zu den Nebenwirkungen der „Covid-19-Impfstoffe" auf Grundlage der VAERS-Daten (Vaccine Adverse Event Reporting System, USA) erstellt. Die VAES-Infopage gibt es seit 1990, und dort wurden über Jahrzehnte ca. 40 000 Nebenwirkungs-Meldungen pro Jahr eingestellt, einschließlich mehrere hundert Todesfälle. Seit Beginn der „Corona-mRNA-Impfungen 2021 bis Anfang 2022" sind die Zahlen erheblich angestiegen: Etwa eine Million Nebenwirkungs-Meldungen (darunter über 25 000 Fälle von Herzmuskelentzündung, ca. 11 000 Herzinfarkte usw.) und mehr als 21 000 Todesfälle im Zusammenhang mit der „Corona-Impfung" wurden verzeichnet!

Ein Manuskript, diese u.a. Fakten beschreibend, „Rose und McCullough-2021", wurde von dem Fachjournal *Current Problems in Cardiology* zum Druck akzeptiert, dann aber zurückgenommen, d.h. gelöscht (s. Internet: Withdrawn: A Report on Myocarditis Adverse Events in the … VAERS, Oct.1, 2021). Der Verlag, *Elsevier* B.V., Niederlande, sollte sich schämen – das ist antiquierte „Maulkorb-Zensur" wie vor 200 Jahren! Es gibt weitere Beispiele (Kostoff et al. 2021), die nicht alle aufgelistet werden sollen.

KRiSta und der Tod-bringende Frühling 2021 mit Coronavakzin-Verdacht

Nachdem die Frage diskutiert wurde, wie viele Menschen im Verlauf der ersten beiden „Corona-Jahre 2020 bis 2021" real an Covid-19 verstorben sind (in England/Wales bei 70 Millionen Einwohnern 6183, in Deutschland demnach ca. 8000?) und der „Schweinegrippe-Skandal" vorgestellt wurde, sollen die mit den mRNA-Impfungen/Gentherapien verbundenen Todesfälle beleuchtet werden. Wie bereits dargelegt, sind alle Impfungen, auch jene mit realen Vakzinen (abgeschwächte Erreger), bei manchen Menschen mit Nebenwirkungen verbundenen. Ich selbst zähle zu jenen Personen, die nach *sinnvollen* Impfungen immer zunächst real gelitten haben; Fieber und Unwohlsein waren die Kurzzeit-Folgen, mit welchen ich zu kämpfen hatte, bis dann, zwei Tage später, wieder alles in Ordnung war.

Aus zehn Cent werden einhundert Euro. In Kapitel 6 wurde bereits dargelegt, dass die Covid-19-Impfung/Gentherapie durch Injektion sogenannter mRNA-Vakzine massive Nebenwirkungen haben kann, die nach Angabe der Hersteller mit ca.0,1% (d.h. jeden 1000. Impfling betreffend) oder weniger als „selten" bezeichnet werden. Das Problem hierbei ist, dass diese 0,1% exakt dem 7-Tage-Inzidenzwert von 100 entsprechen. Die „Inzidenz 100" (d.h. 999 von 1000 Getesteten sind negativ) wurde 2021 aber als derart hoch bzw. besorgniserregend eingestuft, dass via einer vom Bundesverfassungsgericht als Rechtens erklärten „Bundesnotbremse" ein (vermutlich weitgehend wirkungsloser) „Lockdown" mit Freiheitsbeschränkungen der Bürger verordnet wurde (Stichworte: Ministerpräsidentenrunde, Bevölkerungs- und Infektionsschutz). Mit dem „Inzidenz-Trick" wird quasi aus 10 Cent (d.h. „wenig") in einem Schritt „viel" erzeugt (100 Euro) (s. Abbildung 5.5., S. 143). Die Frage, ob wir den Wert von 0,1%, und somit jeden Tausendsten betreffend, als hoch oder niedrig einstufen, bleibt somit der subjektiven Einschätzung des Einzelnen vorbehalten.

KRiStA-Daten zu den Impfschäden. Das bereits im Vorwort und Haupttext erwähnte *Netzwerk Kritischer Richter und Staatsanwälte* (KRiStA) hat nicht nur die Diffamierung mutiger deutscher Richter, die klare Urteile bezüglich der übergriffigen „Corona-Politik" getroffen haben, verteidigt („Kleine Richterlein", s. E.T.A. Hoffmann, S. 215), sondern auch die Impf-Nebenwirkungen nach mRNA-Lipidnanopartikel-Injektionen analysiert. Am 17.12.2021 publizierte KRiStA (2022) die folgende zusammenfassende Übersicht. Für den Zeitraum 27.12.2020 bis 30.9.2021 verzeichnete der *Sicherheitsbericht* des *Paul-Ehrlich-Instituts* (PEI) für Deutschland nach ca. 108 Millionen „Corona-Impfungen" (d.h. 1. Dosis, 2. Dosis, plus „Auffrischimpfung") insgesamt 172 188 Verdachtsfälle von Covid-19-Vakzin-Nebenwirkungen, 21 054 Verdachtsfälle schwerwiegender Nebenwirkungen und 1802 Verdachtsfälle über einen tödlichen Ausgang. Als *seltene Nebenwirkungen* werden genannt: Herzmuskelentzündung (Myokarditis, Perikarditis), Anaphylaxien, Thrombose-mit-Thrombozytopenie-Syndrom (TTS), Guillain-Barrè-

Syndrom (s. S. 223), Thrombozytopenie und Immunthrombozytopenie (ITP) sowie Thrombosen bzw. Blutgerinnsel.

Vergleichsweise sind diese sicher viel zu niedrigen Zahlen (ca. 10% der realen Fälle erfassend?), mit nur 0,2 schwerwiegenden Meldungen pro 1000 Impfungen, aber alarmierend. Werden diese Werte mit allen anderen Impfstoffen zusammen genommen in Relation gesetzt (Zeitraum 1.1.2000 bis 31.12.2020), so sind die mRNA-Vakzin-induzierten Verdachtsfälle um den Faktor 23, und die Todesfälle um das 28-fache höher als sie mit konventionellen, echten Impfstoffen waren (im Verlauf von 20 Jahren!) – und genau darum geht es.

Nicht die Frage ist entscheidend, ob z. B. jeder 1000. Impfling als Schadensfall (0,1%) „viel" oder „wenig" ist, sondern die Tatsache, dass die mRNA-Lipidnanopartikel-Verabreichungen um *mindestens* das zwanzig- bis dreißigfache schädlicher bzw. tödlicher sind als die erprobt-bewährten Impfstoffe der Vergangenheit (KRiStA 2022). Die nachfolgenden Schlagzeilen und Beispiele erhellen das reale Problem der „Corona-Impfschäden".

Todesfälle nach Corona-Impfung: Horror-Berichte mit Portraits der Opfer

Um *direkt* und *anschaulich* darzulegen, was sich nach Beginn der deutschen Impf-Agenda ab Ende Dezember 2020 in Deutschland bzw. Europa ereignet hat, habe ich nachfolgend einige Meldungen zusammengestellt.

Horror-Meldungen 2021. Am 17.2.2021 publizierte *Der Westen* die folgende Schlagzeile: „Bochum: Mann (32) stirbt kurz nach Corona-Impfung – Obduktion ergibt keinen Zusammenhang". Offensichtlich war ein Covid-19-Test negativ, daher das Verneinen eines Zusammenhangs mit der „Impfung".

Am 21.3.2021 stand auf *RND.de* die Schlagzeile: „Norwegen: Zwei Todesfälle durch Blutgerinsel nach Impfung mit Astrazeneca". Ein Zusammenhang mit der „Impfung" wurde nicht ausgeschlossen; Experten hatten diesen in einem Fachartikel aber definitiv bestätigt (*Science Norway,* 18.3.2021).

Am 25.3.2021 berichtete *RND.de* über den folgenden Fall: „Uni-Medizin Rostock stoppt Astrazeneca-Impfung nach Tod einer Mitarbeiterin teilweise". Die Verstorbene hätte eine Thrombose in der Hirnvenenarterie erlitten, wurde dargelegt. Am selben Tag publizierte das *UK-Essen* die folgende Pressemitteilung: „Todesfall im möglichen Zusammenhang mit AstraZeneca-Impfung". Ein 36-jähriger Patient verstarb an den Folgen thromboembolischer Komplikationen. Ein Zusammenhang zur vorausgegangenen Covid-19-Impfung mit Astrazeneca sei möglich, wurde zugestanden.

Am 29.3.2021 berichtete *Ga.de* unter der Schlagzeile „Thrombosen: Kreis Euskirchen stoppt Astrazeneca-Impfung für Frauen unter 55", dass eine geimpfte Frau (55) gestorben ist und bei einer 28-Jährigen nach Verabreichung von Astrazeneca eine schwerwiegende Erkrankung gemeldet worden sei.

Am 1.4.2021 meldete das *Nürnberger Blatt* unter der Überschrift „Autopsie nach Tod einer 63-jährigen Griechin nach Astrazeneca-Impfung angeordnet", dass die Frau nur 20 Minuten nach dem „Stich" bewusstlos auf einer Parkbank gefunden worden sei. Die Ärzte konnten nur noch ihren Tod bestätigen.

Am 5.4.2021 fasste ein Experte die damalige Entwicklung wie folgt zusammen: „Nebenwirkungen und Todesfälle durch Impfung nehmen rasant zu" (P. F. Mayer, *tkp.at*). Am 26.8.2021 stand in der *Berliner Zeitung* die folgende traurige Nachricht: „Friedrichshainer Kult-Schuhmacher nach Corona-Impfung im Rollstuhl", und am selben Tag konnten wir lesen: „Nach Tod von Lisa Shaw: Obduktion abgeschlossen! Moderatorin (44) starb nach Corona-Impfung"(*news.de/Promis*-26.8.2021). Zwei Monate später, eine ähnliche Schlagzeile: „Tod einer 32-Jährigen – Rechtsmediziner: Corona-Impfung mit Astrazeneca war tödlich" (*Berliner Zeitung*, 28.10.2022). Besonders erschütternd war der folgende Report auf *Welt.de,* 20.9.2021: „Meine Tochter starb an der Impfung: So fühle ich mich".

März 2022 – Der Mainstream wacht auf. Am 7.3.2022 stand in der *Münsterland-Zeitung:* „Schlaganfall nach Booster-Impfung: Familienvater kämpft mit den Folgen", und am 21.6.2022 berichtete *Welt.de:* „Nach Covid-Impfung mit Astrazeneca wird Frau zum Pflegefall". So ging es immer weiter, bis dann am 22.4.2022 der *Mitteldeutsche Rundfunk* (MDR) es wagte, eine Sendung mit dem politisch inkorrekten Titel „Langer Weg: Entschädigung nach Corona-Schutzimpfung" zu bringen. Botschaft: „Impfschäden … sind selten, aber es gibt sie". Am 12.6.2022 war es dann so weit: *Spiegel.de* berichtete: „Post-Vac-Syndrom: Unerklärliche Symptome nach der Coronaimpfung – und alle ducken sich weg", allerdings mit dem Unterton, dass das alles vielleicht doch nicht so schlimm sei.

In vielen anderen Ländern wurden ähnliche Zusammenhänge zwischen der mRNA-Injektion und schweren Nebenwirkungen bzw. Todesfällen dokumentiert. Erst nachdem immer mehr „Stars aus den Mainstream-Medien" betroffen waren, wurden diese Reportagen über Einzelfälle hinaus ernst genommen.

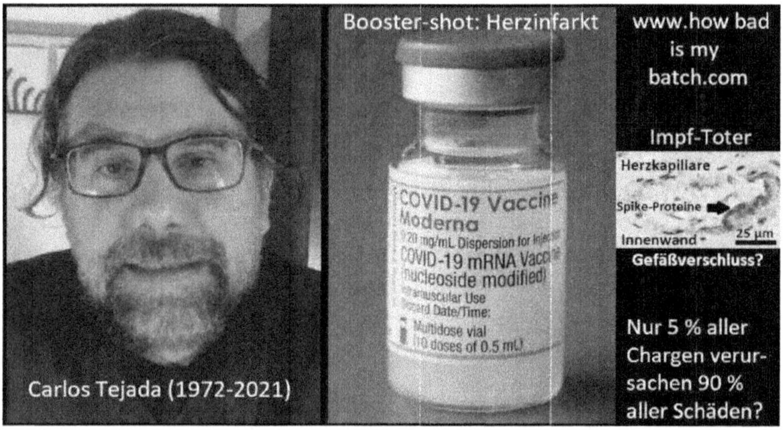

Abb. 8.3: Tod durch Herzinfarkt nach „Booster"-Auffrischimpfung mit Moderna-mRNA-Vakzin. Der abgebildete Journalist hatte sich noch demonstrativ beim „Impfen" fotografieren lassen und ist dann, plötzlich und unerwartet, gestorben (nach B. Shilhavy, Healthimpactnews.com/2022). Möglicherweise hatte er eine verunreinigte Charge verabreicht bekommen. Die rechte Teilabbildung zeigt die durch mRNA-Injektion in den Herzkapillar-Innenwänden gebildeten Spike-Proteine eines Post-Impf-Verstorbenen (nach Mörz, M.: Preprint 2022).

Vorzeige-Impfling stirbt nach Injektion. Anfang 2022 wurde bekannt, dass ein 49 Jahre alter amerikanischer Journalist der *New York Times* vor Weihnachten 2021 nur 24 Stunden nach einer *Moderna*-mRNA-Booster-Impfung gestorben ist. Um diesem Opfer des Corona-Impfgeschehens eine Individualität zu geben ist der verstorbene Familienvater in Abbildung 8.3 neben einem Fläschchen des tödlichen Impfstoffes (Aufschrift: Covid-19 mRNA Vaccine, nucleoside modified) dargestellt. Es ist sehr wahrscheinlich, dass die Spritze („der kleine Pieks") todesursächlich war, denn der Mann war bis zum „Shot" gesund und munter. In der Grafik (Abb. 8.3) wird auf die Publikation *How bad is your batch* verwiesen (Paardekooper 2022) und belegt, dass die toxischen Spike-Proteine u.a. in Herzkapillaren gebildet werden, wo sie Myokarditis und Infarkte verursachen können (Mörz 2022). Als ein Befürworter der Massen-Vakzination in den USA wurde der Journalist selbst zum *Opfer* dieser Agenda. Abbildung 8.4 zeigt Portraits, meist US-Amerikaner darstellend, die an den Folgen einer mRNA-Injektion, die sie als „schützende Impfung" empfunden hatten, gestorben sind. Diese, einem Bericht von Shilhavy (2022) entnommenen Bilder sollen zeigen, dass vornehmlich junge Menschen infolge des „kleinen Pieks" ihr Leben verloren haben. Die Frage, ob alle diese abgebildeten Opfer ursächlich an ihrem „Shot" verstarben, oder ob auch andere Todesursachen mitgewirkt haben (z.B. Krebs), kann ich nicht beantworten. Sie ist ebenso offen wie die Frage, wie viele Bürger in Deutschland ursächlich als „Covid-19-Tote" zu beklagen sind.

US-Impftote in Zahlen. Der Abbildung 8.4 wurde eine Meldung des mRNA-Vakzin-Kritikers Kirsch (2022 a, b) beigefügt. Die Tatsache, dass dieser „umstrittene Mann" in einer der beiden zitierten Berichte auf ca. 500 solide Forschungsarbeiten zu schweren mRNA-Vakzin-Nebenwirkungen hinweist, spricht für die Qualität seiner Aussagen. Ob die exakt am 25. Juni 2022 (E.T.A. Hoffmanns 200. Todestag!) publizierte Meldung, inzwischen seien neben den ca. eine Million US-„Mit-und-an-Covid-19-Toten" etwa 750 000 Impflinge verstorben, korrekt ist möchte ich bezweifeln. Kirsch (2022 a, b) hatte eine Umfrage durchgeführt und diese Daten auf die Gesamt-US-Bevölkerung umgerechnet (ca. 330 Millionen Einwohner). In seinem Text erwähnt er, dass diese Zahl durchaus um den Faktor 10 zu hoch sein kann. Da aber auch die Zahl der realen Covid-19-Sterbefälle um das Zehnfache niedriger sein könnte, wäre z.B. diese Interpretation denkbar: USA bis 25.6.2022 ca. 100 000 Covid-19-Verstorbene vs. 75 000 tote Impflinge infolge der Lipidnanopartikel-mRNA-Injektion. Wie in Kapitel 6 dargelegt, waren bis Januar 2022 exakt 21 745 Todesfälle in Folge der „Corona-Impfung" für die USA ausgewiesen (s. S. 205). Bei einer wahrscheinlichen Untererfassung von nur ca. 10% aller Fälle würde das bedeuten, dass es real mindestens 210 000 Impf-Tote gegeben hat, was wiederum mit dem Wert von Kirsch (2022 a, b), Schätzbereich 75 000 bis 750 000 Opfer, in Einklang steht. Die exakten Zahlen sind unbekannt, und für Deutschland bzw. Europa können ebenfalls nur sehr grobe Abschätzungen getroffen werden.

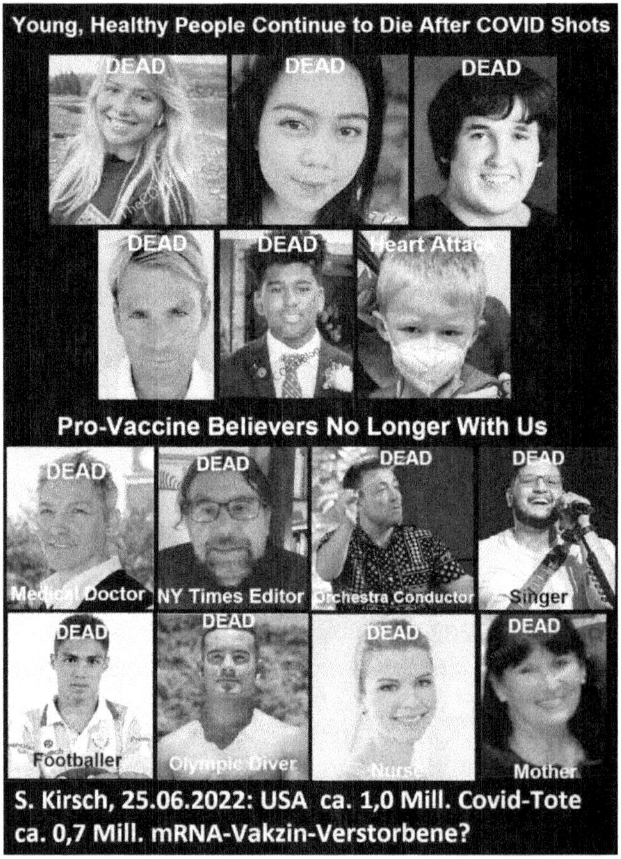

Abb. 8.4: Opfer der mRNA-Vakzinierung (oben). Überzeugte Impflinge, die trotz festem Glauben an die Unschädlichkeit der mRNA-Vakzine später, ohne Vorerkrankungen, gestorben sind. Arzt, New York Times-Journalist (s. Abb. 8.3), Orchesterdirigent, Pop-Sänger, Fußballer, Olympiataucher, Krankenschwester und Mutter (unten). Die Frage, ob in allen Fällen die „Impfung" alleinige Todesursache war ist ungeklärt (nach B. Shilhavy, Healthimpactnews/2022). Im Anhang ganz unten sind die hochgerechneten Zahlen einer Befragung von Kirsch (2022 a, b) dargestellt, die im Text kritisch diskutiert werden.

EMA-Daten für Europa. In Abbildung 8.5 sind, aus einem Originaldokument herauskopiert, für den Europäischen Wirtschaftsraum (bis Anfang März 2022) ca. 23 000 bzw. ca. 10 000 Impf-Todesfälle gelistet. Auch hier sprechen die Autoren, wie bei den „Covid-19-Verstorbenen", von „an oder im Zusammenhang mit"- zu Tode gekommenen Impflingen. Die Datenlage ist somit unvollständig bzw. fragwürdig. Zum Vergleich siehe Abbildung 6.6, S. 205, wo für Europa bis Januar 2022 ca. 38 000 Impf-Todesfälle verzeichnet sind, mit Verweis auf die *European Medicines Agency* (EMA). Auf diese Organisation werden wir im nächsten Abschnitt zu sprechen kommen.

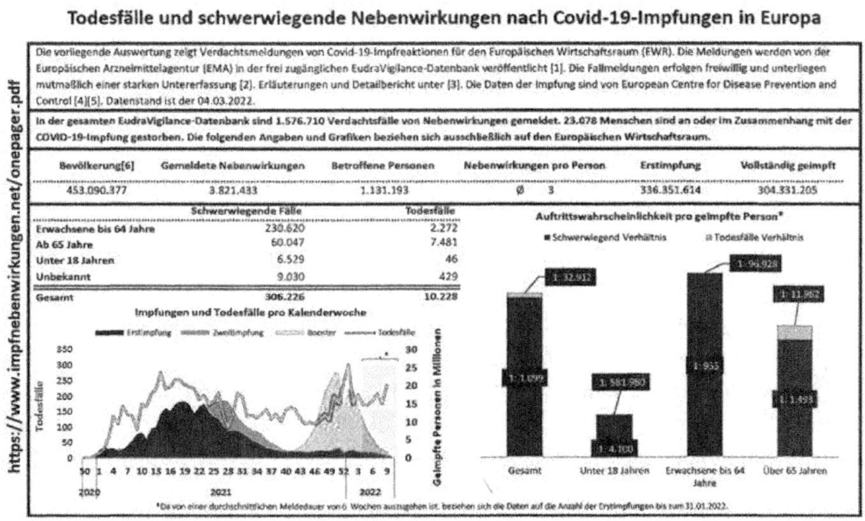

Abb. 8.5: Todesfallzahlen und schwere Nebenwirkungen: Impfungen mit den vier mRNA- bzw. Vektor-Spikeprotein-Präparaten und die Folgen. Die Verdachtsfälle von Covid-19-Impfschäden beziehen sich auf den Europäischen Wirtschaftsraum und werden stetig aktualisiert (nach OnePage#8V. 1.6., Mai 2022).

European Medicines-Agency: Schockierende Geständnisse und das Impf-Paradoxon

Im März 2022 konnte man in den Produktinfos zu den mRNA-Impfstoffen (Comirnaty/ BioNTech-Pfizer) die hier nachfolgend referierten Fakten nachlesen. Dieses Schriftstück wurde von der *Europäischen Arzneimittel-Agentur* (*European Medicines Agency*, EMA) veröffentlicht und hat daher offiziellen Charakter. Im 119 Seiten langen Anhang 1 mit dem Titel „Zusammenfassung der Merkmale des Arzneimittels (Inhaber der Zulassung: BioNTech-Mainz, Germany)" – Update 3.3.2022 – sind u.a. folgende erstaunliche Wahrheiten ausgesprochen, die ich hier, mit persönlichen Fragen versehen, darlegen möchte.

Acht erstaunliche Geständnisse. Die Zitate sind authentisch und im Originaldokument „EMA Produkt-Infos 2022" nachlesbar, siehe Literaturverzeichnis.

1. *Vorbemerkung:* „Dieses Arzneimittel unterliegt einer zusätzlichen Überwachung. Dies ermöglicht eine schnelle Identifizierung neuer Erkenntnisse über die Sicherheit". Frage: Warum muss ein Notfallmäßig (bedingt) zugelassener Impfstoff weiter bezüglich seiner Sicherheit geprüft werden? Nach Medienberichten soll die mRNA-Injektion doch *sicher sein*?
2. *Pharmakodynamische Eigenschaften*: „Wirkmechanismus: Die Nukleosid-modifizierte Boten-RNA (mRNA) in Comirnaty ist in Lipid-Nanopartikeln formuliert. Der Impfstoff löst sowohl neutralisierende Antikörper als auch zelluläre Immunantworten gegen das Spike (S)-Antigen aus, was zum Schutz gegen Covid-19 beitragen kann". Frage: Mit diesem Satz wird zugegeben, dass eine Schutzwirkung bestehen *kann*; warum wird dann aber offiziell, z.B. bei der Impfwerbung, behauptet, das mRNA-Vakzin würde „vor schweren Krankheitsverläufen schützen", ohne die Produktinfo-Einschränkung „beitragen kann"?
3. *Zusammensetzung des Arzneimittels:* „Liste der sonstigen Bestandteile: ….ALC-0315-, ALC-0159-Nanolipide". Frage: Diese Chemikalien sind nur für Forschungszwecke, nicht aber für eine Anwendung beim Menschen zugelassen (laut Herstellerfirma Echelon, Inc.). Warum werden sie dennoch im mRNA-Impfstoff per Injektion verabreicht? Warum wurden diese Lipid-Fett-Töpfchen in der Fachliteratur als „re-

duziert toxisch" gekennzeichnet, und damit *nicht* als „ungiftig" gelistet?

4. *Vorerkrankte-alte Menschen:* „Immungeschwächte Personen: Die Wirksamkeit und Sicherheit des Impfstoffs wurde bei immungeschwächten Personen … nicht bewertet. Die Wirksamkeit von Comirnaty könnte bei immungeschwächten Personen geringer sein". Fragen: Werden alle Impflinge vorab ausführlich bezüglich ihrer „Immunstärke" untersucht? Werden Impfeignungs-Atteste erstellt? Warum wurde die Comirnaty-Wirkung nicht in der vulnerablen Gruppe immungeschwächter alter Menschen ergründet?
5. *Schutzwirkung der mRNA-Impfung:* „Dauer des Impfschutzes: Die Dauer der Schutzwirkung des Impfstoffs ist nicht bekannt, da sie noch in laufenden klinischen Studien ermittelt wird. Wie bei jedem Impfstoff schützt die Impfung mit Comirnaty möglicherweise nicht jeden Geimpften. Personen sind möglicherweise erst 7 Tage nach ihrer zweiten Impfdosis vollständig geschützt". Frage: Aus der Presse geht hervor, dass die klinischen Studien weit fortgeschritten seien; wird daher empfohlen, alle 12 Wochen eine „Auffrisch-Impfung" vorzunehmen? Warum wirkt das Arzneimittel nicht bei jeder Person im positiven, d.h. schützenden Sinne?
6. *Schwangerschafts-Risiken:* „Es liegen nur begrenzte Erfahrungen mit der Anwendung von Comirnaty bei Schwangeren vor. Die Verabreichung von Comirnaty in der Schwangerschaft sollte nur in Betracht gezogen werden, wenn der potenzielle Nutzen die möglichen Risiken für Mutter und Fötus überwiegt". Frage: Werden schwangere Frauen in den Impfzentren ausführlich über diese Gefahren informiert? Warum wird von einem *möglichen* Nutzen gesprochen? In der Presse wird das Impfen ausschließlich ohne diesen Vorbehalt beworben!
7. *Gefahren für den Impfling:* „Nichtklinische Daten zeigten auf der Grundlage *konventioneller* Studien zur Toxizität … keine besondere Gefahr für den Menschen … Ratten, denen intramuskulär Comirnaty verabreicht wurde, zeigten Ödeme und Erytheme und einen Anstieg der weißen Blutkörperchen..., die mit einer Entzündungsreaktion übereinstimmen … Es wurden weder Genotoxizitäts- noch Karzinomitäts-Studien durchgeführt". Frage: Mögliche, mRNA-Vakzinverursachte Erbschäden und Krebserzeugungen wurden nicht überprüft? Ratten werden nach Injektion geschädigt, wie verhält es sich

beim Menschen? Wo sind die klinischen Studien zu den Nebenwirkungen?

8. *Endgültiger Wirksamkeits- und Sicherheitsbericht in zwei Jahren.* Im März 2022 war im hier vorgestellten Produktinfo-Dokument das Folgende nachlesbar: „Um die Wirksamkeit und Sicherheit von Comirnaty zu bestätigen, sollte der Zulassungsinhaber den endgültigen klinischen Studienbericht für die randomisierte, Placebo-kontrollierte, beobachterblinde Studie C491007 vorlegen – Fällig im Juli 2024". Frage: Warum wurden bis 03/2022 Millionen Menschen mit der mRNA-Injektion „geimpft", obwohl die entscheidende Studie zur Wirksamkeit und Sicherheit erst in *zwei Jahren* zu erbringen ist? Warum wurde eine Studie, in welcher die Nebenwirkungen von Comirnaty an Menschen belegt sind, erst auf Druck von US-Rechtsanwälten der Öffentlichkeit vorgestellt?

Großer Feldversuch mit menschlichen Versuchskaninchen. All diese Fakten und vieles mehr kann der Leser in der zitierten Quelle „EMA-Produktinfo (2022)" nachlesen. Offensichtlich dienen die in Deutschland und anderswo seit Dezember 2021 durchgeführten Massen-mRNA-Vakzinationen zur Ergründung der *möglichen* Haupt-Wirkung und den Nebenwirkungen eines „Arzneimittels", das nur eine Notfallzulassung hat und, am Menschen, erst noch gründlich erprobt werden muss. Die Begriffe „Versuchskaninchen" bzw. „Großer Menschen-Feldversuch", Ende 2021 von SPD-Politikern geäußert und in der Mainstreampresse verbreitet, sind somit zutreffend.

Auch im Wissenschafts-Journal *Science* (11. März 2022) sprechen die Autoren Altmann und Boyton (2022) im Zusammenhang mit Massen-mRNA-Vakzinationen von einem historisch einmaligen „Experiment". Ich befürchte, dass die Impflinge vor Verabreichung des „Kleinen Pieks" *nicht* ausführlich und umfassend informiert worden sind. Die schriftliche Zustimmung wurde, nach Angaben mir persönlich bekannter enttäuschter (geschädigter) Impflinge, im Schnellverfahren erwirkt, insbesondere in den „Impfzentren" mit „Impf-Hilfspersonal" (Studenten, Pfleger, Apotheker anstelle erfahrener Impfärzte).

Das mRNA-Impf-Paradoxon. Es ergibt sich hier eine widersprüchliche Situation. Warum wurde in den Medien noch bis Ende Juni 2022 von einer „sicheren und wirkungsvollen Impfung" gesprochen, wo doch die Hersteller der Gen-Therapeutika erst dabei sind, die „Sicherheit und

Wirksamkeit“ ihrer Präparate an Millionen von Menschen (d.h. Experimental-Impflinge) zu erproben?

Da lobe ich mir doch den Charite-Mediziner J. N. Rust (1817), der vor der Durchführung seiner grausamen Brenneisen-Therapie jeden leidenden Patienten ausführlich *aufgeklärt* hat, und nur *nach Obduktion* der Verstorbenen eine Aussage zur wahrscheinlichen Todesursache von sich gab (s. Kapitel 7).

Massenimpfungen ohne Wirkung auf Zahl der Covid-19-Fälle und das gefährliche „Boostern“

In diesem Abschnitt sind seriöse Untersuchungen zur Frage bezüglich einer Schutzwirkung der mRNA-Vakzine zusammengestellt, wobei ein spektakulärer Medienbericht in den Text aufgenommen wurde.

Kollektivbeleidigung der Autonomen. Am Freitag, den 19. November 2021 wurde in den *ARD-Tagesthemen* von einer Fernseh-Kommentatorin eine beleidigende Anschuldigung gegenüber jenen Menschen ausgesprochen, die sich nicht gegen die neuartigen, aus Wuhan-China stammenden SARS-CoV-2-Viren impfen lassen wollen. Unter dem schnippischen Motto „Na, herzlichen Dank an alle Ungeimpfte!“ sprach die erboste ARD-Dame u.a. die folgenden Sätze aus: „Alle Impf-Verweigerer müssen sich den Vorwurf gefallen lassen, an der derzeitigen Situation schuld zu sein ... Sie müssen sich fragen, welche Mitverantwortung sie haben an den wohl tausenden Opfern dieser Corona-Welle“. Dieser Kollektivbeleidigung von Millionen Bundesbürgern möchte ich die folgenden Fakten entgegenhalten, welche bereits *vor* der „Ungeimpften-Schelte“ vom 19.11. in der wissenschaftlichen Literatur verfügbar waren.

Am 30. September 2021 ist die Online-first-Fassung einer Harvard-Studie erschienen, die dem ARD-Kommentar jede Glaubwürdigkeit nimmt. Unter dem Titel „Increases in Covid-19 are unrelated to levels of vaccination across 68 countries and 2947 countries in the United States“ (Zunahmen der Covid 19-Fälle erfolgen unabhängig von der Impfquote in 68 Ländern und 2947 Bezirken in den USA) stellen zwei Top-Wissenschaftler ihre Ergebnisse vor. Der Erstautor, Herr Dr. S. (Subu) V. Subramanian ist „Professor of Population Health and Geography” (Bevölkerungsgesundheit und Geographie) an der renommierten Harvard

University (Cambridge, Massachusetts, USA). Er zählt weltweit zu den Top-Wissenschaftlern seiner Fachdisziplin.

Höhere Impfquote – mehr Corona-Fälle. In der Einleitung zitieren die Autoren Subramanian und Kumar (2021a) das politisch motivierte Narrativ, durch hohe Impfquoten könne man die Ausbreitung der Corona-Viren eindämmen – mit Verweis auf Deutschland und Anführung eines entsprechenden Beitrags im „EU-Observer". Da in Israel trotz hoher Impfquote ein massiver Anstieg in der Zahl sogenannter „Covid-19-Fälle" dokumentiert ist, analysierten die Harvard-Forscher die Situation in 68 Ländern, für welche solide Daten vorliegen.

Sie verglichen für den 7-Tages-Zeitraum vor dem 3. September 2021 die gemeldeten „Covid-19-Fälle" pro eine Million Einwohner mit der jeweiligen Impfquote, wobei nur vollständig vakzinierte Personen berücksichtigt worden sind. Damals dominierte noch die „Delta-Variante" von SARS-CoV-2, siehe Abbildung 9.4, S. 282. Die Ergebnisse waren exakt anders herum, wie es nach dem ARD-Narrativ zu erwarten gewesen wäre: Es ergab sich eine geringe, aber klar feststellbare positive Assoziation zwischen der Zahl neuer „Covid-19"-Fälle pro eine Million Bürger und der Impfquote.

Kurz gesagt: Je höher die Impfrate in Prozent, desto mehr „Covid-19-Fälle" wurden gemeldet. So hat z.B. Israel mit einer Impfquote von über 60% die höchste „Corona-Rate" aller untersuchten Länder. Ein zweites Beispiel: Island und Portugal, mit Impfquoten von über 75%, haben höhere Fallzahlen als z. B. Vietnam oder Südafrika, mit nur etwa 10% Geimpften.

Ähnliche ernüchternde Ergebnisse traten auch beim Vergleich von 2947 „Counties", d.h. US-Landkreisen mit eigener Verwaltung, zu Tage. Manche Regierungsbezirke mit hoher Impfquote, z.B. McKinley (New Mexico) oder Chattahoochee (Georgia) – die Quoten liegen dort bei ca. 90% – gelten dennoch als „Hoch-Ansteckungsgebiete". Einige Regionen mit weniger als 20% Geimpften werden hingegen als „Niedrig-Virenübertragungsgebiete" gelistet, was jede nachweisbare positive Wirkung von Massenimpfungen auf das „Covid-19"-Geschehen ausschließt. So zeigen z.B. die Daten für US-Regionen mit Null bis 5% Impfquote dieselbe „Corona-Fallzahl" pro eine Million Bürger wie andere Gebiete, wo über 70% aller Personen geimpft sind.

Vakzination ohne positive Effekte. Die Massenimpfungen sind somit im Durchschnitt wirkungslos bzw. tendenziell das Corona-

Infektionsgeschehen fördernd. Es sei aber ausdrücklich hervorgehoben, dass schwere Covid-19-Krankheitsverläufe bei voll Geimpften *vermutlich* milder verliefen, zumindest bis Ende 2021 (s. Kapitel 10).

Daher warnen die US-Wissenschaftler vor einer Stigmatisierung kritischer Bürger, die sich aus verschiedenen Gründen nicht gegen die neuartigen „Wuhan-Viren" mit all ihren evolvierten Varianten impfen lassen wollen. Jede erwachsene, mündige Person hat selbstverständlich das Recht, sich für oder gegen eine Impfung zu entscheiden. Diese liberale Position (welche auch von mir vertreten wird) haben die Autoren der Harvard-Studie klar und deutlich zum Ausdruck gebracht.

Unsere eingangs zitierte ARD-Kommentatorin hat sich somit eindeutig auf „Fake News" berufen; die soliden Analysen unabhängiger Harvard-Wissenschaftler sind ihr entweder unbekannt oder sie passen nicht in ihr „Corona-Weltbild". Es ist offensichtlich, dass die ARD-Dame mit ihren groben Anschuldigungen eine Hass- bzw. Hetzrede gegenüber einem großen Teil des Volkes gehalten hat, den sogenannten „Impf-Verweigerern". Wird sie mit strafrechtlichen Konsequenzen rechnen müssen? Die deutschen Staatsanwaltschaften sind politisch weisungsgebunden; daher werden regelmäßig auch wohlbegründete Anzeigen nicht weiterverfolgt, falls damit das derzeitige politisch korrekte „Narrativ" infrage gestellt würde. Anzeigen werden somit in diesem Fall höchst wahrscheinlich folgenlos bleiben, d.h. im Papierkorb der Strafverfolgungsbehörden landen.

Das quasi-religiöse Dogma „Impfen schützt vor der Ausbreitung von Corona" wiegt hierzulande offensichtlich höher als wissenschaftlich fundierte Studien ausgewiesener Harvard-Wissenschaftler – und das gilt auch für andere politisch umkämpfte Sachthemen wie z. B. die Gender-Debatte bzw. Ehe-für-alle-Frage, das Klima, die Energieproblematik und die Zuwanderung (d.h. das gesamte „Corona-Wahn-System", s. Kapitel 1 und 10).

Kritik an Harvard-Studie zurückgewiesen. Die Publikation im *European Journal of Epidemiology* hat belegt, dass in 68 Ländern der Erde eine Zunahme der jeweiligen Impfquoten mit höheren „Corona-Fallzahlen" einhergeht. Positive Impf-Effekte konnten nicht belegt werden. Wie zu erwarten war, wurden die Autoren von verschiedener Seite massiv angegriffen. Auf all diese Versuche, ihre Schlussfolgerungen zu widerlegen, antworteten sie in einem Folgebeitrag im selben Fachjournal. Wie Subramanian und Kumar (2021 b) in ihrem Antwortschreiben an ihre Kritiker darlegen, war ihre Analyse fehlerfrei. Die Autoren legten in ihrem Nachfolgebeitrag neue Analysen vor, die ihre oben wiedergegebene Schlussfolgerung bestätigt haben. Beattie (2021) lieferte einen unabhängigen Beleg für die Tatsache, dass die „Covid-Impfungen" keine schützende, sondern eher eine schädliche Wirkung auf die Bevölkerung ausüben.

Bestätigung zum 200. Todestag. Auch in Deutschland konnte Anfang 2022 kein Zusammenhang zwischen der „C-Inzidenz" und der Impfquote beobachtet werden. So waren z. B. damals die meisten Geimpften in Prozent der Bevölkerung in Bremen verzeichnet (nahezu 90%), aber die „Inzidenzwerte" bundesweit am höchsten, während z. B. Sachsen weniger „Durchgeimpfte" auswies (ca. 65%), bei deutlich niedrigeren „Inzidenzzahlen", die fälschlicherweise als „Infektionen, Ansteckungen" oder auch „Corona-Fälle" bezeichnet werden (s. Kapitel 3).

In Abbildung 8.4 wurden die zufälligerweise am 25.6.2022 (dem 200. *Todestag* von E.T.A. Hoffmann) publizierten US-Impf-Sterbezahlen dargestellt und kritisch diskutiert (Kirsch 2022 a, b). Drei Tage später veröffentlichte der Mathematiker Rießinger (2022) eine umfassende Analyse der Impf- und Booster-Quoten, bezogen auf die Zahl der „Covid-19-Toten" für 43 europäische Staaten. Die Resultate zeigen, dass hohe Impfquoten keine Reduktion der Covid-19-Todesfall-Zahlen bewirken, das Gegenteil ist der Fall: Insbesondere das „Boostern" (3. „Pieks") scheint tendenziell eine steigende Zahl an Covid-19-Sterbefällen hervorzubringen. Am selben Tag konnte man den RKI-Daten entnehmen, dass das „Boostern" einen „negativen Corona-Schutz" erzeugt: Hohe Booster-Quote geht mit hohen „Inzidenz-Werten" einher. Wie „Statista.com" am 28.6.2022 offenbarte, bringen „Auffrischimpfungen" mit Lipidnanopartikel-mRNA-Präparaten keinen SARS-CoV-2-Virenschutz, sondern scheinen eher, tendenziell, schädlich zu sein.

Beerdigung des Impf-Mythos? Die Studien von Subramanian und Kumar (2021 a, b) beschreiben somit die Realität: Unter der Annahme, dass die „Inzidenzwerte" in grober Näherung die „Viruslast" in der Bevölkerung reflektieren, muss geschlussfolgert werden, dass „Corona-Impfungen" keinerlei positive Auswirkungen auf das „Infektionsgeschehen" haben. Dieser Mythos wurde unter anderem von Rießinger (2022) durch Analyse der Daten zahlreicher EU-Staaten als solcher bestätigt und erweitert: Ein Zusammenhang zwischen Todesfallzahlen (an-mit Covid-19) und Impfquote existiert nicht, und die „Auffrischimpfung", neudeutsch „Booster“ genannt, scheint eher schädlich als lebensrettend zu sein (Übersterblichkeit im 2. Halbjahr 2021, dokumentiert in Rießinger 2022).

Vakzination und Sterberate: Zwei sich widersprechende Analysen

Wird durch Vakzination mit mRNA-Präparaten die Sterblichkeitsrate (Mortalität) einer Gruppe von Menschen, die an der Lungenkrankheit Covid-19 leiden, reduziert? Im Gegensatz zu der oben zitierten Harvard-Studie geht es hierbei nicht um die Ausbreitung der Coronaviren, ermittelt über sogenannte Inzidenzwerte als relatives Maß für „Virenlast“, sondern um *bestätigte Todesfälle*. Die Analysen des Mathematikers Rießinger (2022) zeigen eine tendenziell positive Beziehung zwischen der Impf (Booster)-Quote und den Todesfällen, aber eine klare, diesbezügliche Schlussfolgerung lassen diese Studien nicht zu. Sie zeigen aber *definitiv*, dass in Europa hohe Impfquoten keine niedrigen Todesfallzahlen ergeben. Zwei völlig unabhängige Forschungsarbeiten zu dieser Frage sollen nachfolgend vorgestellt und vergleichend diskutiert werden.

USA versus Dänemark. Eine US-Studie, 2558 Regierungsbezirke (Counties) und 48 Bundesstaaten erfassend, die sich auf 30 Millionen „Covid-19-Fälle“ und über 0,4 Millionen Todesereignisse „im Zusammenhang mit Corona“ stützt, kommt zum folgenden Resultat. Die Massen-Verabreichung der Pfizer-BioNTech- und Moderna-mRNA-Vakzine hat zwischen Dezember 2020 und 1.12.2021 zu einer *Reduktion* der „Covid-19-Fälle“ und Sterbeereignisse „an und mit Corona“ geführt (Dye 2022). Die Autoren der Studie haben allerdings nicht spezifiziert, wie viele Personen wirklich ursächlich an Covid-19 verstorben sind, was sie unter einem „Fall“ verstehen (positiver Test?) und wie die Altersstruktur ihrer Menschengruppen ausgesehen hat. Daher ist deren Aufruf zum weiteren „Boostern“ mit mRNA-Lipidnanopartikel-Präparaten unter Vorbehalt zu betrachten. Die bekannten Nebenwirkungen dieser experimentellen Gentherapie ignorierten die zitierten Impf-Befürworter (Dye 2022). Dennoch soll hier dokumentiert werden, dass es *möglicherweise* einen positiven, realen Effekt dieser Injektionen gibt, der z.B. die Zahl der Todesfälle bei alten Menschen vermindert. In Abbildung 8.6 A bis D sind US-Daten zusammengetragen, die für über 75 Jahre alte Personen eine positive Corona-Impfwirkung nahelegen, insbesondere für Afro-

Amerikaner (altersabhängige Covid-19-Todesfallzahlen, 2020/2021, d.h. ohne/mit Impfung, s. Andrasfay und Goldman 2022).

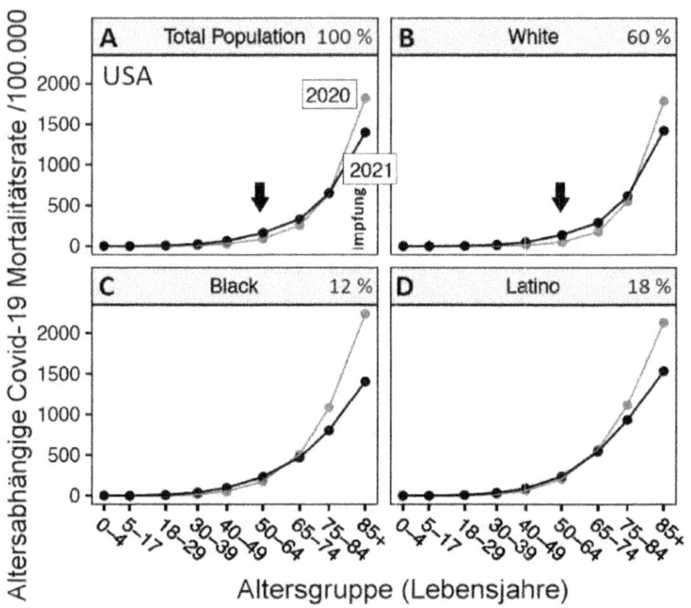

Abb. 8.6: Altersabhängige Covid-19-Mortalitätsraten nach Bevölkerungsgruppen unterteilt (USA, 2020 und 2021, gemäß dem National Center for Health Statistics). Für die Gesamtpopulation bzw. die Kaukasier-Fraktion ist nur in der Altersgruppe über 85 Jahre ein Unterschied 2020-2021 zu erkennen (möglicher pos. Impf-Effekt). In den mittleren Altersgruppen starben 2021 mehr Personen als 2020 (Pfeil) (nach Andrasfay, T. & Goldman, N.: Preprint medRxiv, 2.4. 2022).

Zu einem anderen Ergebnis kommt eine gleichzeitig publizierte Untersuchung aus Dänemark. In dieser randomisierten, mit korrekten Kontrollen durchgeführten Studie wurde die Mortalität (alle Todesursachen berücksichtigend) in zwei Populationen, ca. 74 000 bzw.122 000 Individuen umfassend, analysiert. Bei Verabreichung von Adenovirus-Vakzinen (AstraZeneca/Johnson & Johnson) war ein geringer positiver Effekt messbar, aber die mRNA-Vakzine von Pfizer-BioNTech/Moderna waren wirkungslos (Kulldorff 2022). Das ist erstaunlich, denn ein schützender Effekt vor schweren Atemwegserkrankungs-Verläufen mit nachfolgendem Covid-19-Tod wurde immer wieder *behauptet*, so auch in der konkurrierenden US-Studie (Dye 2022) und in zahlreichen Artikeln, die seit Anfang 2021 in *Nature* und *Science* publiziert worden sind (z.B. Dolgin 2021, 2022, Altman und Boyton 2022, Koelle et al. 2022).

Vakzine mit Nebenwirkungen. Im Gegensatz zu dem unkritischen Vakzin-Befürworter Dye (2022) weist Kulldorff (2022), ein Erstunterzeichner der Coronamaßnamen-kritischen, internationalen *Great Barrington Declaration* (s. Kapitel 9), auf Impf-Schäden hin, und erwähnt den Faktor von 1000 (Covid-19-Mortalität „Greise vs. Kinder", s. Kapitel 4). Die teilweise schwerwiegenden Nebenwirkungen mit Todesfällen wurden bei Kulldorff (2022) thematisiert, aber in dessen Sterbestatistik-Bilanz nicht gesondert ausgewiesen.

Fazit: Eine überzeugende, eindeutige Schutzwirkung der mRNA-Vakzine vor einem Covid-19-Tod ist nicht nachgewiesen, obwohl dies in der zuerst genannten US-Studie behauptet wird, die dann durch die zweite Untersuchung in Frage gestellt wird. Nach dem bereits zitierten Grundsatz „Nutzen und Schaden müssen in einem positiven Verhältnis stehen" ist zumindest Vorsicht bzw. Skepsis angesagt, und das *Dogma* einer „Schutzwirkung der mRNA-Impfung vor schweren Covid-19-Verläufen (mit Todesfolgen)" sollte weiterhin kritisch hinterfragt werden.

Die bereits angesprochenen Daten in Abbildung 8.6 A bis D zeigen, dass in der Kaukasischen (weißen) Mehrheitsbevölkerung der USA in den Altersgruppen „50 bis 74 Jahre alt" im Corona-Impf-Jahr 2021 deutlich *mehr* Covid-19-Todesfälle zu verzeichnen waren als vor der Vakzin-Ära (2020). In Zahlen ausgedrückt: 2021 starben exakt 461 539 US-Amerikaner „an oder mit Covid-19", ein Jahr zuvor (ohne Impfung) waren es 385 477 Personen. Diese Zahlen ergeben, aufaddiert, bis Mitte 2022 ca. eine Million „im Zusammenhang mit Covid-19 gestorbene" US-Bürger (s. Abb. 8.5). Die Frage, ob die Differenz „2021 minus 2020", d.h. ca.76 000 Covid-19-Todesfälle, nach Impfung, ursächlich mit der Lipidnanopartikel-mRNA-Injektion zusammenhängt kann nicht beantwortet werden. Ausgeschlossen ist ein „tödlicher" Effekt der als „Impfung" ausgewiesenen Gen-Therapie aber keineswegs – ich halte diesen für wahrscheinlich. Eine abschließende Diskussion unter Verweis auf die Studie von Mader und Rüttenauer (2022) ist in Kapitel 10 nachlesbar.

Was sagen die Impfstoffhersteller selbst zu Ihrer Vakzin-Schutzwirkung? Wie bewerten sie die Belege zu den Impf-induzierten Todesfällen?

BioNTech-Moderna-Geständnisse: Investoren müssen informiert sein

Die im Dezember 2020 von der *Europäischen Kommission* bedingt zugelassenen, im Schnellverfahren entwickelten mRNA-Vakzine, von Kritikern als experimentelle Gentherapeutika bezeichnet (Yamamoto 2022, Malone 2022), haben den betreffenden Firmen (BioNTech/Pfizer; Moderna) Milliardengewinne eingebracht. Da in den USA den Wertpapier-Anlegern gegenüber „mit offenen Karten" gespielt werden muss, sichern sich potentielle Aktionäre gut ab. Daher ist *zufällig* im April 2022 ein Bericht im Internet aufgetaucht, den ich hier mit der Quellenangabe „Ernst und Young (2022)" zitieren möchte. In dieser Info für die US-Börsenaufsicht müssen die Wertpapier-Anleger vor Risiken gewarnt werden, sonst drohen den Firmen (BioNTech, Moderna) hohe Schadensersatzforderungen. In Form-20 F der „Securities and Exchange Comission/United States-Washington D.C.20549", für das Jahr 2021, stehen die folgenden Sätze, verfasst von Vertretern beider Firmen.

BioNTech-Mainz, Germany. Zitat: „Risks – We may not be able to demonstrate sufficient efficacy or safety of our Covid-19 vaccine and/or variant-specific formulations to obtain permanent regulatory approval in the United States, the UK, the European Union or other countries, where it has been authorized for emergency use or granted conditional market approval … Significant adverse events may occur during our clinical trials or even after receiving regulatory approval…" In deutscher Sprache ausgedrückt: „Wir werden möglicherweise nicht in der Lage sein, eine ausreichende Wirksamkeit und Sicherheit unserer Covid-19-Vakzine und/oder Varianten-spezifischen Versionen derselben zu erzielen, um in den USA, England/Wales, der EU und anderen Ländern, wo nur eine Notfall-Zulassung vorliegt, eine permanente Arzneimittelzulassung zu erhalten … Deutliche negative Nebenwirkungen werden möglicherweise entdeckt werden, während wir klinische Studien durchführen, oder sogar erst nach einer offiziellen Zulassung…"

Die Impfstoff (mRNA-Vakzin)-Herstellerfirma BioNTech/Mainz, Germany kann somit seinen Aktionären gegenüber weder eine definitive Schutzwirkung, noch Sicherheit und auch keine dauerhafte Zulassung garantieren; der Hinweis auf mögliche, noch zu entdeckende schwere Impf-Nebenwirkungen belegt, dass die Massen-Injektionen in Deutschland, den USA und anderswo als Experimente an Menschen zu bewerten sind, welche eigentlich dem *Nürnberger Kodex* unterliegen (vollständige Vorab-Aufklärung usw., s. Matysik et al. 2022). In den entsprechenden Dokumenten der Vakzin-Herstellerfirma Moderna werden ähnliche Vorbehalte geäußert.

Moderna, Cambridge, USA. Zitat: „Summary of the material risks associated with our business: Our current Covid-19 vaccine (mRNA-1273) may prove ineffective at providing protection against infection by variant strains of the SARS-CoV-2-virus…..mRNA-drugs have only been authorized for emergency use … for Covid-19, and there is no guarantee that any other mRNA drug will be granted an EU-Authorization". Ins Deutsche übertragen: „Zusammenfassung der materiellen Risiken, die mit unserem Geschäft verbunden sind: Unser derzeitiges mRNA-Vakzin (mRNA-1273) wird sich möglicherweise als wirkungsloser ‚Schutz' gegenüber neuen Varianten des SARS-CoV-2-Virus erweisen… mRNA-Drogen haben nur eine Notfall-Zulassung, um Covid-19 zu bekämpfen, und es gibt keine Garantie für eine offizielle Zulassung einer mRNA-Droge für die Europäische Union" (Ernst und Young 2022).

Wie BioNTech kann auch Moderna somit seinen potentiellen Geldanlegern gegenüber nicht garantieren, dass die von ihnen entwickelten/vertriebenen „mRNA-Drogen" für zukünftige Coronaviren-Varianten einen Schutz gewähren.

Den „Endverbrauchern", d.h. der millionenfach „gepieksten" Bevölkerung gegenüber haben weder BioNTech, noch Moderna derartige klare Äußerungen verbreitet. Den Impflingen wurde immer wieder gesagt, die „Corona-Impfung ist sicher und wirkungsvoll", was aus meiner Sicht eine „Fehlbeurteilung der Realität" (oder mutwillige Manipulation) darstellt (siehe „Wahnsinn-Definition" von K. Jaspers, Abb. 4.2, S. 116). Ob von einem Fehlverhalten zur Gewinn-Maximierung gesprochen werden kann, möge der Leser für sich entscheiden – ich halte das für wahrscheinlich (Röper 2022).

Herzattacken und Krankenhaus-Notrufe: Vakzin-verursachtes Aids?

Zufälligerweise hatte ich am selben April-Tag, an welchem ich die oben zitierten mRNA-Vakzin-Herstellergeständnisse studierte, einen Bericht im Journal *Scientific Reports* entdeckt, der zur Nebenwirkungs-Frage passt „wie die Faust aufs Auge". Die Autoren Sun et al. (2022) berichteten, dass in Israel parallel mit der Verabreichung der mRNA-Vakzine eine erhebliche Zunahme der wöchentlichen Herzanfall-Notrufe zu verzeichnen war. Es wurde eine 14 Monate lange Normal-Periode vor der Covid-19-Ära mit einer 6 Monate dauernden Impf-Zeitspanne verglichen (Jan. 2019 bis Anfang Febr. 2020 vs. Jan. 2021 bis Juni 2021). Die Daten zeigten, dass mit der Impf-Agenda parallel laufend eine mehr als 25% höhere Zahl an Notarzt-Rufen wegen Herzattacken (Stillstand bzw. anderer kardiologischer Probleme) zu verzeichnen war; Altersgruppe der Patienten: 16 bis 39 Jahre. Wie Sun et al. (2022) darlegen, waren die Herzanfall-Notrufe mit der Verabreichung der ersten und zweiten mRNA-Injektion verbunden, nicht jedoch mit der Covid-19-Sterberate. Der Kausalzusammenhang Myokarditis (Herzmuskelentzündung) und mRNA-Injektionen wird aufgezeigt und dargelegt, dass bis zu 20% aller „Plötzlich-unerwartet-Verstorbener" an einer Myokarditis erkrankt waren. In Abb. 8.3 ist daher ein mit „toxischen Spike-Proteinen" (Cheng et al. 2020) beladenes Herzmuskel-Gefäß eines Post-Vak-Verstorbenen dargestellt.

Anfang Mai 2022 wurde dann das bestätigt, was schon zuvor vermutet und bei MDR verbreitet worden war (s. oben): Unter der Schlagzeile „Charité-Forscher fordern Ambulanzen für Impfgeschädigte" wurde berichtet, dass schwere Komplikationen nach mRNA-Injektionen gegen SARS-CoV-2-Viren 40 mal häufiger sind als es vom PEI zugegeben worden war: Acht von 1000 Impflingen leiden unter schweren Nebenwirkungen, d.h. 0,8% aller „Gepieksten" müssen mit erheblichen Impfschäden fertig werden, die nicht selten tödlich verlaufen (Toying und Olsen 2022).

Noch präzisere Daten lieferte daraufhin die *Kassenärztliche Bundesvereinigung* (KBV, vertritt ca. 90% der Versicherten – 28.6.2022). In einem frei zugänglichen Internet-Dokument wurde berichtet, dass es bis Ende 2021 bei 153.750.725 „Impfungen gegen Covid-19"– meist wurden Lipidnanopartikel-mRNA-Präparate injiziert – exakt 2.487.526 mal zu schweren Nebenwirkungen gekommen sei, mit Arztbesuch. Daraus folgt, dass ca. 1,6% aller Injektionsvorgänge negative Folgen mit sich brachten, oder, auf die damals ca. 62 Millionen vollständig Gen-therapierten Bundesbürger hochgerechnet (geschätzt ca. 2,8 Millionen schwere Impf-Folgen): In ca. 4,5 % aller Fälle mussten die Patienten zum Arzt gehen, nicht wegen „Corona", sondern wegen der *Impf-Schäden*. Positiv ausgedrückt: Etwa 95,5% aller Impflinge kamen erst einmal schadlos davon. Vielleicht hatten sie eine „günstige Vakzin-Charge" erwischt? Nach Paardekooper (2022) sollen nur ca. 5% aller Vak.-Chargen für die Mehrzahl der schweren Impfschäden verantwortlich sein. Leiden sie an leichtem V.-Aids, z.B. Sommergrippe? Mögliche Langzeitfolgen der Mehrfach-Injektionen sind in dieser Betrachtung nicht berücksichtigt.

Viele der Geschädigten hatten vor der Zusage zu ihrer verabreichten experimentellen Gentherapie festes Vertrauen in die nebenwirkungsfreie Zukunft, die dann mit angeblichem „Corona-Schutz" in wiedergewonnener Freiheit und Sicherheit begangen werden könne. Hat dieser (naive) Glaube den Impflingen etwas genützt?

Glaube vs. Realität. Beispiele für Personen, die fest von der Nützlichkeit und Gefahrlosigkeit der Corona-Impfung überzeugt waren, aber bald danach verstarben, sind in Abbildung 8.4, untere Bildreihe, dargestellt. Der *Glaube* an die Wirksamkeit einer Therapie soll zwar „Berge versetzen können", aber in diesen Fällen hat er offensichtlich nicht positiv gewirkt, sofern die abgebildeten Personen wirklich *an*, und nicht *mit* der Impfnebenwirkung gestorben sind.

Experimentelle mRNA-Vakzination und V-Aids. Nicht nur Motorradfahren (Abb. 8.1) und Rauchen können tödlich sein: Auch die massenhaft verabreichten „Corona-Impfungen" via Lipidnanopartikel-mRNA-Injektionen (BioNTech/ Moderna)", welche nach Kulldorff (2022) keinerlei „Schutzwirkung" vor einem Covid-19-Tod bringen, müssen als Gefährdung der Volksgesundheit ausgewiesen werden. Ob deren Nutzen diese Risiken überwiegt, wie z.B. von dem Epidemiologen Dye (2022) behauptet wird, ist im Lichte der Daten der Autoren Sun et al. (2022) fragwürdig, die von 25% mehr Herzattacken-Notrufen berichten; auch in deutschen Städten (z.B. Freiburg i.Br.) fahren seit Mitte 2021 stetig Notarzt-Autos – das „Tatü-Tata“ ist allgegenwärtig!

Die bereits zitierten Biomediziner Seneff et al. (2022) haben in einer umfangreichen Arbeit die *vermuteten* biochemischen Mechanismen schwerer Impfnebenwirkungen mit *möglichen* Todesfolgen dargelegt, welche von Schädigungen des angeborenen Immunsystems, Autoimmunerkrankungen, über vermehrte Krebsentstehung bis zu den Herzattacken (Myokarditis usw.) reichen. Sie dokumentieren, dass 92% bis 100% all dieser Impfschäden durch „Covid-19-Vakzine“ und nicht durch andere, erprobte Impfstoffe verursacht werden (VAERS-Datenbank-Analysen). Ich weise auf diese anspruchsvolle Darstellung hin, ohne hier auf die hypothetischen Zusammenhänge eingehen zu können. Seneff et al. (2022) betonen, dass mRNA-Gentherapierte/Geimpfte ebenso Coronaviren verbreiten können wie die Ungeimpften, und befürchten, dass viele Millionen US-Bürger noch massiv unter den Impfschäden leiden werden – Todesfälle eingeschlossen. Diese Schlussfolgerung wird von anderen Forschern, z.B. Yamamoto (2022), Trougakos et al. (2022) und Malone (2022) geteilt, wobei der Fachbegriff „V-Aids“, d.h. Vakzin-verursachtes Acquired Immunodeficiency Syndrome, auf Deutsch erworbenes Immunschwächesyndrom, in die Debatte gebracht wurde.

HIV- vs. V-Aids. Das Wort „V-Aids“ (Syn. Vak.-Aids) wurde auf Grundlage einer Analogiebetrachtung geprägt. Bei HIV-Viren-verursachtem Aids (Acquired Immune Deficiency Syndrome, d.h. erworbener Immunschwäche) kommt es, als erstes Anzeichen, zu einer Gürtelrose (*Herpes Zoster*). Durch Schädigung (Unterdrückung) der Immunabwehr des HIV-infizierten Patienten werden die für Windpocken im Kindesalter verantwortlichen *Varicella zoster*-(Herpes)-Viren reaktiviert (Leppard und Naturi 1998). Da als Nebenwirkung der „C-Impfung“ vermehrt *Herpes zoster*-Erkrankungen dokumentiert sind (Sönnichsen et al. 2021, 2022), ist der Begriff „V-Aids“ angemessen. Leichtes V-Aids äußert sich z.B. in den bei Vakzinierten gehäuft vorkommenden Erkältungserkrankungen bzw. der Omikron-Grippe; als schwere V-Aids-Symptome gelten z.B. Allergien, Nesselsucht, Autoimmunerkrankungen, Gürtelrose usw. (siehe Blutbild/Immunstatus, S. 371).

Toxische Spikes: Virale vs. im Körper gebildete Stachel-Proteine. In Kapitel 2 und 6 wurde erwähnt, dass die „Spike-Eiweißnadeln“, mit welchen die SARS-CoV-2-Viren den Zell-Akzeptor „ACE2“ greifen, um den Infektionsprozess einzuleiten, als Giftstoffe agieren. Diese Toxizität der „Spikes" wird einerseits durch die dort lokalisierte „Super-Antigen Sequenz", homolog dem bakteriellen Staphylokokken-Gift SEB, verursacht; hinzu kommt eine Schädigung der Blutgefäß-Innenwand (Endothelzellen), sodass Blutgerinnsel bzw. Thrombosen entstehen können (Abb. 8.3) (Cheng et al. 2020, Lei et al. 2021, Hatfill 2022). Die toxische Wirkung der „Spike-Proteine" (oder Fragmente derselben) konnte in Tierversuchen belegt werden (Fernandez et al. 2022): Zebrafische entwickelten Krebsgeschwüre, Organschäden usw., oft mit Todesfolgen.

Liegen nach natürlicher Infektion mit SARS-CoV-2-Viren bzw. nach Injektion von Lipidnanopartikel-mRNA-Präparaten („Impfen mit Comirnaty") dieselben „Spikes" im Körper des Menschen vor? Die synthetisierten „eingeimpften" Spikes bleiben wesentlich länger im Körper als jene, welche über Vireneinwanderung in den Organismus gelangen. Im Gegensatz zu ihren natürlichen „Stacheleiweiß-Verwandten" sind die Vakzin-vermittelten Spikes via einer synthetischen mRNA (Pseudouridin!) und mit sogenannter „Codon-Optimierung" der künstlichen Gen-Abschrift gebildet worden. Sie sind somit andersartig gebaut, und über ihre Struktur ist kaum etwas bekannt (McKernan et al. 2022).

Fazit: Nicht nur die Lipidnanopartikel (Verpackung) sind „reduziert toxisch" (Dolgin 2021, 2022); deren Inhalt (synthetische mRNA) erzeugt ein Zellgift, über dessen Langzeitwirkung wenig bekannt ist; V-Aids und die am 8. Sept. 2022 von US-Leichenbestattern via *LifeSiteNews* offengelegten großen Blutgerinnsel bei zahlreichen (vakziniert) Verstorbenen können die Folgen dieser „künstlichen Körper-Verspikung" sein (McKernan et al. 2022).

Ursprung und Evolution der Coronaviren. In den oben zitierten Geständnissen der Vakzin-Herstellern (Ernst und Young 2022) wird von zukünftigen Coronaviren-Varianten gesprochen. Das Wort „Varieties" bzw. „Races" (Rassen) führt uns zu Charles Darwin sowie zur Frage nach der *Evolution* der Coronaviren. Woher stammen diese Erreger der im Februar 2018 postulierten „Krankheit X", welche dann zwei Jahre später als „Covid-19" bezeichnet wurde, und wohin führt uns die Coronaviren-Evolution? Diese Probleme werden im nächsten Kapitel dargestellt und beantwortet.

9. Vom Wuhan-Wildtyp zu Omikron: Evolution der Corona-Rassen, Pandemie-Kinder und Darwinische Vernunft

Zwei Tage nach meinem 65. Geburtstag – am 4. Februar 2020 – stand auf der Titelseite der *Frankfurter Allgemeinen Zeitung* (FAZ) ein Kommentar mit der Überschrift „Kampf gegen das Coronavirus". Dieser Slogan hat sich dann später wie ein Lauffeuer verbreitet und ist zum *Credo* jener Politiker- und Pharma-Gruppe geworden, welche ihre Agenda der Viren-Angst mit großem Erfolg vorangetrieben hat. Auch der US-Unternehmer Gates (2021, 2022) spricht in seinen Schriften und Vorträgen von „dem Coronavirus"; er möchte mit einer neuen WHO-Aktion alle Atemwegserkrankungen-verursachende Viren eliminieren, ein Vorhaben, das als niemals erreichbare *Illusion* eines Geschäftsmannes ohne biowissenschaftliche Expertise zu bewerten ist.

Der eingangs zitierte FAZ-Satz, später in Form des Mottos „Wir müssen das Virus bekämpfen" hundertfach in den deutschen Mainstream-Medien verbreitet, basiert auf einem naiven, Vor-Darwinischen „typologischen Denken", das irrtümlicherweise davon ausgeht, es gäbe in der Natur so etwas wie stabile, durch ein Individuum gekennzeichnete „Typen von Lebewesen". Die Anhänger biblischer Schöpfungsgeschichten (Kreationisten) glauben an diesen Mythos. Vor etwa 10 000 Jahren soll ein christlicher Designer-Gott (z.B. Jehovah) gemäß dem „Adam und Eva-Modell" sogenannte „Grundtypen des Lebens" erschaffen haben – neben den Menschen sollen das auch z.B. Hühnervögel, Kernobstgewächse usw. gewesen sein. Diese sogenannten „genetisch polyvalenten Stammformen" sollen sich daraufhin über rasche Mikro-Evolutionsprozesse „innerhalb der betreffenden Schöpfungseinheit" zu den heutigen Lebensformen weiterentwickelt haben. Dieses kreationistische „Grundtypen-Modell" habe ich in meinem Lehrbuch *Evolutionsbiologie* dargestellt und Punkt für Punkt als pseudowissenschaftliches Glaubenskonstrukt widerlegt (Kutschera 2015).

Mit Entsetzen musste ich dann im ersten „Corona-Jahr 2020" feststellen, dass dieses in der Biologie lange überwundene kreationistisch-typologische Denken in der Deutschen Politik und den angeschlossenen

Medien fortlebt, so als hätte Charles Darwin (1809–1882) nie existiert: Unsere Kreationisten haben gute Arbeit geleistet, die Biowissenschaftler total versagt! Lebewesen, von Bakterien bis zum Menschen, sind zu Fortpflanzungsgemeinschaften (Populationen) zusammengeschlossen, und diese Grundregel gilt auch für Viren (Abb. 9.1).

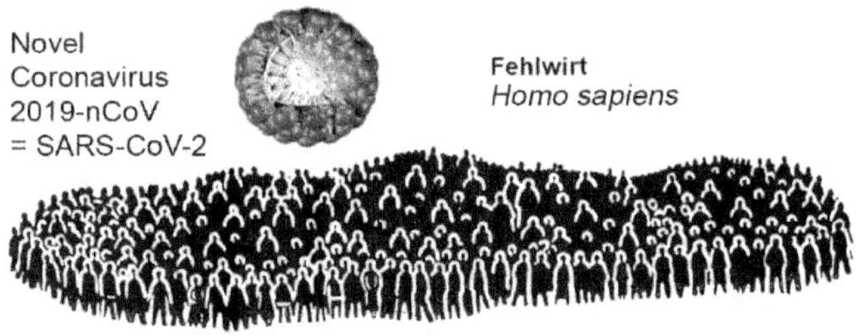

Abb. 9.1: Modell eines neuartigen Coronavirus, zunächst als 2019-nCoV bezeichnet, dann offiziell im Februar 2020 in SARS-CoV-2 umbenannt. Die variable (heterogene), aus Individuen (Männer, Frauen) bestehende Menschengruppe (Population) ist ein nicht natürlicherweise in Massen vorkommender Wirtsorganismus dieser vermutlich von asiatischen Fledermäusen stammenden, zoonotisch übertragenen Viren (Bildarchiv U. Kutschera).

In diesem Kapitel werden wir zentrale, in der Öffentlichkeit kaum bekannte Erkenntnisse zur Evolution sich vermehrender Einheiten, d.h. Viren und „echte" Lebewesen, kennen lernen – bis zum „zahnlosen Corona-Tiger", der Coronaviren-Rasse Omicron. Weitere Themen sind die Probleme der „Corona-Kinder" und öffentliche Stellungnahmen zur „C.-Politik".

Vor-Darwinische Corona-Propaganda 2020-2022: Das „sich anpassende Virus"

Obwohl der französische Naturforscher Jean Lamarck (1744–1829) als einer der Ersten das Prinzip der Artentransformation entlang der Zeitachse dargelegt hat, waren es Charles Darwin und sein britischer Kollege Alfred Russel Wallace (1823–1913), die 1858 einen Mechanismus des Wandels innerhalb von Tier- und Pflanzenkollektiven formuliert hatten.

Infolge einer Überproduktion variabler Nachkommen, begrenzte Umweltressourcen (Nahrung, Brutplätze usw.) und der daraus folgenden Konkurrenz (mit Kooperation) kommt es in diesen vielfältigen Fortpflanzungsgemeinschaften zu einer natürlichen Auslese der besser an die Umwelt angepassten Varianten, die dann überleben und über sexuelle sowie ungeschlechtliche Reproduktion Nachkommen hinterlassen (Kutschera 2009, 2015). Im Verlaufe zahlreicher Generationen findet somit eine Anpassung an den sich stetig ändernden Lebensraum statt, sodass eine Abstammung mit Abänderung zu beobachten ist. Dieser Prozess wird als *Evolution* bezeichnet, und die Einheiten dieses Andersartigwerdens der Organismen sind *Populationen*, nicht jedoch Einzelwesen (Individuen); diese entwickeln sich, pflanzen sich (meist) fort, und sterben.

Populations-Denken vs. Typen-Glaube. Seit Darwin‘s Hauptwerk über den *Ursprung der Arten* (*Origin of Species*, 1859, 1872 a) wissen wir, dass Lebewesen, wie die sich stetig vermehrenden Viruspartikel (die keine eigenständigen Organismen sind), immer in großen, variablen Gruppen existieren. Diese *Populationen* sind durch das Verschiedensein ihrer Individuen gekennzeichnet. Wie kein Mensch dem Anderen völlig gleicht, sind auch Virionen zu heterogenen Kollektiven oder Populationen zusammengeschlossen. Dieses Denken in Populationen, d.h. sich stetig wandelnden, evolvierenden Gruppen sich fortpflanzender Einheiten, muss selbstverständlich der gesamten „Corona-Diskussion“ zugrunde gelegt werden. Wie beim Menschen gibt es auch bei Viren keinen Einheits-Typus, sondern immer variable Gruppen von Individuen (Abb. 9.1). Weiterhin sei klargestellt, dass es eine aktive, individuelle „Anpassung“ nicht gibt – es geht immer darum, welche Einzelwesen sich zufallsbedingt fortpflanzen und somit ihr Erbgut in die Nachfolge-Generation bringen.

Sexy Killer-Viren. Die Virionen unterscheiden sich voneinander, da diese RNA-Proteinpartikel (mit fetthaltiger Hülle) stetig *Veränderungen* unterliegen (Ursachen: *Mutationen* und *Sexualvorgänge*, die als *Rekombination* bezeichnet werden). Die sich in den Zellen des Menschen bzw. dem natürlichen „Wirtsorganismus Fledermaus“ vermehrenden Coronaviren tauschen bei der Replikation stetig Erbgut-Stücke aus (Rekombination). Daher habe ich die SARS-CoV-2-Viren in wissenschaftlichen Fachbeiträgen als „Sexy Killer“ bezeichnet. Das klingt zunächst seltsam, ist aber biologisches Basiswissen, wie man es in vielen Büchern nachlesen kann (z.B. Rahrbach 2015, Kutschera 2020, 2021). Durch Zufallsereignisse (Mutationen, Rekombinationsvorgänge) entstehen mit jeder Virus-Vermehrung große, neue Kollektive von Virionen, wobei nur wenige zu ihrem Fehlwirt Mensch passen; die nicht adaptierten Individuen gehen zu Grunde. Der unsinnige Slogan „Das Virus bekämpfen" sollte somit ersetzt werden durch: „Das fortlaufende Infektionsgeschehen, verursacht durch immer neue, variable Virus-Varianten, mit rationalen Denkansätzen und soliden Methoden zurückdrängen". Typologisches Spekulieren muss vermieden werden, denn dieser Mythos vom Einheits-Virus (bzw. Menschen) widerspricht der Lebensrealität der Viruspartikel und ihren Wirtsorganismen.

Kindervater Darwin und die Masken-Pflicht. Wie im Vorgängertitel *Strafsache Sexualbiologie* dargelegt, war Charles Darwin (wie auch A.R. Wallace) neben seinem Hauptamt als Naturforscher auch ein liebevoller Familienvater. Wie kaum ein anderer „besessener Biologe" hat sich Darwin um seine Kinderschar gekümmert; das Wohl seiner oft kränklichen Nachkommen lag ihm so sehr am Herzen, dass er mitgelitten hat, sobald eines seiner zehn Kinder ernsthaft erkrankte. Da die leiblichen Kinder für Darwin ein zentraler Lebenssinn waren und er z.B. auch deren Gemütsbewegungen studierte (Abb. 9.2), werden nachfolgend nicht nur der Ursprung und die Evolution der Coronaviren behandelt, sondern auch das Impfen von Kindern in einem größeren, internationalen Gesamt-Zusammenhang dargestellt. In dem vor 150 Jahren erschienenen Buch zum *Ausdruck der Gemütsbewegungen* belegt Darwin (1872 b), dass nur ein unbedecktes (Masken-loses) Gesicht die Gefühlslage des Menschen offenbaren kann; Gesichtsvermummung jeglicher Art verhüllen die Emotionen des Individuums – was widernatürlich und schädlich ist, insbesondere bei Kindern!

Dieser wahrlich die unschuldigen Kinderseelen marternde „OP- bzw. FFP2-Maskenkult" (mit CO_2-Eigenbegasung und ekelhafter Selbst-Verseuchung via Bakterien/Pilze sowie Mikroplastikpartikel-Einatmung) zeigt in der folgenden Beobachtung seine hässliche Fratze: 2021/2022 hatten Kindergarten-Kinder Menschengesichter ohne Mund und Nase gemalt!

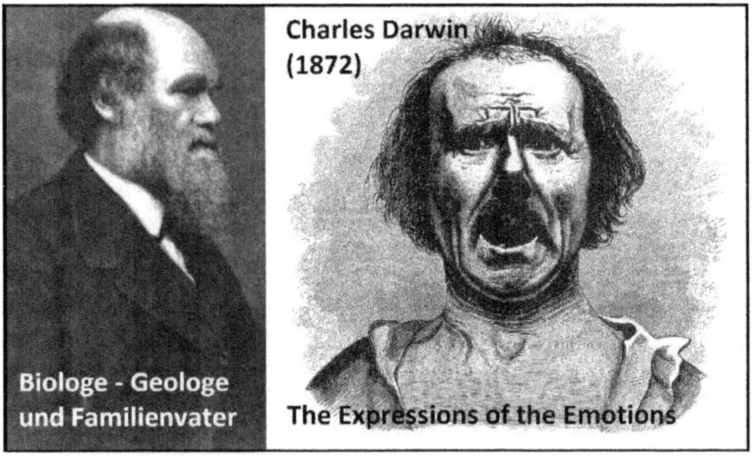

Abb. 9.2: Der britische Naturforscher Charles Darwin (1809–1882) war der sorgsame Vater von zehn leiblichen Kindern. In seinem Buch „Der Ausdruck der Gemütsbewegungen beim Menschen und den Tieren, 1872" hat Darwin am Gesichtsausdruck verschiedener Personen, auch seiner Nachkommen (ohne medizinische Masken!), Beobachtungen angestellt und diese u.a. zur Bestätigung seiner Theorie der gemeinsamen Abstammung angeführt (nach historischen Vorlagen).

Ursprung der Coronaviren: Guangdong-Menschen essen alles!

Die Absurdität des Corona-Slogans „das Virus bekämpfen" wird besonders deutlich, sobald wir uns den in Kapitel 1 erwähnten evolutionären Ursprung der „Coronaviren 2019" anschauen. Im Jahr 2006 publizierten Mikrobiologen der Universität Hong Kong, die zur Volksrepublik China zählt, einen Artikel mit dem Titel „Infectious diseases emerging from Chinese wet-markets: zoonotic origins of severe respiratory viral infections" (Infektionskrankheiten, die von chinesischen Feucht-Märkten ausgehen: Zoonotische Ursprünge der ernsthaften Atemwegs-Virus-Infektionen; als „Feuchtmärkte" werden Verkaufsstände bezeichnet, wo u.a. rohes (feuchtes) Fleisch angeboten wird. Das ist auf den viel häufiger veranstalteten „Nutztier-Märkten" nicht der Fall. Ohne ein Studium dieser wenig bekannten Forschungsarbeit der Autoren Woo et al. (2006) ist ein Verständnis der gesamtem „Corona-Problematik" kaum möglich.

Die humanbiologische Grundlage des Sachverhalts kann wie folgt zusammengefasst werden.

Andere Menschen – fremde Sitten. In China gilt der folgende allgemeine Grundsatz: „The people take food as their heaven" (die Menschen betrachten das Essen als ihren Himmel); weiterhin gibt es die folgenden, in unserem Zusammengang wichtigen Verhaltensregeln: „Beijing people talk about everything, Shanghai people buy everything, and Guangdong people eat everything" (Menschen aus Peking reden über alles, Einwohner von Shanghai kaufen alles, Guangdong-Chinesen essen alles).

Abbildung 9.3 zeigt ein von mir im September 2014 in Kunming-Südchina angefertigtes Photo. Auf diesem Markt wurden neben Blumen, Gemüse, Fleisch usw. auch vereinzelt *Nutztiere* angeboten, z.B. Hühner und Fische. Da auf ähnlichen Märkten, die ich nicht besuchen konnte, unzählige *Wildtiere* in hoher Dichte in Käfigen gepackt sind, frisches, feuchtes Fleisch verkauft wird und eine hohe Bevölkerungsdichte herrscht, konnte dort in der Vergangenheit immer wieder das Überspringen tierischer Krankheitserreger (Bakterien, Viren) auf den Fehlwirt Mensch dokumentiert werden.

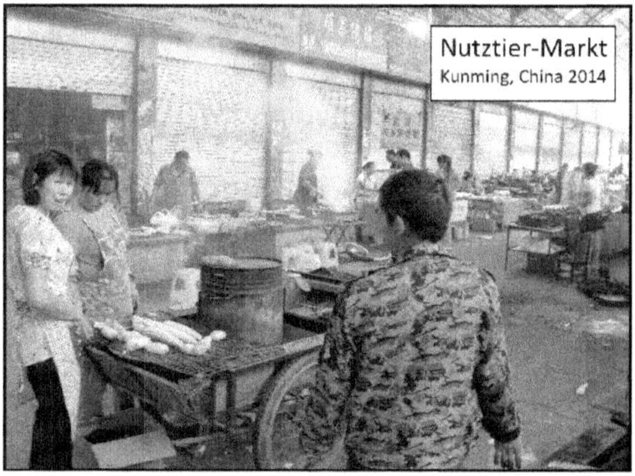

Abb. 9.3: Originalaufnahme eines Marktes in Kunming, China. Anlässlich des Besuchs der dortigen Universität hat der Autor U.K. auch außerhalb der Großstadt verschiedene Verkaufsmärkte besuchen können, wo Gemüse, Schnittblumen und Fleisch, von verschiedenen Nutztieren stammend, angeboten wurde. Wildtier-Märkte gibt es in anderen Provinzen (Photo: U. Kutschera, China-September 2014).

Auf diesen chinesischen *Wet-Markets* (z.B. Provinz Guangdong) werden neben dicht nebeneinander gehaltenen Hühnern auch Wildtiere wie Biber, Marder, Hasen, Raccoon-Hunde, Rotfüchse und *Fledermäuse* angeboten und zum Verspeisen verkauft – alles frisch und feucht, wie es das oben zitierte chinesische Sprichwort sagt; eine „Ansteckung" von Menschen durch Viren, die eigentlich in Tierkörpern existieren, ist dort jederzeit möglich.

Hirudo-Therapie mit Nebenwirkungen. Derartige *Zoonosen* gibt es auch in Deutschland, z.B. bei der Blutegel-Anwendung. Werden *Hirudo*-Egel bei Menschen mit entsprechenden Leiden (z.B. nach einer plastischen Chirurgie) mit diesen parasitischen Blutsaugern zielgerichtet-sinnvoll behandelt, so können schädliche Bakterien, die im Kieferbereich der Blutegel leben und für den Ringelwurm nützlich sind, auf den Fehlwirt Mensch übertragen werden. Derartige Zoonosen sind gut dokumentiert (Kutschera und Elliott 2014) und werden von mir seit vielen Jahren wissenschaftlich erforscht. Daher soll im nächsten Abschnitt die Frage untersucht werden, ob die Coronaviren Ende Dezember 2019 in Wuhan/China von Wildtieren auf Menschen übertragen worden sind oder im Labor kreiert wurden, um dann Menschen zu infizieren.

Wildtier-Ursprung oder Labor-Unfall? Um vorweg die Wahrheit zu sagen: Bis Mitte 2022 war die Frage bezüglich Ursprung-Herkunft der ersten SARS-CoV-2-Viren im Dezember 2019, Wuhan-China, ungeklärt. Zwei Hypothesen stehen im Raum, die ich nachfolgend kurz charakterisieren möchte: *Zoonotische Übertragung* der Erreger von Wildtieren, die von Menschen gejagt und verspeist werden; *vorsätzliche Herstellung* eines für Menschen gefährlichen Virus-Typs im Labor via der „Gain-of-function-Forschung" und Verbreitung desselben in einer Art von „Bioterrorismus". Für die Zoonose-Hypothese spricht der Befund, dass frühere Coronaviren-Übertragungen via „Tiere als Virenschleudern" erfolgten. Da es *virtuelle* und *reale* Viren gibt, und die am nächsten mit den SARS-CoV-2-Viren verwandten Fledermaus-Virionen nicht isoliert worden sind (ausschließlich als *Gensequenzen* bekannt!), ist eine Nachbesserung der Fledermaus-Urform über „Gain-of-funcion-Verfahren" nicht möglich. Diese und andere Befunde sprechen für einen natürlichen, zoonotischen Ursprung der Wuhan-Viren. Ich verweise auf die umfassenden Forschungsarbeiten von He et al. (2022), Li et al. (2022) und Temmann et al. (2022); dort sind Experimente und Belege zusammengetragen, die für eine Fledermaus-Abstammung der SARS-COV-2-Viren sprechen. Am 26. Juli sind zwei andere Studien erschienen, die über einen zoonotischen Ursprung vor dem 20.12.2019 auf dem „Huanan Seafood Market“ in Wuhan-China belegen. Alle acht Erstfälle von Covid-19 sind auf diesen Markt zurückführbar (Worbey et al. 2022, Pekar et. al. 2022). Über mögliche Zwischenwirte, die auf *Wet-Märkten* dicht gepackt gehalten werden, oder direkt, via Fledermaus-Bisse, könnten diese humanpathogenen Viren auf den Fehlwirt Mensch übertragen worden sein. Danach muss es im kalten Wuhan zu „Superspreader-Events“ gekommen sein, d.h. eine real infizierte und erkrankte Person hat via heftiges Niesen-Husten (Covid-19-Symptome!) viele Artgenossen gleichzeitig angesteckt, vermutlich in schlecht gelüfteten, trockenen Innenräumen, wo die schützenden Lungenepithel-Schleimhäute ausgetrocknet bzw. beschädigt waren. Ein Labor-Ursprung der Coronaviren kann aber nicht ausgeschlossen werden.

Rassenbildung: Vom aggressiven Wildtyp 2019 zur harmlosen Omikron 2022

Die ersten, aus einem real infizierten Patienten Ende 2019 in Wuhan-China isolierten Coronaviren wurden damals noch als „2019-n CoV“ bezeichnet, bis dann, im Februar 2020, die offizielle Umbenennung in „SARS-CoV-2“ erfolgte (dargestellt in Abb. 9.1). Dieser Wildtyp, d.h. die Urform, evolvierte dann nach dem Darwin-Wallace-Prinzip der spontanen Varietätenbildung, gefolgt von natürlichen Ausleseprozessen, über Zwischen-Varianten (Alpha, Delta usw.) zur im November 2021 in Südafrika gefundenen Omikron-Variante. Da Darwin (1859, 1872 a, b) den Begriff „Races“, d.h. Rassen, mit Varieties, d.h. Varianten, gleichsetzt, sind alle bisher beschriebene Coronavirus-Varianten nichts anderes als Darwinische SARS-CoV-2-Viren-Rassen.

Omikron-Experten und wirkungslose Corona-Impfstoffe. Die nachfolgend dargelegten Fakten sollen in einem allgemeinen Kontext vermittelt werden. Am 20. Dezember 2021 hat die *Stuttgarter Zeitung* berichtet, dass die Bundesregierung ihre Modellrechnungen zur Ausbreitung der Omikron-SARS-CoV-2-Viren nicht öffentlich macht. Was hatte der dafür verantwortliche „Expertenrat“ zu verbergen?

Im Zeitungsbericht mit dem Titel „Regierung gibt Modellrechnungen nicht heraus“ beklagt ein Journalist, dass die Regierung nicht sagen würde, welche Modellierungen „den neu eingesetzten Corona-Expertenrat zu seinen Empfehlungen gebracht“ hätten. Weiterhin erfuhr der Journalist, dass „die Beratungen des Expertengremiums der Bundesregierung zu Covid-19 vertraulich seien“ – warum diese Geheimnistuerei?

Unvorhersehbare Virus-Evolution. Möglicherweise haben die Regierungs-Experten die damals aktuelle Publikation von „Liu et al. 2021, Striking antibody evasion manifested by the Omicron variant of SARS-CoV-2, bioRxiv, Dec.15, 2021“ für ihre Betrachtungen herangezogen. In diesem *Preprint* beschreiben Forscher der Columbia University, NY, USA die Evolution des Wildtyps der SARS-CoV-2-Viren, der noch Anfang 2020 dominierte. Danach sind, wie Abbildung 9.4 veranschaulicht, über Mutationen und Rekombinationsprozessen im Zuge von Virusvermehrungen in immungeschwächten, meist an Covid-19 erkrankten Menschen neue Varianten entstanden, im Prinzip nach dem oben dargestellten Darwin'schen Grundprinzip der Abstammung mit Abänderung.

Die so natürlicherweise evolvierten SARS-CoV-2-Varianten sind durch Mutationen der Außenhüllen (Spike)-Proteine gekennzeichnet, die wiederum für den Übertritt in das Innere einer Wirtszelle (d.h. Infektion) mit verantwortlich sind. Nach der Beta (B.1.351)-Variante setzte sich Anfang 2021 global die Alpha (B.1.1.7)-Version durch, welche dann durch die Delta (B.1.617.2)-Variante verdrängt wurde. Dann kam „O-mikron“, ein besonders originell gewählter Name, der mich an das „Raumschiff Orion“ der 1970er Jahre erinnert. Die Omikron-SARS-CoV-2-Variante ist, genetisch betrachtet, noch weiter vom Wildtyp aus Wuhan-China entfernt: Nach der Erstentdeckung in Südafrika im November 2021 konnte bald festgestellt werden, dass über 30 Mutationen im Spike-Protein erfolgt sind, mit ca. 15 Änderungen in der Rezeptor-bindenden Domäne. Kurz gesagt: Das führt dazu, dass sogenannte neuartige „Impfstoffe“– wir wollen sie hier „Vakzine“ nennen – nicht mehr wirken.

Hier setzt die Forschungsarbeit der Autoren Liu et al. (2022) an. Es konnte belegt werden, dass vier weitverbreitete Covid-19-Vakzine, BNT162b2-mRNA (Pfizer), mRNA-1273 (Moderna), Ad26COV2S (Johnson & Johnson) und ChAdOx1nCoV-19 (Astra Zeneca) gegenüber der Omikron-Variante weitgehend wirkungslos sind – im Vergleich zum Wildtyp von Anfang 2020. Auch für die nach 6 Monaten erneut geimpften, im Corona-Neusprech „geboosterten“ Personen, gibt es keine gute

Nachricht: Omikron ignoriert diesen „Infektionsschutz“ weitgehend, erfahren wir aus dem oben erwähnten Preprint.

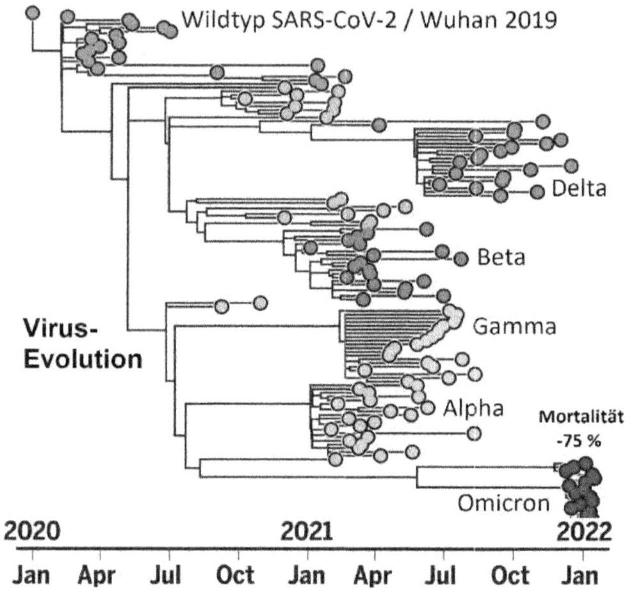

Abb. 9.4: Rasche Evolution der Wuhan/China-Coronaviren, Urform SARS-CoV-2, Dezember 2019, über die Varianten Delta, Beta, Gamma, Alpha zu Omikron (Darwinische Rassen). Omikron wird seit Anfang 2022 in Untergruppen untergliedert (BA4, BA5, BA 2.12.1), welche sich derart von der Urform Dez. 2019 unterscheiden, dass Experten von „SARS-CoV-3“ sprechen, einer zu ¾ weniger gefährlichen Variante (verändert nach Koelle, K. et al.: Science 375, 1116–1121; 2022).

Unerwünschte Schlussfolgerung. Die Evolution, gemäß dem Naturgesetz „Varietätenbildung, gefolgt von höherem differentiellen Fortpflanzungserfolg innerhalb variabler Populationen“ hat den Impfstoff-Produzenten und den Befürwortern von Massen-Vakzinationen wieder einmal einen Strich durch die Rechnung gemacht, was den Biologen überhaupt nicht wundert. Möglicherweise wird Omikron zu einer panresistenten Variante evolvieren, die dann, als neue SARS-CoV-2-Quasispecies, weltweit dominieren kann (seit März 2022 Realität).

Virus-Expertin und Darwinische Evolution. Es ergibt sich die Frage nach der Gefährlichkeit von SARS-CoV-2-Var. Omikron für Menschen mit geschwächtem Immunsystem (gesunde unter-60-jährige Personen kommen mit Wuhan-Coronaviren, die mit Erkältungs-Coronas nahe verwandt sind, relativ gut zurecht). Hier empfehle ich den eingangs erwähnten „Experten" in der britischen Tageszeitung „*Dailymail.co.uk* – 14.12.2021" nachzulesen. Dort hat die Entdeckerin der Omikron-Variante, Frau Dr. Angelique Coetzee, die als Ärztin auch Patienten behandelt, die folgende unerwünschte Wahrheit offenbart: Omikron-Infektionen verlaufen bei Krankheitsausbruch mild, und eine „Durchseuchung" der Population potentieller Wirtsorganismen (Bevölkerung) mit den SARS-CoV-2-Omikrons wäre epidemiologisch vorteilhaft. Eine natürliche Immunität gegen dieses evolvierte „Monster in Virengestalt" könnte folgen, und der ganze „Krönchenviren-Spuk" – so dramatisch manche Covid-19 -Erkrankungen für die betreffenden Personen auch sind! – wäre vorbei (s. Kapitel 10).

Letztendlich sollten die „Experten" die Prinzipien der organismischen Evolution berücksichtigen. Ohne dieses Darwinische Wissen sind Modellierungen von Verbreitungsvorgängen jedweder Art reine Spekulationen. Daraus resultieren dann möglicherweise Fehlschlüsse mit negativen Konsequenzen für die „Corona-geplagte" Bevölkerung. Die oben erwähnte Forschungsarbeit der Autoren Liu et al. (Preprint 2021) ist dann am 24. Januar 2022 (d.h. zweihundert Jahre nach E.T.A. Hoffmanns letztem Geburtstag!) im Journal *Nature* erschienen. Seither ist die mRNA-Impfindustrie in Aufruhr, da ihre Präparate kaum noch wirken – Liu et al. (2022) war eine wissenschaftliche Pionierleistung!

Omikron-Rasse als neuer endemischer Grippe-Virus?

Wie oben dargelegt, hat die Entdeckerin der „Omikron-Rasse", eine Ärztin aus Südamerika, bereits Ende 2021 klar gemacht, dass diese neue Version der sich stetig evolutiv verändernden Coronaviren leicht von Mensch zu Mensch übertragbar, aber nur wenig gesundheitsschädlich bzw. tödlich ist, einer schweren Erkältung oder leichten Grippe vergleichbar (Abb. 9.4).

Diese Aussage wurde dann am 1. Februar 2022 bestätigt. In einem Beitrag, publiziert im britischen *Telegraph*, fragten die Autoren im rhetorischen Stil: „Is Corona really more deadly than the Flu?“, d.h. „ist die Corona-Variante Omikron wirklich tödlicher als die saisonale Grippe?“ (Knapton et al. 2022).

In einer Grafik mit der Überschrift „Covid is becoming as lethal as the flu“ (Covid-19 entwickelt sich zu einer Krankheit, die so tödlich ist wie eine saisonale Grippe) werden dann Zahlen genannt, die hier kurz wiedergegeben sind. Die so genannte durchschnittliche „Fallsterblichkeit von Covid-19 (%)“ lag für England Ende November 2021, auf alle Altersgruppen bezogen (Säugling bis Greis), bei ca. 0,35%. Am 20. Januar 2022 betrug dieser Wert dann ca. 0,2%, um danach auf unter 0,15% abzusinken. In Zahlen ausgedrückt: Während der 7 Tage bis zum 27.1.2022 gab es in Großbritannien exakt einen Todesfall (mit-an Covid-19), bei 714 positiv getesteten Menschen, d.h. der Wert lag bei 0,14%.

Die Fallsterblichkeit, d.h. Todesrate bezogen auf 100% real infizierte Personen der untersuchten Gruppe, liegt bei der saisonalen Grippe zwischen 0,1% und 0,2%. Anschaulich dargestellt: Von 1000 Personen, alle Altersgruppen eingeschlossen, sterben 1 bis 2 infolge einer schweren, realen Grippe-Infektion – eine errechnete „Todes-Grippeinzidenz“ läge somit bei 100 bis 200 pro 100 000 Personen. Nach anderen Daten einer „Tracker-App“, die im oben erwähnten *Telegraph*-Beitrag zitiert sind, gab es mit Beginn des Dezember 2021 in G.B. mindestens 9,2 Millionen „Covid-Infektionen“ und im selben Zeitraum 10 670 „Corona-Todesfälle“. Daraus lässt sich eine *Sterberate* von 0,11% errechnen, die mit dem oben erwähnten Wert (0,14%) gut übereinstimmt. Vermutlich liegen die realen Corona-Todeszahlen aber noch niedriger, da die auch falsch-positive Werte ausgeben und die real *an* (nicht mit) Covid-19 Verstorbenen geringer sind als üblicherweise gemeldet. Dies trifft für die Saisonale Grippe ebenso zu.

Fazit: Die chinesische „Wuhan-Todesseuche“ hat sich, ausgehend von einem durchaus als „aggressiv“ zu bezeichnenden Urtyp-2019, über verschiedene Varianten, d.h. Coronavirus-Rassen, zur Grippe-ähnlichen Omikron-Version entwickelt, und das auf natürliche Art und Weise. Die Darwinische Evolution hatte dem deutschen „Panikorchester“ einen Strich durch die Rechnung gemacht, aber in der BRD war zu diesem Zeitpunkt (Jan. 2022) noch immer Test-, Maulkorb- und Impfzwang angesagt.

Omikron-Rasse als SARS-CoV-3? Am 10. Mai 2022 wurde dann die „Omikron-Katze aus dem Sack“ gelassen. Nachdem die Pharma-

Forscher Muik et al. im Journal *Science* Anfang 2022 zugeben mussten, dass nur eine 3. Impfung mit ihrem mRNA-Präparat „Comirnaty“ einen gewissen, nach 12 Wochen verschwindenden „Corona-Schutz“ gewähren würde, legte die Wissenschafts-Journalistin Vogel (2022) nach. Unterstützt durch Interviews mit Coronaviren-Forschern wurde endlich offiziell zugestanden, dass die „Omikrons“, damals bereits als dominante Coronaviren-Variante erkannt, trotz rascher Ausbreitung nur milde Grippe-artige Verläufe verursachen würden, von Ausnahmen abgesehen.

Die damals bekannten Omikron-Subvarianten (BA.4, BA.5, BA.2.12.) würden sich wie endemische Erkältungs- bzw. Grippeviren verhalten: Nur massiv vorerkrankte Personen seien noch real gefährdet. Die gegen den Wuhan-Wildtyp SARS-CoV-2-2019 entwickelten Impfstoffe der Firmen BioNTech, Moderna, AstraZeneka und Johnson & Johnson seien weitgehend wirkungslos, sodass neue mRNA-Präparate entwickelt „werden müssen“ (warum eigentlich?). Die neuen, harmlosen, als endemische Grippeviren zu kennzeichnenden Omikrons seien so weit von der Urform entfernt (Mutationen, Rekombinationsprozesse), dass eine neue Virus-Form vorliegen würde: SARS-CoV-3 ist entstanden, siehe Abbildung 9.4., und die „alte Corona-Ära“ sei abgeschlossen, lesen wir bei Vogel (2022), und im Report von Shrestha et al. (2022).

German Virus-Angst. Trotz dieser klaren Faktenlage wurde in den deutschen Leitmedien weiterhin eine „Omikron-Panik“ verbreitet. Ein prominenter „Angstminister“, der sich eigentlich um die Gesundheit der Bürger kümmern sollte, legte immer neue „Studien“ vor, um vorzugaukeln, die „Omikron-Welle“ sei eine Gefahr für die Volksgesundheit. Sogenannte „Inzidenzwerte“, die bestenfalls als relatives Maß einer hypothetischen Viruslast anzusehen sind, aber keine „Infektionen“ anzeigen, wurden ermittelt – und sie waren höher als bisher (ca. 500). Wie gefährlich sind die Omikrons wirklich? Wer hat Recht, der deutsche Angstminister oder *Science*-Autor Vogel (2022)?

Goldhamster als „Versuchskaninchen“: Omikron ist ein relativ zahnloser Corona-Tiger!

Der britische Naturforscher Charles Darwin (Abb. 9.2) beschäftigte sich über Jahre hinweg mit der Taubenzucht und zog aus seinen Kreuzungsversuchen wichtige Rückschlüsse bezüglich des Artenwandels in der

Natur. Er konnte nicht ahnen, dass Jahrzehnte später ein Kleinsäuger, der *Syrische Goldhamster*, zum Modellorganismus der Erforschung viraler Atemwegserkrankungen auserkoren wurde. Dieses wichtige Thema der „Coronalogie“ soll nachfolgend, in einem allgemeinen Kontext, vorgestellt werden.

Aufruf an alle Versuchskaninchen. Am 3. September 2021 hatte ein deutscher SPD-Politiker in einem Interview die folgende Wahrheit ausgesprochen: „50 Millionen (Personen) sind jetzt zweimal geimpft. Wir waren ja alle die Versuchskaninchen für diejenigen, die bisher abgewartet haben. Deshalb sage ich als einer dieser 50 Millionen: Es ist gut gegangen! Bitte macht mit!“ Die von ihm und Vertretern der *Grünen* massiv beworbene „Impfpflicht ab 60“ wurde am 7. April 2022 im Bundestag (vorläufig) abgelehnt, eine „einrichtungsbezogene Pflicht“ zur mRNA-Lipidvesikel-Injektion für Krankenhauspersonal usw. bestand noch im September desselben Jahres (s. Kapitel 6).

Nagetiere vs. Hasenartige. Der zitierte Politiker wusste vermutlich nicht, dass seit März 2020 ein anderer „Nager“, der Syrische Goldhamster (Artname: *Mesocricetus auratus*), als das Modellsystem in der biomedizinischen Corona-Forschung gilt. Goldhamster sind echte Nagetiere (Rodentia), während die „Versuchskaninchen“ des zitierten SPD-Politikers (Artname: *Oryctolagus cuniculus*) zur Ordnung der Hasenartigen (Lagomorpha) zählen. Da beide Säugetierarten aber eine „nagende Ernährungsweise“ ausgebildet haben, können wir Syrische Goldhamster durchaus als die „Versuchskaninchen“ der Corona-Forschung – und als Symbol der Hamsterkäufe verursachenden German Angst – bezeichnen (Abb. 9.5).

Syrische Goldhamster und Menschen. Seit Frühjahr 2020 wurden die bereits genannten Syrischen Nagetiere weltweit als Modellorganismen eingesetzt, um die Infektion, d.h. die Ansteckung mit Viren, den Transport im Körper und die krankmachenden Wirkungen dieser ursprünglich aus Wuhan/China stammenden Viruspartikel zu untersuchen. Ähnlich wie beim Menschen sind auch alternde Syrische Goldhamster nach gezielter Infektion mit Coronaviren über die Nasenöffnung krankheitsempfindlicher als jüngere Artgenossen. Weibliche Goldhamster reagieren, wie Menschen-Frauen, in Folge eines effizienteren Immunsystems weniger intensiv auf virale Infektionen oder kurz gesagt, sie leiden weniger und erholen sich rascher als männliche Artgenossen (Braxton et al. 2021).

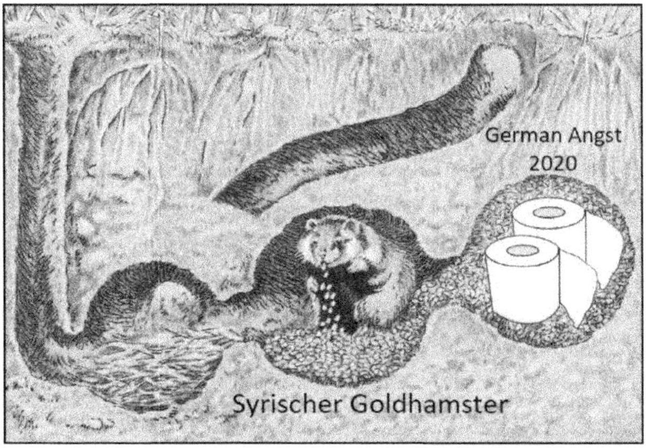

Abb. 9.5: Der Syrische Goldhamster (*Mesocricetus auratus*) wird seit 2020 in großen, variablen Populationen in Laboren gehalten, um die Ausbreitung und Wirkung verschiedener Coronaviren-Varianten zu untersuchen (s. Stammbaum Abb. 9.4). Die Labor-Hamster reagieren als Modellorganismen auf diese C-Viren wie der Mensch (Bildarchiv U. Kutschera).

Biologen haben untersucht, ob die im November 2021 entdeckte „Omikron“-Variante von SARS-CoV-2 bei Syrischen Hamstern dieselben Krankheitssymptome auslösen wie ihre evolutionären Vorgängerformen. Zur Klärung dieser Frage wurden acht Wochen alte, weibliche und männliche Syrische Goldhamster, die sich im Käfig (wie Menschen) über Tröpfchen-Infektion gegenseitig anstecken, ausgewählt. Die Forscher haben fünf verschiedene Coronaviren-Stämme in ihre Analyse einbezogen: Den Wildtyp-Stamm 2020, die Alpha-, Beta- und Delta-Varianten von SARS CoV-2 sowie Omikron-Laborstämme, dargestellt in einem evolutionären Stammbaum (Abb. 9.4).

Die „Versuchskaninchen“ (d.h. Syrische Goldhamster) wurden über ihre Nasenöffnungen in verschiedenen Experimentaldurchgängen mit jeweils einem dieser fünf Coronaviren-Varianten infiziert. Diese Ansteckungen mit den viralen Krankheitserregern wurden daraufhin mikroskopisch überprüft und bestätigt. Die Ergebnisse dieser Forschungen führten zu einer grundlegenden Entdeckung:

Klassische Coronaviren machen krank – Omikron nicht. Während die vier zuerst genannten Coronaviren-Varianten (Urform 2020, die Alpha-, Beta-, und Delta-Typ) in allen Versuchsreihen zu klaren, objektiv nachweisbaren Krankheitssymptomen führten, war die Omikron-Variante, auch bei *hundertfach höherer* Konzentration, diesbezüglich wirkungslos.

Wie können Biologen bei Syrischen Goldhamstern Covid-19-Krankheitssymptome erfassen und messen? Bei Infektionen mit den vier oben genannten SARS-CoV-2-Varianten nehmen die „Versuchskarnickel" im Rundum-versorgten-Laborumfeld innerhalb von sechs Tagen um bis zu 17% ab. Das heißt, die infiziert-erkrankten Hamster verlieren deutlich-messbar und in allen Versuchsreihen reproduzierbar in etwa die gleiche Körpermasse. In den meisten Fällen entwickeln die infizierten Hamster rasch eine natürliche Immunität, um dann innerhalb einiger Tage wieder ihre ursprüngliche Körperfülle zu erreichen. Vereinfacht gesagt: Die an Covid-19 erkrankten Kleinsäuger hören auf zu fressen und nehmen erst wieder Nahrung auf, sobald sie immunologisch auf dem Weg zur Besserung sind.

Mikroskopische Untersuchungen haben gezeigt, dass auch die mit Omikron-Coronaviren infizierten Hamster im Nasen- und Rachenbereich Viruspartikel im Körper trugen, die sich dort vermehrten: Sie hatten dabei aber keinerlei Gewichtsverlust zu erleiden! Die Ansteckung mit den Omikron-Viren hat ebenso gut funktioniert wie im Fall der vier krankmachenden Virus-Varianten (McMahan et al. 2022).

Obere Atemwege vs. Lunge. Als *Fazit* dieser Goldhamster-Forschungen zogen die Autoren weitreichende Schlussfolgerungen. Ebenso wie beim Menschen vermehren sich Omikron-Coronaviren bevorzugt in den oberen Atemwegen (Mund, Nase, Rachen, Kehlkopf) und werden daher leicht über Aerosole usw. an Artgenossen übertragen (s. Abbildung 2.5, S. 65). Die unteren Atemwege, vor allem die beiden Lungenflügel, werden jedoch von diesen neuartigen Corona-Varianten kaum infiziert. Da aber eine virale Lungen-Infektion zu Entzündungsreaktionen führen kann, die sich dann im Körper ausbreiten und diesen schädigen können, sind die älteren Corona-Varianten wesentlich gefährlicher und aggressiver als die im November 2021 in Afrika entdeckten „Omikrons". Diese vervielfältigen sich im oberen Atemwegsbereich, werden somit leicht ausgebreitet und sind daher „sehr ansteckend". Sie dringen aber nicht, wie ihre Vorläuferformen, tief in die Lunge ein und sind damit – für Mensch und Tier– weniger gefährlich. Generell evolvieren Krankheitserreger oft in Richtung „rasche Ausbreitung – den Wirtsorganismus schonen“, und SARS CoV-2-Var. Omikron ist diesbezüglich keine Ausnahme.

Kalifornien-England-Afrika. Am 12. Januar 2022 wurde berichtet, dass beim Menschen „91 Prozent weniger Todesfälle durch Omikron“ zu verzeichnen wären. Wenige Wochen später verkündigte der Direktor des Universitätsklinikums Tübingen die folgende „Frohe Botschaft“: „Der Omikron-Verlauf ist praktisch wie eine mittelschwere oder leichte Grippe“ (RT.de, 8.2.2022). Diese Aussagen wurden durch den oben zitierten Artikel im britischen *Telegraph* vollumfänglich bestätigt (Knapton et al. 2022). Auch diese Meldung führte in Deutschland zu keiner echten Beruhigung der „Omikron-Seuchenpanik“– nach dem Nonsens-Motto „hohe Inzidenzwerte, viele Infizierte und Kranke“ (s. Kapitel 3). Es sollen daher drei unabhängige wissenschaftliche Studien zitiert werden, die an Menschen-Populationen in Süd-Kalifornien (USA), England (UK) und Afrika durchgeführt und in seriösen Fachjournalen publiziert worden sind. Die Forscherteams Lewnard et al. (2022), Nyberg et al. (2022) und Lin et al. (2022) konnten nachweisen, dass verglichen mit früheren Varianten (Delta usw.) die Omikron-Rasse um 70% bis 80% weniger gefährlich, d.h. letal ist. Damit waren die oben dargelegten Hamster-Ergebnisse für den Menschen bestätigt.

Damit soll keineswegs gesagt werden, dass die Omikron-Variante ein „komplett zahnloser Corona-Tiger“ ist. Auch grippale Infekte können bei Menschen zu massiven Gesundheitsproblemen führen. Dennoch bleibt die klare Erkenntnis, dass mit der Evolution des SARS-CoV-2-2020-Wildtyps über Alpha, Beta und Delta zu Omikron, d.h. SARS-CoV-3 (Vogel 2022) die Corona-Problematik Mitte 2022 vorerst beendet war: Rasche Ausbreitung eines relativ harmlosen „Obere-Atemwege-Erregers“, Antikörper-Bildung in über 90% der Bevölkerung, die mehr oder weniger davon betroffen war, gefolgt von einer Herdenimmunität gegenüber diesem endemischen „Grippe-Erreger“ (Lange et al. 2022).

Menschen-Großversuch – im Journal *Science*. Zurück zum eingangs zitierten SPD-Politiker. Es ist erfreulich, dass bei diesem werten Herrn bis heute das „Versuchskaninchen-Menschenexperiment“, d.h. mehrfache Corona-Impfungen, ohne negative gesundheitliche Folgen geblieben ist. Auf Grundlage dieses glücklichen Einzelfalls dann aber Millionen Personen, die ihr Grundrecht auf körperliche Selbstbestimmung wahrnehmen, zum „Versuchskarnickel-Spielen“ zu nötigen, halte ich für unakzeptabel und menschenunwürdig. Ergänzend sei erwähnt, dass eine SPD-Politikerin Ende 2021 von einem „Feldversuch“ gesprochen hat und damit die „Versuchskaninchen-Interpretation“ der Corona-Impf-Agenda ein weiteres Mal als das charakterisiert hat, was sie war und ist: ein großangelegter *Menschenversuch.* Diese Interpretation ist weder bösartig noch sachlich falsch: Wie bereits erwähnt, sprachen die Autoren Altmann und Boyton (2022) in *Science* am 11. März, zum zweiten Jahrestag der „Corona-Pandemie“, von einem (Impf)-Experiment, wobei gewaltige *Homo sapiens*-Populationen, alle Erdteile umfassend, einbezogen waren, d.h. ca. 4 Milliarden Erdenbürger!

Fehlende Kontrollgruppe. Das Ziel, eine deutschland- bzw. weltweite Impfquote von über 90% zu erreichen, hat vermutlich den folgenden Sinn: Bei kompletter „Durchimpfung“ einer Population fehlt dann die ungeimpfte *Kontrollgruppe.* Nebenwirkungen der verordneten mRNA-Vakzination, wie zum Beispiel Herzmuskelentzündungen, Infarkte, Thrombosen bis zu Todesfällen, können dann nicht mehr auf die Masseninjektionen zurückgeführt werden. Die Impf-Befürworter werden bei kompletter „Durchimpfung“ der Bevölkerung immer argumentieren können, dass die negativen gesundheitlichen Folgen nichts mit der Vakzination zu tun haben. Gegen diese Aussage zu argumentieren wird dann nicht mehr so leicht möglich sein. Welche positiven Auswirkungen haben Impfungen gegen Infektionen mit Coronaviren in der Realität, d.h. im „Feldversuch“? Diese Frage wird im nächsten Abschnitt beantwortet.

Corona-Impfung für gesunde Kinder? Grippe ist gefährlicher als Covid-19!

Charles Darwin (Abb.9.2) hatte zehn leibliche Nachkommen, von welchen sieben, fünf Söhne und zwei Töchter, das Erwachsenenalter erreichten. Vater Charles war zeitlebens ungeimpft, und auch seine Kinder wurden aus vielerlei Gründen bevorzugt mit Naturheilmitteln behandelt. Der große Biologe wäre geschockt gewesen, hätte er die nachfolgend dargelegten Fakten erfahren, die an Informationen anknüpfen, welche in Kapitel 6 und 8 beschrieben sind.

Influenza schlimmer als Corona. Am 1. September 2021 berichtete die *Berliner Morgenpost* unter der Schlagzeile „Corona-Impfung für Säuglinge: Mediziner erwarten Zulassung“ über den damals aktuellen Stand der Bemühungen, auch gesunde Kinder unter 12 Jahren (d.h. ohne

Vorerkrankungen) in die Reihe der „gepiekst-vakzinierten Gutmenschen“ aufnehmen zu können. Diese erstaunliche Meldung soll nachfolgend im Kontext biomedizinischer Tatsachen kommentiert werden.

Exakt ein Jahr zuvor, am 1.9.2020, berichtete eine britische Journalistin über eine wissenschaftliche Studie, die zeigt, dass Kinder unter 10 Jahren etwa zwanzig Mal wahrscheinlicher an einem Unfall sterben als an Covid-19, und dass die gemeine Grippe (Influenza) doppelt so tödlich ist, sobald man das Problem statistisch betrachtet (Chalmers 2020). Der Befund, dass die Grippe für Kinder im Durchschnitt mehr Todesfälle herbeiführen kann als eine akute Coronaviren-Infektion, wird auch durch öffentlich zugängliche Daten des *US Center of Disease Control and Prevention* (CDC)-2021 bestätigt (s. das Blitzschlag-Gleichnis in Abbildung 8.2, S. 245). Weiterhin geht aus dem oben genannten Bericht hervor, dass Kinder sechsfach weniger wahrscheinlich als „Virenverbreiter“ agieren, verglichen mit Erwachsenen (mit Krankheitssymptomen).

Stiko-Deutschland. Was sagt die *Ständige Impfkommission* (Stiko) zur Grippe-Impfung von Kindern? Mitten im ersten „Corona-Jahr“ veröffentlichte diese Organisation unter „impfen-info.de/Wissen, was schützt /RKI/ BZA-Juni 2020“ die folgenden Informationen. Die saisonale Grippe wird (wie die Wuhan-SARS-CoV-2-Viren) über Tröpfcheninfektionen verbreitet und ist bei gesunden Kindern und jungen Erwachsenen fast immer durch eine leichte Verlaufsform gekennzeichnet. Allerdings kann eine Influenza bei Kindern mit Vorerkrankungen (z.B. Asthma, Mucoviszidose, Herz-Nierenleiden, Diabetes, Leukämie usw.) über eine nachgeschaltete Lungenentzündung tödliche Folgen mit sich bringen. Daher empfiehlt die Stiko für diese Problemgruppe – d.h. Kindern mit ernsthaften Vorerkrankungen – eine Grippeimpfung. Soweit ich dieses Info-Blatt verstehe, wird diese Empfehlung aber nicht für *gesunde Kinder* ausgesprochen, da jede Impfung Nebenwirkungen nach sich zieht, die im Falle der neu entwickelten „Corona-Impfstoffe“ noch weitgehend unbekannt sind. Zurück zur *Berliner Morgenpost* und anderen Medien, in welchen damals ähnliche „Frohe Corona-Kinder-Impfbotschaften“ verbreitet wurden. Warum werden dort die oben dargelegten, bekannten Fakten ignoriert? Warum empfiehlt die Stiko nicht – wie im Juni 2020 – Corona-Impfungen ausschließlich für Kinder mit ernsthaften Vorerkrankungen, was sinnvoll wäre?

Werbung für Kinder-Impfung – in *Nature*. Am 17. Juni 2022 wurde im Magazin-Teil von *Nature* berichtet, dass die *US Food-and Drug-*

Administration (FDA) eine Kinder-Notfallzulassung für die Lipidnanopartikel-mRNA-Injektionen von Pfizer-Biontech und Moderna erteilt habe. Nach Genehmigung durch das CDC wären dann 18 Millionen US-Kinder unter 5 Jahren als neue Absatzgruppe für diese neuartige Gentherapie zugelassen. In einem erschreckend naiven Bericht beschreibt eine Frau Willyard (2022) die „Vorteile" dieser 3-fach (Pfizer) bzw. 2-fach (Moderna)-Injektionen, verübt an Kindern, deren Covid-19-Sterberisiko statistisch bei null liegt. Obwohl einige kritische Fragen angesprochen wurden, hat die Autorin dennoch eine Kinder-Impfung unter fünf Jahren positiv bewertet. Die in England bekannte Tatsache, dass Grippe-Infektionen bei Kindern mehr Todesfälle verursachen als Covid-19 (Chalmers 2020), war den Damen der *Nature*-Redaktion offensichtlich ebenso unbekannt wie die in *Nature* und *Science* publizierte Erkenntnis, dass zwei mRNA-Injektionen kaum eine Omikron-Schutzwirkung bewirken und der „Schutz" nach wenigen Monaten verpufft ist. Sollen die Kleinkinder nach und nach zu Tode „geboostert" werden? Die massiven Nebenwirkungen wurden von der *Nature*-Autorin weitgehend ignoriert, was unakzeptabel und verantwortungslos ist! Kinder ohne Vorerkrankungen sind von Natur aus gegen Coronaviren immun, sie benötigen keinen reduziert toxischen „Lipidnanopartikel-mRNA-Virenschutz", s. die Publikationen von Alexander (2021 a, b, c) und Malone (2022).

Corona-Gesundheitspolitik bringt geistig zurückgebliebene Kleinkinder hervor

Wie unsere Abbildung 9.2 verdeutlicht, werden bei psychisch gesunden Menschen Gemütszustände, z.B. Trauer, Freude, Ärger usw., durch die variable Mimik zum Ausdruck gebracht. Die im Zuge des „Corona-Wahns" verordnete Gesichtsvermummung unterbindet fast vollständig diese Ausdrücke des Empfindens, ein Gegenstand, den Darwin (1872 b) in seinem Buch über die *Expression of the Emotions* zusammengefasst hat. Eine Gesichts-Vermummung stellt immer etwas naturwidrigkünstliches dar und kann beim Vermummten, wie auch in seinem sozialen Umfeld, zu Psycho-Stress bzw. Angst führen. Dieses Thema wird nachfolgend behandelt, wobei wieder unsere Kinder im Mittelpunkt stehen.

Unglaublich – aber wahr. Als ich den in den USA populären Beitrag „Pandemic effects may have lowered baby IQs, study says (Pandemie-Effekte haben vermutlich den Intelligenzquotienten von Babys reduziert, wird in einer Studie behauptet)“ gelesen hatte, kamen mir Zweifel an der Seriosität dieser Aussagen (Medienbericht: Karen d'Souza Ed Source Sept 17, 2021). Da aber bis heute keine wissenschaftlichen Einwände gegen die betreffende Studie vorgebracht worden sind (Deoni et al. 2021), soll diese spektakuläre Untersuchung unter anderem im Kontext der hierzulande propagierten *Regenbogenfamilie* vorgestellt werden.

Entwicklungsbiologen wissen seit Jahrzehnten, dass die leibliche Mutter während der ersten drei Lebensjahre über den Aufbau einer stabilen emotionalen Bindung die Hirnentwicklung des Neugeborenen bzw. Kleinkindes entscheidend positiv voranbringt. Diese Mutter-Kind-Bindung, als stärkstes in der Evolution hervorgebrachtes Band im gesamten Tierreich, sollte gestärkt und gesellschaftlich unterstützt werden, um zu verhindern, dass Kinder später massive psychische Probleme entwickeln. In der oben erwähnten US-Studie wurden etwa 700 gesunde Kinder im Alter zwischen drei Monaten und drei Jahren untersucht, die während der Corona-Jahre 2020/2021 leben mussten, verglichen mit einer umfassenden Kontrollgruppe aus der Vor-C-Zeit 2011-2019. Unter Einsatz einer definierten Skala des Erwerbs kognitiver und körperlicher Entwicklungsstufen, darunter auch die Fähigkeit, Bilder wahrzunehmen und sprachliche Fähigkeiten zu erwerben, wurden beide Gruppen untersucht. Die US-Forscher waren überrascht, dass die „Babys und Kleinkinder der Corona-Ära“ deutlich hinter ihren unter Normalbedingungen herangewachsenen älteren Artgenossen zurückstanden: Umgerechnet in IQ-Werte konnten erhebliche Differenzen zum Nachteil der Kinder mit Müttern im Corona-Stress ermittelt werden (durchschnittliche Reduktion von 100 auf etwa 78 Punkte, also 22% weniger IQ-Äquivalente).

Mutter nicht entspannt-normal. Als Erklärung dieser geistigen Verkrüppelung der später geborenen Kinder führten die Forscher vor allem Psychostress der Mütter und damit auch weniger konzentrierte Beschäftigung mit dem emotional völlig abhängigen Nachwuchs an. Kinder sind soziale Großsäuger und benötigen daher stetig geistige Anregungen, die ganz entscheidend von der leiblichen Mutter eingebracht werden müssen (obwohl selbstverständlich auch der Vater bereits während der ersten Lebensmonate als immer wichtiger werdende Bezugsperson in Erscheinung tritt). Werden die leiblichen Mütter permanent in „Corona-Angst“

versetzt, mit weitgehend nutzlosen Gesichtsmasken belästigt und von den amtierenden „Gesundheits"-Politikern unter toxischen Stress gesetzt, leiden somit auch die Neugeborenen und Kleinkinder.

Welche Relevanz hat diese US-Studie für Deutschland? Da hierzulande, ähnlich wie in den „demokratisch" regierten USA, nicht etwa eine vernunftgeleitete Beruhigung der Menschen, sondern ständige Panikmache vorherrscht, ist es wahrscheinlich, dass auch in der BRD nicht nur Kindergarten- und Schulkinder leiden (Test- und Mundschutzzwang!) – auch jene komplett auf mütterliche Zuwendung angewiesenen allerschwächsten Mitglieder unserer Gesellschaft werden psychisch gequält!

Defektsituation wird zum Normalfall. Wie die *Berliner TAZ* unter dem Titel „Neues Familienbild der Ampel: Eine kleine Revolution" am 29.11.2021 euphorisch berichtete, hatte die damals neue Bundesregierung endlich die „traditionelle Familie" mit leiblichen Eltern und eigenen Kindern zum Auslaufmodell erklärt. Wir wissen aber aus der Evolutionsforschung, dass exakt dieses Vater-Mutter-Kind-Modell ein Erbe unserer langen Abstammungsgeschichte darstellt und keineswegs als überholt zu betrachten ist. Umfassende Studien haben gezeigt, dass sich Kinder nur dann optimal zu psychisch gesunden Persönlichkeiten entwickeln können, sofern die Gesellschaft ihnen ihr Recht auf beide biologische Eltern einräumt. Bei der Vater- oder Mutterentbehrung in der von der TAZ beworbenen neudeutschen „Regenbogenfamilie" (z.B. zwei lesbische Frauen als Ersatz für ein natürliches Hetero-Paar) liegt, entwicklungsbiologisch betrachtet, eine Defektsituation vor, die niemals zum erstrebenswerten Normalfall erklärt werden darf (Details, s. *Strafsache Sexualbiologie*, Kutschera 2021).

Kommen wir zurück zur US-Studie und den dort beschriebenen Kollateralschäden der „Corona-Gesundheitspolitik". Die wissenschaftliche Untersuchung zeigt exemplarisch, dass harmonisch mit ihrem Nachwuchs interagierende leibliche Mütter und Väter notwendig sind, um die Zukunft einer Bevölkerungsgruppe, das heißt: das Heranwachsen der nächsten Generation, sicherzustellen. Greift die Politik in diese intimsten menschlichen Bindungen ein bzw. betrachtet den *Homo sapiens* nicht als evolviertes Naturwesen, sondern als soziales Konstrukt, so hat diese Fehlinterpretation der Realität gravierende Konsequenzen. Menschen sind keine Experimentiermasse, um politische Phantasien auszuleben. Sie sollten mit Würde und Respekt behandelt werden und genau diese Forderung nach humanem Miteinander wird im Rahmen der Corona-

Maßnahmen, wie auch aktueller familienpolitischer Regenbogen-Experimente, missachtet.

Corona-Kindesmissbrauch. Im Januar 2022 ist ein zusammenfassender Beitrag mit dem ins Deutsche übersetzten Titel „Die Pandemie-Generation“ im Wissenschaftsjournal *Nature* erschienen (Moyer 2022). Die Situation stellt sich gemäß dieser Analyse noch dramatischer dar als oben dargestellt. Insbesondere die Nachkommen von sogenannten „People of Colour“ – die Autorin Moyer (2022) verweist auf Studien in Afrika – sind von der Coronastress-Situation massiv betroffen. Kinder benötigen Ansprache durch ihre Erzieher, vor allem der Mutter, der sie ins Gesicht blicken. Eine sinnlose Verschleierung der wichtigsten Bezugsperson, mit Verbreitung einer völlig irren „Virenangst“, die für Kinder verstörend-beängstigend wirkt (obwohl sie gar nicht davon betroffen sind), ist verantwortungslos und als *Kindesmissbrauch* zu bewerten! Da nützt auch der beschwichtigende Hinweis der Autorin Moyer (2022) auf die Widerstandsfähigkeit und das geistig-seelische Regenerationsvermögen von Kleinkindern nichts.

Stimmen der Darwinischen Vernunft: biomedizinische Fakten statt Corona-Ideologie!

In meinem Buch *Tatsache Evolution* (Kutschera 2009) habe ich dargelegt, dass Charles Darwin (Abb. 9.2) ein strikter Vertreter von Logik und klarem Menschenverstand war. In diesem Abschnitt sind Statements internationaler Wissenschaftler-Organisationen zusammengefasst, welche aufzeigen, dass auch während der „Coronaviren-Ära“ nicht alles verloren war. Mutige Biomediziner haben sich nicht den Mund verbieten lassen!

Wie bereits im *Vorwort* dargelegt, begrüßt der Autor die Analysen und Forderungen der in Deutschland aktiven Vereinigungen *Netzwerk Kritischer Richter und Staatsanwälte* (KRiStA 2022) sowie der Gesellschaft der *Mediziner und Wissenschaftler für Gesundheit, Freiheit und Demokratie* (MWGFD 2022). Auf den *Webpages* dieser Assoziationen kompetenter, unabhängiger Experten sind Informationen in deutscher Sprache nachlesbar, welche stetig aktualisiert und zum Studium empfohlen werden. Nachfolgend werden einige ähnlich aufgestellte und argumentierende englischsprachige „Coronamaßnahmen-Kritiker-Verbände“

vorgestellt; deren wesentliche Aussagen habe ich ins Deutsche übertragen.

Die in Europa wenig bekannte *International Alliance of Physicians and Medical Scientists (Internationale Allianz von Ärzten und forschenden Bio-Medizinern),* verbunden mit der Assoziation *Global Covid Summit (GCS),* hat im September 2021 eine wichtige *erste* Erklärung verbreitet, welche bald von über 15 000 Fachleuten unterzeichnet worden ist – auch vom Autor U.K., der drei Monate später zusätzlich die *Great Barrington Declaration (GBD)* signiert hat (Abb. 9.6), die zunächst kurz vorgestellt werden soll.

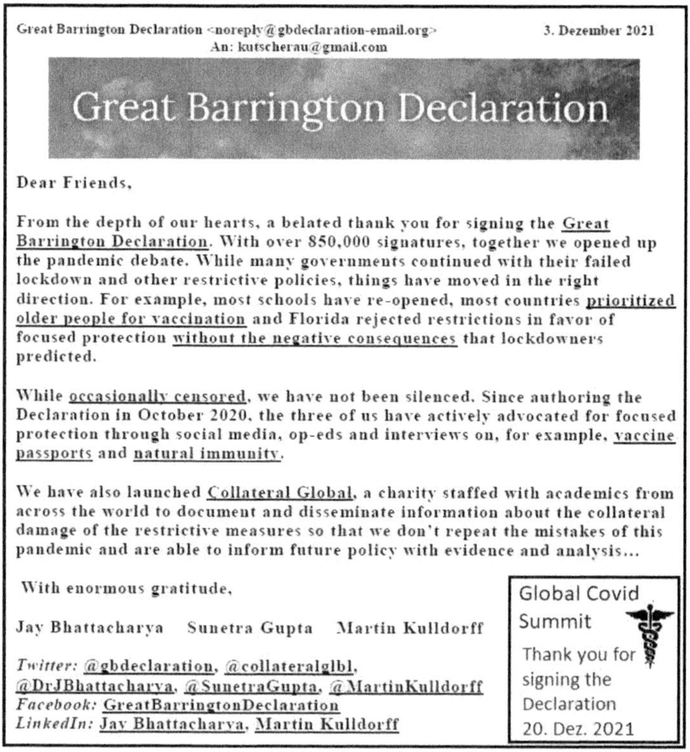

Great Barrington Declaration <noreply@gbdeclaration-email.org> 3. Dezember 2021
An: kutscherau@gmail.com

Great Barrington Declaration

Dear Friends,

From the depth of our hearts, a belated thank you for signing the Great Barrington Declaration. With over 850,000 signatures, together we opened up the pandemic debate. While many governments continued with their failed lockdown and other restrictive policies, things have moved in the right direction. For example, most schools have re-opened, most countries prioritized older people for vaccination and Florida rejected restrictions in favor of focused protection without the negative consequences that lockdowners predicted.

While occasionally censored, we have not been silenced. Since authoring the Declaration in October 2020, the three of us have actively advocated for focused protection through social media, op-eds and interviews on, for example, vaccine passports and natural immunity.

We have also launched Collateral Global, a charity staffed with academics from across the world to document and disseminate information about the collateral damage of the restrictive measures so that we don't repeat the mistakes of this pandemic and are able to inform future policy with evidence and analysis...

With enormous gratitude,

Jay Bhattacharya Sunetra Gupta Martin Kulldorff

Twitter: @gbdeclaration, @collateralglbl, @DrJBhattacharya, @SunetraGupta, @MartinKulldorff
Facebook: GreatBarringtonDeclaration
LinkedIn: Jay Bhattacharya, Martin Kulldorff

Global Covid Summit
Thank you for signing the Declaration 20. Dez. 2021

Abb. 9.6: Die *Great Barrington Declaration*, ein Offener Brief, der am 4. Oktober 2020 online publiziert wurde und bis Mitte 2022 von über 930 000 Personen unterzeichnet worden ist, darunter ca. 63 000 Biomediziner. Dankesschreiben der BGD an den Autor. Rechts unten (Inset) ist das Logo des *Global Covid Summit* reproduziert.

GBD – umgesetzt in Florida. Bei der zuletzt genannten, im Oktober 2020 in Great Barrington, USA von einem Stanford-Professor sowie zwei weiteren hochqualifizierten Kollegen verabschiedeten Erklärung geht es im Wesentlichen um den gezielten Schutz vulnerabler Bevölkerungsgruppen, d.h. „focused protection“ (alte, vorerkrankte Menschen vor Ansteckungen bewahren), wobei die Lockdowns, der Maskenzwang und die Impfflicht für *alle* Bevölkerungsgruppen kritisiert bzw. abgelehnt werden. Vertretern dieser Virenschutz-Prinzipien ist bekannt, dass ältere Menschen mit Vorerkrankungen mindestens 1000-mal sensibler auf Covid-19-Krankheitsausbrüche reagieren als Kinder und Jugendliche. Daher sollte man diese kaum Gefährdeten nicht durch Maßnahmen belasten, welche für sie mehr negative als positive Auswirkungen haben. Durch Erlangen einer *Herdenimmunität* solle dann die Bevölkerung eine natürliche Virenabwehr entwickeln, lautete die These der GB-Erklärung – Oktober 2020. Die GBD wurde z.B. im US-Bundesstaat *Florida* 2021 teilweise umgesetzt, und das mit Erfolg: kein Maskenzwang, insbesondere in Schulen; keine Lockdowns; freiwillige Impfung, usw. – d.h. kaum „Corona-Maßnahmen“, aber, als Resultat: eine relativ geringe Zahl an Covid-19-Erkrankten und psychisch gesunde, fröhliche Menschen (ähnlich wie in Schweden, s. S. 135).

CGS-Global Covid Summit: Verteidigung der Biomedizin. In einer „Physicians Declaration Global Covid Summit-Rome, Italy“ (Ärzte-Erklärung Globaler Covid-Gipfel, Rom, Italien) werden u.a. die folgenden, hier in sinngemäßer Übersetzung wiedergegebenen Forderungen gestellt, die im Zusammenhang mit der „Corona-Politik“ stehen (siehe Anhang 3, Internetadressen https://doctorsandscientistsdeclaration.org) – September 2021):

Wir Ärzte der Welt, vereinigt und loyal gemäß dem Hippokratischen Eid, erklären hiermit, dass es (a) unsere Pflicht ist, die Würde, Integrität und Wissenschaft der Medizin zu verteidigen bzw. wieder herzustellen; (b) derzeit wird unsere Fähigkeit, Patienten angemessen zu versorgen, attackiert; (c) Gesundheits-Politiker haben uns eine „Einheits-Strategie“ verordnet, die zu unnötigen Krankheiten und Todesfällen führt und anstelle der individualisierten Behandlung getreten ist; (d) Ärzte werden immer mehr entmutigt, professionelle Debatten zu führen und Gedanke zu neuartigen Krankheiten auszutauschen – das gefährdet den Mediziner-Beruf und die Gesundheit unserer Patienten.

Diese politischen Eingriffe in die Autonomie der Medizin können als Verbrechen gegen die Menschenwürde interpretiert werden. Daher muss sofort

(a) die Beziehung zwischen Arzt und Patient wiederhergestellt und
(b) die politische Einflussnahme auf die praktische Medizin unterbunden werden; es ist inakzeptabel, dass die Kunst und Wissenschaft der Medizin durch Drohungen, Zensur, Disziplinarmaßnahmen usw. unterwandert werden; das Recht auf Austausch objektiver wissenschaftlicher Befunde zur Förderung des Verständnisses von Krankheiten muss geschützt werden;
(c) unser erster medizinische Grundsatz „Führe keinen Schaden herbei" (s. S. 230) muss verteidigt werden und Patienten müssen *vollständig* über Risiken und Vorteile bestimmter medizinischer Verfahren informiert werden.

Wir fordern alle biomedizinisch forschenden Wissenschaftler der Welt auf, hohe professionelle Standards einzuhalten und bestehen darauf, dass objektive empirische Forschungsarbeiten erstellt und veröffentlicht werden können – ohne Angst der betreffenden Biomediziner vor negativen Folgen für die Karriere, die Reputation und die Lebensgrundlage. Letztendlich bitten wir unsere Patienten, einen Zugang zu einer wissenschaftlich fundierten medizinischen Versorgung einzufordern.

Zu den bekannten Erst-Unterzeichnern dieser Erklärung zählten der kanadische Gesundheitswissenschaftler Dr. Paul E. Alexander, der US-Biomediziner Dr. Robert W. Malone und die chinesische Mikrobiologin Dr. Li-Meng Yan. Im nächsten Abschnitt dieses Dokuments wird das oben vorgestellte Thema „Corona-Impfung von Kindern" behandelt (*Zweite Erklärung*, Sept. 2021).

Keine mRNA-Injektionen an Kindern ohne Vorerkrankungen. Die zentrale Forderung lautet wie folgt: „Gesunde Kinder dürfen nicht einer erzwungenen Impfung/Gentherapie unterzogen werden" (s. https://globalcovidsummit.org).

Unter Verweis auf 37 verlinkte Originalquellen (meist peer-reviewte Artikel) zur Gefahr einer Corona-Kinderimpfung, 29 Fachartikel zur Bedeutung der natürlichen Immunität und 25 wissenschaftliche Studien zur Behandlung von Covid-19-Erkrankungen (ohne Impfung) werden die wesentlichen Punkte wie folgt zusammengefasst:

(a) Das Risiko einer klinisch relevanten SARS-CoV-2-Infektion ist für gesunde Kinder unter 18 Jahren vernachlässigbar gering.
(b) Ohne Langzeit-Studien zu möglichen Nebenwirkungen der neuartigen Covid-19-Impfstoffe ist das Risiko einer Verabreichung dieser Vakzine für Kinder zu hoch.
(c) Werden Kinder geimpft, so riskieren diese Impflinge an ernsthaften Nebenwirkungen der Covid-19-Vakzine zu erkranken: Permanente Schädigung des Gehirns, des Herzens, des Immun- und Reproduktions-Systems können als mögliche Langzeitfolgen eintreten. Dies gilt insbesondere für „Spike-Protein-basierende genetische Impfstoffen", die als „mRNA-Vakzine" bekannt sind – das ist bei Kindern belegt.
(d) Zur Erreichung einer natürlichen Herdenimmunität in der Bevölkerung sind gesunde, nicht geimpfte Kinder von zentraler Bedeutung. Die natürliche Immunität kann Infektionen aller Art bekämpfen, während es nicht genügend Daten gibt, die belegen, dass Covid-19-Vakzine eine Herdenimmunität herbeiführen.

Aus diesen Befunden folgt, dass die natürliche Immunität den besten Schutz vor viralen Attacken bietet, natürlich immune Personen das geringste Viren-Übertragungspotential besitzen und daher ohne Restriktionen leben sollten; um die Coronaviren final auszumerzen, ist diese Strategie unabdingbar. Gesundheits-Organisationen sollte es verboten werden, sich in die individuelle ärztliche Behandlung von Patienten einzumischen. Diese Aussagen werden von den Autoren Alexander (2021 a, b, c), Malone (2022) und Nemunaitis et al. (2022) bestätigt.

Soweit die Forderungen der *zweiten* „Declaration", die sich auf immunbiologische Fakten bezieht. Diese klaren Statements wurden in Europa ignoriert.

Impf-Fanatiker in Deutschland. Am 17. Dezember 2021 berichtete die *Berliner Zeitung* unter dem Schlagwort „Corona", dass auf dem Tierpark-Gelände des Zoos Hannover ein „Impfzentrum" errichtet worden ist. Dort hatte der amtierende deutsche Gesundheitsminister K. L. (ein approbierter Arzt) zwei Kinder gegen die Coronaviren geimpft. Zitat des Bundesgesundheitsministers, der als „Angstmacher der Nation" bekannt geworden ist: „Kinder, die sich selbst impfen lassen wollen, (tun) sich selbst einen Gefallen, aber auch der Gesellschaft". Ob dieser „Gesundheitsexperte“ wohl die oben beschriebene „Deklaration gegen das Impfen gesunder Kinder“ gelesen hat? (Abb. 9.6).

Notlage beenden und „Corona-Impfungen“ stoppen: Omikron als Vakzin

Nachdem in einer *dritten* „Declaration“ der GCS-Gruppe die oben dargelegten Punkte ergänzt/erweitert worden sind, publizierte diese internationale Ärzte- und Wissenschaftler-Vereinigung am 11. Mai 2022 ihre *vierte* Erklärung. Kurz zusammengefasst, lauten diese Forderungen, die von über 17 000 Biomedizinern (auch dem Autor U.K.) unterzeichnet worden sind, wie folgt:

1. Wir fordern auf Grundlage wissenschaftlicher Daten, dass die experimentellen Covid-19-Gentherapien (d.h. mRNA-Injektionen) aufzuhören haben.
2. Ärzte sollten keinesfalls behindert werden, lebensrettende Medikationen (gegen Covid-19 usw.) durchführen zu können; derartige Anti-Covid-19-Mittel stehen zur Verfügung.
3. Die Ausrufung des Notfall-Zustandes, welcher die Korruption und Verlängerung der Pandemie bewirkt, muss sofort beendet werden.
4. Die medizinische Privatsphäre darf niemals wieder verletzt werden, und alle Reise- und Sozial-Restriktionen sollten auslaufen.
5. Masken waren niemals effektiv in der Verhinderung einer Verbreitung von Luftweg-übertragenen Viruspartikeln, ermittelt unter Realweltbedingungen.
6. Forschungsmittel müssen bereitgestellt werden, um die Impfschäden, Todesfälle und Leiden der Impflinge zu erfassen.
7. Wir fordern, dass Menschen, die sich nicht mit mRNA-Vakzinen impfen lassen wollen, keinerlei Benachteiligung erfahren dürfen (z.B. im Bereich Bildung, Karriere, Militärdienst, medizinische Leistungen).
8. Wir fordern, dass die „Bill of Rights” (*Grundrechte* 1776, s. S. 24) eingehalten wird und Verletzungen der Verfassung sowie medizinische Zensur, ausgeübt von der Regierung, Medien und großen Firmen, zu unterlassen ist.

9. Wir erklären, dass die Firmen Pfizer/BioNTech, Moderna, Janssen und AstraZeneca sowie ihre Erfüllungsgehilfen im vollen Bewusstsein ihren Patienten Sicherheits- und Effizienz-Infos vorenthalten haben; sie sollten dafür sofort wegen Betrugs belangt werden.
10. Wir fordern, dass Regierungs- und Medizin-Agenturen in die Verpflichtung genommen werden müssen.

Als Mitunterzeichner dieser GBD- und GCS-Dokumente möchte ich hier klarstellen, dass ich *im Prinzip* mit diesen Aussagen übereinstimme, aber in manchen *Details* anderer Ansicht bin, was hier nicht erörtert werden kann. Es soll an dieser Stelle erwähnt werden, dass die hier wiedergegebenen GBD/GCS-Forderungen weitgehend mit dem von der MWGFD e.V. am 24.1.2022 publizierten „Corona-Ausstiegs-Konzept“ übereinstimmen. Diese von Bhakdi et al. (2022) verfassten Thesen werden in Kapitel 10 aufgegriffen und diskutiert.

Bill of Rights 1776-2022. Diese deutlich formulierten Forderungen der GCS-Vertreter (Abb. 9.6) wurden am 11. Mai 2022 im Internet verbreitet, begleitet von einem Video mit Diskussionen. In Deutschland wurden diese US-Thesen vom *Mainstream* ignoriert – das ist der Grund, warum ich diesen Text hier in sinngemäßer Übersetzung wiedergegeben habe. Wie in Kapitel 1 dargelegt, wurde die *Bill of Rights* im Geburtsjahr von E.T.A. Hoffmann formuliert; sie ist im 200. Todesjahr dieses Universalgenies aktueller denn je und wurde daher auf Seite 25, zum Nachlesen und Nachdenken darüber, in meiner Übersetzung abgedruckt.

Corona-Panikende in Deutschland? Zwei Tage nach der Veröffentlichung dieses US-Textes wurden auf *ntv* (13.5.2022) unter der Titelzeile „Kassenärzte sehen Pandemie beendet“ ähnliche Thesen publiziert. Der Chef der *Kassenärztlichen Bundesvereinigung* gab an, dass es schätzungsweise 50 bis 75 Millionen Bundesbürger gäbe, die als Genesene eine hohe Immunität gegenüber Coronaviren besitzen würden. Diese Herdenimmunität, u.a. belegt durch britische Studien zur hohen Präsenz von Antikörpern gegen SARS-CoV-2-(bzw.-3)-Viren, sei Grund, um ab sofort auch den Maskenzwang in Bussen und Bahnen abzuschaffen. Bundesweit lagen damals nur noch ca. 1000 Covid-19-Patienten auf Intensivstationen (weniger als 2%, seit 2020/2022 der Durchschnittswert aller Hospitalisierten), und Impfzentren sollten daher geschlossen werden.

Omicron als natürliches Vakzin. Diese oben wiedergegebenen *Stimmen der Vernunft* wurden ganz im Darwin'schen Sinne formuliert. Mit der raschen Evolution der für Menschen gefährlichen Urtyp-Form SARS-CoV-2 (Wuhan/China Dez. 2019) über besorgniserregende Darwinische Rassen zum zahnlosen Corona-Tiger „Omikron" (bzw. SARS-CoV-3) (Abb. 9.4) hat sich vermutlich eine endemische „Erkältungsviren-Variante" durchgesetzt, mit welcher die Menschen weltweit koexistieren müssen. Omicron-Coronaviren sind somit als „natürliches Vakzin" zu betrachten, das im Sommer 2022 eine Herdenimmunität herbeigeführt hat (Nemunaitis et al. 2022). Diese Schlussfolgerung wird durch den hohen SARS-CoV-2 (bzw. -3)-Antikörper-Level im Blutserum britischer und deutscher Personen belegt, welcher in ca. 98% aller Individuen der jeweiligen Population gemessen werden konnte (OfNS 2022, Lange et al. 2022). Impfungen mit mRNA- oder vektorbasierten Vakzinen (z.B. Comirnaty, s. S.187) führen hingegen keine Herdenimmunität herbei. Sie schädigen mit jedem neuen „Stich" (Boostern) mehr und mehr das Immunsystem, wobei die zugrundeliegenden Ursachen, z.B. Antigen-Erbsünde, Bildung Infektions-verstärkender Antikörper, Erschöpfung des Immunsystems, noch Gegenstand der Forschung sind (V-Aids, s. Liu et al. 2021, Malone 2022). Ein Leben ohne Krankheits- bzw. Todesrisiko gibt es nicht; das wusste schon Charles Darwin, dem dieses Kapitel gewidmet ist.

Im nachfolgenden *Epilog* werden wir unter anderem auf die Forderung von Gates (2021, 2022) zurückkommen, der eine „Erkältungsviren-freie Welt" erzeugen möchte, die nur mit drastischen Maßnahmen zu erzwingen sei – so glaubt das der reiche Mäzen und Förderer- bzw. „Retter der Menschheit". Weiterhin wird das im Vorwort erwähnte Konzept einer „Biologischen Viren-Infektions-Abwehr" (Bio-Virab) vorgestellt und als positiver Ausblick diesem „Corona-Horror-Report" beigefügt (s. das düster-schauerliche Buchcover).

10. Epilog: Überwindung der Coronaphobie und biologische Viren-Abwehr ohne Vakzine

Wir hatten in Kapitel 7 erfahren, dass das Universalgenie E.T.A. Hoffmann wenige Wochen vor seinem Tod durch Tumor-verursachte Ganzkörper-Lähmung (und der Brenneisen-Therapie?) das „Grüne" begehrte. Der todkranke Komponist, Schriftsteller, Kunstmaler und Jurist wurde Anfang Juni 1822 wiederholt auf einer Holzpritsche befestigt die Treppen seiner Berliner Wohnung hinabgetragen, um dann die frisch-grünen Blätter der Laubbäume bewundern zu können. Diese „Jammerausflüge" waren mit dem schmerzlichen hin- und her-Transport des todkranken Mannes verbunden. Wie Hitzig (1823) berichtet, nahm Hoffmann diese Qualen, welche wahrscheinlich durch die Glüheisen-Brandwunden seines zermarterten Rückens verursacht waren, in Kauf, um für einige Zeit „das Grüne" bewundern zu können. Nach der letzten Rückkehr diktierte der gelähmte Dichter seine Erzählung *Die Genesung*, auf welche wir zurückkommen werden.

Heute ist bekannt, dass kranke Menschen in einer Sonnen-durchfluteten Blattgrün-Kulisse rascher genesen als in kahlen, düsteren Krankenzimmern. Dieser natürliche Gesundbrunnen-Effekt basiert auf unserer Evolution in einer sonnigen, mit „Grünzeug" bewachsenen Savanne, welche sich tief in das Bewusstsein des Menschen eingebettet hat (Kutschera 2015, 2019). Dieses Hoffmann'sche Bedürfnis nach einem Betrachten der naturgegebenen „grünen" Umwelt, veranschaulicht in dem Gemälde des Künstlers (Abb. 10.1), soll weiter unten aufgegriffen und zu einem „Corona-Gleichnis" mit Virenabwehr-Rezept ausgebaut werden.

Als ich im Winter 1995/1996 während einer verheerenden Grippewelle, die innerhalb von 4 bis 5 Monaten ca. 30 000 *echte* Todesopfer gefordert hatte, mit hohem Fieber im Bett lag, war diese „Epidemie lokalen Ausmaßes" kaum einen größeren Medienbericht wert. Aus diesen und anderen Gründen sollen im vorliegenden *Epilog* deutliche Worte gefunden werden, wobei die Grundsätze der im *Vorwort* und Haupttext immer wieder erwähnten, demokratischen Mediziner/Wissenschaftler bzw.

Richter/Staatsanwälte-Vereinigungen „MWGFD“ und „KRiStA“ berücksichtigt sind.

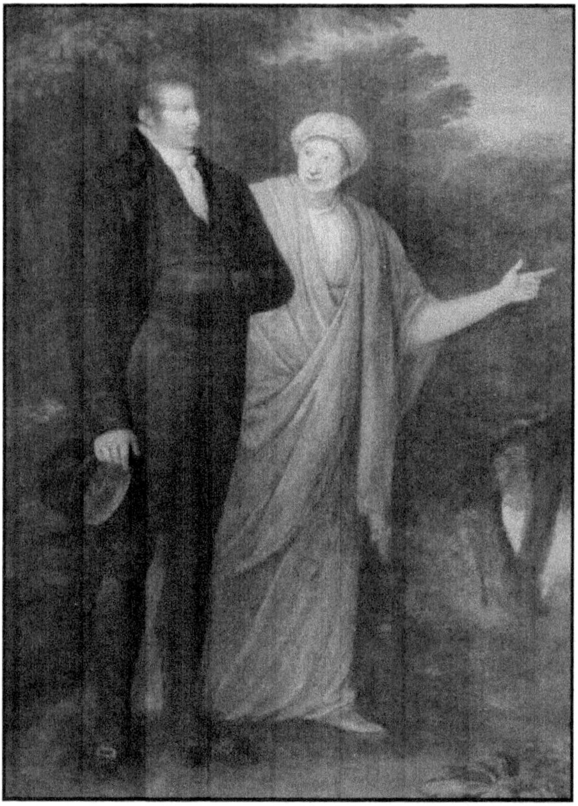

Abb. 10.1: E.T.A. Hoffmann (rechts) in einem Selbstbildnis mit dem Arzt Albert F. Marcus (1753–1816), Leiter des Allgemeinen Krankenhauses in Bamberg (links). Bei Krankenbesuchen wurde Hoffmann erstmals Zeuge neuartiger Behandlungsmetoden für Patienten, die an Geisteskrankheiten litten (Wahnvorstellungen usw.). Im farbigen Originalgemälde sind die Laubblätter, vor dem blauen Himmel, grün dargestellt (nach einem Originalgemälde von E.T.A. Hoffmann, 1808/1813, historische Vorlage).

Zunächst soll zur Verdeutlichung der Sachlage eine Phantasiegeschichte vorgestellt werden, um danach die Bilanz meiner „Corona-Analysen“

mit biologischen Maßnahmen zur Vermeidung viraler Infektionen ohne Vakzine darzulegen. Eine Stärkung des Immunsystems, verbunden mit neuartigen Nasen-Sprays, wird maßgeblich zur Lösung des „Coronaviren-Infektions-Problems“ beitragen.

Blattgrünler als Staatsfeinde: Herbeigetestete Pandemie verfassungswidrig?

Am 17. Januar 2022 und somit nahezu exakt 200 Jahre nach der Eröffnung des *Disziplinarverfahrens* gegen den aufrechten Richter E.T.A. Hoffmann durch den Preußischen Polizeipräsidenten Karl von Kamtz (s. Kapitel 7) wurden Kritiker der „Corona-Maßnahmen“ vom damaligen Verfassungsschutz-Präsidenten Deutschlands zu „Staatsfeinden“ erklärt. Wie die erwähnte „Knarrpanti-Episode 1822“ gezeigt hat, wurden gegen den kreativen Selbst-Denker in der „juristischen Walkmühle“ absurde Vorwürfe erhoben, einschließlich der Behauptung, der Herr „KammergerichtsRath Hoffmann“ wäre ein Feind des Preußischen Staates (Schnapp 1974, Petzel 2022). Offensichtlich hat sich im strategischen Handeln und der Gedankenwelt gewisser Funktionäre im Verlaufe der letzten zweihundert Jahre nur wenig geändert.

Fehlbeurteilung der Realität. Um diese provokative Aussage zu belegen, soll das folgende Gleichnis angeführt werden. In einem Land behauptet die Regierung mit Unterstützung der Mainstream-Medien (Zeitungen, Fernsehen, Rundfunk), die Blätter der Gräser, Kräuter, Büsche und Bäume wären blau und nicht grün gefärbt (Abb.10.1). Jeder sachkundige Bürger, der darauf hinweist, dass die Pflanzenphysiologische Forschung seit über 200 Jahren die „grünen Blätter“ ergründet, ja dass dieses Blattgrün schon vor einem Jahrhundert isoliert und charakterisiert worden ist, wird als „Schwurbler“ oder „Verschwörungstheoretiker“ verdammt.

Gut – wir geben ja zu, dass die Sinnesempfindung des Individuums Täuschungen unterliegen kann, d.h. die Tatsache, dass *ich* grünes Gras und Laubblätter in derselben Farbe sehe, kann ein *subjektiver Irrtum* sein. Warum hat dann aber der Kunstmaler E.T.A. Hoffmann im Jahr 1808 die Bamberger Pflanzenwelt mit saftig-grünen Blättern und den Himmel blau abgebildet (Abb.10.1)? Die „Grünblatt-Theorie“ muss daher als objektive Tatsache anerkannt werden.

Nein, sagt uns die Politisch-mediale Blaublätter-Obrigkeit, *wir* legen die Wahrheit fest – und diese lautet: Die Blätter sind ab März 2020 *blau*, nicht *grün*. Die Grün-wahrnehmenden Verschwörungstheoretiker, die auch noch für ihre falsche Überzeugung auf den Straßen gesundheitsfördernde Freiluft-Spaziergänge durchführen, werden von der Staatsmacht als gefährliche „Blau-Leugner" bezeichnet und sollen eine „Impfung gegen die Gefahren des Grüne-Blätter-Sehens" verabreicht bekommen – als Pflicht, um endlich diese Staats-zersetzende Seuche des „Grünblatt-Glaubens" erfolgreich zu bekämpfen. In unserer Phantasie-Geschichte hat ein *Expertenrat* ausgewählter Wissenschaftler im Auftrag der Regierung festgelegt, dass die Vegetation seit Anfang 2020 *blau* zu sein hat – wer maßt sich da an, staatsfeindlich-*grüne* Gegenreden zu halten? Die Wahrheit wird von *oben* festgelegt, das diktiert uns der Konsens unserer (konformen) Wissenschaftler! Dieses Gleichnis knüpft an Kapitel 2 an („Konsens-gläubige Ideologen verhalten sich wie Viren-Leugner", s. S. 72).

Offensichtlich ist der fiktive Blaublätter-Glaube eine Fehlbeurteilung der Realität (*Wahn* nach Karl Jaspers 1923, 1973), und damit möchte ich an das *Vorwort* des Haupttextes anknüpfen.

Corona-Pandemie – ein fragwürdiges Konstrukt? In dem auf S. 5/6 erwähnten *Bericht des Sachverständigenausschusses nach § 5 Abs. 9 Infektionsschutzgesetz*, veröffentlicht vom *Bundesgesundheitsministerium/Berlin* (Allmendinger et al. 2022), ist auf 160 Druckseiten deutliche Kritik an den „Corona-Maßnahmen" zusammengetragen. Im Absatz „Rechtliche Aspekte" wird der Auslobung einer „Pandemie-März 2020" in den folgenden Worten jede Rechtfertigung entzogen: … „die Feststellung der epidemischen Lage von nationaler Tragweite (§ 5Abs.1 IfSG) stellt eine fragwürdige juristische Konstruktion dar", wobei bestimmte Pandemie-Regeln „im rechtswissenschaftlichen Schrifttum ganz überwiegend für verfassungswidrig gehalten" werden.

Diese Sätze können wir wie folgt umformulieren: „Im naturwissenschaftlichen Schrifttum werden nicht nur der oben als Märchen (Allegorie) dargestellte Blaublätter-Glaube, sondern auch die Angst-Agenda, das Testen gesunder Bürger, die generelle Masken-Pflicht und die Impf-Nötigung mit nur vorläufig zugelassenen Lipidnanopartikel-mRNA-Präparaten *überwiegend* als „den biomedizinischen Fakten widersprechende Maßnahmen" angesehen. Die Auslobung einer „C-Pandemie" muss somit als eine fragwürdige naturwissenschaftliche Konstruktion bewertet werden.

In den nächsten Abschnitten werden die von Allmendinger et al. (2022) thematisierten Problembereiche, die in den Kapiteln 1 bis 9 unter verschiedenen Gesichtspunkten dargestellt sind, abschließend bewertet und ein „evolutionsbiologisches Rezept“ zu einem effizient-natürlichen Seuchenschutz für alle Bevölkerungsgruppen vorgestellt.

Angst-Agenda zur Virenabwehr? Seit dem Kriegsjahr 1814 widerlegt!

Zurück zu E.T.A. Hoffmann: Ein weiterer Grund, warum das Leben und der grausame Tod dieses Freidenkers im „Corona-Zusammenhang“ relevant ist, liegt in seiner leidvollen Kriegserfahrung begründet. Während der Befreiungskriege 1813/1814 wurde Hoffmann, damals als Musikdirektor in Dresden-Leipzig tätig, wiederholt mit seiner Frau gefährlichen Infektionskrankheiten ausgesetzt, die damals als „Nervenfieber“ bezeichnet worden sind. Als begnadeter Optimist widerstand Hoffmann diesen lebensbedrohlichen Seuchen, welchen viele Menschen in seinem Umfeld erlagen. Das führt uns zu dem in Kapitel 1 erwähnten Krieg Russland vs. Ukraine, der Anfang 2022 begann.

Krieg muss vermieden werden. Als Kriegsdienstverweigerer habe ich mich gegen die Fortführung der von Russland gegen die Ukraine geführten aggressiven Kriegshandlung (Beginn: 24. Februar 2022) ausgesprochen. Dies erfolgte durch Mit-Unterzeichnung des „Offenen Briefs an den amtierenden Bundeskanzler“, der am 18. Juli 2022 bereits von 320 000 Personen unterschrieben war. Verhandlungen und sofortiger Waffenstillstand lautete die Devise, welche ich vollumfänglich unterstütze. Zu Lebzeiten von E.T.A. Hoffmann gab es derartige Aktionen besorgter Pazifisten noch nicht, sodass auch friedlich gestimmte Personen dem grausamen Kriegstreiben unwidersprochen zusehen mussten. Eine wichtige Kriegs-Erkenntnis mit Bezug zu „Corona 2020/2022“ ist nachfolgend dargelegt.

Furcht fördert Erkrankung. Ein Feldarzt, der 1814 die Völkerschlacht bei Leipzig miterlebte, äußerte sich zur Empfindlichkeit des Menschen gegenüber ansteckenden Krankheiten wie folgt: „Nichts war der Entstehung der Krankheit günstiger als die Einwirkung niederdrückender Leidenschaften und sicher trugen die große Kleinmuth, Furcht und Niedergeschlagenheit, die damals in einem so hohen unter den französischen Kriegern herrschten, am meisten zu der so allgemeinen Verbreitung der Seuche unter ihnen bei. Die Einwohner der Stadt, die, zumal im Anfange der Belagerung, diesen niederdrückenden Gemüthsaffecten weniger ausgesetzt waren, wurden wohl hauptsächlich aus diesem Grunde seltener ergriffen und erst als sie durch das Bombardement in Angst und Schrecken versetzt wurden, nahm auch unter ihnen das Übel sehr überhand. Wer sich vor der Krankheit fürchtete, wurde umso sicherer davon befallen. In mehreren Fällen brach diese unmittelbar nach einem großen Ärger oder Schreck, durch einen Fall oder eine auf andere Art herbeigeführt, aus. Eine stets heitere, frohe Gemüthsbestimmung war dagegen das sicherste Mittel sich gegen das Übel zu schützen“ (Korge 2013).

Rätsel des Gesundbleibens. Diese Beobachtungen eines Feldarztes, niedergeschrieben 1814, lassen sich 1:1 auf die Corona-Erkrankungen 2020 bis 2022 übertragen: „Angst macht krank und vernebelt den Verstand – Bleiben Sie gesund!“, lautete das widersinnige Motto der deutschen „Corona-Gesundheitspaniker“ 2022 bis 2022.

Wir wissen aus verschiedenen Studien, dass etwa 50% aller vermutlich viral Kontaminierten bzw. Infizierten keine Krankheits-Symptome zeigen, d.h. es liegt hier, falls Viren in den Körper eindringen, eine „Stumme Infektion“ vor. Bei weiteren ca. 45% verläuft die mit Symptomen gekennzeichnete Ansteckung relativ mild, und nur etwa 5% der Infizierten (meist alte, immungeschwächte Personen) werden ernsthaft „Covid-19-krank“, auch mit Todesfolgen (Loyal et al. 2021, Killingley et al. 2022). Die Frage, warum nahezu 50% der Kontaminierten oder Angesteckten diese Virenlast bzw. Infektion symptomlos „wegstecken“, ist nicht exakt geklärt. Zum einen ist ein effizientes Immunsystem verantwortlich, aber auch andere Faktoren, z.B. ein genetisch fixiertes Abwehrvermögen, wie auch die „Gute Gemüthslage“, welche heute im Rahmen des Fachgebiets „Psychoneuroimmunologie“ erforscht wird, spielen eine große Rolle.

Hiermit sind wir bei dem in Kapitel 2 vorgestellten Urvater der Mikrobenkunde, dem Niederländer Antoni van Leeuwenhoeck (1632–1723), angelangt: Es ist bis heute ein Rätsel geblieben, warum dieser bedeutende Forscher in einer von Krankheitserregern verseuchten Umwelt 90 weitgehend gesunde Jahre durchleben konnte, während seine Zeitgenossen nur etwa halb so alt wurden. Wie bereits gesagt: Die Wissenschaftsdisziplin *Immunbiologie* kann derartige Fragen bis heute nicht schlüssig beantworten (s. Murphy et al. 2022).

Im nächsten Abschnitt wollen wir das im Haupt-Text nur kurz behandelte Thema „Lockdown“ systematisch bewerten, um dann die Test-Masken-Impf-Manie abschließend zu diskutieren.

Lockdowns-Testen-Masken-Exp. Gen-Therapie: Nutzen vs. Schaden?

In diesem Abschnitt habe ich fünf solide wissenschaftliche Studien zusammenfassend dargestellt. Diese Mühe habe ich mir gemacht, um eine möglichst objektive Beantwortung der Frage bezüglich der Wirksamkeit der „Lockdowns“, Schwerpunktländer Deutschland und die USA, zu gewinnen. Hierbei wurden auch die Themen „Testen-Masken-Vakzination“ berücksichtigt.

1. **Revolver-News-USA 2020.** Die unter einem Pseudonym schreibenden Autoren Sumner, Jackson und Cage (2020), allesamt Fachleute im Bereich Wirtschaftswissenschaften-Soziologie-Psychologie, haben bereits Ende August des genannten Jahres eine umfassende Studie für die USA vorgelegt. Unter dem Titel: „Covid-19 Lockdowns – over 10 times more deadly than Pandemic itself” belegen die Experten, dass die *Schäden* den *Nutzen* um das Zehnfache überschattet hatten. Mir ist nicht bekannt, dass diese erste Untersuchung eine Wirkung bezüglich einer Korrektur der „Seuchenschutz-Maßnahmen“ herbeigeführt hätte.
2. **Corona-Dilemma-Untersuchung 2021.** Der kanadische Gesundheits-Ethiker Joffe (2021) veröffentlichte im Februar 2021 eine 59 Seiten umfassende Analyse zur positiven bzw. negativen Wirkung sogenannter „Covid-19-Lockdowns“. Der Experte kommt zum Resultat, dass diese „Lockdowns“ etwa 5- bis 10-mal mehr Schaden als Nutzen verursachten.
3. **Kanada-Metastudie 2021.** Der kanadische Ökonom Allen (2021) legte im April desselben Jahres eine Meta-Analyse von über 100 Covid-19-Studien vor, welche er kritisch bewertete. Sein Fazit: Lockdowns hatten, wenn überhaupt, einen minimalen positiven Effekt auf Covid-Todesfallzahlen. Die Nachteile überwiegen, sodass die „Lock-

down-Maßnahmen“ wahrscheinlich als größter Fehler der Politik in der neueren Geschichte der Menschheit bewertet werden müssen, so der Autor.

4. **Johns-Hopkins-Meta-Report 2022.** Das US-Autorenteam Herby, Jonung und Hanke (2022) legten im Mai 2022 einen 116 Seiten umfassenden Bericht vor, mit dem folgenden Resultat. Die Lockdown-Maßnahmen im Frühjahr 2020 hatten kaum messbare Effekte auf die Covid-19-Sterbezahlen. Allerdings kommen die Forscher auch zum Ergebnis, dass, je nach Auswertung der Daten, geringe positive Effekte festzustellen sind, die im Bereich von ca. 2% bis 3%, bezogen auf Europa und die USA, liegen. Die Nachteile für die Bevölkerung, d.h. soziale Isolation usw., müssen aber gegengerechnet werden.
5. **Our World Data-169-Länder-Analyse.** Die in der Schweiz und in Oxford, U.K. tätigen Soziologen Mader und Rüttenauer (2022) ergänzten die oben zitierten Analysen durch eine sehr umfassende, weltweite, ca. 98% der Erdbevölkerung umfassende Studie, welche im April 2022 publiziert worden ist. Zehn Lockdown-Maßnahmen wurden unter Einsatz statistischer Methoden auf globalem Niveau untersucht: Schul- und Arbeitsplatz-Schließungen, Abschaltung des öffentlichen Verkehrs, Schutzmaßnahmen gealterter Bevölkerungsteile, das Zu-Hause-Bleiben der Bevölkerung, Restriktionen der öffentlichen Bewegungsfreiheit und des internationalen Verkehrs, Kontakt-Nachverfolgung einzelner Menschen, Massen-Corona-Tests und das Tragen sogenannter „Masken“. Ergänzend zu diesen nicht-pharmazeutischen Maßnahmen wurde noch das „Impfen gegen Corona“ in die Analyse einbezogen (Abb. 10.2). Die Resultate dieser grundlegenden 169-Länder-Studie sind im nächsten Abschnitt dargestellt.

Wichtige Forschungsergebnisse werden ignoriert. Als Anfang April 2022 die in Abbildung 10.2 in Ausschnitten illustrierte Analyse der Autoren Mader und Rüttenauer im Journal *Frontiers in Public Health,* frei zugänglich für Jedermann, erschienen ist, habe ich auf eine öffentliche Reaktion bezüglich der „Corona-Maßnahmen“ gewartet – vergeblich. Da die Forschungsarbeit von Mader und Rüttenauer (2022) bedauerlicherweise in dem kritischen *Bericht des Sachverständigenausschusses/Bundesgesundheitsministerium* (Allendinger et al. 2022) ignoriert wurde (Zitat konnte ich dort nicht finden), soll nachfolgend auf diese globale Studie eingegangen werden. Die „Our World Data“-Informationen, kombiniert mit dem „Oxford Covid-19 Government Response Tracker”, 169 Länder und den Zeitraum 1.7.2020 bis 1.9.2021 umfassend (d.h. SARS-CoV2-Viren-Varianten vor der Evolution von Omicron) wurden analysiert.

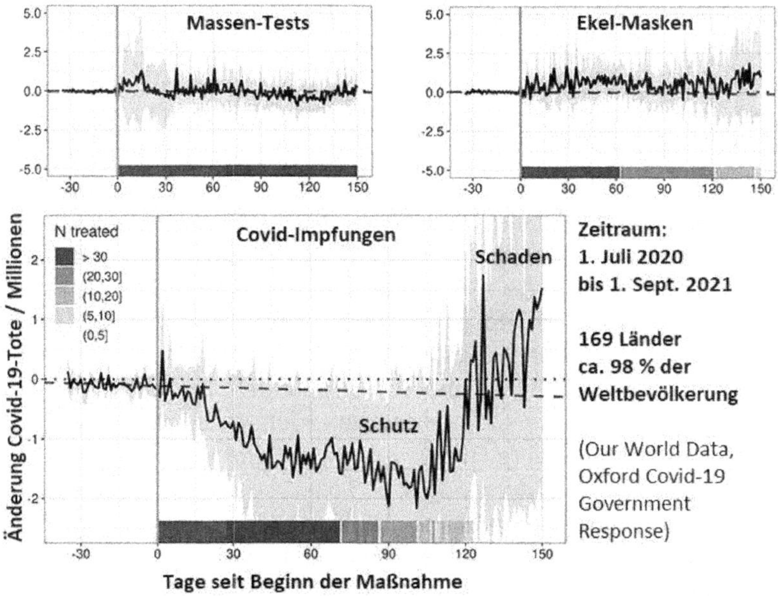

Abb. 10.2: Wirkung von Massentests, Masken und Covid-Impfungen (mRNA-Präparate, Vektor-basierte Substanzen, Sinopharm-China usw.) auf die Covid-19-assoziierten Sterbezahlen pro Millionen Personen. Das Testen hatte keinerlei Wirkung, dass Masken-Tragen einen tendenziell negativen und die Vakzinationen einen vorübergehend schützenden, dann schädlichen Effekt (nach Mader, S. & Rüttenauer, T., Front. Public Health 04 April, 1–8).

Resultat: Keine der 10 Maßnahmen, d.h. Lockdown-Restriktionen und Test-plus-Masken-Verordnungen, hatten auf die Veränderung der Covid-19-Todesfall-Zahlen pro Million Bürger einen klar erkennbaren schützenden Effekt.

Nutzlose Massen-Tests. Wie die Abbildung 10.2 zeigt, hatte das blinde Massen-Testen, ohne mögliche Krankheitssymptome der meist zu

99% gesunden Testlinge zu berücksichtigen, keinerlei Wirkung auf die Zu- oder Abnahme der Covid-19-Sterbezahlen, bezogen auf 150 Tage (ca. 5 Monate) Versuchszeitraum. Da nach Medienangaben/Juli 2022 in Deutschland bis zu diesem Zeitpunkt etwa 14 Milliarden Euro Steuergelder für diese Testmanie verausgabt worden sind und zahlreiche „Testzentrums-Betrugsfälle“ bekannt wurden, kann diesbezüglich von einer wirksamen „Corona-Schutzmaßnahme“ nicht die Rede sein (s. Kapitel 3 und 4). Dennoch wurde ab Oktober 2022 weitergetestet!

Gesundheitsgefährdung durch Maskenzwang. Ebenso negativ muss die in Kapitel 5 im Detail dargestellte „Ekelmasken-Maßnahme“ bewertet werden. Wie die Abbildung 2.1 (s. 52) zeigt, kann man durch Abdruck grüner Laubblätter auf Weichagar-Platten und anschließendem Bebrüten der geschlossenen Abdruck-Petrischalen für 7 Tage (Dunkelheit, 25 Grad Celsius) belegen, dass auf der Blattoberfläche zahlreiche Bakterien und Pilze wuchsen, die eine *Kontamination* dieser *nicht infizierten*, kräftig-grünen Blattorgane bewirkt hatten (Details, s. Kutschera 2019). Unter Einsatz exakt dieser Methode konnten Park et al. (2022) beweisen, dass auf der Innen- und Außenseite gebrauchter, angefeuchteter Masken gesundheitsgefährdende Bakterien (z.B. *Bacillus, Staphylococcus)* und Schadpilze (z.B. *Mucor, Aspergillus*) wachsen und gedeihen – dargestellt in Abbildung 5.8, s. S. 161.

Diese humanpathogenen Mikroben können z.B. schwere Pilzinfektionen, die auch das Lungengewebe erfassen, hervorrufen (Aspergillosis, kann tödlich enden, s. Schmidt et al. 2022). Weltweit sterben über 1,5 Millionen Menschen an Pilzinfektionen, d.h. auf die ca. 2,5 Jahre „Corona-Zeit“ hochgerechnet, sind das über 4 Millionen Opfer fataler Mykosen. Diese Zahl entspricht in etwa der „an- oder mit Corona-Verstorbenen“, sie liegt wahrscheinlich sogar weit über den *realen* „C-Toten“, die *ursächlich* den Viren unterlegen sind (Atkinson 2022). Durch die Zwangs-Maskerade werden somit höchstwahrscheinlich zusätzliche tödliche Pilzinfektionen verursacht!

Da durch den Dauer-Masken-Gebrauch durch medizinische Laien, ohne dass die vorgeschriebenen Hygiene-Maßnahmen berücksichtigt werden, auch eine Kohlendioxid-Rückatmung, ein Einatmen von Plastikpartikeln und gasförmigen Masken-Schadstoffen stattfinden (s. Kapitel 5), sollte von dieser C-Maßnahme gewarnt werden: Es ist ein hygienisch-toxikologischer Alptraum!

Todesmasken in Aktion? Die Daten von Mader und Rüttenauer (2022) zeigen, dass das Masken-Tragen, in 169 Ländern der Erde untersucht, keinerlei positiven, aber einen tendenziell negativen Effekt auf die Covid-19-Todesfallzahlen hatte. Dieser geringe, aber klar erkennbare Anstieg in den Todesfällen maskierter Menschen wird auch durch die Daten von Spira (2022) bestätigt, und der Arzt Fögen (2022) legte Daten vor, welche diese Schadwirkung verschiedener Masken im Gesicht medizinischer Laien belegen. Die Frage, wie viele Masken-verursachte, letale *Pilzinfektionen* darunter sind, sollte geklärt werden (Schmidt et al. 2022).

Man könnte einwenden, dass es aber doch auch Studien gibt, welche bei Maskenträgern eine positiv-schützende Wirkung auf die Übertragung von Viren belegen. Diese Untersuchungen beziehen sich auf Labor- oder Klinik-Bedingungen, während die Grafik (Abb. 10.2), eine tendenzielle Schadwirkung der Ekel-Masken zeigend, unter *Realwelt*-Verhältnissen erstellt wurde. Zur Viren-Übertragungs-Vermeidung ist das Lüften von Klassenräumen oder öffentlichen Verkehrsmitteln (Busse, Bahnen) das korrekte, wirksame Mittel (s. Kapitel 5).

Fazit und Erklärung. Laien, insbesondere Kinder, sollten nicht Zwangs-Maskiert werden, da eine „Schutzwirkung“ vor Corona-Erkrankungen, die für Heranwachsende ohnehin extrem selten ist, nicht überzeugend nachgewiesen werden konnte („Masken schädigen Kindeswohl“, s. Mahncke 2021). Für Skeptiker verweise ich auf die Masken-Analyse von Swiss Policy Research (2022). Dort widerlegen die Autoren u.a. die in den Fachjournalen *Nature*, *Science* und *PNAS* während der Jahre 2020 bis 2022 publizierten „Masken-sind-nützlich-Berichte“, welche allesamt durch methodische bzw. theoretische Mängel gekennzeichnet sind (Details, s. Bundgaard et al. 2020, Leonardt 2021, Burkhardt 2021, Miller 2022 und Sönnichsen et al. 2022). Offensichtlich wurden diese Reportagen bzw. Forschungsarbeiten von „Coronamaßnahmen-Befürwortern“ gesponsert – eine andere Erklärung für diese offensichtliche Pervertierung der Naturwissenschaften kann ich nicht anbieten (s. unten).

Vakzination schützt – vorübergehend. Mit Genugtuung schreiben die Autoren Mader und Rüttenauer (2022), dass in ihrer „Negativ-Studie“ unter denselben Bedingungen der Datenanalyse und modellhaften Darstellung das „Impfen gegen Covid-19“ (weltweit betrachtet) eine hemmende Wirkung auf die Entwicklung der Todesfälle ausübte. In der Tat zeigen die Werte in Abbildung 10.2, dass bis etwa zum Tag 110 nach

Beginn der Maßnahme (Massen-Vakzination) ca. 1,5 bis 2,0 Personen/1 Million Menschen weniger an-mit Covid-19 gestorben sind als in der Kontrolle. Dieses Resultat beweist, dass die Analysemethode korrekt war: Positiv-schützende Maßnahmen sind somit auffindbar, sollten diese in der Lebens-Realität vorliegen. Da aber der Schutzeffekt nach ca. 110 Tagen aufhört und sich in eine unerwünschte *Impfschadens-Wirkung* umkehrt, soll dieses Phänomen im nächsten Abschnitt genauer untersucht werden.

Impfen hilft über 80-Jährigen und schadet den Jüngeren

Als eindeutigen „Proof-of-Concept“ (Wirk-Beweis der Methode) führen Mader und Rüttenhauer (2022) ihren schützenden Vakzinations-Effekt an, der sich auf 169 Länder (von Afghanistan und Australien über China, Deutschland, die USA bis nach Yemen) erstreckt (Abb. 10.2). Unter der realistischen Vorgabe, dass jeweils mindestens 80% der erwachsenen Bevölkerung eine „Corona-Impfung“ erhalten hat, sinkt die Covid-19-Sterberate von Tag 45 bis 110 ab, um dann wieder anzusteigen. Da diese Vakzination-vermittelte Zunahme der Covid-19-Sterbezahlen etwa den Level wie der zuvor ermittelte Schutzeffekt erreicht, muss eine *Nutzen-Schadens*-Bilanz ermittelt werden. Welche Personengruppen werden durch Vakzination vorübergehend geschützt, und wer erleidet hier Impfschäden, immer bezogen auf Mittelwerte bestimmter Menschenkollektive?

Greisenkrankheit wird durch Vakzination gemildert. In Kapitel 8 hatten wir Daten der US-Forscher Andrasfay und Goldstein (2022) vorgestellt. Während der „Vor-Omikron-Corona-Jahre 2020-2021“ lag die „mit-an-Covid-19-Sterberate pro 100 000 Einwohner“ bei bis zu 50-Jährigen nahe *null*; sie stieg in älteren Bevölkerungsteilen rasch an, um in der Altersgruppe 75 bis 85-plus ein Maximum zu erreichen (mehr als ¾ aller Todesfälle, s. Infection Fatality Rate, Abb. 4.1, S. 108). Bei Afro-Amerikanern und Latinos konnte in den 75-plus-Alterskohorten eine pos. Impfwirkung belegt werden, bei den unter-50-Jährigen war ein *negativer* Effekt der mRNA-Injektion zu beklagen (s. Abbildung 8.6, S. 246). Diesen Trend, d.h. vorübergehende Lebensverlängerung durch Vakzination (4. Impfung) konnten Nordström et al. (2022 a, b) bei über 80-jährigen Senioren belegen; jüngere Personen genossen *keinen* Schutzeffekt nach dem 2. „Booster“, dessen Wirkung ohnehin, auch bei den Älteren, nach wenigen Wochen abklang und sich, im Durchschnitt der Population, in das Gegenteil umkehrte (Schadwirkung). Ein Beispiel soll das verdeutlichen. Abbildung 10.3 zeigt, dass in Ostdeutschland, mit geringerer Impf-Quote, die „Inzidenzen“ (als relatives Maß für Coronaviren-Last) geringer sind als im durch-geboosterten Westen. Diese räumlich-zeitliche Korrelation beweist *keine* Ursächlichkeit (Kausalität), aber ein Zusammenhang der beiden Phänomene „3-4-fach mit Lipidnanopartikel-mRNA-Präparaten behandelt/hoher Virenlast“ ist zumindest sehr wahrscheinlich, da es keine andere Erklärung dafür gibt.

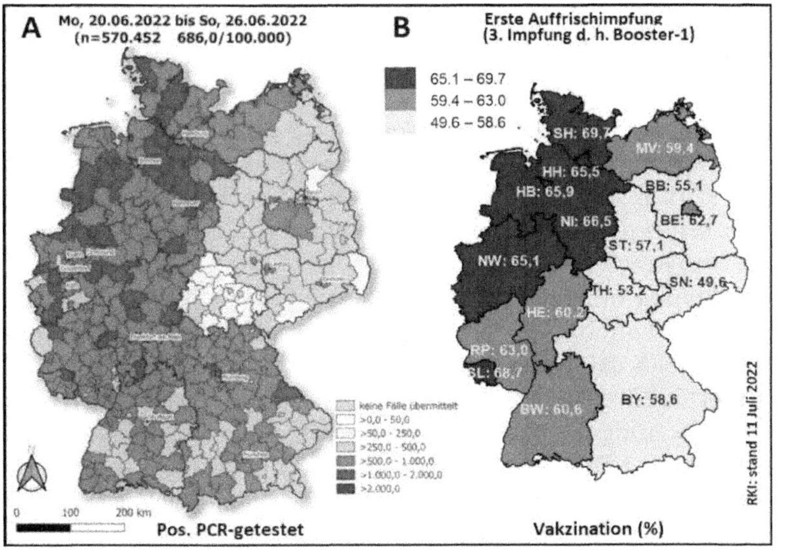

Abb. 10.3: Impfen hilft: Vergleich der geographischen Verteilung sogenannter „Inzidenzwerte“ in Ost- und West-Deutschland (A) mit dem Prozentsatz jener Menschen (ab 12 Jahren), die eine dritte Impfung, in der Regel mit Lipidnano-partikel-mRNA-Vakzinen, erhalten haben (B). Resultat: Eine dritte „Impfung“ führt zu erhöhter Coronaviren-Last (var. Omikron), d.h. Impfen fördert die Verbreitung der seit Anfang 2022 dominanten Omikron-Variante, möglicherweise verbunden mit V-Aids-Symptomen, wie der Sommergrippe (nach RKI-Daten, Stand. Mitte 2022 wie angegeben).

Rest-Lebenszeit vs. Reproduktionsphase. „Impfen hilft“ den Tod gewisser Senioren, welche die durchschnittliche Lebenserwartung bereits überschritten haben, in ca. 50% der Fälle hinauszuzögern. „Vakzination rettet somit Leben“ – all diese und ähnliche Slogans treffen vermutlich auf eine Vakzin-vermittelte Verlängerung der Rest-Lebenszeit sehr alter Menschen zu, die ihre Fortpflanzungsperiode hinter sich haben. Die Frage, wie gravierend die Impfschäden in dieser Personengruppe sind, wird von Mörz (2022) diskutiert. Der Mediziner konnte bei einem nach Impfung verstorbenen Senior in den Herzkapillargefäß-Innenwänden die toxischen Spike-Proteine nachweisen (s. Abb. 8.3, S. 252). Mögliche Folgen: Blutgerinsel, d.h. Thrombosen, unter Umständen Tod durch Herzversagen.

Die „Impfen-rettet-Leben“-Wirkung, bei manchen Senioren nachgewiesen, ist bei unter 50-Jährigen, von Ausnahmen abgesehen, kaum nachweisbar, da die Vakzination weder die Ansteckungsempfindlichkeit mildert, noch die Weitergabe der Coronaviren unterbindet (Nordström et al. 2022 a, b). Bestenfalls wird ein schwerer Krankheitsverlauf abgepuffert, aber selbst diese positive Impf-Wirkung wird seit Anfang 2022 (Omikron-Ära) bezweifelt (Malone 2022).

Impfschäden bei den Zukunftsträgern. Die oben formulierte positive Impf-Botschaft für Menschen im Greisenalter steht im Kontrast zu den in Kapitel 8 dargelegten schweren Impfschäden, die nach Berichten im August 2022 etwa 1% bis 4,5% der Vakziniert-geboosterten deutschen Bevölkerung betreffen (s. *Infos* zu den Vakzinations-verursachten Arztbesuchen bei Patienten verschiedener Krankenkassen, wie der Techniker K.s. usw.; der offiziell zugestandene Impfschadens-Prozentsatz liegt bei ca. 0.1%, s. Kapitel 8).

Positiv ausgedrückt: Die Mehrheit von ca. 96% bis über 99% aller Impflinge hatte offensichtlich keine *schweren* Impfschäden (Burkhardt 2022), aber eine leichte V-Aids-Problematik, z.B. Grippe-Erkrankung aufgrund des geschwächtem Immunsystems, kann in vielen Fällen nicht ausgeschlossen werden. Das *Credo* „der Mehrheit der Impflinge geht es gut“ steht hinter dem auch in *Nature* und *Science* sowie dem US–CDC noch im September 2022 gebetsmühlenartig wiederholten Satz: „Corona-Vakzinationen sind sicher und retten Leben“.

Hierbei werden nicht nur die *Infection Fatality Rates* ignoriert (Kinder leiden um mindestens den Faktor 1000 weniger häufig an „Corona“ als vorerkrankte Greise), und alle Studien, welche *keinen* Zusammenhang zwischen Impfquote/Viruslast in der Bevölkerung erkennen, „vergessen“ (Ioannidis 2021, 2022, Subramanian und Kumar 2021 a, b; d.h. Stanford- und Harvard-Publikationen!). Darüber hinaus wird die Basiserkenntnis der Evolutionsbiologie *ad acta* gelegt: Junge Menschen können sich fortpflanzen und repräsentieren daher, über ihre Nachkommen, die Zukunft der Population. Es ist daher unakzeptabel, den Jungen durch verabreichte experimentelle Gen-Therapeutika zu schaden, um vorerkrankten über 80-Jährigen das Leben zu verlängern. Die mRNA-Injektion mag in manchen Fällen, z.B. bei gewissen Senioren, nach „Rust’scher Aufklärung über mögliche Nebenwirkungen“, vertretbar sein, aber nach dem Gießkannenprinzip alle Bevölkerungsteile (auch Kinder unter 5 Jahren!) per Impfzentren-Massenvakzination eine genetische Therapie mit ungewissem Ausgang auf zu oktroyieren, ist im Lichte der Biologie des Menschen unakzeptabel und hilft den alten Menschen im Falle dieser Impfungen ohnehin nicht, da die Ausbreitung von „Corona“ dadurch nicht eingedämmt wird.

Mehr Schaden als Nutzen. Die in Kapitel 3 vorgestellte *Coronaphobie* sollte überwunden und in eine „Vakzino-Abwehrhaltung“ jener Bevölkerungsgruppen umschlagen, die von Covid-19 kaum betroffen sind. Die Frage, ob den 50- bis 80-Jährigen eine mRNA-Injektion, vier- oder fünffach verabreicht, generell nützt, beantworte ich mit „nein“! In Einzelfällen mag eine lebensverlängernde Wirkung eintreten, welche die Impfschäden kompensiert, aber dies rechtfertigt keineswegs die „am Fließband“ vorgenommenen Massen-Vakzinationen 2021-2022. Fazit: Die mRNA-Corona-Impfungen (u.a. Injektionen, s. S. 187) haben mehr geschadet als genützt. Diese Schlussfolgerung wurde u.a. auch vom Begründer dieses neuen Verfahrens gezogen (Malone 2022) sowie von Sönnichsen et al. (2022) und anderen Experten bestätigt (Bhakdi et al. 2022, Seneff et al. 2022, Trougakos et al. 2022, Yamamoto 2022, Fraiman et al. 2022, Nemunaitis et al. 2022, Ennos et al. 2022, Mc Kernan et al. 2022, Bardosh et al. 2022, Malhotra 2022).

Koch’sche Selbsttäuschung: Kinder und Gesunde Eva vs. Gespikter Adam

In Kapitel 2 wurde der Mikrobenforscher Robert Koch (1843–1910) vorgestellt, nach welchem das Berliner *Robert Koch-Institut* (RKI) benannt wurde. Der Medizinhistoriker Gradmann (2006) hat nachgewiesen, dass Koch mit der Bewerbung und erfolglosen Anwendung des Präparats *Tuberkulin* einer Selbst-Täuschung unterlag. Der prominente Mikrobiologe lies sein wirkungsloses Mittel an Tuberkulose-erkrankten menschlichen „Versuchskaninchen" erproben, welchen dadurch teilweise großer Schaden zugefügt worden ist. Die Lungenkrankheit TB konnte durch das Koch'sche Tuberkulin nicht geheilt werden, aber der stolze Erfinder dieses Wundermittels wollte diesen Misserfolg nicht wahrhaben, d.h. er gab diese Fehl-Leistung nur sehr ungern zu (ein weiterentwickeltes Tuberkulin wird heute in der Diagnostik angewandt).

Was das RKI nicht wahrhaben möchte. Die oben angesprochenen Daten aus dem RKI vom Juni/Juli 2022 (Abb. 10.3) legen nahe, dass es vermutlich einen negativen „Impf-Effekt" auf die Ausbreitung der Omikron-Coronaviren gibt: Geboosterte 3-bis 4-fach-Impflinge tragen die Viren vermehrt in sich und verbreiten sie *effizienter* (und leiden öfter an der Sommergrippe) als ihre nicht Gen-therapierten Kollegen, deren Immunsystem offensichtlich besser funktioniert. Dieses Phänomen liegt dem sogenannten *V-Aids* zugrunde, definiert als „Immunsuppression durch wiederholtes Impfen (Erschöpfung des Abwehrsystems)", beschrieben von Malone (2022), Yamamoto (2022) und Sönnichsen et al. (2022). Diese Befunde wollten die RKI-Vertreter nach dem Koch'schen Prinzip der Selbst-Täuschung (?) nicht wahrhaben, zumindest soweit ich mich diesbezüglich informieren konnte.

Abbildung 10.4 zeigt eine Koch-Karikatur aus dem Jahr 1900, als die Bakterien noch als „Spaltpilze" bezeichnet worden sind (Kutschera 2019). Neben der Analogie „Koch'sches Tuberkulin/Corona-Maßnahmen RKI-2020-2022" ist, auf der rechten Seite, der RKI-Wochenbericht vom 7. Juli 2022 eingezeichnet. Nachdem bis zum 28. April noch Daten zur positiven (schützenden) Wirkung der Covid-Vakzine verzeichnet waren, haben die Institutsvertreter ab dem 5. Mai 2022 keine diesbezügliche Angaben mehr publiziert. Ein positiver Effekt der Vakzine, welche gegen die Urform der Wuhan-Coronaviren 2020 erstellt worden sind, konnte gegenüber den 2022 verbreiteten Omikrons nicht mehr belegt werden. Dem Monatsbericht vom 7.7. 2022 (Monitoring des Covid-19 Impfgeschehens) kann man entnehmen, dass die verabreichten Lipidnanopartikel-mRNA-Präparate keinen schützenden Effekt mehr hatten: 82% der Covid-Intensivpatienten waren vollständig geimpft, aber dennoch wurde eine „Impfempfehlung" ausgesprochen –

was ich als weitere „Koch'sche Selbsttäuschung" bzw. „Fehlbeurteilung der Realität" interpretiere (Jaspers 1913, 1973).

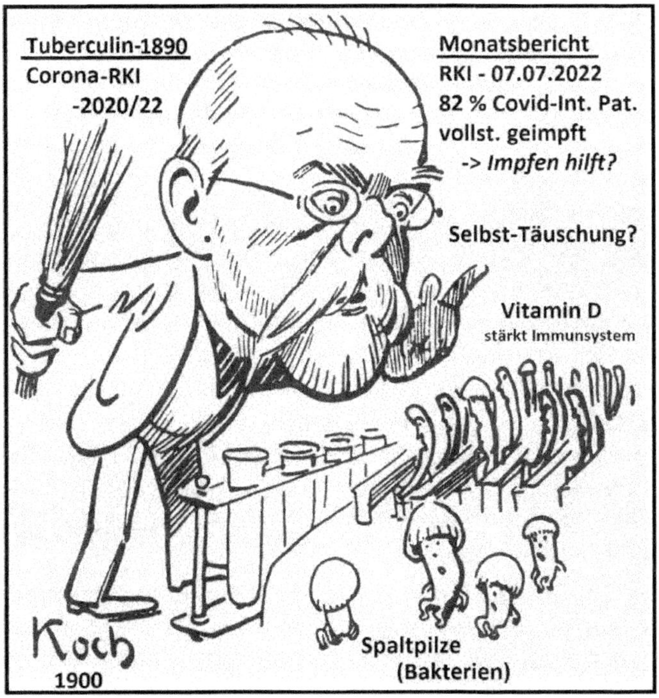

Abb 10.4: Karikatur mit dem Untertitel „Robert Koch bringt den Spaltpilzen (Bakterien) die reine Kultur bei". Der Mikrobenforscher Koch unterlag mit seinem Tuberkulin vermutlich einer Selbst-Täuschung, wie sie heute im Zusammenhang mit den Corona-mRNA-Vakzinen zu beobachten ist, s. die hinzugefügten RKI-Daten vom 7.7.2022 zur negativen Impfwirkung. Echte Pilze produzieren Vitamin D, das gegen virale und bakterielle Infektionen als Immunsystem-„Booster" hilft. (nach einer Grafik 1910, Bildarchiv U. Kutschera).

Omikron und verantwortungslose Kinder-Impfung. Noch immer wurde das Narrativ „... aber ein schwerer Verlauf wird verhindert" hochgehalten, ohne dass die relevanten Fakten, welche dagegen sprechen, erwähnt wurden (Malone 2022). Kurz gesagt: Mit der evolutionären Herausbildung der Variante (bzw. Darwin'schen Rasse) *Omikron*, die eine um ¾ verminderte Letalität zeigt (etwa wie Sommergrippe), war der „Coronaviren-Spuk“ vorbei, welcher aber dennoch vielen altenvorerkrankten Menschen das Leben verkürzte und auch jüngeren Personen gesundheitlichen Schaden zugefügt hatte (s. Kapitel 9). Wir werden uns mit diesen endemischen Grippeviren abfinden müssen. Das Leben ist nicht ohne jedes Gesundheitsrisiko!

Die Frage, ob es das Phänomen „Long Covid“ in der Realität gibt, soll kurz diskutiert werden. Es sprechen manche Befunde dagegen, d.h. ein Post-Vac.-Syndrom bzw. „V-Aids“ könnte dahinterstehen. Bei „Long Covid“ handelt es sich möglicherweise um psychosomatische Probleme, die bevorzugt bei Beamten (kaum bei Arbeitern) zu verzeichnen sind. Heranwachsenden wird das „Long Covid-Symptom“ angedichtet, um die von Joe Biden (der trotz 4-fach Impfung und Maskentragen im Sommer 2022 an Corona erkrankte) befürwortete „Impfung“ von Kleinkindern bzw. Babys unter 5 Jahren zu ermöglichen. Diese „Kinder- und Jugendlichen-Vakzination mit gefährlichen mRNA-Präparaten“, deren Langzeit-Nebenwirkungen unbekannt sind, verurteile ich in schärfster Form: Es kann doch nicht wahr sein, dass Erwachsene unseren Emporkömmlingen, für die Covid-19 so wahrscheinlich wie ein Blitzeinschlag ist und die eher an einer Grippe sterben, *das* antun wollen!

Eine fundierte Kritik an dieser geplanten medizinischen *Kinderschändung*, welche z.B. auch in einem *Nature*-Beitrag vom 17. Juni 2022 befürwortend dargestellt wurde, hat die Autorin Finley (2022) im *Wall Street Journal* publiziert.

Gesunde Eva und gespikter Adam. Um diese drastische Aussagen zu veranschaulichen wurde in Abbildung 10.5 ein Eva-Adam-Paar dargestellt, welches den Unterschied einer natürlichen Infektion vs. der Lipidnanopartikel-mRNA-Injektion mit den Präparaten Comirnaty der Firmen BioNTech bzw. Spikevax von Moderna verdeutlicht (zum Totimpfstoff „Nuvaxovid“, Hersteller Novavax, liegen noch zu wenige Daten vor). Bei einer gesunden Person werden die Coronaviren über Nase-Mund aufgenommen und nach ca. 7 Tagen wieder über denselben Weg ausgeschieden.

Wie bereits gesagt: In ca. 95% aller Fälle sind nach Infektion bzw. Abwehr über die immunstarken Schleimhäute keine Symptome oder ein leichter Verlauf festzustellen; nur bei weniger als 5% der Infizierten, die meist vorerkrankt und/oder sehr alt sind, kommt es zu ernsten Krankheitsverläufen und gelegentlichen Todesfällen, nach dem bekannten

Spruch: „Covid-19-Todesfälle sind selten, aber es gibt sie" (Loyal et al. 2021, Killingley et al. 2022).

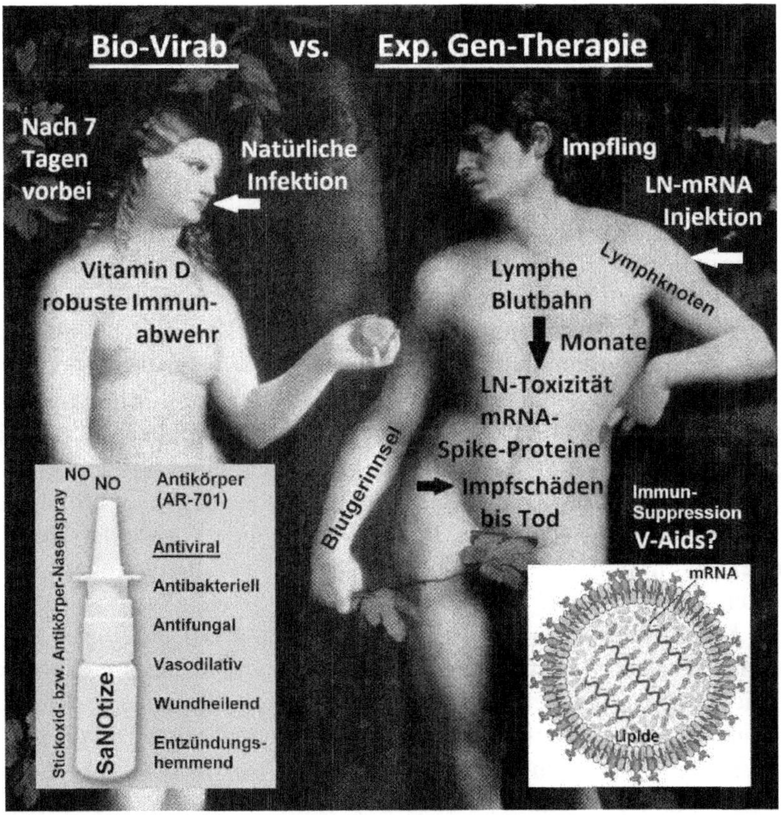

Abb. 10.5: Gegenüberstellung des Prinzips „Biologische Viren-Infektions-Abwehr" (Bio-Virab), basierend auf einem gesunden Lebenswandel, Vitamin D-Aufnahme, Immunsystem-Stärkung, plus Viren-vernichtender Nasensprays (Stickstoffoxid, NO und Antikörper-Präparate) *links*, verglichen mit der mRNA-Injektion („Impfen gegen Covid-19") *rechts*. Historisches Eva & Adam-Gemälde als Grundlage (Originalgrafik U. Kutschera, 2022).

Unser geimpfter Adam, dem eine Lipidnanopartikel-mRNA-Injektion in das Muskelgewebe des Oberarms gespritzt wurde, wird aber *möglicher-*

weise Monate mit dieser experimentellen Gen-Therapie zu kämpfen haben, aus Gründen, die im übernächsten Abschnitt zusammengefasst sind.

Zunächst soll das bereits im *Vorwort* erwähnte Prinzip der „Biologischen Viren-Infektions-Abwehr" (Bio-Virab) vorgestellt werden.

Bio-Virab: Vitamin D und NO-Antikörper-Nasensprays

Abbildung 10.5 zeigt eine gesunde, lebensfrohe „immunstark-optimistische Eva", die problemlos mit einer viralen Infektion bzw. Kontamination durch Grippe- oder Corona-Viren fertig wird. Die Dame bleibt gesund, weil ihr natürliches Immunsystem mit den Krankheitserregern „kurzen Prozess" macht – genau wie im Körper fröhlich-vitaler Kinder, die in der Sonne auf Spielplätzen toben können, und sich, unter elterlicher Aufsicht, gehaltvoll-ausgewogen ernähren (Zimmermann und Curtis 2021). Bereits in den Nasen- und Mundschleimhäuten attackieren entsprechende Abwehrzellen eindringende potentielle „Killerviren" und lassen diese gar nicht erst in die Körperzellen gelangen (Verhinderung bzw. Unterdrückung einer Infektion). Wie ist dieses „wundersame Gesundbleiben" in einer von Viren und anderen Krankheitserregern kontaminierten Welt möglich?

Das Vitamin D-Wunder von Elgg. Zunächst sei auf unser E.T.A. Hoffmann-Kapitel 7 verwiesen, wo dargelegt wurde, dass Risikofaktoren, wie ungesund-einseitige Ernährung, Bewegungsmangel, Rauchen, Alkoholkonsum, zu wenig Schlaf usw. die Lebenszeit verkürzen – bei Männern wie Frauen! Unsere *erste Regel* des Prinzips der „Biologischen Viren-Infektions-Abwehr" (Bio-Virab) lautet somit: Lebe nicht so „stressig-ungesund" wie das Universalgenie E.T.A. Hoffmann (Abb. 10.1). Dies führt uns zum berühmten „Corona-Wunder von Elgg". Im „Corona-Jahr 2020" kam es in einem Pflegeheim in Elgg-Schweiz zu einer zweifachen „Coronawelle" mit 56 Infizierten (d.h. pos. getesteten), aber niemand erkrankte ernsthaft oder starb. In einem benachbarten Seniorenheim starben unter denselben Seuchenbedingungen zahlreich alte Menschen mit und an „Corona"– ein Wunder? Nein, gesunde Ernährung! Im „Gesundbrunnen-Heim" in Elgg wurden die alten Menschen ausreichend mit Vitamin D versorgt – kurz gesagt: Sonnen-Aufenthalte im Grünen statt Isolation im düsteren Zimmer, Fisch, Eigelb, Pilze, gegebenenfalls zusätzlich Vitamin-D-Präparate. Im „Todes-Heim" in der

Nachbarschaft litten die Bewohner unter chronischem Vitamin D-Mangel,und erlagen daher in schauerlich-hoher Zahl der viralen Infektionskrankheit „Covid-19". Da die Vitamin-D-Unterversorgten wahrscheinlich andere Co-Morbiditäten aufgewiesen hatten, ist hier die Formulierung „an- und mit Corona verstorben" durchaus gerechtfertigt.

Humanevolution und Sonnenschutz-Pigmentierung. In einer Broschüre von Spitz (2020) mit dem Titel „Vitamin D und Covid-19: Der Einfluss des Sonnenhormons auf Inzidenz und Verlauf von Covid-19-Erkrankungen in Alten- und Pflegeheimen" wird der Fall Elgg dargelegt und erklärt, dass der menschliche Körper kein funktionierendes Immunsystem ausbilden und aufrechterhalten kann, ohne ausreichend mit Vitamin D versorgt zu werden – in Form des aktiven Hormons 1,25-Dihydroxyvitamin D (1,25 (OH)2 D). Auf die evolutionsbiologischen Hintergründe des Vitamin D-Mangels im sonnenarmen Europa, was insbesondere für hier lebende dunkel pigmentierte Zuwanderer aus Afrika ein Problem darstellt, bin ich an anderer Stelle eingegangen (Kutschera 2020). Selbstverständlich sollte eine Vitamin D-Überversorgung via Einnahme entsprechender Präparate verhindert werden, denn „zuviel-von-fast allem-schadet". Der Vit.-D-Status des Menschen wird üblicherweise durch Bestimmung des 1,25 (OH)2 D-Gehalts im Blutplasma ermittelt, und Werte unter 20 Nanogramm per Milliliter gelten als ernsthafte Unterversorgung, was in Deutschland für ca. 1/3 der Bevölkerung zutrifft (Spitz 2020).

In ihrem „Corona-Ausstiegskonzept" sind Bhakdi et al. (2022) auf Vitamin D (sowie andere Nahrungsbestandteile) als Immunstärker und Covid-19-Abwehrmechanismus eingegangen, mit zahlreichen Quellenverweisen. Dennoch blieb diese „Vitamin D-Anti-Corona-Hypothese" kontrovers. Die Sachlage konnte aber mit der umfassenden Meta-Analyse der Autoren D'Ecclesias et al. (2022) geklärt werden. Fazit: Durch ausreichende Vitamin-D-Supplementierung (Ernährung via Fisch, Eigelb, Pilze, plus Einnahme von Präparaten – und Sonne) kann das Covid-19-Risiko, wie das anderer viraler Infekte (Grippe usw.), erheblich gemildert werden! Die *zweite Bio-Virab-Regel* lautet somit: Vitamin D und Sonne im Grünen stärken die Immunabwehrkraft. Anders formuliert: Vitamin D ist ein natürliches „Lebens-Elixier" zur Viren-Bekämpfung (D'Ecclesias et al. 2022); Lycopen (z.B. im Tomaten, Paprika) hilft ebenso, s. Khongthaw et al. (2022).

Amische und die Ungeimpften-Studie. Für Skeptiker meiner Thesen hier zwei Belege zum Beweis von deren Korrektheit. Die Tatsache, dass Vertreter der natürlich-gesund lebenden Amisch-Glaubensgemeinschaften in den USA, welche sämtliche „Corona-Maßnahmen" (Masken, Testen, Impf-Szenario, soziale Isolation) abgelehnt haben, ohne „Covid-19-Massensterben" durchgekommen sind, ist anzuführen. Es folgte eine Durchseuchung mit Coronaviren, verbunden mit einer erworbenen *Herdenimmunität*, was gut dokumentiert ist (Goforth 2021). Wie unsere Abbildung 10.2 zeigt, waren die C-Maßnahmen ohnehin in der Summe unwirksam bzw. schädlich (psychische Probleme der verängstigten Bevölkerung, Suizidraten-Anstieg, Fettleibigkeit infolge Bewegungsmangel, wirtschaftlicher Niedergang, Arbeitslosigkeit, Folgeerkrankungen, Massen-Psychosen, Spaltung der Bevölkerung, Zerstörung von Familien und Freundschaften usw.).

Ergänzend sei auf die umfassende „Ungeimpften-Studie" der Autoren Verkerk et al. (2022) verwiesen. Die bundesweit volksverhetzerisch diffamierten „Ungeimpften", welche z.B. als „Sozialschädlinge, Volksfeinde bzw. Aasgeier der Pandemie" bezeichnet worden sind, haben die Gesundheitssysteme weltweit *nicht* sonderlich belastet. Diese „Menschen im genetischen Urzustand – ohne synthetische mRNA- und toxische Spike-Proteine, bzw. Fragmente derselben, im Körper" sind durch natürliche Maßnahmen, wie gesunder Lebenswandel, vitaminreiche Ernährung usw. gut durch die „Seuchenjahre 2020/2021" gekommen. Ein Massen-Covid-19-Sterben blieb, wie bei den Amisch-Populationen, aus. Weiterhin können Länder wie Schweden oder US-Bundesstaaten wie Florida angeführt werden. Dort wurden nur milde C-Maßnahmen verordnet, aber die Sterbezahlen waren 2020-2021 nicht höher, verglichen mit dem „Corona-manischen" Deutschland, dessen Bevölkerung in stetiger „Virus-Angst" gehalten wurde, verbunden mit dem Spruch: „Bleiben Sie gesund!" Die dritte Säule unseres „Bio-Virab-Konzepts" ist insbesondere für ängstliche oder vorerkrankte Menschen wichtig; sie wird nachfolgend dargestellt.

NO- und Antikörper-Nasensprays. Ende März 2021 hatte ich in dem Fachbeitrag „Nasal Spray: NO chemical war to combat Covid-19 (Nasenspray: NO-chemischer Krieg zur Bekämpfung von Covid)" die drei Prinzipien der Corona-Erkrankungs-Abwehr dargelegt: Vakzination (mit effektiven Substanzen ohne gravierende Nebenwirkungen, die es bis heute nicht gibt), Anti-virale Präparate und eine direkte Bekämpfung von

Seuchenerregern im Eintritts-Ort, der Nase (Kutschera 2021 a). Damals wurde das Gas Stickstoffmonoxid (NO), 1992 zum „Molekül des Jahres“ gekürt, erstmals als Nasenspray angeboten. Basierend auf der Erkenntnis, dass in Vero-E-6-Zellkulturen eine Vermehrung von Coronaviren unterbunden werden kann, sobald das natürlich im Körper des Menschen vorkommende Gas NO beigefügt wird, konnte dieses effektive, nebenwirkungsfreie Agens entwickelt und auf den Markt gebracht werden (Vero-E 6-Zellen und Coronaviren, s. Abb. 3.3, S. 86). Mit diesem Nasenspray, dargestellt in Abbildung 10.5, können alle Schaderreger bakterieller wie viraler Natur, einfach eliminiert werden – wirkungsvoll und billig, siehe z.B. die Studie von Tandon et al. (2022).

Im Juli 2022 wurde berichtet, dass inzwischen universelle Antikörper gegen alle Coronaviren-Varianten verfügbar sind. Diese Präparate wurden bei Goldhamstern als effektive, per Inhalat verabreichte „Anti-Covid-19-Medikamente“ erprobt. Eine US-Firma in San Jose, Kalifornien, entwickelte 2022 diese als Nasenspray eingebrachten Anti-Corona-Präparate für den Menschen, sodass bald ein Antikörper-Cocktail, AR-701 genannt, verfügbar sein wird (Piepenbrink et al. 2022). Dies führt mich zur *dritten Bio-Virab-Regel*, die unter dem Slogan „Viren am Eintrittsort in den Körper per Nasensprays, NO- und/oder Antikörper enthaltend, bekämpfen“ – falls das notwendig ist (Abb. 10.5). Im Anhang 2 (Internet-Adressen) sind Lieferfirmen zum Erwerb von „Bio-Virab“-Produkten und weitere Infos aufgelistet (s. S. 371).

mRNA-Impfen ade – Scheiden tut nicht weh. Die vorgestellten NO-Antikörper-Methoden sind ohne erkennbare negative Begleiterscheinungen, sodass mit den drei Prinzipien „Gesunder Lebenswandel zu Stärkung der Abwehrkräfte, Vitamin D und Nasensprays“, hier als „Bio-Virab“ bezeichnet, das Testen, Ekelmaske-Tragen und die mRNA-Gentherapie, fälschlicherweise „Impfen“ genannt, entfallen können. (Ich gehe davon aus, dass die mRNA-Präparate und verwandte Produkte aufgrund der massiven Nebenwirkungen bald vom Pharma-Markt genommen werden.) Ergänzend soll auf entzündungshemmende Präparate (z.B. Aspirin) sowie *Paxlovid* hingewiesen werden, die eingenommen werden können (Perico et al. 2022), aber nicht in den Körper gespritzt werden müssen, was immer mit Verletzungen der Muskulatur, Fehl-Stichen in ein Blut- oder Lymphgefäß usw. verbunden sein kann (s. Kapitel 6). Nach diesen Betrachtungen zur gesund-immunstarken Vitamin-D-Eva zurück zum „gepieksten Adam“ und dessen gesundheitlichen Problemen.

Corona-Ausstiegskonzept vs. Nature-Science-CDC-Propaganda

In Kapitel 1 wurden die Corona-Maßnahmen-Kritiker Reiss und Bhakdi (2020, 2021), Wodarg (2021), Frank (2021) und Pürner (2021) angeführt und deren vernichtende Urteile den positiven *Nature-Science*-Statements zur „Corona-Bekämpfung" gegenübergestellt. Hierbei ging es in erster Linie um die „Corona-Impfungen". Wie ich über Stanford-Kollegen erfahren habe, leiden auch viele Chinesen an Impfschäden, obwohl dort keine mRNA-Präparate verspritzt werden. Die dort verabreichten Präparate (Sinopharm Covid-19-Vac. usw.) sind daher ebenso problematisch wie die in Deutschland, den USA und anderswo verordneten Gen-Therapeutika. Die chinesischen Biomediziner Lin al. (2021) haben die Impfschäden zusammengestellt und dargelegt, dass man durch ein *Großes Blutbild* manche Vakzin-verursachte immunologische Defizite erkennen kann (biochemisch-zellbiologische Marker zur Diagnose von V-Aids?, s. S. 371, Immunstatus/Leucocytentypisierung).

Sucharit Bhakdi vs. Nature-Science. Wie kann der oben erwähnte Konflikt „Bhakdi & Co. vs. *Nature-Science*-Impf-Propaganda", welcher auch in den Leitmedien dargestellt wurde (ohne die Fachjournale zu nennen), gelöst werden? Bhakdi (2022) sowie das MWGFD-Team Bhakdi et al. (Corona-Ausstiegskonzept, 2022) argumentieren wie die andern zitierten Autoren im Prinzip, dass grundsätzlich jede mRNA-Injektion mehr oder weniger schadet bzw. kaum nützt. Dieser Aussage möchte ich widersprechen, da, wie oben dargelegt, über 80 Jahre alte Menschen offensichtlich, in vielen Fällen, ein „lebensverlängerndes Elixier" gespritzt bekommen (insbesondere mit der 4. Injektion!). Auf diesem „Greisen-Effekt" basierte offensichtlich bereits erwähnte *Nature-Science-CDC*-Pro-Impf-Propaganda", welche ab August 2022 vom deutschen Gesundheitsminister für die Herbst-Corona-Saison (ab Oktober 2022) in die Medien gebracht wurde. Gemäß einem *Neuen Infektionsschutzgesetz* war geplant, den Menschen eine 4. „Impfung"/2. Booster mit an Omicon-SARS-CoV-3-Viren angepassten, neu entwickelten mRNA-Vakzinen anzupreisen, um sie dann vor der relativ harmlosen „Omikron-Grippe", jenseits von Corona, zu schützen – alle 3 Monate aufs Neue! Weiterhin waren C-Tests und Masken für Innenräume vorgesehen. Wie 2020/2021, ist die Bevölkerungsmehrheit der „Gesunden" aus dem Blickfeld geraten – es gibt nur die Kategorien „Infiziert-Krank,

Genesen, Geimpft – aus Sicht einer geistig-körperlich gesunden Person ist dieses „Corona-Weltbild“ einfach nur „krank“!

Angepasste Impfstoffe nur kurzzeitig aktiv. Als der Gesundheitsminister dieses Vorhaben vortrug (*Spiegel Online*, 12. 8. 2022), war bereits bekannt, dass die „an Omikron angepassten neuen mRNA-Vakzine“ nach drei Monaten unwirksam werden (Lyke et al. 2022), und dass in den Niederlanden, bezogen auf 2021, die „Impfungen bzw. Boosteraktivitäten“ keinen „schützenden Effekt“ auf die Gesamtsterblichkeit hatten. Im Gegenteil: Es sind infolge der Gentherapien *mehr* Menschen gestorben als zuvor (Redert 2022). Außerdem kam ans Licht, dass das US-CDC erstmals zugab, dass die mRNA und Spike-Proteine *nicht* rasch aus dem Körper des Impflings verschwinden (CDC 2022), und die Gefahren der künstlich hergestellten „Pseudouridin-modifizierten mRNA“ wurden auf das Neue bewiesen (Super-Antigen im Spike von SARS CoV-2 s. Hatfield 2022, McKernan et al. 2022). Hinzu kamen Studien, welche die Giftigkeit (Toxizität) der viralen Spike-Proteine bzw. Fragmente derselben für Fische, Mäuse und andere Lebewesen belegt haben – mit Folgen für die immer mehr „verspikte“ Umwelt (Zebrafisch-Erkrankung und -Sterben, s. Fernandes et al. 2022, da Luz et al. 2022, sowie Charlie-Silva und Malafaia 2022).

Diese Fakten haben den amtierenden Gesundheitsminister aber nicht interessiert – für Oktober war in Deutschland wieder „Masken in Innenräumen tragen“ und alle drei Monate eine neue „Lipidnanopartikel-mRNA-Injektion erdulden“ angesagt! Andere Länder, z.B. Dänemark, Schweden, England/Wales usw. hatten alle C-Maßnahmen aufgehoben und sich mit den neuen, endemischen Grippe-Omikrons abgefunden.

Blutbahn-mRNA-Ferntransport belegt. Die MWGFD-Autoren (zu denen ich nicht zähle; ich bin erst im Frühjahr 2022 dieser Organisation beigetreten) gehen davon aus, dass nach intramuskulöser Injektion des „teuflischen mRNA-Nanopartikel-Elixiers“ die Suspension in die Lymphe und das Blut gelangen. Die These, dass die Lymphknoten mit mRNA-Injektat beladen werden, war empirisch belegt, aber die „Blutbahn-Hypothese“ konnte erst Monate später durch die Forschungsarbeit der Autoren Fertig et al. (2022) *bewiesen* werden. In dieser wichtigen Studie konnte am Menschen experimentell gezeigt werden, dass die Konzentration an verabreichter mRNA im Blutplasma 15 Tage nach dem „kleinen Pieks“ noch immer konstant hoch war; danach wurde das Experiment abgebrochen. Diese „Fertig et al.-schen Daten-Juni 2022“ legen den Schluss nahe, dass die Lipidnanopartikel-verpackten mRNA-Gentranskripte über *Monate* hinweg im Lymph- und Blutsystem des Impflings verbleiben und damit im ganzen Körper verbreitet werden – bis in das Gehirn, wie von dem Pathologen Burkhardt (2021, 2022) belegt. Wie die Abbildung 10.5 verdeutlicht, können somit im gesamten Körper, insbesondere in den Innenwänden der Blutgefäße, die toxischen, viralen Spike-Proteine gebildet werden. Der Körper wird somit nicht nur mit den reduziert giftigen Lipidnanopartikeln überschwemmt (Milliarden Mikro-Kügelchen pro „Pieks"), welche Entzündungen auslösen können, sondern auch über Aufnahme in die Zellen und Bildung der toxischen Spike-Proteine als „fremd markiert" (Mörz 2022, s. Abb. 8.3, S. 252). Das Immunsystem greift somit den eigenen Körper an, mit negativen Folgen für die Gesundheit. Eine Schädigung der natürlichen Immunität über eine „Erschöpfung" dieses sensiblen Abwehrsystems ist *definitiv* belegt, insbesondere nach der 3. bzw. 4. Impfung („Boostern" genannt, s. Malone 2022, Yamamoto 2022, Sönnichsen et al. 2021, 2022).

Die Fragen, warum das Maß des Impfschadens, bis zu Todesfällen, von der Liefer-Charge des BionTech- bzw. Moderna-Präparats abhängt (Paardekooper 2022: *How Bad is My Batch*), ob die möglicherweise mit Graphen-Nanopartikeln verunreinigten Lieferungen besonders toxisch sind, und warum über 90% aller Gen-Therapierten keine großen Probleme melden, sind offen. Bisher noch nicht eingetretene Langzeitschäden der „gepieksten Impflinge" können keineswegs ausgeschlossen werden.

Vierfach Gen-Therapiert – und erkrankt. Nicht nur US-Präsident Joe Biden, sondern auch zahlreiche andere Vierfach-Gentherapierte, wie der Prime-Minister von Kanada, der Bürgermeister von San Francisco (CA, USA), der deutsche Gesundheitsminister, die Außenministerin usw. erkrankten im Sommer 2022 an der „Omikron-Grippe", die sie als „Corona" fehlinterpretierten (zur Erinnerung: die evolvierte Viren-Rasse *Omikron* wird von manchen Molekulargenetikern als neue Spezies, d.h. SARS-CoV-3, bezeichnet, s. Kapitel 9). Diese überzeugten „Vakzin-Junkies" würden aber, nach dem Prinzip der Koch'schen Selbst-Täuschung, den offensichtlichen Zusammenhang „wiederholte mRNA-Injektion – Schwächung des Immunsystems – Sommergrippe" niemals zugeben! Offensichtlich leiden sie an schwachem V-Aids, würden aber diesen Begriff in schärfster Form zurückweisen, denn sie haben, dogmatisch-quasi-religiös, gelernt: „Die Corona-Impfung ist sicher und hilft!"

Toxische Spike-Protein-Fragmente und Umwelt. Von der Tatsache, dass die in ihrem Körper ausgebildeten Spike-Proteine bzw. Bruchstücke derselben giftig (toxisch) sind, und z.B. Zebrafische schädigen, wollen diese „Vakzinoten" nichts wissen (Fernandes et al. 2022). Da ergibt sich auch die Frage, was mit den Leichen der verstorbenen, mit toxischen Spike-Proteinen durchsetzten Geimpften passieren soll: Verbrennung zur De-Naturierung der toxischen Spikes (und Protein-Fragmente), damit diese viralen Gifte nicht in den Boden bzw. das Grundwasser gelangen? Wie bereits gesagt, waren die weltweiten „Corona-Maßnahmen", mit Millionen Tonnen an verbrauchten Test-Materialien, Ekel-Masken, PCR- und Impf-Abfällen usw. der größte Umweltskandal der Nachkriegszeit. Die „durchgespikten" Leichen von Milliarden Impflingen kommen bald hinzu, sodass ein wahres „Corona-Horror-Umweltszenario" zu befürchten ist, das von den Öko-Toxikologen Fernandes et al. (2022) und anderen besorgten Biologen vorhergesehen wurde und erforscht wird (s. die Berichte von da Luz et al. 2022, sowie Charlie-Silva und Malafaia 2022).

Vorgeschichte und Zukunft des Corona-Wahns: Zurück zur Vernunft

In zahlreichen kritischen Beiträgen und Büchern wurde in den vergangenen zwei Jahren von der „Einmaligkeit der Corona-Maßnahmen" berichtet; auch der Schmäh-Begriff „Covidioten" für Kritiker dieser Grundrechte-Abschaffung im Namen einer „Pandemie ohne Übersterblichkeit" (analog: „Autofahrt ohne Treibstoff") wurde eingeführt (Kaiser 2022 a,b). Waren diese nach Mader und Rüttenauer (2022) *wirkungslosen, in der Summe massiv schädlichen* Lockdown-Test-Ekelmasken-Impf-Maßnahmen (Abb. 10.2) ein *Unikat* in der Geschichte der westlichen Welt bzw. der Bundesrepublik Deutschland?

Der Corona-Wahn als derzeitiger Endpunkt. Ich habe mich weder über die vergangene „Corona-Politik", noch über die nutzlos-schädlichen Corona-Maßnahmen nach „Ende von Corona" mit evolutiver Herausbildung von „SARS-CoV-3-Omikron-Grippe" gewundert – sie passen in das Gesamtbild.

Ausgehend vom „Atomausstieg 2011 – realisiert im dritten Corona-Jahr 2022", über die widerrechtliche „Grenzöffnung 2015 bis 2022" mit unkontrolliertem Zustrom von Menschen aus aller Welt in die überlasteten Sozialsysteme, die 2017-er „Ehe für alle, mit Gender-Ideologie, vom Kindergarten bis zur *Bild*-Zeitung", via der 2018 initiierten „Fridays for Future-CO_2-Weltuntergangs-Panik-Agenda" war der Weg zum „Corona-Wahn 2020-2022" gebahnt. Daher wurde im ersten Kapitel (Abb. 1.6, S. 44) die „Krönchenviren-Crazyness" in einen großen Kontext gestellt und auch die Darwin'sche Psychologie des unmaskierten Menschen sowie die Gefahren permanenter Angst-Macherei kurz präsentiert.

Um es nochmal klar zu sagen: Die weltweite „Corona-Impfagenda" wurde in einem *Science*-Beitrag als „Gigantisches Experiment" bezeichnet (Altmann und Boyton 2022), und ein Pharma-Manager hat öffentlich zugegeben, dass es sich hierbei um eine „Gen-Therapie am Menschen" handelt, welche *problemlos* gegen die „Rot-Grüne Anti-Gentech-Agenda" durchgesetzt werden konnte (Armstrong 2022).

Das Nature-Science-Paradoxon gelöst. Mit der von Gates (2022), welcher die Entwicklung der wahrlich „teuflischen Gen-mRNA-Therapeutika" maßgeblich finanziert und mit Hilfe der WHO in die Körper der Menschheit gebracht hat, geplanten „neuen Gesundheitspolizei – Germ-Team genannt", werden nach Krankheit X (Covid-19) weitere Seuchen (Y, Z…) verkündet werden (Kupferschmidt 2020, 2022). Die fast ausschließlich auf männliche Homoerotiker begrenzten „Affenpocken" sind in der Diskussion, aber wichtigere „Seuchen" werden bald aus dem Hut gezaubert und als neue, die Weltgesundheit bedrohende „Pandemie mit 99,9% Überlebensrate" präsentiert – das ist so sicher wie das „Amen in der Kirche"!

Zu meiner großen Enttäuschung machen die Editoren der Journale *Nature* und *Science*, welche ich seit 40 Jahren lese, bei diesem „C-Pandemie: Testen-Maske-tragen-Impfen"-Spiel mit. Da in den genannten Fachzeitschriften neben eher informellen „Corona-Panik-Beiträgen" auch Maßnahmen-kritische Fachartikel erscheinen, vermute ich, dass einzelne Autoren oder Wissenschaftsjournalisten von Gates & Co. sowie der Pharma-Industrie (BioNTech, Moderna usw.) gesponsert sind. Damit wäre das Rätsel, warum diese Top-Journale stetig unkritische Beiträge, die „C-Maßnahmen" verherrlichend, publizieren – von der Bewerbung der „Baby-mRNA-Impfung" (Hall 2022, Alderton 2022) bis zur Anpreisung „angepasster Anti-Omikron-Vakzine mit kurzer Wirkzeit" (d.h. der Antikörper-Level im Blutplasma sinkt schnell wieder ab, s. Bowen et al. 2022). Wie dem auch sei: Für mich spielt die „Musik der seriösen Naturwissenschaften“ ab „Corona-2020“ in den spezielleren Journalen, wo es Editoren gibt (wie ich selbst), die politisch unabhängig sind und der Wahrheit verpflichtet agieren.

Ohne Spikes gesund und vital. In der Einleitung zu diesem abschließenden Kapitel wurde über das grausame Schicksal von E.T.A. Hoffmann berichtet, dessen Arzt, mit welchem er persönlich befreundet war, ihm zur „Belebung der erlöschenden Lebenskraft“ mit glühenden Eisenteilen schwere Wunden in den Rücken gebrannt hatte. Der Patient hat dieser Behandlung im Vertrauen auf die Autorität dieses damals berühmten Charité-Mediziners zugestimmt und musste dieses Zugeständnis mit schweren Verletzungen, heftigen Schmerzen und vermutlich einem früheren Tod als ohne diese „großen Spike-Wundmale im Rücken“ bezahlen. Diese 200 Jahre alte Episode aus der deutschen Medizingeschichte erinnert mich an Szenen 2021, als Freunde mich dazu überreden wollten, mir mit mRNA-Vakzinen den Körper von innen mit toxischen „Stachelproteinen“ (Spikes) auskleiden zu lassen. Da ich nach Dolgin (2021) wusste, dass es mit dieser neuartigen mRNA-Lipidnanopartikel-Technologie die in Kapitel 6 dargestellten *Probleme* gibt, habe ich dankend abgesagt und zähle seither in gewissen Kreisen zu den diskriminiert-verunglimpften „Ungeimpften“ (Abb. 10.6). Diese Herabwürdigung nehme ich gerne in Kauf. Körperliche Unversehrtheit ist ein Menschenrecht, siehe die *Bill of Rights* von 1776 (S. 25). Die für „Post-Vac-Zeit 2021-2022“ dokumentierte *Übersterblichkeit*, unabhängig von Covid-19, nehme ich mit Sorge zur Kenntnis (Rießinger 2022, Mercola 2022, Paardekooper 2022). Die Frage, ob dieses Massensterben der Unter-80-Jährigen, z.B. für England und Deutschland erschreckend deutlich dokumentiert (Knapton 2022, Kuhbandner und Reitzner 2022), etwas mit der mRNA-Gentherapie („Corona-Impfung“) zu tun hat, ist offen; ich halte das für wahrscheinlich.

Gesundung des verlorenen Menschenverstandes. Diese Betrachtung führt mich zu der eingangs erwähnten letzten Erzählung von E.T.A. Hoffmann, *Die Genesung*, diktiert nach einem Besuch im „Grünen“– welches die „Hoffnung“ symbolisiert (Abb. 10.1). Der todkranke, leidende Dichter berichtet dort von einem vom *Wahnsinn* befallenen Mann, der glaubt, dass die grüne, wohltuende Natur für ihn verschwunden sei, gewissermaßen, dass aus saftigem Grün ein dunkles Blau geworden ist. Nach einer beruhigenden Therapie im grünen Wald kommt es zu einer spontanen Genesung. Der von einem Arzt hypnotisierte Wahnsinnige wacht auf, erkennt die Wirklichkeit wie sie ist, vergisst seine krankhafte Fehlbeurteilung der Realität (düstere Blätter usw.) und führt fortan ein zufrieden-produktives Leben (Hitzig 1823, Petzel 2022).

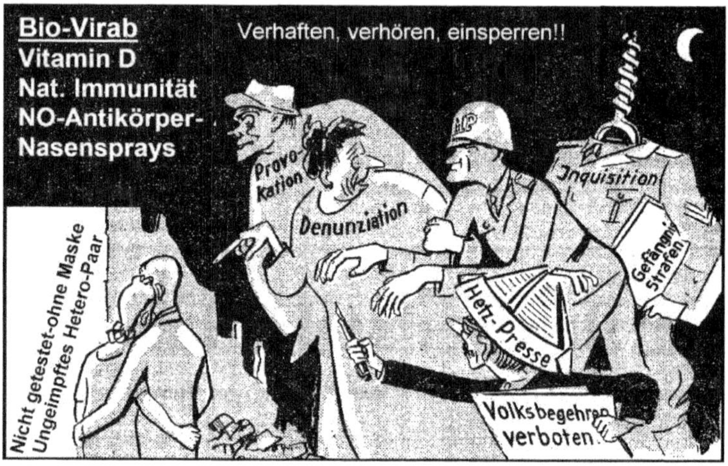

Abb. 10.6: Karikatur aus den 1950er Jahren zum Thema Denunziation, Hetz-Presse, Provokation im Kontext politischer Ideologien. Die Grafik wurde auf die Corona-Problematik 2020/2022 übertragen, wobei das *links* abgebildete Mann-Frau-Paar nach dem Prinzip der „Biologischen Viren-Infektions-Abwehr" (Bio-Virab) lebt und damit gesund bleibt (Originalgrafik 2022).

Ich hoffe, dass dieses Buch, mit dem „Bio-Virab-Konzept" als *Lichtblick* (Abb. 10.6), manchen verblendeten Zeitgenossen vom „Corona-Wahn" heilen kann. Unter Befolgung meiner Vorschläge zur „Biologischen Viren-Infektions-Abwehr" könnte ab sofort auf das „Testen-Maskieren-Impfen" und die Verunglimpfung der Nicht-Vakzinierten verzichtet werden. Eine Überwindung der Spaltung der Gesellschaft würde folgen, mit Gesundung der Psyche der von den Massenmedien irregeleiteten Bevölkerung. Die relativ harmlose, endemische „Omicron-Corona-Grippe" kann mit „Bio-Virab" wirkungsvoll – ohne unerwünschte Nebeneffekte – zurückgedrängt werden, denn Viren gehören zum Leben! (Details s. S. 371)

Fazit: Blätter waren seit Urzeiten und sind noch heute *grün* und nicht *blau* (Abb.10.1) – auch wenn das von manchen einflussreichen „blauäugigen“ Personen, wie dem US-Präsident Joe Biden, Anhängern der geplanten „Großen Transformation (Great Reset)“, dem amtierenden deutschen Gesundheitsminister und Vertretern der Pharmaindustrie – mit ihren berauschenden Milliardengewinnen – behauptet wird.

Literatur

Aeberhard, A. (2021) Viren-Leugner Stefan Lanka verbreitet weiter Unfug. DMZ, 16. Juni 2021, 1–3.

Agarwal , J., Aigner,T., Alleweldt, R. et al. (2022) Eine Covid-19-Impfflicht ist verfassungswidrig. Internet: https://7argumente, 9. März, 1–80.

Alcami, A. (2020) Was smallpox a widespread mild disease? Science 369, 376–377.

Alderton, G. K. (2022) Covid-19 and Children. Science 377, 1144–1149.

Alexander, P. E. (2021 a) 135 Research Studies affirm naturally acquired immunity to Covid-19: Documented, Linked, and Quoted. Brownstone Institute, Article October 21, 1–25.

Alexander, P. E. (2021 b) More than 150 studies and articles on mask ineffectiveness and harms. Center for Neurology and Spine/CNS, Dec. 20, 1–60.

Alexander, P.E. (2021 c) These 6 studies show why children should never be injected with the Covid shot. LifeSiteNews, Nov. 2, 1–6.

Alexander, P.E. (2022 a) The magic of one German map. Palexander.Substack.com, June 28, 1–4.

Alexander, P.E. (2022 b) How dangerous are masks for children? Brownstone.org., April 15, 1–5.

Alexander, P.E. (2022 c) So you say "Dr. Alexander, you keep raising concern about the vaccines". Palexander.Substack.com, January 9, 1–91.

Allen, D. J. (1955) Die Philosophie des Aristoteles. Felix Meiner Verlag, Hamburg.

Allen, D.W. (2021) Covid lockdown cost/benefits: A critical assessment of the literature. Online: www.sfu.ca, April 2021, 1–55.

Allmendinger, J., Bergholz, W., Brenner, W. et al. (2022) Evaluation der Rechtsgrundlagen und Maßnahmen der Pandemiepolitik. Bericht des Sachverständigenausschusses nach § 5 Abs. 9 IFSG/ 1.7. Bundesgesundheitsministerium, Berlin, 1–160.

Almeida, J. D., Tyrrell, D. A. (1967) The morphology of three previously uncharacterized human respiratory viruses that grow in organ culture. J. Gen. Virol. 1, 175–178.

Altmann, D. A., Boyton, R. J. (2022) Covid-19 vaccination: The road ahead. Science 375, 1127–1132.

Anderson, J. H. (2021) The masking of America. Claremont Review of Books–Summer 2021, 1–7.

Andrasfay, T., Goldman, N. (2022) Reductions in US Life expectancy for Covid-19 by Race and Ethnicity: Is 2021 a repetition of 2020? PLoS ONE 17, e0272973, 1–12 (Preprint-Daten).

Anthony, S.J., Johnson, C.K., Greig, D.J. et al. (2017) Global patterns in coronavirus diversity. Virus Evolution 3/1, vex012, 1–15.

Antonelli, G., Stefani,S., Pistello, M. (2021) SARS-CoV-2 diagnostics: Some reflections on current assays. Diagn. Microbiol. Infect. Dis. 99/115237, 1–3.

Armstrong, M. (2022) Bayer Head admits Covid-19-Vaccine is Gene Therapy. Glob. Res. June 05, 1–2.

Aten, J. D. (2020) How you can measure your coronaphobia. Psychology Today, July 20, 1–6.

Atkinson, R. (2022) "Vaccination is suicide", Criminal forced vaccinations. Booster farce exposed. Global Research, January 24, 2022, 1–8.

Aufklärungsmerkblatt/EMA (2022) Zur Schutzimpfung gegen Covid-19 mit mRNA-Impfstoffen, www.rki.de , Stand 22. März 2022, 1–5. / Comirnaty, Zusammenfassung der Merkmale des Arzneimittels, ema.europa.eu, Stand 3. März 2022, 1–119.

Axfors, C., Ioannidis, J. (2022) Infection fatality rate of Covid-19 in community-dwelling populations with emphasis on the elderly: An overview. Preprint medRxiv, Dec. 23, 2021, 1–37; Printversion (zensiert): Europ. J. Epidemiol 37, 235–249, 2022.

Bagheri, G., Thiede, B., Hejazi, B., Schlenczek, O., Bodenschatz, E. (2021) An upper bound on one-to-one exposure to infectious human respiratory particles. Proc. Natl. Acad. Sci. USA 118, e2110117118, 1–11.

Bardosh, K., Krug, A., Jamrozik, E. et al. (2022) Covid-19 vaccine boosters for young adults: A risk-benefit assessment and five ethical arguments against mandates at Universities. SSRN, Sept. 12, 1–50.

Barz, M. (2021) RT.De-Bericht „Pandemie in den Rohdaten": Correctiv vs. „Erbsenzähler" Marcel Barz. R.T.com/ Sept. 19, 2021, 1–5.

Bein, T. (2022) ECMO-Einsatz bei Covid-19: Hohe Sterblichkeit in der Klinik. Dtsch. Ärzteblatt 199/4, A 25–128.

Beattie, K. A. (2021) Worldwide Bayesian causal impact analysis of vaccine administration on deaths and cases associated with Covid-19: A big data analysis of 145 countries. Data Science Association. Nov. 23, 1–65.

Bhakdi, S. (2022) Ignoriert, Unterdrückt, Diffamiert. Ein Wissenschaftler klagt an. 2 DVDs. Kopp-Verlag, Rottenburg a. N.

Bhakdi, S., Binder, T., Burkhardt, A. et al. (2022) Das Corona-Austiegskonzept. Fakten-Argumente-Daten. MWGFD e.V., Pad-Verlag, Bergkamen.

Blaylock, R.L. (2021) Covid-19 pandemic: What is the truth? Surgical Neurol. Int.12, 1–12.

Bodderas, E. (2022) Fragezeichen beim mRNA-Impfstoff. Welt.de, 17.2. 2022, 1–4.

Böhm, J. (2022) Corona-Zeugnis der WHO: So schlecht ist Deutschland durch die Pandemie gekommen. Bild.de, 9.5., 1–3.

Borger, P., Malhotra, B.R., Yeadon, M. et al. (2020) Review Report of Corman-Drosten et al.: External peer review of the RT-PCR test to detect SARS-CoV-2 reveals 10 major scientific flaws at the molecular and methodological level: consequences for false positive results. Eurosurveillance Nov. 27, 2020, 1–25; Addendum: 12.1.2021, OSF-Preprint, 1–59. Update 5.3.2021.

Bowen, L.E. (2010) Does that face mask really protect you? Appl. Biosafety 15, 67–71.

Bowen, J. E., Addetia, A, Dang, H. V. et al. (2022) Omicron spike function and neutralizing activity elicited by a comprehensive panel of vaccines. Science 377, 890–894.

Braxton A., M., Creisher P. S., Ruiz-Bedoya C. A., et al. (2021) Hamsters as a model of Severe Acute Respiratory Syndrome Coronavirus-2. Comp. Med. 71, 398–410.

Brown, A. (2022) Study finds plastics found in masks present in patients' lungs. Western Standard, April 17, 1–12.

Bullard, J., Dust, K., Funk, D. et al. (2020) Predicting Infectious Severe Acute Respiratory Syndrome Coronavirus 2 from diagnostic samples. Clinical Infectious Diseases 71, 2663–2666.

Bundgaard, H., Bundgaard, J. S., Raaschou-Pedersen, D. E. T. et al. (2021) Effectiveness of adding a Mask Recommendation to other Public Health Measures to prevent SARS-CoV-2 Infection in Danish

Mask Wearers: A Randomized Controlled Trial. Ann. Intern. Med. 174, 335–343.

Burkhardt, A. (2021) Pathologie des Maskentragens. Die Maske – Devil in Disguise? – heimliche Pandemietreiber? Pad-Verlag, Bergkamen.

Burkhardt, A. (2022) Kriminelle, unprofessionelle Corona-Impftreibjagd. Report 24, 22. Mai, 1–35.

Burns, E., Stevenson, J. (2022) Case rates for masked and un-masked school districts in 2021-22 school year. Subtrack.com, March 09, 1–20.

Butz, U. (2005) Rückatmung von Kohlendioxid bei der Verwendung von OP-Masken als hygienischer Mundschutz an medizinischem Fachpersonal. Dissertation, Technische Universität München, 1–55.

Callaway, E. (2022) Are Covid surges becoming more predictable? New Omicron variants offer a hint. Nature 605, 204–206.

Campra, P. (2021) Detection of Graphene in Covid 19 Vaccines by Micro-Raman-Spectroscopy. Technical Report. Almeria, Spain, 1–75.

Casalino-Matsuda, S.M., Wang, N., Ruhoff, P.T. et al. (2018) Hypercapnia alters expression of immune response. Sci. Rep. 8/13508, 1–6.

CCCA (2022) The Pfizer Inoculations for Covid-19: More harm than good. Canadian Covid Care Alliance – Uploads 2021-12-update 2022, 1–51.

CDC (2022) Understanding mRNA Covid-19 vaccines. Centers for Disease Control and Prevention. Updated July 15, 1–6. (12.08: Statement: "The mRNA and spike protein do not last long in your body" removed).

Chalmers, V. (2020) Children under 10 are 20 times more likely to die in an accident than of Covid-19 – and even flu is twice as deadly to them, study reveals, Mail Online Wednesday, Sept. 1, 1–6.

Chandra, A., Hoeg, T. B. (2022) Revisiting pediatric Covid-19-cases in country with and without school mask requirements. The Lancet (in press).

Chang, J. F.W., Yuan, S., Zhang, A.J. et al. (2020) Surgical mask partition reduces the risk of non contact transmission in a Golden Hamster model for the coronavirus disease 2019 (Covid-19) Clin. Infect. Dis. 71, 2139–2149.

Charlie-Silva, I., Malafaia, G. (2022) Fragments of SARS-CoV-2 in aquatic organisms represent an additional environmental risk of concern. Sci. Tot. Environ. 807, 1–9.

Cheng, M. H., Zhang, S., Porritt, R. A. et al. (2020) Superantigenic character of an insert unique to SARS-CoV-2 spike supported by skewed TCR repertoire in patients with hyperinflammation. Proc. Natl. Acad. Sci. USA 117, 2524–2526.

Cheng, Y., Ma, N., Witt, C. et al. (2021) Face masks effectively limit the probability of SARS-CoV-2 transmission. Science 372, 1439–1443. (Reply: E-Letter, B. Hunter)

Chou, R., Dana, T., Jungbauer, R. (2022) Update Alert: Masks for prevention of respiratory Virus-Infections. Ann. Int. Med. 26. July, 1–6.

Christ, A. (2022) Der Corona-Start. Wo Recht zu Unrecht wird, wird Menschlichkeit zur Pflicht. Rubikon-Verlag, Mainz.

Clift, A. K., von Ende, A. Tan, P. S. et al. (2022) Smoking and Covid-19 outcomes: an observational and Mendelian randomized study using the UK Biobank cohort. Thorax 77, 65–73.

Cohen, J. (2022) New crop of Covid-19 mRNA vaccines could be easier to store, cheaper to use. Science 376, 556–557.

Coma, E., Catala, M., Mendez-Boo, L. et al. (2022) Unraveling the role of mandatory use of face coverings masks for the control of SARS-Cov-2 in schools. Arch. Dis. Child/BMJ 1, 1–6.

Cooper, P.D. (1961) The plaque assay of animal viruses. Adv. Virus Res. 8, 319–378.

da Luz, T. M., Araujo, A. P. C., Rezenda, F. N. E., et al. (2022) Shedding light on the toxicity of SARS-CoV-2-derived peptide in non-target Covid-19-organisms. Neurotoxicity 90, 184–196.

Dance, A. (2022) Methods combine to decode the biology of tuberculosis. Nature 605, 385–386.

Darwin, C. (1859) On the Origin of Species by Means of Natural Selection, or the Preservation of Favoured Races in the Struggle for Life. John Murray, London.

Darwin, C. (1871) The Descent of Man, and Selection in Relation to Sex. John Murray, London.

Darwin, C. (1872a) The Origin of Species. 6th. Ed. John Murray, London.

Darwin, C. (1872 b) The Expressions of the Emotions in Animals and Man. John Murray, London.

D'Ecclesiis, D., Gavioli, C., Martinoli, C. et al. (2022) Vitamin D and SARS-CoV-2 infection, severity, and mortality: a systematic review and meta-analysis. PLoS One 17: e0268396, 1–24.

Debionne, P. (2022) Corona-Studie: Halbe Million Fälle mit schweren Impf-Nebenwirkungen. Berliner Ztg. 4. Mai, 1–6.

Deoni, S. CL., Beauchemin, J., Volpe, A., Dasa, V. (2021) Impact of the COVID-19 Pandemic on early child development, Preprint Online medRxiv, Aug. 11, 1–15.

Desai, A.N., Mehrotra, P. (2020) Medical masks. JAMA 323, 1517–1518.

Dhand, R., Li, J. (2020) Coughs and Sneezes: Their role in transmission of respiratory viral infections, including SARS-CoV-2. Am. J. Respir. Crit. Care Med. 202, 651–659.

Dietz, A., Kutschera, U., Ray, P.M. (1990) Auxin enhancement of mRNAs in epidermis and internal tissues of the pea stem and its significance for control of elongation. Plant Physiol. 93, 423–438.

Dolgin, E. (2021) The tangled history of mRNA vaccines. Nature 597, 318–324.

Dolgin, E. (2022) Better fat bubbles could power a new generation of mRNA vaccines. Science 376, 680–681.

Donovan, C. V., Rose,C., Lewis, K.N. et al. (2022) SARS-CoV2-Incidence in K-12 school districts with mask-required vs. mask-optional policies. Morb. Mortal. Weekly Rep. 71, 384–389.

Doshi, P. (2011) The elusive definition of pandemic influenza. Bull. World Health Organ. 89, 532–538.

Drain, P. K. (2022) Rapid diagnostic testing for SARS-CoV-2. N. Engl. J. Med. 386, 264–272.

Drosten, C., Günther, S., Preiser, W. et al. (2003) Identification of a novel coronavirus in patients with severe acute respiratory syndrome. N. Engl. J. Med. 348, 1967–1976.

Dye, C. (2022) The benefits of large-scale Covid-19 vaccination. BMJ 377/0867, 1–2.

EMA-Produktinfo (2022) Comiranty INN-Covid-19 mRNA Vaccine (nucleoside modified). Anhang 1: Zusammenfassung der Merkmale des Arzneimittels-Update 3.3.22. Internet: www.ema.europa.eu, 1–119.

Ennos, R., Collis, J., Evans, E. et al. (2022) Open Letter: Signals that Covid-19 vaccines may have caused death in children and young adults. HART, 20. Jan. 2022, 1–16.

Ernst &Young (2022) Biontech-Securities and Exchange Commission-Form 20-F-File –Nr. 001-39081 BioNTech SE-Mainz, Germany, For the fiscal year ended Dec.31/2021; March 30, 2022, 1–269-Exhibit 15.1 (Published by: Ernst & Young GmbH, Cologne, Germany, https:investors.biontech.de/node/11931/). (Moderna Documents Published by: SEC Filing/BioNTech/Moderna: mrna-20201231).

Fernandez, B. H. V., Feitosa, N. M., Barbosa, A. B. et al. (2022) Toxicity of spike fragments SARS-CoV-2 S protein for zebrafish: A tool to study its hazardous for human health? Sci. Total Environment 813, 152345, 1–12.

Fertig, T.E., Chitoiu, L., Marta, D.S. et al. (2022) Vaccine mRNA can be detected in blood at 15 days Post-Vaccination. Biomedicines 10/1538, 1–11.

Fikenzer, S., Uhde, T., Lavall, D. et al. (2020) Effects of surgical and FFP2/N95 face masks on cardiopulmonary exercise capacity. Clin. Res. Cardiol. 109, 1522–1530.

Finley, A. (2022) Why the rush for toddler vaccines? Wall Street J., July 4, 1–4.

Fögen, Z. (2022) A mechanism by which facemasks contribute to the Covid-19 case fatality rate. Medicine 101/ e28924, 1–10.

Fraiman, J., Erviti, J., Jones, M. et al. (2022) Serious adverse events of special interest following mRNA vaccination in randomized trials. Vaccine 40, 5798–5805.

Franco-Paredes, C. (2022) Transmissibility of SARS-CoV-2 among fully vaccinated individuals. The Lancet 22, 16.

Frank, G. (2021) Ein Arzt erklärt, wie die Vernunft im Lockdown starb. Achgut Edition, Augsburg.

Frederick, E. (2019) How measles cause the body to ‘forget’ past infections by other microbes. Science News 31. Oct., 1–3.

Gates, B. (2021) How to Avoid a Climate Disaster. Penguin Random House, New York.

Gates, B. (2022) How to Prevent the Next Pandemic. Penguin Random House, New York.

Geiss, O. (2021) Effect of wearing face masks on the carbon dioxide concentration in the breathing zone. Aerosol and Air Quality Research 21/2, 1–7.

Goforth, A. (2021) Despite few masks, no lockdowns or vaccines, Amish community thrives during Covid. Metro Voice, Oct. 18, 1–2.

Gradmann, (2006) Robert Koch and the white death: from tuberculosis to tuberculin. Microbes and Infection 8, 294–301.

Grill, M. (2022) Geldverschwendung während Corona: Ein Untersuchungsausschuss ist fällig. Deutschlandfunk Kultur, 29.3. 2022, 1–3.

Grossheim, E. L. (1830) Lehrbuch der operativen Chirurgie. 1. Teil. Verlag von T.C.F. Enslin, Berlin.

GrippeWeb (2022) Ein Projekt des Robert Koch Instituts, Aktivität akuter Atemwegserkrankungen in Deutschland. https//grippeweb.rki.de

Hagen, C. (2020) Sieben-Tage-Inzidenz: Warum dieser Wert in Wahrheit gar nicht viel aussagt. Abendzeitung München, 26.9., 1–6.

Hall, S. (2022) Should parents delay kids second Covid vaccine? Nature News, 16.8., 1–6.

Harrity, P. (2022) Official U.K. lab report confirms Covid-19 vaccines definitively contain Graphene Oxide. The Expose, Febr.13, 2022, 1–38.

Hatfill, S.J. (2022) Significance of the SARS-CoV-2 Spike Protein 'Superantigen' sequence in the mRNA vaccine. J. Amer. Physicians and Surgeons 27, 52–56.

He, W.-T., Hou, X., Zhao, J. et al. (2022) Virome characterization of game animals in China reveals a spectrum of emerging pathogens. Cell 185, 1117–1129.

Herby, J., Jonung, L., Hanke, S.H. (2022) A literature review and a meta-analysis of the effects of lockdowns on Covid-19 mortality. S. A. E. 210-May, 1– 62.

Hipp, Y. (2022) Studie enthüllt ekelige Gewohnheit der Deutschen: So selten wechseln wir unsere Maske. Merkur.de, 30.4., 1–3.

Hirsch, O., Bergholz, W., Kisielinski, K., Giboni, P., Sönnichsen, A. (2021) Methodological Problems of SARS-CoV-2 rapid point-of-care tests when used in mass testing. AIMS Public Health. 9, 73–93.

Hitzig, E. (1823) Aus Hoffmann's Leben und Nachlass. Theil 1 und 2. Ferdinand Dümmler, Berlin.

Hockertz, S. (2021) Generation Maske. Corona: Angst und Herausforderung. Kopp Verlag, Rottenburg

Hockertz, S. (2022) Kurze toxikologische Bewertung zu Inhaltsstoffen des Corona-Tests. Tpi-Consult, 2. 9. 1–5.

Holmes, E. C., Goldstein, S. A., Rasmussen, A. L. et al. (2021) The origins of SARS-CoV-2. A critical review. Cell 184, 4848–4856.

Homburg, S. (2022) Corona-Getwitter. Chronik einer Wissenschafts, Medien- und Politikkrise. Weltbuch Verlag, Sargans.

Hoppe, T., Kutschera, U. (2022) Phenotypic plasticity in plasmodial slime molds and molecular phylogeny of terrestrial vs. aquatic species. Theory Biosci. 141, 313–319.

Hovingh, P., Kutschera, U. (2020) Two new *Helobdella* species (Annelida Hirudinida Glossiphoniidae) from the Intermountain region of the United States, formerly considered as *Helobdella stagnalis* Linnaeus, 1758. Biodiversity Journal 11, 689–698.

Huber, M., Kirchler, E., Wolf, R. C. (2020) Psychische Erkrankungen. Pharmakotherapie der wahnhaften Störung. Neurotransmitter 31, 47–52.

IfSG (2001/22) Gesetz zur Verhütung und Bekämpfung von Infektionskrankheiten beim Menschen (Infektionsschutzgesetz, IfSG) § 2-Begriffsbestimmungen. 1.1. 2001/ Änderung 28.1. 2022, 1–2.; Änderung 1.10.2022, Neue Corona-Regeln: Pandemie-Vorsorge für Herbst/Winter, 1–4 (Vollständig „geimpft“ nur nach 3. Injektion; Testen, FFP2-Maskenpflicht in Fernzügen usw.).

Iitani, K., Tyson, J., Rao, S., et al. (2021) What do masks mask? A study on transdermal CO_2 monitoring. Mech. Engineer. Physics 98, 50–56.

Inde, Z., Croker, B. A., Yapp, C. et al. (2021) Age-dependent regulation of SARS-CoV-2 cell entry genes and cell death programs correlates with Covid-19 severity. Sci. Adv. 7, eeabf 8609, 1–17.

Ioannidis, J. P. A. (2021) Infection fatality rate of Covid-19 inferred from seroprevalence data. Bull. World Health Organ. 99, 19–33. Online first: 14. October 2020

Ioannidis, J. P. A. (2022) The end of the Covid-19 pandemic. Eur. J. Clin. Invest. E13782, 1-12.

Irwin, M. (2022) Summary of research into the lack of efficacy and harms of wearing face masks. Internet: www.drmattirwin.com, 6.5., 1–9.

ISDS (2021) Characteristics of SARS-CoV-2 patients dying in Italy. Report based on available data on October 5, 2021. Instituto Superiore Di Sanita. Epicentro.iss.it, 1–9.

Jacobsen, T. A., Klere, J.S., Hernke, M.T. et al. (2019) Direct human health risks of increased atmospheric carbon dioxide. Nat. Sustainability 2, 691–701.

Jaffe-Hoffmann, M. (2021) If Covid doesn't kill us, depression and anxiety might – analysis. The Jerusalem Post, Aug.19, 1–5.

Jahme, C., Kutschera, U. (2021) Biological sex and Covid-19: Science versus ideology. J. Behav. Health 9, 1–6.

Jaspers, K. (1913) Allgemeine Psychopathologie. Springer-Verlag, Berlin (9. A. 1973).

Jaspers, K. (1971) Einführung in die Philosophie. R. Pieper & Co.-Verlag, München.

Joffe, A. R. (2021) Covid-19: Rethinking the Lockdown Groupthink. Front. Public Health 9/625778, 1–25.

Kaiser, G. (2022 a) Der Kult: Über die Viralität des Bösen. Rubicon-Betriebsgesellschaft, München.

Kaiser, G. (2022 b) Die Ethik des Impfens: Über die Wiedergewinnung der Mündigkeit. Europa Verlag, München.

Kappstein, I. (2020) Mund-Nasen-Schutz in der Öffentlichkeit: Kein Hinweis für eine Wirksamkeit. Krankhygiene Update 15, 279–295.

Kappstein, I., Veit, M. (2021) Ein Hygienischer Alptraum! Ein Gastkommentar. Dtsch. Apotheker Ztg.161/3, 22–23.

Karlstadt, O., Hovi, P., Husby, A. et al. (2022) SARS-CoV-2 Vaccination and myocarditis in a Nordic cohort study of 23 million residents. JAMA Cardiol.7, 600–612.

Kauermann, G. (2022) CODAG Bericht Nr. 28, 04. 07.: Maßnahmen zur Eindämmung der Pandemie- Analysen zur aktuellen Lage, 1–14. u. ältere Artikel zur Coronaviren-Problematik. LMU München, Institut für Statistik, München.

Khongthaw, B., Dulta, K., Chauhan, P. H., Kumar, V., Ighalo, J. O. (2022) Lycopene: A therapeutic strategy against Coronavirus disease 19 (Covid-19). Inflammopharmacology (in press).

Killingley, B., Mann, A., Kalinova, M. et al. (2022) Safety, tolerability, and viral kinetics during SARS-CoV-2 human challenge. Nat. Medicine 28, 1031–1041.

Kirsch, S. (2022 a) Vaccine adverse reaction articles. Substac.com, May 27, 1–38.

Kirsch, S. (2022 b) Latest survey shows the Covid vaccines are a disaster: ca. 750 000 dead in US. Substac.com, June 25, 1–4.

Kisielinski, K., Giboni, P., Prescher, A. et al. (2021) Is a mask that covers the mouth and nose free from undesirable side effects in everyday use and free from potential hazards? Int. J. Environ. Res. Public Health 18/4344, 1–26.

Kisielinski, K., Wagner, S., Kirsch, O., Klosterhalfen, B., Prescher, A. (2022) Possible toxicity of chronic carbon dioxide exposure associated with mask use. Authorea, June 20, 1–20.

Kisielinski, K., Wojtasik, B. (2022) Suitability of Rose Bengal sodium salt staining for visualization of face mask contamination by living organisms. Res. Square, Jan. 19, 1–8.

Klein, M. (2022) Statt Schutz vor- Tod durch Covid-19: Autopsien zeigen Kausaliät zwischen „Impfung“ und Tod. Science Files, May 7, 1–22 (s. auch Beiträge 4 und May 2 , Nebenwirkungen nach Covid-19 Impfung/ Gentherapie, https.// sciencefiles.org).

Kleßmann, E. (1988) E.T.A. Hoffmann oder die Tiefe zwischen Stern und Erde. Eine Biographie. Deutsche Verlagsanstalt, München.

Klompas, M., Morris, C.A., Sinclair, J. et al. (2020) Universal masking in hospitals in the Covid-19 era. N. Engl. J. Med. 382, e63, 1–3.

Knapton, S. (2022) Lockdown effects feared to be killing more people than Covid. The Telegraph, 18. Aug., 1–4.

Knapton, S., Pinkstone, J., Clark, A. (2022) Is Covid really more deadly than the flu? It was… until Omicron came. The Telegraph, 1. Febr., 1–5.

Knitghtly, K. (2020) WHO (accidentially) confirms Covid is no more dangerous than Flu. Off-Guardian.org, October 8, 1–3.

Koelle, K., Martin, M.A., Antia, R., Lopman, B.,Dean, N.E. (2022) The changing epidemiology of SARS-CoV-2. Science 375, 1116–1121.

Kojima, S., Kamada, A.K., Parrish, N.F. (2021) Virus-derived variation in diverse human genomes. PLoS Genet.17/4,e1009324, 1–30.

Korge, M. (2013) Medizingeschichte: 200. Jahrestag der Völkerschlacht. Ärzteblatt Sachsen 24, 440–444.

Kostoff, R. N., Calina, D., Kanduc, D. et al. (2021) Why are we vaccinating children against Covid-19? Toxicology Reports 8, 1665–1684. -Retracted 2022

Kowall, B., Standl, F., Oesterling, F. et al. (2021) Excess mortality due to Covid-19? PLoS One 16/ 8-e0255540, 1–10.

Kozlov, M. (2022) Monkey pox goes global: why scientists are on alert. Nature News, May 20, 1–5.

Krishnan, V. (2022) The Phantom Plague: How Tuberculosis Shaped History. Public Affairs, New York.

KRiStA (2022) Netzwerk kritischer Richter und Staatsanwälte. Online: https://netzwerkkrista.de mit Beiträgen zur Impf-Pflicht, der Menschenwürde usw.

Kuhbandner, C., Reitzner, M. (2022) Excess mortality in Germany 2020-2022. Preprint 1. Aug., 1–42.

Kulldorff, M. (2022) Have people been given the wrong vaccine? Brownstone Institute, April 22, 1–3.

Kupferschmidt, K. (2020) Die Krankheit X hat einen Namen. Frankf. Allg. Sonntagszeitung, 16. Febr./ Nr .7, S. 53.

Kupferschmidt, K. (2022) Bill Gates im Interview: Von Viren, Versäumnissen – und Vertrauen. Frankfurter Allgemeine 8. Mai, Online, 1–6.

Kutschera, U. (2009) Tatsache Evolution. Was Darwin nicht wissen konnte. Deutscher Taschenbuch Verlag, München (3. Auflage 2010).

Kutschera, U. (2015) Evolutionsbiologie. 4. Auflage. Verlag Eugen Ulmer, Stuttgart.

Kutschera, U. (2016) Das Gender-Paradoxon. Mann und Frau als evolvierte Menschentypen. Lit-Verlag, Berlin (2. Auflage 2018).

Kutschera, U. (2019) Physiologie der Pflanzen. Sensible Gewächse in Aktion. Lit-Verlag, Berlin.

Kutschera, U. (2020). Klimawandel im Notstandsland. Biologische Realitäten widerlegen Politische Utopien. Amazon Media, Luxembourg (zensiert). 2. Auflage 2021, Tredition, Hamburg.

Kutschera, U. (2020 a) Gender-specific Coronavirus-infections in the light of evolution. Science 367/1260, E-Letter March 16, 1–3.

Kutschera, U. (2020 b) The Coronavirus as a personalized enemy of mankind. Science abb4218, E-Letter March 31, 1–3.

Kutschera, U. (2020 c) The Coronavirus: Seasonality and host-specific action of a “sexy” killer. Science 368/808: E-Letter June 2, 1–3.

Kutschera, U. (2021) Strafsache Sexualbiologie. Darwinische Wahrheiten zu Ehe und Kindeswohl vor Gericht. Tredition, Hamburg (2. Auflage 2022).

Kutschera, U. (2021 a) Nasal spray: NO chemical war to combat Covid-19. Science 371/1328, E-Letter. March 23, 1–2.

Kutschera, U. (2022) The life of a tormented genius of the Romantic era shows the impact of father absence. Mercatornet.com, Jun. 23, 1–4.

Kutschera, U., Elliott, J.A. (2014) The European Medicinal Leech *Hirudo medicinalis* L.: Morphology and occurrence of an endangered species. Zoosyst. Evol. 91, 271–280.

Kutschera, U., Khanna, R. (2022 a) The origin of chloroplasts: Constantin S. Merezhkowsky (1855–1921) and symbiogenesis. J. Plant Biochem. Biotechnol. 31, 178–184.

Kutschera, U., Khanna, R. (2022 b) Charles Darwin and the origin of evolutionary ecology. Plant Signal Behav. (in press)

Kutschera, U., Levit, G., Hossfeld, U. (2019) Ernst Haeckel (1834–1919): The German Darwin and his impact on modern biology. Theory Biosci. 138, 1–7.

Kutschera, U., Ray, P. M. (2022) Forever young: stem cell and plant regeneration one century after Haberlandt 1921. Protoplasma 259, 3–18.

Kutschera, U., Watts, E. (2021) On the historical roots of creationism and intelligent design: German Allmacht and Darwinian evolution in context. Theory Biosci. 140, 157–168.

Kutschera, U., Wang, Z.Y. (2019) Light and plant development: the discovery of phototropins by Winslow R. Briggs (1928–2019). Plant Signal Behav. 14/e1652521, 1–9.

Kutschera, U., Weisblat, D. A. (2015) Leeches of the genus *Helobdella* as model organisms for Evo-Devo studies. Theory Biosci. 134, 93–104.

Lange, B., Jäger, V., Rücker, V. et al. (2022) Interimsanalyse des *Immunebridge*-Projekts zur Kommunikation von vorläufigen Ergebnissen. Zendo, 8. August, 1–18.

Lanka, S. (2015) Dismantling the Virus Theory. The "measles virus" as an example. Wissenschaftplus 6/2015, 38–44.

Lanka, S., Klein, M., Ramsperger, U. Müller, D.G., Knippers, R.(1993) Genome structure of a virus infecting the marine Brown Alga *Ectocarpus siliculosus*. Virology 193, 802–811.

Lee, S. A. (2020) Coronavirus Anxiety Scale: A brief mental health screener for Covid-19 related anxiety. Death Stud. 44, 393–401.

Lei, Y., Zhang, J., Schiavon, C. R. et al. (2021) SARS-CoV-2 Spike Protein impairs endothelial function via downregualtion of ACE 2. Circ. Res. 128, 1323-1326.

Leonardt, D. (2021) Are masks necessary outdoors? The NY Times 22.4., 1–4.

Leppard, B., Naburi, A.E. (1998) Herpes zoster: an early manifestation of HIV. Afr. Health 21, 5–6.

Levin, A.T., Hanage, W.P., Owusu-Boaitey, N., Cochran, K.B., Walsh, S.P., Meyerowitz-Katz, G. (2020) Assessing the age-specificity of infection fatality rates for Covid-19. Eur. J. Epidemiol. 35, 1123–1138.

Lewnard, J. A., Hong, V. X., Patel, M. M. et al. (2020) Clinical outcomes associated with SARS-CoV-2-Omicron (B.1.1.529) Variant and BA.1/BA.1.1 or BA.2 subvariant infection in Southern California. Nat. Medicine (in press).

Li, L., Zhao, X., Li, Z., Song, K. (2021) Covid-19: Performance study of microplastic inhalation risk posed by wearing masks. J. Hazardous Materials 411/124955, 1–9.

Li, Z., Jiang, J., Tong,Y., Ruan, X., Xu, J. (2022) Covid-19 is a natural infectious disease. J. Biosafety and Biosecurity 4, 38–42.

Lin, Y., Yu, Y., Zhao, Y., He, D. (2022) Reduction in the infection fatality rate of Omicron variant compared with previous variants in South Africa. Int. J. Infect. Dis. 120, 146–149.

Lieven, T. (2022) Global validation of the Coronavirus Anxiety Scale (CAS). Curr. Psychol. (in press)

Liu, J. , Wang, J., Xu, J. et al. (2021) Comprehensive investigations revealed consistent pathophysiological alterations after vaccination with Covid-19 vaccines. Cell Discovery 7/99, 1–15.

Liu, L., Iketani, S., Guo, Y. et al. (2022) Striking antibody evasion manifested by the Omicron variant of SARS-CoV-2. Nature 602, 676–680.

Loyal, L., Braun, J., Henze, L. et al. (2021) Cross-reactive CD4+T cells enhance SARS-CoV-2 immune responses upon infection and vaccination. Science 374, 171.

Lyke, K.E., Atmar, R.L., Islas, C.D. et al. (2022) Rapid decline in vaccine-boosted neutralizing antibodies against SARS-CoV-2 Omicron variant. Cell Rep. Med. 3, 19. July, 1–16.

Mader, S., Rüttenauer, T. (2022) The effects of Non-pharmaceutical Interventions on COVID-19 Mortality: A Generalized Synthetic Control Approach Across 169 Countries. Front Public Health, 4 April, 1–8.

Mahncke, T. (2021) Masken schädigen Kindeswohl. AG Weimar Beschluss vom 8.4.2021, www.debier.de, 1–136.

Maier-Borst, H. (2020) Warum es sinnvoll ist, 101 Jährige zuerst zu impfen. RBB24-Corona-Blog, 28.12., 1–4

Malhotra, A. (2022) Curing the pandemic of misinformation on Covid-19 mRNA vaccines trough real evidence-based medicine. J. Insulin Resist. 5/a 71, 1–8.

Malone, R.W. (2022) Immune Imprinting, Comirnaty and Omicron. Part 1 and 2. Rmalonemd.Substack.com, June 24/26, 1–4; 1–6.

Malone, R.W., Felger, P.L., Verma, I.M. (1989) Cationic liposome-mediated RNA transfection. Proc. Nat. Acad. Sci. USA 86, 6077–6081.

Martellucci, C. A., Flacco, M.E., Martelluci, M., Violante,F. S., Manzoli,L. (2022) Inhaled CO_2 concentration while wearing face masks: a pilot study using capnography. Preprint medRxiv, May 11, 1–18.

Matysik, J. (2022) Qualität des Impfstoffs: Chemiker stellen Fragen an das Paul-Ehrlich-Institut. Berliner Ztg., 16.2.2022, 1–8.

Maxmen, A. (2017) Bats are a global reservoir for deadly coronaviruses. Nature, 546, 340.

McKernan, K., Kyriakopoulos, A. M., McCullough, P. A. (2022) Differences in Vaccine and SARS-CoV-2 replication derived mRNA: Implications for cell biology and future disease. Preprint, 16.02., 1–10.

McMahan, K., Giffin, V., Tostanoski, L. H., et al. (2022) Reduced pathogenicity of the SARS-CoV-2 Omicron variant in hamsters. bioRxiv-Preprint, 3.1.2022, 1–21.

Meltzer, D.O., Best, T.J., Zhang, H. et al. (2021) Association of Vitamin D levels, race/ethnicity, and clinical characteristics with Covid-19 test results. JAMA Network Open 4/3, e 214117, 1–18.

Mendoza, E. J., Manguiat, K., Wood, H., Drebot, M. (2020) Two detailed plaque assay protocols for the quantification of infectious SARS-CoV-2. Curr. Protocols Microbiol. 57, e105, 1–15.

Mercola, J. (2022) Research suggests Covid jabs are actually killing more people than they save. Life Site News, May 4, 1–4.

Miller, J. (2022) A new low in mask studies. Brownstone Inst. , Aug. 8, 1–8.

Mörz, M. (2022) A Case Report: Multifocal Necrotizing Encephalitis and Myocarditis after BNT162b2 mRNA Vaccination against Covid-19. Preprint 22. Jun. 1–16.

Mounk, Y. (2022) Open Everything. The time to end the pandemic restrictions is now. The Atlantic, February 9, 2022, 1–10.

Moriyama, M., Hugentobler, W. J., Iwasaki, A. (2020) Seasonality of respiratory viral infections. Annu. Rev. Virol. 7: 2.1–2.19.

Moyer, M. W. (2022) The pandemic generation. Nature 601, 180–183.

Mühlemann, B., Vinner, L., Margaryan, A. et al. (2020) Diverse variola virus (smallpox) strains were widespread in northern Europe in the Viking Age. Science 369, eaaw8977, 1–8.

Muik, A., Liu, B. G., Wallisch, A.-K. et al. (2022) Neutralization of SARS-CoV-2 Omicron by BNT162b2mRNA vaccine-elicited human sera. Science 375, 678–680.

Murphy, K.M., Weaver, C., Berg, L.J. (2022) Janeway's Immunobiology.10. th.Ed. W.W. Norton & Co., New York.

MWGFD (2022) Mediziner und Wissenschaftler für Gesundheit, Freiheit und Demokratie, e.V., Internet: www.mwgfd.de

Nanda, A., Hung, I., Kwong, A. et al. (2021) Efficacy of surgical masks. J. Evid. Based Med. 2021, 1–15.

Nemunaitis, J., Lehmann, P. V., Willey, J. (2022) Pros and Cons for Covid-19 vaccination and boost of young adults in light of recent literature. Med. Res. Arch. 10/8, 1–18.

Nevradakis, M. (2022) FDA dumps more Pfizer documents. The Defender 05/17/22, 1–14.

Ng, M.-L., Tan, S.-H., See, E.-E., Ooi, E.-E., Ling, A.-E. (2003) Proliferative growth of SARS coronavirus in Vero E6 cells. J. Gen. Virol. 84, 3291–3303.

Nordström, P., Ballin, M., Nordström, A. (2022 a) Risk of infection and death up to 9 months after a second dose of Covid-19 vaccine. The Lancet 399, 614–823.

Nordström, P., Ballin, M., Nordström, A. (2022 b) Effectiveness of a fourth dose of mRNA Covid-vaccines against all-cause mortality in long-term care facilitiy residents and in the oldest old. The Lancet Reg. Health-Eu., in press

Nyberg, T., Ferguson, N. M., Nash, S. et al. (2022) Comparative analysis of the risks of hospitalisation and death associated with SARS-CoV-2 omicron (B.1.1.529) and delta (B.1.617.2) variants in England: a cohort study. The Lancet 399, 1303–1312.

Nyländer, S. (2022) Wie Deutschland im Zuge der Impfpflicht-Debatte die „Fallzahlen" künstlich hoch hält. Coronatransition 4. April, 1–6.

Offit, P.A. (2022) Covid-19-Boosters–Where from Here? N. Engl. J. Med. 386, 1661–1662.

OfNS (2022) Office for National Statistics (U.K.). Coronavirus (Covid-19) latest insights: Antibodies.1. April, 1–12., England: März 2022: 99 % of adults Antibodies at the 179 ng/ml-Threshold recorded.

Paardekooper, C. (2022) How Bad is my Batch? www. how bad is my batch.com, 1–4.

Park, A.-M., Khadka, S., Sato, F. et al. (2022) Bacterial and fungal isolation from face masks under the Covid-19 pandemic. Sci. Reports 12/11361, 1–10.

Parker, S., Buller, R. M. (2012) A review of experimental and natural infections of animals with monkey pox virus between 1958 and 2012. Future Virol 8, 129–157.

Pekar, J.E., Magee, A., Parker, E. et al. (2022) The molecular epidemiology of multiple zoonotic origins of SARS-CoV-2. Science 377, 960–966.

Perico, N., Cortinovis, M., Suter, F., Remuzzi, G. (2022) Home as the new frontier for the treatment of Covid-19: The case for anti-inflammatory agents. The Lancet Infect. Dis., Aug. 25, 1–12.

Petzel, J. (2022) Julius Eduard Hitzig und sein Verlag im frühen 19. Jahrhundert. AphorismA, Berlin.

Piepenbrink, M.S., Park, J.-G., Deshpande, A. et al. (2022) Potent universal beta-coronavirus therapeutic activity mediated by direct respiratory administration of a Spike S2 domain-specific human neutralizing monoclonal antibody. PLoS Pathog. 18/e1010691, 1–25.

Plickert, P. (Hg.) (2021) Merkel. Eine kritische Bilanz von 16 Jahren Kanzlerschaft. Finanz Buch Verlag, München.

Prousa, D. (2020) Studie zu psychologischen und psychovegetativen Beschwerden durch die aktuellen Mund-Nasenschutz-Verordnungen in Deutschland (Stand Juni/Juli 2020). PsychArchives, 20.07., 1–128.

Pürner, F. (2021) Diagnose Panikdemie. Das kranke Gesundheitssystem. Langen Müller Verlag GmbH, München.

Rahrbach, M. (2015) Warum Frauen eben doch nicht benachteiligt sind. Eine Abrechnung mit dem männerfeindlichen Radikalfeminismus. Verlag Natur und Gesellschaft, Olpe.

Ramcke, N. (2022) Trotz Corona: 2021 niedrigster Krankenstand seit acht Jahren. TK- Die Techniker, Pressemitteilung 31. Jan 2022.

Redert, A. (2022) Covid-19 vaccinations and all-cause mortality – a long-term differential analysis among municipalities. Preprint, July 22, 1–8.

Regev-Yochay, G., Gonen,T., Gilboa, M. et al. (2022) Efficacy of a fourth dose of Covid-19 mRNA vaccine against Omicron. N. Engl. J. Med. 386, 1377–1380.

Rehberg, C. (2022) PCR-Test alles andere als zuverlässig. Zentrum der Gesundheit, 28. April, 1–14.

Reiss, K., Bhakdi, S. (2020) Corona Fehlalarm? Daten, Fakten, Hintergründe. Goldegg Verlag, Berlin.

Reiss, K., Bhakdi, S. (2021) Corona unmasked: Neue Zahlen, Daten, Hintergründe. Goldegg Verlag, Berlin.

Rießinger, T. (2022) Übersterblichkeit durch Impfung: mehr Tote im 2. Halbjahr 2021? Reitschuster.de. 16.2., 1–8. Der himmlische Zustand der Corona-Beherrschung. Nüchterne Zahlenanalyse beweist das Scheitern des Versuchs. Reitschuster.de, 28.6.,1–8.

Rißler, K. (2022 a) 22 Gründe gegen die Corona-Impfpflicht. Die Freie Meinung, 28. Januar, 1–11.

Rißler, K. (2022 b) E.T.A. Hoffmann zum 200. Todestag: Piano-Synthesizer-Musik zu Ehren des Genies und Freidenkers von Ulrich Kutschera. Die Freie Meinung, 24. Juni, 1–6.

RKI-Wochenbericht (2022) Bis 28.4.: Daten zur Wirksamkeit der Covid-Impfung angegeben, ab Wb. 5.5.: Angaben zur Impfwirkung nicht-mehr publiziert (Kein pos. Effekt der Impfung nachweisbar). 07.07.2022 Aktualisierter Stand für Deutschland, 1–25.

Romero, M.E., Gutierrez, D., Canti, C. et al. (2022) Effect of Vitamin D3 supplementation vs. dietary-hygienic measures on SARS-COV-2-infection rates. Preprint medRxiv, 12.7., 1–9.

Röper, T. (2022) Inside Corona. Die Pandemie, das Netzwerk, die Hintermänner. J. K. Fischer-Verlag, Gelnhausen.

Russel, J. (2020) CDC says Covid-only deaths a mere 6 %. EU.Telegram.com, 31, 8, 2021, 1–3.

Rust, J. N. (1817) Arthrokakologie oder über die Verrenkungen durch innere Bedingung, und über die Heilkraft, Wirkungs- und Anwendungsart des Glüheisens bey diesen Krankheitsformen. Verlag von Heubner und Volke, Wien.

Rust, J. N. (1832) Theoretisch-praktisches Handbuch der Chirurgie. 7. Band. Verlag von T.C.F. Enslin, Berlin.

Sahin, U., Kariko, K., Türeu, Ö. (2014) mRNA-based therapeutics – developing a new class of drugs. Nat. Rev. Drug Discov. 13, 759–780.

Sarkanen, T., Alakuijaöa, A., Julkunen, I., Partinen, M. (2018) Narcolepsy associated with Pandemrix vaccine. Curr. Neurol. Neurosci. Rep. 18/43, 1–10.

Schauer, S., Kutschera, U. (2011) A novel growth-promoting microbe, *Methylobacterium funariae* sp. nov., isolated from the leaf surface of a common moss. Plant Signal Behav. 6, 510–515.

Schauer, S., Kutschera, U. (2013) Methylobacteria isolated from bryophytes and the 2-fold description of the same microbial species. Plant Signal Behav. 8/e23091, 1–4.

Schemmel, B. (Hg.) (2020) Das E.T.A. Hoffmann-Haus Bamberg. E.T.A. Hoffmann-Gesellschaft, e.V., Bamberg.

Schiffter, R. (2008) Vom Leben, Leiden und Sterben in der Romantik. Neue Pathografien zur romantischen Medizin. Verlag Königshausen & Neumann, Würzburg.

Schildknecht, A. (2020) Gesichtsmasken sind voll von Bakterien und Pilzen. K-Tipp 15, 17.09., 1–4.

Schmidt, F., Heinekamp, T., Brakhabe, A.A. (2022) Lebensbedrohliche Pilzinfektionen. Biol. in unserer Zeit 52, 277–268.

Schnapp, F. (Hg.) (1974) E.T.A. Hoffmann in Erzählungen seiner Freunde und Bekannten. Winkler-Verlag, München.

Schneeberger, R. (2022) Corona: Wie Impfschäden immer noch heruntergespielt werden: Berliner Ztg., 1.7., 1–6; Nebenwirkungen: Wir sehen eine absolute Risiko-Erhöhung durch die mRNA Impfung. Berliner Ztg. 9.9. 1–6.

Schreger, B.G. (1832) Grundriss der chirurgischen Operationen. 2. Teil, 4. Auflage. Friedrich Campe, Nürnberg.

Schwarz, S., Janetzky, E., Kraft, H., Maurer, T., Martin, D. (2021) Corona Kinder-Studie „Co-Ki“. Monatsschrift Kinderheilkunde 169, 353–365.

Schwinn, F. (2021) Maskenpflicht: Gift im Gesicht. Telepolis/heise online, 16. Febr. 2021,1–4.

Scorrano, L., Baglivpo, I., Cavallo, D.M. et al. (2021) Revisiting the evidence for physical distancing, face masks, and eye protection. The Lancet 398, 660–661.

Seneff, S., Nigh, G., Kyriakopoulos, A.M., McCullough, P.A. (2022) Innate immune suppression by SARS-CoV-2 mRNA-vaccines: The role of G-quadruplexes, exosomes and microRNAs. Food Chem. Toxicol. 164/113008, 1–20.

Senger, M. (2022) Monkeypox was a table-top simulation only last year. Truth for Health Foundation, May 21, 1–4.

Shah, Y., Kurelek, J. W., Peterson, S. D., Yarusevych, S. (2021) Experimental investigation of indoor aerosol dispersion and accumulation in the context of Covid-19: Effects of masks and ventilation. Physics of Fluids, 33, 073315, 1–14.

Shilhavy, B. (2022) 65 615 deaths now reported in Europe and the USA following Covid-19 vaccines. Health Impact News, March 5, 1–125.

Shrestha, L. B., Foster, C., Rawlinson, W., Tedla, N., Bull, R. A. (2022) Evolution of the SARS-CoV-2 omicron variants BA.1 to BA.5: Implications for immune escape and transmission. Rev. Med. Virol. 2022/e2381, 1–14.

Skambraks, O. (2021) Ich kann nicht mehr. Multipolar-Magazin, 5. Okt., 1–15.

Smelkinson, M., Bienen, L., Noble, J. (2022) The case against masks at school. The Atlantic, Jan. 26, 2022, 1–8.

Sönnichsen, A., Resch, M., Rabe, S. et al. (2021) Offener Brief: Geringer Nutzen und noch unklare Risiken durch die Covid-Impfung. F.W.-Blog V. L., 17.12., 1–14.

Sönnichsen, A., Timmel, L., Borchardt, K. et al. (2022) Wiss. Initiative Ges. f. Österreich: Evidenz Covid-Impfung, 1–45; Masken, 1–9. Gesundheit-Österreich.at, Wien.

Sood, N., Heick, S.,Stevenson, J., Hoeg, T. (2022) Association between school mask mandates and SARS-CoV-2 student infections. Preprint, Research Square, 1.7., 1–10.

Spira, B. (2022) Correlation between mask compliance and Covid-19 outcomes in Europe. Cureus 14, e24268, 1–6.

Spitz, J. (2020) Vitamin D und Covid-19. DSGiP-Neuss, Dez., 1–7.

Srour, B., Hines, L.C., Johnson,T., Katzke,V., Kaaks, R .(2022) Serum Markers of biological ageing provide long-term prediction of life expectancy – a longitudinal analysis in middle-aged and older German adults. Age and Ageing 51, 1–10.

Stang, A., Robers, J., Schonert, B. et al. (2021) The performance of the SARS-CoV-2 RT-PCR test as a tool for detectingSARS-CoV-2 infection in the population. Journal of Infection 83, 237–239.

Su, S., Wong, G., Shi, W. et al. (2016) Epidemiology, genetic recombination, and pathogenesis of coronaviruses. Trends Microbiol. 24, 490–502.

Subramanian, S. V., Kumar, A. (2021a) Increases in COVID-19 are unrelated to levels of vaccination across 68 countries and 2947 counties in the United States Eur. J. Epidemiol. 36, 1237–1240.

Subramanian, S. V., Kumar, A. (2021b) The authors' reply: need for a multi-pronged population-level strategy to manage SARS-CoV-2 infection. Eur. J. Epidemiol. 36, 1247–1251.

Summers, W.C. (2014) Inventing viruses. Annu. Rev. Virol. 1, 25–35.

Sumner, A., Jackson, J., Cage, J. (2020) Covid-19 Lockdowns over 10 times more deadly than pandemic itself. Revolver News, August 31, 1–24.

Sun, C.L.F., Jaffe, E., Levi, R. (2022) Increased emergency cardiovascular events among under-40 population in Israel during vaccine rollout and third Covid-19 wave. Sci. Rep. 12/6978, 1–12.

Swiss Policy Research (2022) Are masks effective? The evidence / Vaccine Injuries. Covid vaccine adverse events. Swprs.org., March 2022, 1–10 /1–12.

Tandon, M., Wu, W., Winchester, S. et al. (2022) SARS-CoV-2–accelerated clearance using a novel nitric oxide nasal spray (NONS) treatment. The Lancet Reg. Health S. Asia, 100036, 1–12.

Teijaro, J.R., Farber, D. L. (2021) Covid-19 vaccines: modes of immune activation and future challenges. Nat. Rev. Immunol. 21, 195–197.

Temmam, S., Vongphayloth, K., Salazar, E.B. et al. (2022) Bat coronaviruses related to SARS-CoV-2 and infectious for human cells. Nature 604, 330–336.

Thacker, D. (2021) Covid-19: Researcher blows a whistle on data integrity issues in Pfizer's vaccine trial. BMJ, 375/u2635, 1–10.

Thompson, H. (2022) Hospital face masks recalled in France due to potential toxic risk. The Connexion, 8. June 2021, 1–8.

Toying, M., Olsen, J. (2022) Charite-Forscher fordert Ambulanzen für Impfgeschädigte. MDR.de /3.5., 1–4.

Trougakos, I. B., Terpos, E., Alexopoulos, H. et al. (2022) Adverse effects of Covid-19 mRNA vaccines: The spike hypothesis. Trends Mol. Medicine (in press).

Verkerk, R., PlotheDo, C., Mbchb, N. et al. (2022) Self-reported outcomes, choices, and discrimination among a global unvaccinated cohort. Authorea, June 18, 1–41.

Villareal, M. (2022) High excess death bases worldwide linked to Covid-vaccines. Natural News, Febr. 1, 2022, 1–12.

Vogel, G. (2022) New versions of Omicron are masters of immune evasion. Science 376, 679–680; Omicron booster shots are coming-with lots of questions. Science 377, 1029–1030.

Walach, H., Weikl, R., Prentice, J. et al. (2021) Experimental assessment of carbon dioxide content in inhaled air with or without face masks in healthy children. JAMA Pediatrics Online June 30,2021/Retracted July 16, 2021.

Walach, H., Traindl, H., Prentice, J. et al. (2022) Carbon dioxide rises beyond acceptable safety levels in children under nose and mouth covering: Results of an experimental measurement study in healthy children. Environmental Res. 212/113564, 1–9

WHO-R & D Blueprint (2018) World Health Organization Research and Development Blueprint 6/7 February 2018, Geneva, Switzerland, 1–17.

Willyard, C. (2022) FDA authorizes Covid vaccines for the littlest kids: what the data say. Nature News, 17. June, 1–8.

Wodarg, W. (2021) Falsche Pandemien: Argumente gegen die Herrschaft der Angst. Rubikon-Betriebsgesellschaft, München.

Wolfe, R. (2022) Study finds heart inflammation risk 133x greater for teenage boys after Pfizer's Covid shot. Life Site News, Febr. 18, 2022, 1–4.

Wolff, J.A., Malone, R.W., Williams, P. et al. (1990) Direct gene transfer into mouse muscle in vivo. Science 247, 1465–1468.

Woo, P.C.Y., Lau, S.K.P., Yuen, K.-Y. (2016) Infectious diseases emerging from Chinese wet-markets: zoonotic origins of severe respiratory viral infections. Curr. Opin. Infect. Dis. 19, 401–407.

Worobey, M., Levi, J.I., Serrano, L.M. et al. (2022) The Huanan Seafood wholesale market in Wuhan was the early epicenter of the Covid-19 pandemic. Science 377, 951–959.

Wu, P., Li, J., Lu, X. et al. (2022) Release of tens of thousands of microfibrills from discarded face masks under simulated environmental conditions. Sci. Total Environm. 806, 150458, 1–12.

Xiao, J., Shiu, E.Y.C., Gao, H. et al. (2020) Non-pharmaceutical measures for pandemic influenza in non-healthcare settings– Personal protective and environmental measures. CDC-Vol. 26, 1–14.

Yamamoto, K. (2022) Adverse effects of Covid-19-vaccines and measures to prevent them. Virology Journal 19/100, 1–3.

Young, R. O. (2022) Scanning & Transmission Electron Microscopy Reveals Graphene & Parasites in CoV-19 Vaccines. www.drrobertyoung.com, 1–50.

Zhu, N., Zhang, D., Wang, W. et al. (2020) A novel coronavirus from patients with pneumonia in China, 2019. N. Engl. J. Med. 382, 727–733.

Zimmermann, P., Curtis, N. (2021) Why is Covid-19 less severe in children? Arch. Dis. Child 106, 429–439.

Anhang 1: Glossar

Die nachfolgend aufgelisteten und kurz definierten Begriffe sollen zum besseren Verständnis des Textes beitragen. Die Definitionen wurden z.T. durch aktuelle Fakten ergänzt, die im Haupttext nur kurz angesprochen werden konnten.

Affenpocken. *Virus*-Erkrankung, hervorgerufen durch Erreger der Gattung *Variola;* natürlicherweise (endemisch) nur in Afrika vorkommend, Wirte u.a. verschiedene Nagetiere. Die A. wurden 1958 bei asiatischen Affenarten (Käfighaltung) entdeckt und sind im Wesentlichen auf homoerotisch veranlagte Männer begrenzt, die als Fehl- bzw. Irrwirte agieren (*Zoonose*).

Aids. Acquired immune deficiency syndrome (engl.), d.h. Erworbenes Immunschwäche-Syndrom. Kann durch HIV-Viren ausgelöst werden, nach *RKI*-Angaben weitgehend auf Homoerotiker begrenzt; Symptome, u.a. Gürtelrose (Herpes zoster), Infektionskrankheiten, Krebserkrankungen. Da als „*Impfschaden*" nach prophylaktischer *Gen-Therapie* („Corona-Impfung") ähnliche Erkrankungen beobachtet werden, wurde der Begriff *V-Aids* geprägt.

Angepasste Impfstoffe. Von den Firmen BioNTech/Pfizer und Moderna ab Oktober 2022 per Bedingter EU-Zulassung ausgelieferte, veränderte *mRNA-Vakzine* (s. S. 187). Diese „bivalenten" Lipidnanopartikel-mRNA-*Gentherapeutika* bestehen zu ca. 50% aus dem alten, gegen den 2019 in Wuhan-China isolierten, ausgestorbenen SARS-CoV2-Virus-Stamm, der die toxische *Super-Antigen*-Sequenz im giftigen *Spike-Protein* enthält, und zur Hälfte aus modifizierten mRNAs, gerichtet gegen die *Omikron*-Subvariante BA.1, die von den Subvar. BA 4/5 abgelöst worden sind. Nur für „grundimmunisierte" Personen (zweimal Gen-therapiert) empfohlen; Schutzwirkung kurzfristig-gering, Impf-Nebenwirkungen sind zu erwarten (*V-Aids*).

Antigene. Kurzform für „Anti-Somatogene", bzw. „Antikörpergenerierend", d.h. fremde Proteine (Eiweiße), die im Körper (Soma, das „Selbst") eine Immunantwort hervorrufen und neutralisierende *Antikörper* hervorbringen können. Anwendung: Antigen-Schnelltests (unzuverlässig) zur Virus-Außenhüllen-Detektion, s. *Spike-Protein, SARS-CoV-2, PCR-Test.*

Antikörper. Im Blut zirkulierende Proteine (Immunglobuline), von den B-Lymphocyten des *Immunsystems* gebildet, mit der Funktion, Fremdstoffe bzw. Krankheitserreger (Viren, Bakterien usw.) im Körper zu neutralisieren.

Autoimmunerkrankungen. Resultat eines Selbst-Angriffs des gestört bzw. fehlerhaft arbeitenden bzw. geschwächten *Immunsystems* gegenüber dem eigenen Körper, wobei das „Eigene" als „fremd" erkannt wird und chronische Entzündungsprozesse ausgelöst werden. Etwa 5% der Bev. betroffen; ca. 80 verschiedene A. sind bekannt, z.B. Gelenkrheuma, Diabetes m. Typ. 1, Multiple Sklerose, Schuppenflechte, Nesselsucht (Urticaria), Gefäßentzündungen, Blutgerinnungsstörungen, Nervenentzündung, mit Muskelschwäche-Lähmung (Guillain-Barré-Syndrom), s. *Spike-Protein*, *Impfschäden, V-Aids.*

Bedingte Zulassung. Arzneimittel-Zulassung, die an Auflagen geknüpft ist; ein Jahr gültig, verlängerbar; wird erteilt, wenn Vorteil des sofortigen Einsatzes überwiegt, es sich um eine lebensbedrohliche Erkrankung handelt und eine pos. Nutzen-Risiko-Bilanz vorliegt. Zulassungsinhaber wird verpflichtet, neue Studien vorzulegen, die belegen, dass weiterhin ein pos. *Schaden-Nutzen*-Verhältnis besteht. Standard-Zulassung für Covid-19- „Impfstoffe" Comirnaty (Pfizer/BioNTech) und Spikevax (Moderna) von EMA für Okt. 2022 geplant, s. *Angepasste Impfstoffe, Experimentelle Gentherapie*.

Bio-Virab. Verfahren zur „Biologischen Viren-Infektions-Abwehr", ohne *Testen*, *Masken*-Tragen und „*Impfungen*" (d.h. exp. *Gen-Therapie*). Bezüglich *Covid-19* bzw. einer *Coronaviren-* oder Grippe-*Infektion:* Gesunder Lebenswandel (ausreichend Schlaf, Bewegung, naturgemäße Ernährung); optimale *Vitamin D*-Versorgung usw.; zur Viren-Bekämpfung am Eintrittsort: anti-virale *Nasensprays*. Details, s. S. 371

Blut. Das Transport-, Regulations- und *Immunsystem* des Körpers. Bildung im Knochenmark, bestehend aus dem Blutserum (Flüssigkeit) und den Blutkörperchen (rote-weiße, d.h. Erythro- und Leukocyten, welche u.a. aus Lymphocyten, T- u. B-Zellen genannt, bestehen). Über ein Großes Blutbild kann die Gesamt-*Immunität* der Person abgeschätzt werden. Blutgerinnsel (Thrombose) s. *Impfschäden*.

Booster. Techn. Begriff, engl. „Starthilfsrakete". In der *Corona-Sprache,* nach sog. Grundimmunisierung (zweifacher „Pieks") soll der nach wenigen Wochen nachlassende „Immunschutz“, der weder in einer Unterbindung der Infektion, noch der Verhinderung der Weitergabe von SARS-CoV-2-Viren besteht, durch den „3. oder 4. Pieks aufgefrischt“ werden. *Impfschäden* scheinen aber zu dominieren, sodass Experten davor warnen (Fraiman et al. 2022, Bardosh et al. 2022).

Corona. Krone (lat.); Mexikanische Biermarke seit 1925, in der Biologie: Coronaviridae (Familie Kronenviren) seit 1968. In der Vulgärsprache steht das Wort für die Lungenerkrankung *Covid-19* bzw. eine *Coronaviren-Infektion* mit Krankheitssympt. („Corona haben“).

Coronaviren. Nach der Form der Sonnen-Corona benannte, 1968 als Familie definierte Gruppe von Erkältungsviren (Coronaviridae), d.h. „Kronen- bzw. Kranz-*Viren*“. Neben vier beschriebenen Erkältungs-Viren kennt man drei weitere *SARS*-Virustypen, die ernsthafte Atemwegserkrankungen hervorrufen können, manchmal mit tödlichem Ausgang; saisonale Winterviren, die fast ausschließlich via Nase-Mund in geschlossenen Räumen übertragen werden.

Corona-Pandemie. Politischer Kampfbegriff unter Missachtung der Tatsache, dass eine *Pandemie* als Seuche, welche die ganze Bevölkerung erfasst, definiert ist. In Deutschland, wie auch weltweit, gab es 2020 bis Sept. 2022 keine durch Covid-19 verursachte *Übersterblichkeit* bezogen auf die ausschließlich an (d.h. nicht „mit“) einer *SARS-Cov-2*-Viren verstorbenen Personen.

Coronaphobie. Irrationale, politisch-medial geschürte Coronaviren-Angst. Symptome: Erschöpfung durch Dauerstress, Schlafprobleme, Bewegungsunlust, Appetitlosigkeit, Magenprobleme. Gegensatz: natürliche Angst vor realen Gefahren als evolutionär herausgebildete Überlebensstrategie.

Corona-Sprache. Seit März 2020, bis Ende 2022 in Politik und Medien (Deutschland, Österreich) verwendete, infantile Vulgär-Ausdrucksweise, um bestimmte Maßnahmen in die biowiss. naive Bevölkerung zu tragen. Beispiele: „Corona haben“ (C-Bier im Kühlschrank?) für „an *Covid-19* erkrankt sein“; „Corona-*Infizierte*“ bzw. „-Erkrankte“, oder auch „-Fälle“ für pos. Getestete; der „Kleine Pieks“ für eine Lipidnanopartikel-mRNA-Injektion, im Corona-Sprech „*Impfung*“ genannt, die wenige Wochen später „aufgefrischt“ werden soll, „*Boostern*“ genannt; Slogans wie „Impfen hilft“ (gegen „schweren

Verlauf", bei ca. 3% aller „Infizierten", d.h. Alten, Vorerkrankten); AHA-Regel: d.h. Abstand, Hygiene, A-(d.h. Ekel-) Maske usw.

Corona-Umweltskandal. Mit Auslobung der *Corona-Pandemie* (März 2020) beispiellose industrielle Produktion von Verbrauchsmaterial (*Ekel-Maske*, Tests-Kits, Spritzen u. a. chem. u. Plastik-Sondermüll), insbesondere in China; Versand über die Welt und Entsorgung im Hausmüll bzw. als Einweg-Wegwerfprodukt in der Natur, den Weltmeeren usw.; bis Ende 2022 über 10 Millionen Tonnen Plastik-/Biohazard-Müll: Toxische Test-Flüssigk., Masken und mRNA-Vakzine.

Corona-Wahn. Durch Angst-Propaganda der Massenmedien in Europa, China, den USA usw. erzeugte Fehlbeurteilung der Realität in großen Teilen der manipulierten Bevölkerung. Die zur „*Pandemie*" erhobene Ausbreitung gewisser Coronaviren führte 2020–2022 zu Massenpsychosen, welche insbesondere bei Kindern bleibende Schäden erzeugt haben. In den USA war der C.-W. im Sept. 2022 beendet, in Deutschland wurde dieser bis April 2023 verlängert.

Covid-19. Eine durch SARS-CoV-2-Viren hervorgerufene schwere Atemwegserkrankung (Symptome: Atemprobleme, trockener Husten, Fieber), die insbesondere alte-vorerkrankte Menschen erfassen und, nach Erreichen anderer Organe, tödlich enden kann. Schwere Corona-Symptome ähnlich wie *Impfschäden*. Für Kinder und Jugendliche weniger gefährlich als die *Grippe*.

Ekel-Masken. Seit den Berichten von Schildknecht (2020) und Schwinn (2021) ist bekannt, dass die für med. Fachpersonal hergestellten OP- und FFP2-Masken (Respiratoren) nach wenigen Stunden Tragzeit gesundheitsschädliche Bakterien- und Pilzkulturen aufweisen (z.B. *Staphylococcus*; *Aspergillus*) Außerdem werden bei den in China hergestellten „Masken" schädliche Chemikaliendämpfe und Plastik-Mikropartikel abgegeben und vom *Tragling* eingeatmet, E.-M. werden auch als „Alltags-Maske" bezeichnet, s. *Super-Antigen*.

Endemische Erreger. Virale oder bakterielle Seuchen, die, abgeschwächt, zum Standardrepertoire der in einer durch *Herdenimmunität* gekennzeichneten Population natürlicherweise fortdauern; relativ milde Krankheiten hervorrufend (z.B. leichte *Grippe*- oder Erkältungsviren). Endemische Tier- und Pflanzen-Arten sind auf ein bestimmtes Areal begrenzt.

Epidemie. „Im Volk verbreitet" (lat.). In einer bestimmten Region auftretende, ernsthafte seuchenartige Erkrankung, oft mit Todesfolgen, einen Großteil der Menschen erfassend. Die 2020-2021 verkündete „Epidemische Lage von nationaler Tragweite" steht im Widerspruch zur E.-Definition.

Evolution. Das Andersartig-werden der zu Populationen zusammengesetzten Mitglieder einer sich vermehrenden biologischen Einheit (Bakterien usw.; *Viren* in Wirtsorganismen) im Verlauf der Generationen. Die Menschen-verursachte globale Ausbreitung der Corona (*SARS-CoV-2*)-Viren war ein gigantisches Evolutionsexperiment, von der Wuhan-Urform Dez. 2019, bis Omikron-B4/B5, Sept. 2022.

Experimentelle Gentherapie. Der im Dezember 2020 mit der „Impfung" einer 101-Jährigen (Deutschland) begonnene, bundesweit und global vollzogene Menschen-Großversuch, ob die dazu benutzten *Bedingt* (Notfall) *Zugelassenen* Gen-basierten „Corona-Vakzine" (mRNA- und vektorbasierte Therapeutika) gegen *Covid-19* wirken. Der Begriff E.G. wurde am 11. März 2022 im Journal *Science* verwendet; bis Sept. 2022 ca. 5,3 Milliarden Menschen mind. einmal gegen Coronaviren „geimpft", d.h. ca. 70% der Weltbevölkerung waren damals bereits *Gen-Therapiert*.

Faktenchecken. Durch wissenschaftlich unqualifizierte Laien (ohne deutliches *Research Gate*-Ranking) durchgeführte „Überprüfung" von Aussagen unabhängiger Experten. Die „Faktenchecker" befragen oft „Konsens-Wissenschaftler", welche das politisch erlaubte Narrativ bestätigen. Medien der „Faktenchecker" sind u.a. die Diffamierungsplattform „Psiram" und Teile der politisch unterwandert-entwerteten „Wikipedia".

Faktor 1000. Tatsache, dass Kinder mindestens 1000-(bis 10 000-)fach seltener an *Covid-19* sterben als alte (über 80-jährige) Menschen. Covid-19 ist somit in Gegensatz zur Grippe, als Greisen-Krankheit zu klassifizieren.

Gen-Therapie. Behandlung einer Erkrankung unter Einsatz von genetischem Material (Erbgut-Stränge, DNA oder RNA). Nach R.W. Malone (1989, 2022) sollten die Covid-19-mRNA-Vakzine (u. vektorbasierte Substanzen, z.B. Comirnaty, Spikewax, s. S. 187) als „Genetische Impfstoffe" bzw. „Gen-Therapeutika" bezeichnet werden, um sie von echten, klassischen *Impfungen* zu unterscheiden.

Grippe. Saisonale Atemwegserkrankung. Im Gegensatz zur Erkältung (Grippaler Infekt: Schnupfen, verstopfte Nase, verursacht u. a. durch Coronaviren) ist die Echte Grippe (Influenza) durch rasch einsetzendes Fieber, Gliederschmerzen usw. gekennzeichnet. Sie wird durch Influenza-Viren (Orthomyxoviridae) ausgelöst und kann im Gegensatz zu *Covid-19* bei nicht vorerkrankten Kindern regelmäßig auch tödlich verlaufen.

Herdenimmunität. Erworbenes Seuchen-Widerstandsvermögen einer Menschengruppe. Sobald ein viraler bzw. bakterieller Erregertypus in einer Population (Bevölkerung) über 95% aller Individuen zur Antikörper-Produktion veranlasst hat, ist er nicht mehr in der Lage, sich auszubreiten und weitere Infekte auszulösen. In England und Deutschland konnte Mitte 2022 bei ca. 99% aller untersuchten Personen Antikörper gegen Corona-Viren nachgewiesen werden, d.h. die betreffenden Menschengruppen waren durch eine H. gekennzeichnet (*Omicron* als nat. Vakzin).

Impfen. Verfahren zur Erzeugung einer *Immunität* gegenüber bestimmten bakteriellen bzw. viralen Krankheitserregern. Prinzip: Verabreichung eines abgeschwächten, keine krankmachende Infektion verursachenden Erregers, um das Immunsystem gegenüber denselben, im Normalzustand pathogenen Keimen, zu sensibilisieren. Klassische Impfungen gegen Masern, Pocken, Tetanus usw. sind mit geringen unerwünschten Nebenwirkungen, d.h. *Impfschaden,* verbunden.

Impfschäden. Jede echte, klassische Impfung (s. *Vakzin*) ist mit gewissen Nebenwirkungen verbunden (Hautrötung, Armschmerzen, Unwohlsein), welche aber in der Regel bald vergehen. Bei den sog. „Covid-mRNA-Vakzinen“, die *Gen-Therapeutika* und keine echten Impfstoffe sind, sind die Nebenwirkungen mindestens 20-fach häufiger und wesentlich intensiver (bis tödlich), z.B. Blutgerinnsel durch *Spike-Proteine* in den Endothelzellen, Herzmuskel-Beutelentzündungen, Herzinfarkt usw.; als *Post-Vac-Syndrom* oder *V-Aids* bekannt, s. *VAERS-Datenbank.*

Immunität. Natürlicher Schutz des gesunden Körpers vor fremdartigen, giftigen bzw. Krankheiten verursachenden Erregern, wie z.B. Viren, Bakterien, Pilzen, die eine *Infektion* auslösen können, welche zu Organschäden führen kann. Immunität ist eine Funktion des *Immunsystems*; der Immunstatus wird via T-Zellen-Nachweis im *Blut* bestimmt (Loyal et al. 2021); s. S. 371.

Immun-Suppression. Unterdrückung des körpereigenen Immunsystems durch Medikamente oder Injektionen, z.B. als Nebenwirkung einer Lipidnanopartikel-*mRNA*-Therapie. Nach Einspritzen der Gen-basierten Droge in den Oberarmmuskel gelangen die toxischen Lipid-Tröpfchen u.a. in die Keimzentren der Lymphknoten (Komponente des *Immunsystems*), wo es zu einer Schwächung bzw. Unterdrückung des Erreger-Abwehrsystems kommen kann, mit negativen Folgen für den *Impfling* (*V-Aids*, möglicherweise Krebsentstehung).

Immunsystem. Organ- und Gewebeverbund zur Abwehr von fremden Giftstoffen und Krankheitserregern sowie der Bekämpfung von Krebsgeschwüren, im menschlichen Körper: Schleimhäute Nasen-Rachen (Viren-Eintrittsorte), Lymphknoten, Knochenmark (*Blutbildung*), Mandeln, Thymus, Milz, Darm, Schleimhäute der Harn- und sekundäre Geschlechtsorgane. Funktion: den Körper (das „Selbst") vor dem „Fremden-Gesundheitsschädlichen" sowie Krebswucherungen zu schützen.

Impfling. Historischer Begriff, Name für Person, die sich einer Impfung unterzieht. Im Zusammenhang mit *Covid-19* erscheinen die Begriffe „Testling" und „Tragling" für Personen, die sich testen ließen bzw. einen Mund-Nasen-Schutz (*Ekel-Maske*) tragen, angemessen.

Infektion. Das Eindringen von Krankheitserregern (Viren, Bakterien, Pilzhyphen) in die Zellen des Wirtsorganismus, nach Überwindung der nat. Immunreaktion, mit möglicher Auslösung einer Erkrankung bzw. einer stummen (symptomlosen) I. Gegensatz: *Kontamination*, d.h. Besudelung der Körper- oder Zelloberfläche mit Erregern, ohne dass diese einwandern und den Organismus schädigen können.

Kontamination. Wörtlich: Besudelung bzw. Verunreinigung einer Oberfläche mit mikrobiellen Erregern (Virus-Partikel, Bakterien usw.). Im Gegensatz zur *Infektion*, bei welcher die Mikroben einwandern und sich vermehren können, bleiben die Kontaminations-Agenzien an der Außenseite. So werden z.B. Gesichtsmasken durch den Träger rasch kontaminiert, ohne dass eine Infektion dieses leblosen Materials eintreten kann, s. *Ekel-Masken*.

Kreuzimmunität. Natürliche SARS-CoV-2-Erregerabwehr infolge früherer Infektionen mit verwandten *Coronaviren*. Erkältungen, mit Schnupfen-Husten usw., werden z.T. durch bestimmte Coronaviridae hervorgerufen; sie stärken das Immunsystem gegenüber den gefährlicheren Wuhan-Viren via kreuzreagierende T-(Immun)-Zellen. Die K. ist ein Grund für die hohe Resistenz von Kindern gegenüber *SARS-CoV-2-Viren-Infektionen*; sie nimmt mit dem Alter ab.

mRNA. Messenger-(Boten)-Ribonucleinsäure. Die im Erbgut (Genom) des Kerns (Nucleus) verankerte genetische Information der typischen Zelle. Die doppelsträngige Desoxyribonucleinsäure (DNA) wird nach Abschrift (Transkription) im Zellkern und Transport aus diesem in Form der einsträngigen mRNA im Cytoplasma der Zelle in Proteine (Eiweißstoffe) übersetzt (Translation). Die mRNA repräsentiert eine Kopie des Erbgutes und ist somit genetisches Material. R.W. Malone et al. (1989) haben erstmals die mRNA als mögliches Arzneimittel (drug) erkannt.

mRNA-Vakzine. Gemäß dem von R. W. Malone et al. 1989 entwickelten Prinzip „Liposome-mediated cell transfection-RNA as a drug" konnten durch chemische Veränderung-Stabilisierung der natürlichen mRNA (Pseudouridin-Einbau) und Codon-Optimierung, unter Verwendung reduziert giftiger Lipid-Nanopartikel, sog. mRNA-Impfstoffe" entwickelt werden, die Ende 2020 bedingt zugelassen wurden. Diese erfüllen das Kriterium einer *Covid-19-Gentherapie* und sind durch geringe, vorübergehende Wirkung (Antikörper-Bildung im Blut) und teilweise schwere Nebenwirkungen (*Impfschäden, V-Aids*) gekennzeichnet, s. *Angepasste Impstoffe*, *Bedingte Zulassung, Übersterblichkeit.*

Myocarditis. Entzündung des Herzmuskels (damit verwandt, Pericarditis, Herzbeutelentzündung), mit der Folge, dass die Pumpleistung des Herzens beeinträchtigt oder stillgelegt wird (Herztod), nat. Ursache meist Virus-Infektion. Seit Beginn der Massen-Vakzinationen mit Gen-basierten mRNA- und vektorbasierten „Corona-Impfstoffen" (s. S. 187) immer häufiger auftretendes Phänomen, als *Impfschaden* klassifiziert; Todesanzeigen „Plötzlich und Unerwartet verstarb…" nahmen seit 2021, bezogen auf unter 50-Jährige, stetig zu. Damit verbunden: Spontane Todesfälle bei „Corona-geimpften" Sportlern.

Nasensprays. Ursprünglich gegen Schnupfen-Erkältung entwickelte Flüssigkeits-Zerstäuber, die auf die Nasenschleimhaut (Viren-Eintrittsort) gesprüht werden. Zur biologischen Abwehr von Corona- und Grippeviren sind Stickstoffmonoxid (NO)-SaNOtize Nasal Sprays (Enovid) optimal geeignet. Sog. „Vakzin-Nasensprays" enthalten mRNA- oder Vektor-basierte Therapeutika; sie sollten nicht mit den *Bio-Virab*-Empfehlungen verwechselt werden, s. *Gen-Therapie*.

Omicron. Eine aus der Urform *SARS-CoV-2* (Wuhan/China, Dez. 2019) evolvierte Coronavirus-Variante, in Südafrika Ende 2021 entdeckt, mit raschem Verbreitungspotential, aber 75% reduzierter Gefährlichkeit bezüglich Lungenerkrankungen und Todesfälle. Durch 35 Mutationen in den Spike-Proteinen gekennzeichnet, daher auch als „SARS-

CoV-3" bezeichnet, vermutlich ohne *Super-Antigen*-Sequenz (ungeklärt); rel. harmlos (mittelschwere Grippe), wahrscheinlich als „Omicron-Vakzin"-agierend und *Herdenimmunität* erzeugend, s. *Angepasste Impfstoffe*.

Pandemie. „Das ganze Volk" (gr.) Eine über viele Länder verbreitete Seuche, wobei ein Großteil der Bevölkerung mit schwerwiegenden Folgen (Krankheit, Todesfälle) betroffen ist. Beispiel: Menschen-Pocken mit 10% bis 30 % Infektions-Todesrate. Gegensatz: *Corona-Pandemie.*

PCR-Test. Kurzform für „Reverse Transkriptase (RT)-Polymerase Kettenreaktion (RT-PCR)". Molekulare Kopiermaschine zum Nachweis viraler Nukleinsäure (RNA)-Fragmente. Kein Beweis einer *Infektion*, nur rel. Virenlast kann angezeigt werden. Bei CT-Werten u. 24/Patient mit Krankheitssymptomen: nützlicher Hinweis auf virale Infektion bzgl. *SARS-CoV-2*-Erreger.

Post-Vac-Syndrom. Symptome, d.h. Krankheits-Merkmale, die nach einer „Covid-19-Impfung" (*Gen-Therapie*) bei bis zu ca. 4% aller *Impflinge* zu beklagen sind, mit „Long Covid"-Leiden verwandt: Abgeschlagenheit, Kopfschmerzen, Schwindel, Migräne, Herz-Kreislauf-Probleme, Nesselsucht, Gürtelrose; Übergang zu *Impfschäden* fließend, d.h. *Autoimmunerkrankungen* bzw. das Phänomen *V-Aids* schließen sich an.

SARS-CoV-2. Severe Acute Respiratory Syndrome Coronavirus-2 (engl.), d.h. Coronavirus Nr. 2, das eine ernste akute Atemwegserkrankung hervorrufen kann. Offizielle Bezeichnung der seit Dez. 2019 aus Wuhan/China stammenden, weltweit verbreiteten Coronaviren-Typus mit zahlreichen evolviertenVarianten, z. B. *Omicron*.

Schaden-Nutzen. In der Medizin gilt: Als Erstes „Schade nicht!", d.h. eine Behandlung bzw. eine Therapie (Medikament) muss immer viel mehr nutzen als schaden; das Risiko von Nebenwirkungen sollte gering sein. Veröffentlichungen unabhängiger Experten, die im Text vorgestellt sind, belegen, dass bei den „Corona-Maßnahmen" (die in Deutschland und Österreich ab Okt. 2022 fortgeführt werden), vom Testen, *Ekel-Masken*-Tragen bis zur „mRNA-*Covid-19-Impfung*" (s. S. 317), der Schaden den Nutzen überwiegt (s. z.B. Alexander 2021 a, b, c; 2022 a, b, c; Mader und Rüttenauer 2022, Bhakdi et al. 2022; Burckhardt 2021, 2022, Fraiman et al. 2022, Bardosh et al. 2022,

McKernan et al. 2022, Malone 2022, Yamamoto 2022, Sönnichsen et al. 2022, Wolfe 2022, Malhotra 2022).

Spike-Protein. Für *Coronaviren* typische Außenhüllen-Strukturen, die dem Anheften des Viruspartikels an die Wirtszelle via ACE2-Rezptor dienen. Die „Stachel-Eiweißnadeln", als Glycoprotein ausgebildet (mit Zucker-Anhängen), agieren als Zellgift (toxische Wirkung) und enthalten, im Falle von SARS-CoV-2, eine *Super-Antigen*-Sequenz, die bei einer Covid-19-Erkrankung und bei mRNA-Vakzin-Injektion schwere Entzündungen, möglicherweise auch *Autoimmunerkrankungen*, sowie Blutgerinnsel (bzw. *Myocarditis*) hervorrufen können. Es gibt natürliche (virale) und synthetische S.-Proteine., s. *mRNA-Vakzin*.

Super-Antigen. Hochgiftiges Agens, welches eine Überreaktion des Immunsystems auslöst, mit Cytokinsturm und nachfolgend möglicher Herzmuskelentzündung (*Myokarditis*). Das *Spike-Protein* von SARS-CoV-2 enthält eine 20-Aminosäure-Sequenz, die mit dem bakteriellen Super-Antigen „Staphylococcus Enterotoxin B" verwandt ist, welches als Biowaffe verwendet wurde. Staphylococcen, z.B. *S. aureus*, sind auch in gebrauchten *Ekel-Masken* nachgewiesen.

Übersterblichkeit. Begriff aus der Populationsbiologie. Sobald mehr Sterbefälle pro Monat oder Jahr vorliegen, als statistisch zu erwarten war, spricht man von Ü. Während der *Covid-19*-Jahre 2020-2021 gab es in Deutschland keine auf „Corona-Sterbefälle" zurückführbare Ü. Unabhängig davon hier einige Europa-, Eurostat-Daten: Mai, Juni, Juli 2022: Ü. von + 7%, + 7% und + 16%, bezogen auf die Referenzjahre 2016 bis 2019. Im Juli 2022 sind somit ca. 53 000 mehr Menschen gestorben als zu erwarten war: Spanien (+ 36,9%), Griechenland (+ 31,2%), Deutschland (+ 15,2 %) mit hoher *mRNA-Vak*.-Quote und strengen Corona-Auflagen; Schweden (+ 2,7%), Rumänien (+ 2,4%) und Bulgarien (+ 1,4%) mit milderen Maßnahmen. Ursache nicht *Covid-19*, möglicherweise *Impfschäden* oder Lockdown-Spätfolgen.

VAERS-Datenbank. Vaccine Adverse Event Reporting System (engl.), US-Meldesystem, in welchem Verdachtsfälle von Impf-Nebenwirkungen verzeichnet sind. Beispiel *Myo-* und Peri*karditis* (Herzmuskel- bzw. Beutel-Entzündungen, typische *Impfschäden*): Bis 2010 max. 160 Fälle pro Jahr; 2021 bzw. 2022 (bis 1.8.) 29 400 bzw. 22 600 Fälle, was einer ca. 270-fachen Zunahme entspricht (Nebenwirkung der *mRNA-Vakzine*). Bezogen auf ca. 220 Millionen Impflinge dennoch weniger als 0,1% dieser vakzinierten Population, aber Untererfassung von über 90% wahrscheinlich, s. *Übersterblichkeit.*

V-Aids. Syn. Vac.-*Aids.* Durch Lipidnanopartikel-*mRNA*-Injektionen u. ähnliche *Gen- Therapeutika* herbeigeführte erworbene Immunschwäche (Acquired Immunodeficiency Syndrome), z. B. *Autoimmunerkrankungen*, rasches Tumor-Wachstum (Turbo-Krebs), Unwohlsein, Gesichtslähmung usw. Informeller Begriff, z.B. von Malone (2022), Yamamoto (2022) und Sönnichsen et al. (2022) verwendet, basierend auf der Analogie HIV-*Aids*-Gürtelrose (Herpes zoster)-Symptom bei „mRNA-Geimpften". Nachweis von V.-A., via Immunstatus-Untersuchung, s. *Immunität.*

Vakzin. Synonym für Impfstoff, abgeleitet von *Vacca*, Kuh. E. Jenner, 1796, verwendete relativ harmlose Erreger (Kuhpocken) bzw. abgeschwächte Erreger, um eine lebensgefährliche Menschenpocken-Infektion, per Injektion im Jugendstadium, zu bekämpfen. Die sog. *mRNA*-Vakzine konnten erst nach einer willkürlichen Definitionsänderung als „Impfstoffe" bezeichnet werden (s. *Gen-Therapie*).

Vitamin D. Fettlösliches Vitamin bzw. Hormon, in aktiver Form Calcitriol, für den Calciumstoffwechsel (Knochenstabilität) und das *Immunsystem* (*Bio-Virab*) wichtig, wird in der Haut über Sonneneinstrahlung gebildet und/oder (im Winter) via Nahrung zugeführt. Hauptquellen (Vit. D-Gehalt in Mikrogramm pro 100 g Nährstoff): Fisch (Lachs, Sardinen, Heringe) 10 bis 25; Hühnerei ca. 3, Eigelb 5 bis 6; Pilze (Champignon, Pfifferlinge) ca. 2; Pflanzenmargarine (z.B. Rapsöl) ca. 6. Vitaminpräparate in Apotheken erhältlich; Vitaminmangel (ca. 40% der Bev.) bei unter 20 ng pro ml Blut. Ausreichend Vit. D schützt vor Grippe- und Coronaviren-*Infektionen*, s. *Virologie.*

Viren. Leblose Molekülaggregate, bestehend aus einer Nucleinsäure (DNA oder RNA-Strang), umschlossen von einer Proteinhülle, die bei *Corona*-V. Stacheln (Spikes) aufweisen kann. Viruspartikel (Virionen) leben sich in Wirtszellen aus, indem sie sich dort vermehren und die Zelle zerstören. Es gibt schädliche (pathogene) V., d.h. Krankheitserreger, und nützliche V., die als Bakteriophagen andere Mikroben befallen und zerstören. *Coronaviren* sind, wie Grippe-Erreger, saisonale Winterviren. Das menschliche Erbgut (Humangenom) besteht zu ca. 8% aus viralen Sequenzen; Beweise früherer Virus-Infektionen während der *Evolution.*

Virologie. Syn. Virenkunde, Teilgebiet der Mikrobiologie (Mikroben-Lehre). Interdisziplinäres biomedizinisches Fachgebiet, welches sich mit speziellen Wirt-Parasit-Interaktionen befasst, wobei als intrazelluläre Schmarotzer *Viren* untersucht werden. Der Mensch ist ein Fehl- bzw. Irrwirt zahlreicher *zoonotisch* übertragener Viruspartikel. Zur Virenabwehr bzw. dem Gesundbleiben ist eine systematische Stärkung des *Immunsystems* die „beste Medizin“ – ohne Testen, *Ekel-Masken* und experimenteller *Gen-Therapie* (s. *Bio-Virab*).

Zoonosen. Über Tiere auf Menschen übertragene virale oder bakterielle Infektionskrankheiten, wobei der *Homo sapiens* in der Regel als Fehlwirt agiert. Beispiele: Blutegel-Therapie, Infektion der Bisswunde; *Coronaviren* (*SARS-CoV-2*), mit hoher Wahrscheinlichkeit über Fledermäuse und andere Zwischenwirte auf Menschen übertragen; Pockenviren, ursprünglich von Nagetieren stammend, mit der Folge einer echten *Pandemie.*

Anhang 2: Internet-Adressen und weitere Infos

1. Arbeitskreis (AK) Evolutionsbiologie
www.evolutionsbiologen.de
Webpage des Autors U. K. Zusammenschluss von Biologen, gegründet im Oktober 2002 auf einer Tagung in Potsdam. Schwerpunkt-Thema: „Evolution", einschließlich Gesundheit des Menschen und sozialkulturelle Stammesentwicklung des *Homo sapiens*. Info-Page, mit Forschungsprojekten, und YouTube-Kanal www.evolutionsbiologen.de, dort Lehr-Videos zu verschiedenen bio-medizinischen Themenbereichen, sowie Twitter-Account und Musik-Info-Seite (Neoklassische Piano-Synthesizer-Kompositionen).

2. Gesund durchs Leben: Prinzip Bio-Virab
www.youtube.com/user/evolutionsbiologenDE (Playlist 14)
Zur natürlich-biologischen Viren-Infektions-Abwehr (Bio-Virab), bezogen auf Erkältung, Grippe, Covid-19 usw. gelten die folgenden, aus Erkenntnissen zur Evolution des Menschen abgeleitete drei Regeln:

1. *Natürliche Immunität* stärken, d.h. ausreichend Schlaf, Bewegung/Sport im Freien, gesunde Ernährung mit hohem Gemüseanteil, d.h. Lycopen in Tomaten, Paprika. Den Körper, ohne „Mund-Nasen-Bedeckung", dem Umwelt-Erregergemisch aussetzen, um Abwehrkräfte zu stärken. Kein Alkohol, nicht Rauchen, wenig Zucker. Harmonische Musik und positives soziales Umfeld sowie zwischenmenschliche Kontakte sind hilfreich bzw. wichtig. Zur Abschätzung des Immunitätsstatus kann der Gehalt bestimmter Zellen (d.h. T-Helferzellen, CD4-Lymphocyten), eine Untergruppe der weißen Blutkörperchen, im Blut bestimmt werden („Immunologisches Blutbild" bzw. „Leucocytentypisierung"). Veränderte T-Zellwerte zeigen eine Störung des Immunsystems an, z.B. Immunsuppression bei HIV- oder V-Aids (www.gesundheit-gv.at/labor/laborwerte/immunsystem/).
2. *Optimale Vitamin D-Versorgung*, d.h. regelmäßige Sonnen-Aufenthalte. Vit. D-reiche Nahrungsmittel konsumieren: Fisch, Eigelb, Pilze, Pflanzenmargarine, ggf. im Winter Vit. D-Präparate ein-

nehmen (www.shop-apotheke.com/vitamin-d/); Überversorgung vermeiden; optimaler Level ca. 50 ng/ml Vit. D-Prohormon.

3. *Nasensprays* zur Bekämpfung der Viren am Eintrittsort. Empfehlung – SaNOtize Nasal Spray-Enovid (www.buyenov.com); Alternative: Antikörper-Nasensprays, derzeit noch in der Entwicklung, AR-701 (Covid-19mAb) (www.aridispharma.com/ar-701/). Weiterhin können bei Symptombeginn *Entzündungshemmende Medikamente* (erwachsene Personen: z.B. Nimesulid, Aspirin, Ibuprofen) bzw. das Medikament *Paxlovid* eingenommen werden (s. Kutschera 2021 a, Tandon et al. 2022, D'Ecclesiis et al. 2022, Perico et al. 2022, Khongthaw et al. 2022). Erkältungen mit Schnupfen-Niesen-Husten usw. erzeugen *Kreuzimmunität* gegenüber SARS-CoV-2-Viren und können dazu beitragen, schwere Covid-19-Erkrankungen zu verhindern (über kreuzreaktive T-Zellen, s. Loyal et al. 2021).
4. *Hinweise:* Diese Regeln gelten für Menschen ohne Vorerkrankungen und dienen der Vorbeugung; schwere Atemwegsinfekte können dennoch eintreten und sollten dann ärztlich behandelt werden. Vulnerable Gruppen (Menschen mit geschwächtem Immunsystem; alte, vorerkrankte Personen) verdienen besonderen Schutz; sie profitieren dennoch von den Bio-Virab-Regeln.

3. Mediziner und Wissenschaftler für Gesundheit, Freiheit und Demokratie, e.V. (MWGFD e.V.)

www.mwgfd.de

Politisch neutrale Vereinigung von Medizinern und Wissenschaftlern, die sich in Lehre und Forschung den Themengebieten „Gesundheit, Freiheit und Demokratie" widmen. Gründung im Mai 2020; am 24. Jan. 2022 (exakt 200 Jahre nach E.T.A. Hoffmanns letztem, 46. Geburtstag) wurde das „Corona-Ausstiegskonzept" publiziert, das in Kapitel 10 in einer erweitert-aktualisierten Version dargestellt ist. Vorsitzender: Prof. S. Bhakdi; der Autor U. K. ist gewähltes Mitglied der MWGFD und aktiv an deren Projekten beteiligt.

4. Netzwerk kritischer Richter und Staatsanwälte (KRiStA)

www.netzwerkkrista.de

Zusammenschluss von Richtern und Staatsanwälten, die sich mit rechtlichen Aspekten der Corona-Krise auseinandersetzen und politisch neutral das Grundgesetz sowie die freiheitlich-demokratische Grundordnung verteidigen. Gegründet im Januar 2021; Vorstand: Richter (pensioniert) Richard U. Haakh und Staatsanwalt & Richter Dr. P. Schleiter.

5. Ärzte für Aufklärung
www.aerzte-fuer-aufklaerung.de
Interdisziplinärer Zusammenschluss von Ärzten und Wissenschaftlern, die sich öffentlichkeitswirksam-kompetent mit der Corona-Krise auseinandersetzen, gegründet im April 2020. Überparteiliche Arbeitsgemeinschaft, welche sich zur Demokratie und Rechtstaatlichkeit bekennt und versucht, Falschinformationen, der gesellschaftliche Spaltung und Einschränkungen in den Grundrechten entgegenzuwirken. Vertreten durch Dr. W. Weber.

6. Anwälte für Aufklärung (AfA)-Kanzlei Rogert & Ulbrich (R&U)
www.afaev.de und www.ru.law./impfschaden
AfA: Vereinigung unabhängiger Rechtsanwälte, die sich u. a. mit juristischen Aspekten der Corona-Krise befassen. Beispiele: einrichtungsbezogene Impfpflicht, Boostern, Medienkampagnen zur Propagierung von Covid-Massenvakzinationen usw.
Vertreten durch: RA. D. Sattelmaier und G. Tangermann.
R & U: Die Düsseldorfer Anwaltskanzlei „Rogert & Ulbrich" hat sich auf die juristische Aufarbeitung von Impfschäden (V-Aids) spezialisiert und im Sept. 2022 eine erste Klage gegen den mRNA-Vakzin-Hersteller „BioNTech" (Mainz) eingereicht. Kontaktperson: Dr. M. Rogert.

7. E.T.A. Hoffmann-Gesellschaft e.V.
https://etahg.de
Im Jahr 1938 in Bamberg/Bayern gegründete Vereinigung von „Hoffmann-Freunden", u.a. Buchhändler und Historiker, die sich der Erforschung von Leben und Werk des Juristen/Freiheitskämpfers und Universalgenies E.T.A. Hoffmann (1776–1822) widmet, um das geistige Erbe dieses bedeutenden Mannes aufrecht zu erhalten. Neue Erkenntnisse werden in den „Mitteilungen der E.T.A. Hoffmann-Gesellschaft" publiziert. Das Haus, in welchem Hoffmann von 1809 bis 1813 gewohnt hat, dient heute als Museum und ist in der Trägerschaft der Stadt Bamberg. Präsident der E.T.A. H.-Ges.: Prof. B. Wagner; Vizepräsident: Dipl.-Germanist J. Petzel; der Autor U. K. ist aktives Mitglied der E.T.A. H.-Ges.

8. Internationale Vereinigungen-Deklarationen-Blogs

In den folgenden Online-Portalen sind wichtige Statements sowie aktuelle Infos zur Coronaviren-Problematik, Impfschäden, der Übersterblichkeit unabh. von Covid-19 (im Juli EU-weit ca. 16%) usw. dargestellt. Die Liste erhebt keinen Anspruch auf Vollständigkeit.

Great Barrington Declaration: www.gbdeclaration.org
Global Covid Summit: www.globalcovidsummit.org
Eurostat-europ. zur Übersterblichkeit: https://ec.europa.eu/eurostat
Covid-19 Pickup Report/Research: www.niid.go.jp
Swiss Policy Research: https://swprs.org
Robert W. Malone, M. D.: www.rwmalonemd.com/
Achse des Guten: www.achgut.com
Webpage Boris Reitschuster: www.reitschuster.de
Freie Welt: www.freiewelt.net
Philosophia perennis: www.philosophia-perennis.com
Transparenztest.de: www.transparenztest.de
Blog für Science & Politik: www.tkp.at
Health Advisory & Recovery Team (HART): www.hartgroup.org
LifeSiteNews: www.lifesitenews.com.
ScienceFiles: https://sciencefiles.org

Anhang 3: Requiem für E.T.A. Hoffmann

U. Kutschera Piano & Synth-music Vol. 5: Requiem for E.T.A. Hoffmann

1. Intro - Maria Thekla and E.T.W. (3.17)
   (U. Kutschera)
2. Caecilia - In Memoriam (5.23)
   (U. Kutschera)
3. Hippel and Hitzig (4.11)
   (U. Kutschera)
4. Piano Kreisleriana (4.16)
   (U. Kutschera)
5. Fuga I - Alter Ego (3.57)
   (U. Kutschera)
6. Dirna and Ganga - Variations (7.33)
   (U. Kutschera)
7. Fuga II - Senza Exaltatione (3.16)
   (U. Kutschera)
8. Julchen Mark (5.32)
   (U. Kutschera)
9. Tomcat Murr (4.34)
   (U. Kutschera)
10. Mischa and E.T.A. - Finale Furioso (6.08)
    (U. Kutschera)

Total: (48.14)

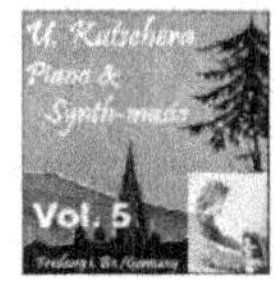

Composed & performed by
Ulrich Kutschera (Grand Piano & Keyboards)

Arranged & produced by
Roman Beilharz (Guitar, Drums), Uvasonar Media, Germany

Xi Bei & Sons: Voices

 · **E-Mail: kutscherau@gmail.com**
www.evolutionsbiologen.de/musik.html

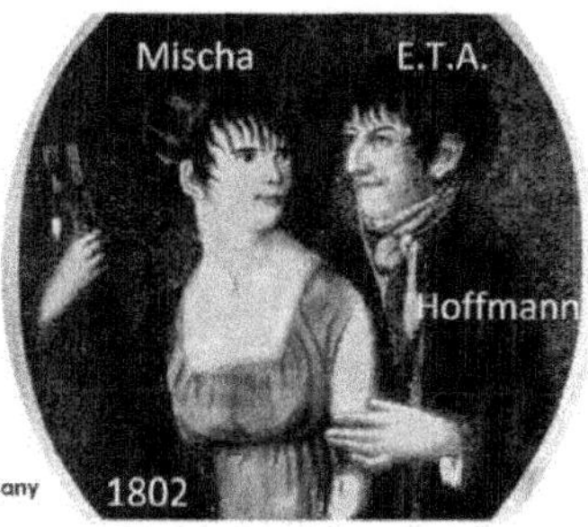

Source:
E.T.A. Hoffmann-Gesellschaft e.V.
Bamberg, Germany

Compact Disks 1-4, published 2016-2019

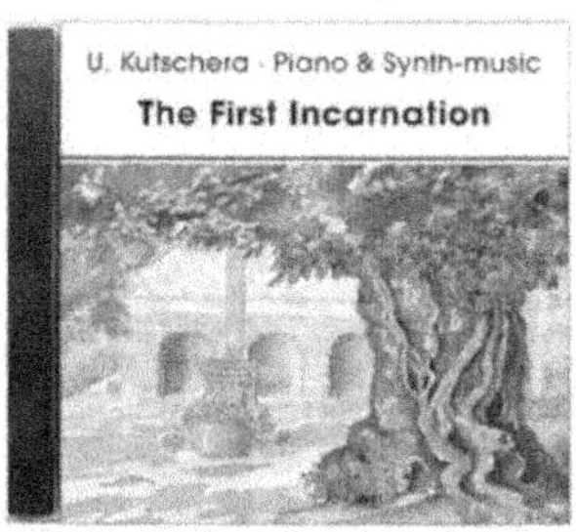

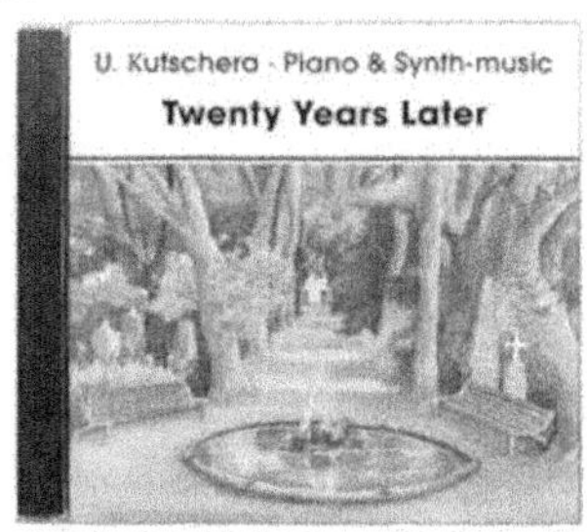

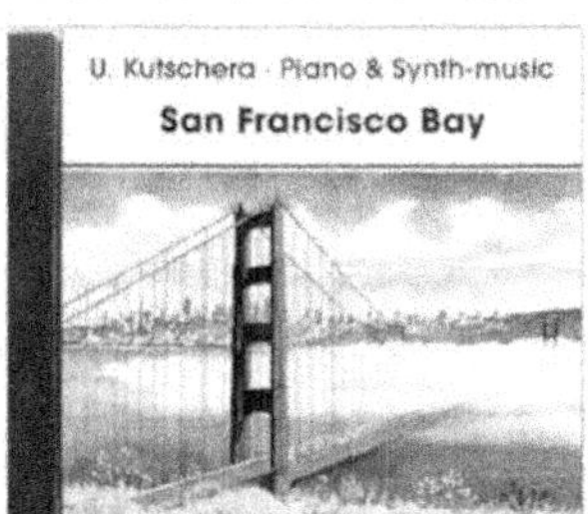

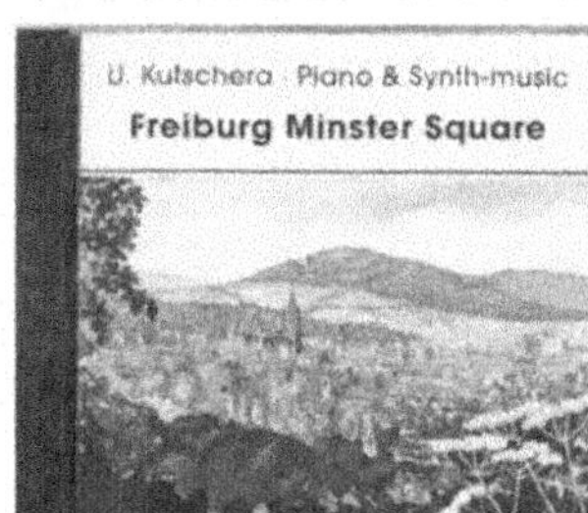

Register

Klimawandel im Notstandsland. Biologische Realitäten widerlegen Politische Utopien, 2. Auflage 2021

von Prof. Dr. Ulrich Kutschera

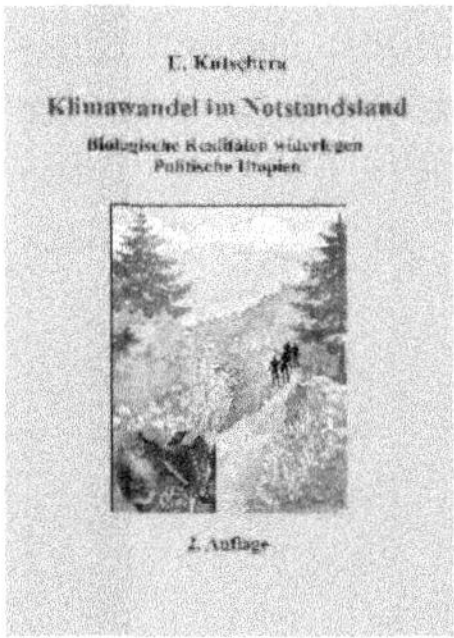

Einband: Softcover
Seitenzahl: 480, 80 Abb.
Format: 21 x 14,8 cm (DIN-A5)
ISBN: 978-3-347-29464-6
Auflage: 2 (2021)
Preis (Printbuch): 24,90 €
Verlag: tredition
Nähere Informationen:
www.evolutionsbiologen.de

Der Klimawandel sowie die Zuwanderungs- (und Coronavirus-) Problematik Deutschlands werden leicht verständlich und anschaulich dargestellt, wobei das Individuelle, Soziale, Gesellschaftliche, Politische sowie das Regionale und Globale Klima verschiedener Gebiete bzw. der gesamten Erde behandelt sind. Themen: Flüchtlingskrise/Replacement Migration, Neue Politologik, Five Human Races, Rassismus, Evolution des Menschen, das deutsche Homo sapiens-Zeitsprung-Experiment; Gender-Ideologie und Leid der Frauen in afrikanisch-arabischen Ländern; Unwort Ausländerkriminalität und das mörderische Verhalten in verschiedenen Kulturen; Ernst Haeckel (1834–1919) und die „Neue Anti-Rassismuserklärung"; Adolf Hitler (1889–1945), NS-Pseudorassen-Glaube und die Entnazifizierung der Biologie; Evolution im Rückwärtsgang: Geburtennotstand und Massenaussterben im Gender-Germany; Verrohung des Schulwesens, Bildungsverweigerung und Verfall im Denkvermögen; Klimahysterie und Fridays-for-Future-Bewegung: CO_2-freie Luft als Todesgas; Kohlendioxid-Phobie: Klimawandel-Realismus und Anthropogene Begrünung der Erde; Widerlegung der CO_2-Erwärmungs-Hypothese; Niedergang im Notstandsland BRD: „Rechtspopulismus" von Aristoteles bis Lengsfeld, Globalisierung und Biologie der Corona-PCR-Pandemie, ein evolutionärer Blick in die Zukunft Europas - aktuelle Fakten 2021!

Kommentar zur 1. Auflage: „Schlimmer als Sarrazin ... das Buch schockiert ... und legt tabuisierte biologische Tatsachen offen " (Junge Freiheit, 19.6. 2020).